Dr. med Gerhard Fleischner

Podologische Orthopädie

Dr. med. Gerhard Fleischner

Podologische Orthopädie

Verlag Neuer Merkur GmbH

Bibliografische Informationen Der Deutschen Bibliothek
Die Deutsche Bibliothek verzeichnet diese Publikation in der Deutschen Nationalbibliografie; detaillierte bibliografische Daten sind im Internet über http://dnb.ddb.de abrufbar.

Verlagsort: Postfach 60 06 62, D-81206 München

Dr. med. Gerhard Fleischner – Podologische Dermatologie
1. Auflage 2003 – ISBN 978-3-929360-89-9
Vollständig überarbeitete Ausgabe des Bandes „Der schmerzende Fuß“ (1991)

Layout: Peter Hänssler
Titelgestaltung: Gabriele Meier und Peter Hänssler

Druck: CPI Books GmbH, Ulm

Vorwort des Autors

Der jetzt neu gestaltete Band II des Kompendiums der medizinischen Fußpflege war früher dem schmerzenden Fuß mit einer Monographie gewidmet. Auf Grund der medizinischen und berufspolitischen Fortentwicklung erschien es notwendig, eine Neuauflage zu erstellen.

Das hiermit vorliegende Buch hat als Folge der umfangreichen Änderungen auch dementsprechend einen anderen Titel erhalten. Zudem ist die Intention des Buches insofern geändert, als dass es nun als Lehrbuch verwendet werden kann. Die Anordnung der Kapitel richtet sich jetzt streng nach den Erfordernissen des Podologengesetzes (PodG), speziell nach der vom Bundesgesundheitsministerium erlassenen Ausbildungs- und Prüfungsverordnung (PodAPrV).

Dazu sind einige Kapitel völlig neu eingefügt worden, andere im Text und Inhalt ergänzt, sodass die Neuauflage erheblich umfangreicher ist. Das Bildmaterial wurde zum Teil drucktechnisch deutlich verbessert, neue Bilder eingefügt und eine Reihe von Röntgenbildern ausgetauscht.

Von Seiten des Verfassers sind 30 Jahre Praxis und wissenschaftliche Studien bei der Diagnose und Behandlung des Fußes eingebracht. Im Hinblick auf das Berufsbild der Podologin und des Podologen ist unter Berücksichtigung der Fachbezogenheit, wie dies die PodAPrV vorsieht, bei den einzelnen Themen eine starke Gewichtung durchgeführt worden. Sie soll damit auch Ausbildern erleichtern, die Schwerpunkte in der täglichen podologischen Praxis im Unterricht besser herauszuarbeiten. Nachdem Dermatologie und Orthopädie die wichtigsten medizinischen Teilgebiete für die Podologie sind, wurden zusätzlich fachübergreifende Themen eingefügt. Nicht zuletzt hat der Autor aus seiner Tätigkeit als Lehrer und Schulleiter einer Berufsfachschule für Podologie es als notwendig erachtet, auch Grenzgebiete wie die Behandlung mit Orthosen und Nagelspangen aufzuführen. So steht dem Berufstand der Podologinnen und Podologen ein Grundlagenwerk zur Verfügung, das eine abgerundete Übersicht auf dem Fachgebiet Orthopädie ermöglicht.

Es bleibt zu hoffen, dass auch die zweite Auflage dieses Buches, das unter viel Mühe und dankenswerter Mithilfe des Verlages Neuer Merkur GmbH, München, zustande gekommen ist, die notwendige Aufmerksamkeit zuteil wird.

Schliersee, 2003, Gerhard Fleischner

Inhalt

Auswirkungen von Statik und Krankheiten auf den Fuß

Es gibt wenige Krankheiten, die im Endeffekt keine Auswirkung auf den menschlichen Fuß haben. Einen noch gewichtigeren Einfluß hat die Veränderung der Statik des menschlichen Körperbaus auf den Fuß. Die Statik alleine ist jedoch nicht der ausschlaggebende Faktor. Man kann heutzutage durch biomechanische Messungen nachweisen, dass Folgen vieler Krankheiten den menschlichen Bewegungsapparat erheblich beeinflussen. Als unterste Etage und Aufsatzpunkt auf der Erde hat darunter fast in jedem Fall der Fuß zu leiden.

So beeinflussen Infektionskrankheiten wie die spinale Kinderlähmung, Tuberkulose, infektiöse Gelenkentzündungen, Herderkrankungen und Osteomyelitis, aber auch Pilzerkrankungen und pränatale Erkrankungen die Funktionsfähigkeit des Fußes, auch dessen Entwicklung und Wachstum.

Einige spezielle Erkrankungen des Stoffwechsels wie Gicht, Diabetes sowie Ernährungsstörungen und auch Systemerkrankungen sind nicht selten Ursache von Fußbeschwerden und Veränderungen am Fuß.

Auf dem orthopädischen Fachgebiet kommen neben erworbenen und degenerativen Veränderungen vor allen Dingen angeborene Störungen, Geburtslähmungen und Anlageanomalien zum Tragen. Die meisten führen auch zu Behinderungen am Fuß und sind daher mehr oder weniger Gegenstand der Thematik in diesem Buch. Wer sich mit Fußdeformitäten, ihren Ursachen und deren Wirkung beschäftigt darf nicht außer acht lassen, dass Deformitäten am Fuß häufig durch Fehlstellungen im Bereich des gesamten Skeletts ausgelöst werden. Deswegen erscheint es notwendig, bei der Vorstellung von Fußdeformitäten auch auf entferntere Ursachen einzugehen.

Die wichtigsten Fehlstellungen im Skelettorgan, die sich auf die Statik des Fußes auswirken, seien nachstehend angesprochen:

Die krankhafte Wirbelsäulenhaltung

Skoliose (seitliche Rückgratverbiegung)

Ursache: Es gibt viele Ursachen von Skoliosen, wobei die wichtigste die angeborene Variante ist. Ferner kennen wir die idiopathische Skoliose (idiopathisch, weil ihre Ursache nicht erkennbar ist), die statische, auf Grund einer Beckenschiefstellung oder Beinverkürzung, die muskuläre oder neurogene Skoliose, die durch Muskelverkrampfungen und Lähmungen auftritt. Zu nennen ist auch die Narbenskoliose, die durch Schrumpfungsprozesse einer Brusthälfte zustande kommt, die traumatische, also unfallbedingte Skoliose, die durch Verletzungen und Unfälle verursacht wird, aber auch Skoliosen durch Krankheiten wie Tuberkulose. Es liegt auf der Hand, dass eine Skoliose mit deutlicher Seitausbiegung der Wirbelsäule auch zur Beeinflussung des Beckenstandes, der Muskulatur an der Wirbelsäule, auch der Beckenknochen und der unteren Extremitäten führt. Im wesentlichen besteht die Auswirkung einer Skoliose in einem Beckenschiefstand, zum Teil mit Beckenverdrehung, in

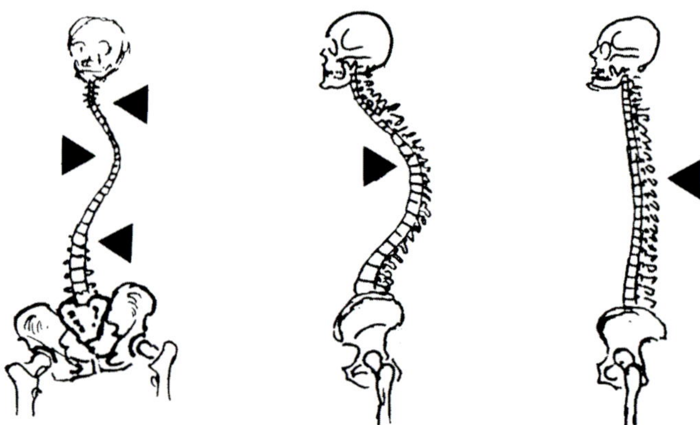

Abb. 1: Schematische Darstellung der wichtigsten Wirbelsäulenverbiegungen

der Regel mit unterschiedlich ausgebildeter Muskulatur. Dies führt zu einer einseitigen Biomechanik, also einem Gang- und Belastungsablauf, der seitenunterschiedlich ist. Man kann sich leicht vorstellen, dass bei einem Menschen, dessen Muskulatur einseitig ausgebildet ist, auch eine untere Extremität mehr oder weniger stark belastet wird. Das hat in jedem Fall Folgen auf die Statik des gesamten Beines und auch des Fußes, wobei es dort zu einer einseitigen Überlastung kommt. Die Folgen sieht der Fußtherapeut, wenn er sich die Fußsohlen ansieht: Das Fußlängs- und -quergewölbe ist abgeflacht, die Verschwielung auf einer Seite verstärkt, gewöhnlich auch die Schuhsohle einseitig abgelaufen.

Im Gefolge sehen wir am Fuß die üblichen bekannten Dekompensationen: die starke Beschwielung mit Hühneraugen und schmerzhaften Druckstellen.

Kyphose (Buckel)

Kyphose bedeutet eine über das normale Maß hinausgehende verstärkte Ausbiegung der Wirbelsäule nach hinten (Abb. 2). Die Kyphose hat verschiedene Ursachen. Teilweise ist sie angeboren, rachitisch, aber auch erworben durch den Morbus Scheuermann (Erkrankung des wachsenden Skeletts), der zu einer Keilwirbelbildung mit Deformierung und verstärkter Rundrückenbildung führt. Auch die Kyphose hat Auswirkungen auf die Statik der unteren Extremitäten, wenn auch nicht so stark wie die Skoliose. Die hauptsächlichen Ursachen und Störungen der Biodynamik und auch der Statik bestehen darin, dass die Stellung des Kreuzbeines und des Beckens im Sinne eines Hohlkreuzes (Hyperlordose) beeinträchtigt wird und dementsprechend auch die Muskelansätze der Oberschenkelmuskulatur. Auch der Schwerpunkt wird dadurch verlagert. Dies führt zur Fehlbelastung der unteren Extremitäten, zunächst der Kniegelenke, der Sprunggelenke und letztendlich der Fußgelenke.

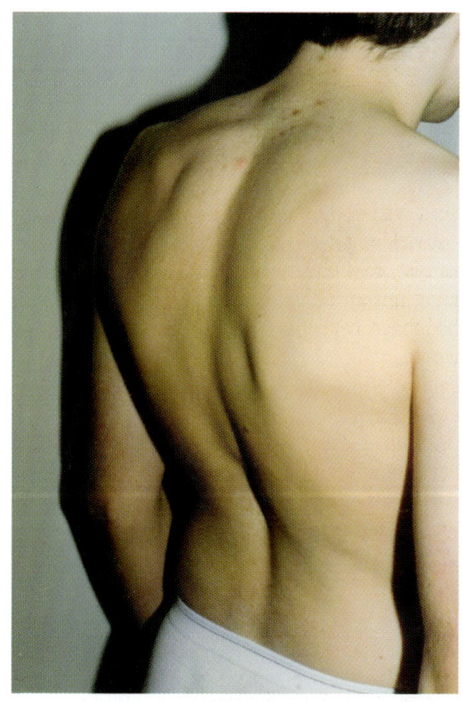

Abb. 2:
Kyphose. Buckelbildung. Keilförmig deformierte Wirbelkörper im Röntgenbild.

Dorsum planum (Flachrücken, dorsum = Rücken, planum = flach)

Auch für den Flachrücken gilt, was für den Rundrücken, die Kyphose, dargelegt wurde. Die Folge auf die gesamte Dynamik und Statik der unteren Extremitäten besteht in der Änderung der Stellung des Beckens. Beim Flachrücken imponiert dieses aufgerichtet. Wir beobachten muskuläre und gelenkbedingte Fernwirkungen auf die Füsse durch einseitige Beanspruchung der Beuger und Strecker, Schwerpunktverlagerung in den Gelenken mit dementsprechendem verstärkten Verschleiß sowie Überlastung der Bänder (Abb.3).

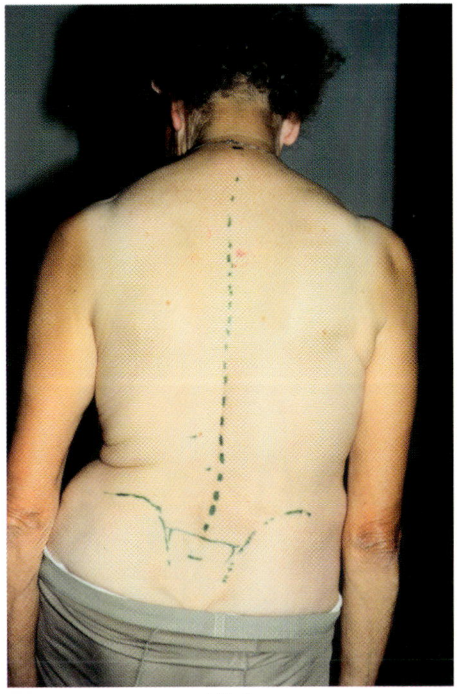

Abb. 3:
Flachrücken mit Seitausbiegung der Lendenwirbelsäule und Beckenschiefstand mit Beckenkippung nach rechts.

Orthopädische Ursachen im Bereich des Beckens

Angeborene Hüftluxation

(angeborene Hüftgelenksverrenkung = Luxatio coxae)

Bei dieser Krankheit besteht die Neigung, weniger oft bereits der Zustand, dass der Kopf des Oberschenkels aus der Pfanne nach oben wandert, weil eine Hypoplasie, das heißt eine Unterentwicklung des Gelenks gegeben ist. Anzumerken ist, dass die angeborene Hüftgelenksverrenkung mit zu den häufigsten angeborenen Missbildungen beziehungsweise Fehlanlagen gehört. Heute wird diese Erkrankung meist schon beim Neugeborenen oder auch später im Kindesalter erkannt und behandelt. Das Charakteristikum der angeborenen Hüftluxation besteht darin, dass die Gelenkpfanne zum einen nicht richtig ausgebildet ist, zum anderen zu steil steht und obendrein der Schenkelhals einen zu steilen Winkel zum Oberschenkelschaft aufweist. Vergesellschaftet ist dieser zu steile CCD-Winkel (Collo-Caput-Diaphysenwinkel) mit einer zu starken Vorwärtsdrehung (Antetorsion) des Halses gegenüber dem Schaft, einer Deformierung des Kopfes, einer Erweiterung der Kapsel und auch der Pfanne. Die unangenehme Folge einer Hüftluxation, insbesondere wenn sie einseitig ist, besteht darin, dass das Hüftgelenk in seiner Bewegungsfähigkeit, der Abspreizfähigkeit vor allem, beeinträchtigt und das Bein der kranken Seite verkürzt wird. Man unterscheidet zwischen einer absoluten Beinverkürzung durch den Minderwuchs des gesamten Beines und einer relativen Beinverkürzung, die dadurch entsteht, dass der Kopf nach oben wandert oder der CCD-Winkel (Schenkelhals-Schaftwinkel) (Abb. 4) verändert ist. Bei Kindern entsteht zunächst eine Einschränkung beim Abspreizen, später dann auch eine Einschränkung in der Innen- und Außendrehung des Hüftgelenks, was sich durch Faltenasymmetrie und Schnappen beim Bewegen äußert. Wichtig ist darauf hinzuweisen, dass ein Mensch mit Hüftluxation beim Gehen nach der kranken Seite hin einknickt: Ein Teil der Gesäßmuskulatur wird so schwach, dass beim Stehen auf dem kranken Bein die gesunde Hüfte herabsinkt. Infolge der Beinverkürzung kommt es bei älteren Kindern und Erwachsenen zur Skoliose und anderen schwerwiegenden Folgen, beispielsweise Spitzfuß, Arthrose, Muskelschwund, außerdem zu einer Hüftarthrose durch die Fehlbelastung.

Es ist allgemein verständlich, dass solche

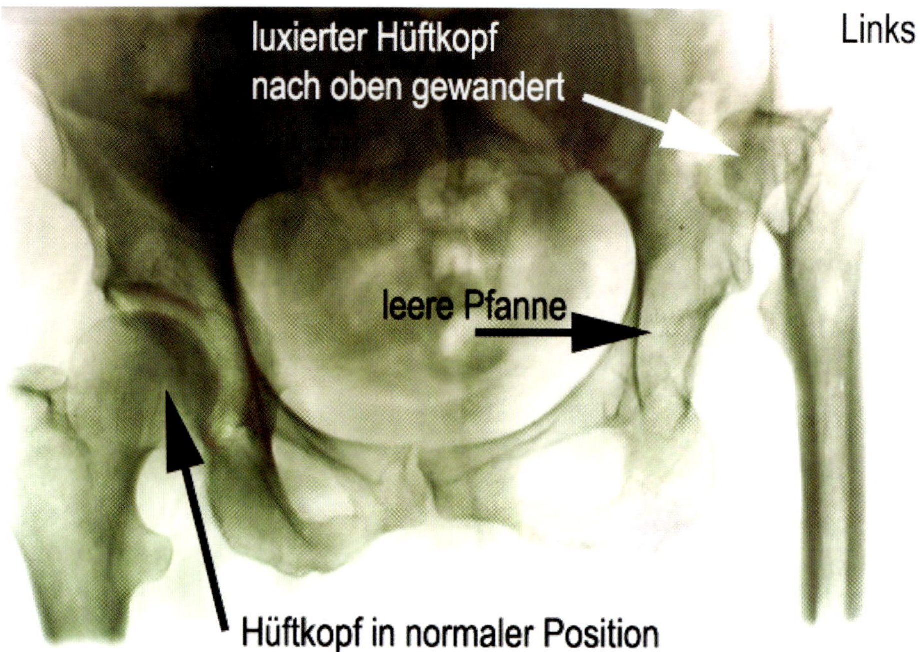

Abb. 4:
Hüftluxation links. Diese Hüftverrenkung wurde im Kindesalter nicht erkannt.
Der Kopf ist aus der Pfanne nach oben gewandert.

Störungen in der Dynamik und Statik zu Auswirkungen auf die unteren Extremitäten führen. Jedes Hinken, jede Minderbelastung und Schonung, jede Verschmächtigung der Muskulatur begünstigt eine unterschiedliche Belastung der Knie-, Sprung- und Fußgelenke, auch der Sehnen und Bänder. Dann finden wir an den Füssen die typischen Dekompensationszeichen, d. h. Zeichen der nicht mehr ausgeglichenen Überbelastung wie Senkfuß, Spreizfuß, einseitige Belastungszeichen der Beschwielung, Druckstellen an bestimmten Stellen und auch eine Gesamtverschmälerung des betroffenen Fußes.

Hüftdysplasie

Die Hüftdysplasie bedeutet eine Fehlanlage sämtlicher am Hüftgelenk beteiligter Elemente, beispielsweise der Hüftpfannen, der Schenkelhälse, der Gelenkkapseln und der Achsenverhältnisse. Die gravierendsten Fehlanlagen sind neben der zu steilen und flachen Hüftgelenkspfanne die Coxa vara.

Coxa vara

(Coxa = Hüfte, varus = o-förmig)
Bei der Coxa vara handelt es sich um eine Verkleinerung des Schenkelhalsneigungswinkels im Sinne einer vermehrten O-Stellung (Abb. 5). Die Ursachen können angeboren sein, aber auch Erkrankungen wie Rachitis, Zerstörungsprozesse am Kopf und am Hals mit Entzündungen, auch nichtentzündliche Hüftkopfzerstörungen (Hüftkopfnekrosen) wie der Morbus Perthes kommen dafür in Frage. Weitere Ursachen sind Verletzungen, beispielsweise Schenkelhalsbrüche. Es kommt bei einseitiger Coxa vara zu einer Verkürzung und Verschmächtigung des Beines, zu einem Hinken sowie zu der Trendelenburgschen Beckenabkippung der gesunden Gesäßseite, sofern der Patient auf dem erkrankten Bein steht. Die Gesäßmuskeln auf der kranken Seite sind zu kurz oder zu schwach und können das Becken nicht waagrecht halten. Des weiteren lassen sich auch Bewegungseinschränkungen, bevorzugt die Hemmung der Abspreizung und Innendrehung, feststellen. Die Auswirkungen auf Ober- und Unterschenkel sowie auf die Statik und Me-

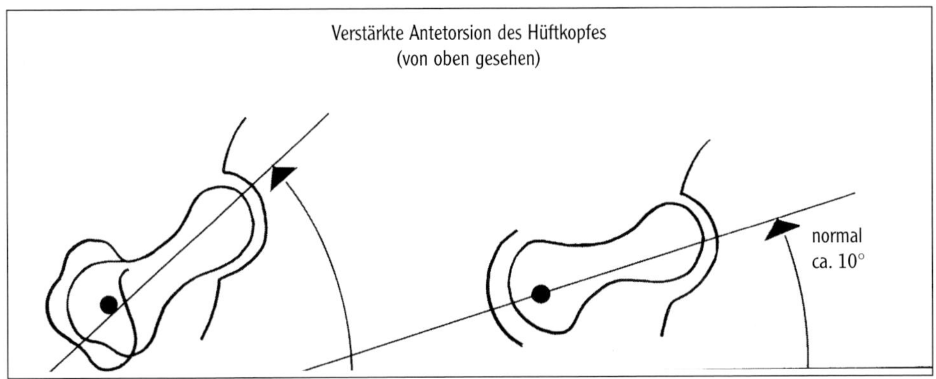

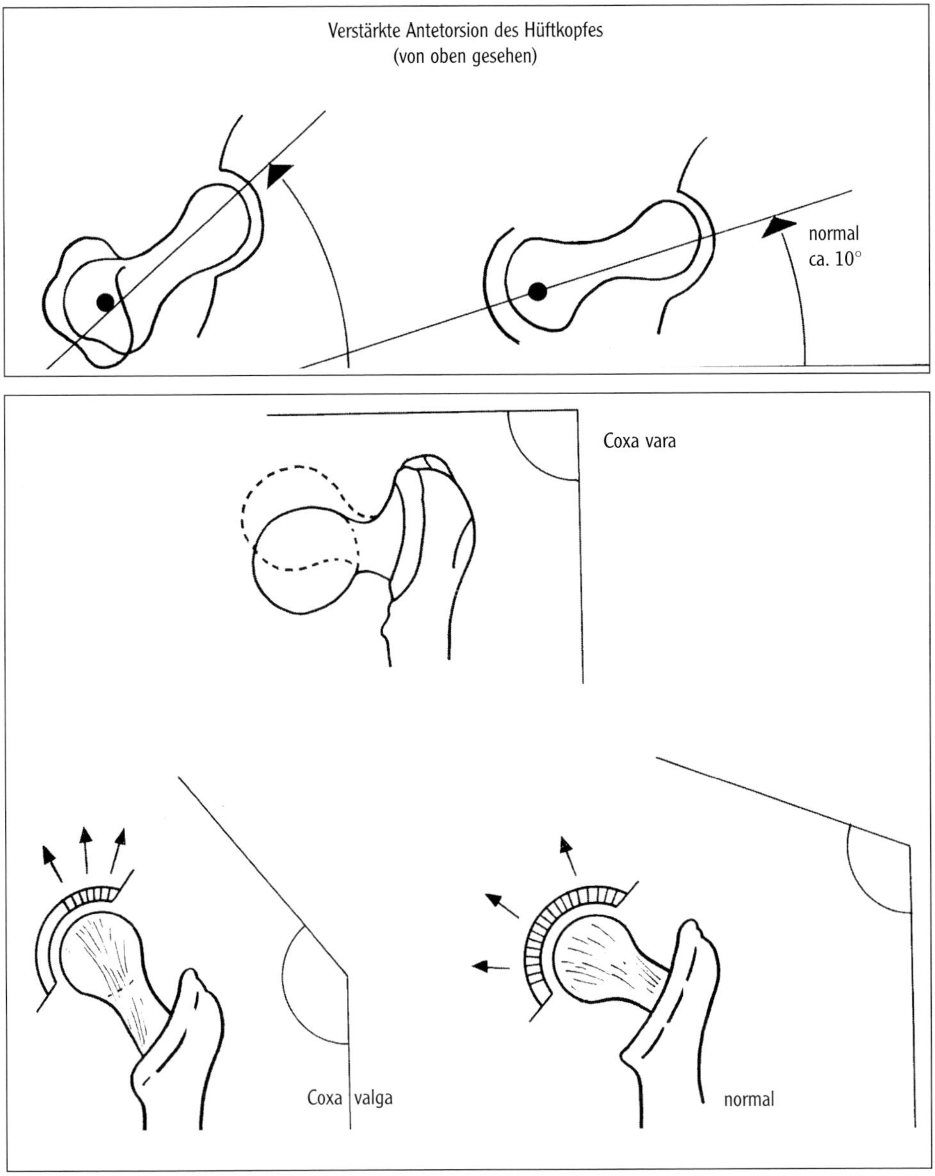

Coxa vara

Coxa valga

normal

Abb. 5:
Hüftdysplasie. Die Darstellung zeigt den steil nach oben gerichteten Schenkelhals bei der Coxa valga und den verkleinerten, bodenwärts geänderten Schenkelhalsneigungswinkel bei der Coxa vara.

chanik des Fußes nehmen mit dem Alter zu, sowohl auf der kranken als auch auf der meist überlasteten gesunden Seite und führen zu nachhaltigen Veränderungen am Fuß.

Coxa valga

(Coxa = Hüfte, valgus = x-förmig)

Bei der Coxa valga ist der Schenkelhalsneigungswinkel zu steil beziehungsweise vergrößert. (Abb. 5). Die Ursachen sind erbliche Fehlanlagen, Krankheiten, Stoffwechselstörungen, auch Rachitis und eine Störung des Muskelgleichgewichts. In seltenen Fällen kommt es durch Verminderung des Muskelzuges bei Lähmungen oder durch Ausschalten des Körpergewichts beim Gehen und Stehen mittels Apparaten, so nach Amputationen, zur Coxa valga. Oft ist sie vergesellschaftet mit einer verstärkten Vorwärtsdrehung des Schenkelhalses (Antetorsion). Die Coxa valga führt nicht selten durch die entstehende Beinverlängerung, sofern sie einseitig ist, zur Überlastung im Knie, Sprunggelenk und Fußbereich, auch zum Beckenschiefstand und zu Wirbelsäulenverbiegungen. Nicht wenige Patienten haben durch die Steilstellung des Schenkelhalses eine Fehlbelastung im Hüftgelenk und klagen bei längerem Gehen und Stehen über Leistenschmerzen. Der steile Winkel führt zur falschen Belastung der Pfannenoberfläche. Es können Schmerzen auftreten – die Vorwarnung jener üblen Verschleißerscheinung, der gefürchteten Coxarthrose. Sie verschlechtert sich mit dem Alter, was zu Schmerzhinken führt und ebenfalls die Statik und Dynamik der gesamten unteren Extremitäten beeinflusst. Oft klagen Patienten mit einer Coxarthrose zunächst über Schmerzen im Knie oder im Fuß, und erst die ärztliche Untersuchung zeigt als Ursache eine Hüfterkrankung auf.

Beckenschiefstand

Ein Beckenschiefstand ist selten ohne Beckentorsion, wobei das Becken in sich gedreht erscheint und eine Seite gekippt ist. Man sieht, sofern der Beckenschiefstand anlagebedingt ist, eine Fehlmechanik in beiden Hüften und dementsprechende Auswirkungen auf die unteren Extremitäten. In der Regel ist jedoch der Beckenschiefstand eine Folge anderer Erkrankungen wie beispielsweise der Wirbelsäulenskoliose oder von Hüftgelenkserkrankungen und Beinverkürzungen durch Unfall oder Veranlagung.

Coxarthrose

Als Coxarthrose bezeichnet man die Verschleißerkrankung des Hüftgelenks, wobei diese verschiedene Ursachen haben kann. Zum einen kommt eine verstärkter Abnutzung durch Fehlstellungen im Sinne einer Coxa vara oder Coxa valga in Frage, zum anderen Gelenkentzündungen, aber auch entwicklungsbedingte Störungen, wie das Abrutschen des Hüftkopfes im Bereich seiner Wachstumsfuge (Epiphysiolysis). Auch Aufbaustörungen wie der Morbus Perthes spielen eine Rolle.

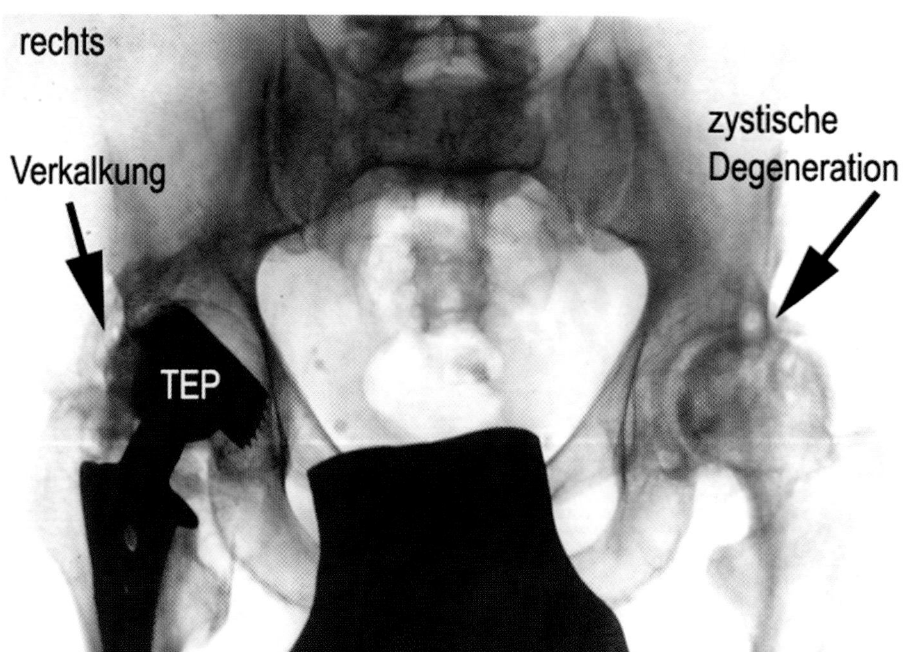

Abb. 6: Coxarthrose. Man sieht auf der linken Seite eine Arthrose des Hüftgelenks mit zystischer Degeneration des Hüftkopfes und Gelenkspaltverschmälerung in der Auflastungszone unter dem Pfannenerker. Rechts ist bereits ein künstliches Hüftgelenk implantiert. Durch Verkalkungen kam es dort wieder zur Einsteifung.

Man sieht bei der Coxarthrose Zerstörungen des Gelenkknorpels, Verengungen des Gelenkspalts, Knochenanbauten und sogar hohlraumartige Gebilde (Zysten) mit teilweisen Verschleißablagerungen, den sogenannten Geröllzysten (Abb. 6).

Sämtliche Störungen an der Hüftgelenksmechanik führen früher oder später zu Bewegungseinschränkungen, Kapselschrumpfungen, Muskelverschmächtigungen, meist auch zu Schmerzhinken und Veränderung des Gangbildes bei Belastung, was sich über Knie- und Sprunggelenke desgleichen auf die Füsse auswirkt. Insbesondere bei der Coxarthrose neigen die Patienten dazu, eine Schmerzentlastung des Hüftgelenks durch Außenrotationshaltung zu erreichen, da die schmerzende Gelenkkapsel so am besten entspannt ist. Das führt naturgegeben zu einer Fehlbelastung im Knie, im Sprunggelenk und in den Fußgelenken beim Abrollen.

Ursachen im Bereich des Oberschenkels

Fehlstellungen

Man zählt dazu insbesondere Fehlstellungen, die die Längen- und Achsenstellung verändern und die meistens nicht angeboren sind. Dabei kommt es zu einer O-Bein- oder X-Beinstellung des Oberschenkels durch Verbiegung nach Eiterungen und Entzündungen, wie Tuberkulose. Ursache sind auch Fernwirkungen von Rückenmarkerkrankungen, beispielsweise bei Tabes dorsalis, einer Spätfolge der Syphilis. Es sind jedoch auch wachstumbedingte Fehlstellungen des Oberschenkels durch eine Fehlmechanik im Kniegelenk möglich. Des weiteren können solche Fehlstellungen, insbesondere in O-Beinrichtung, durch Ernährungs- und Stoffwechselstö-

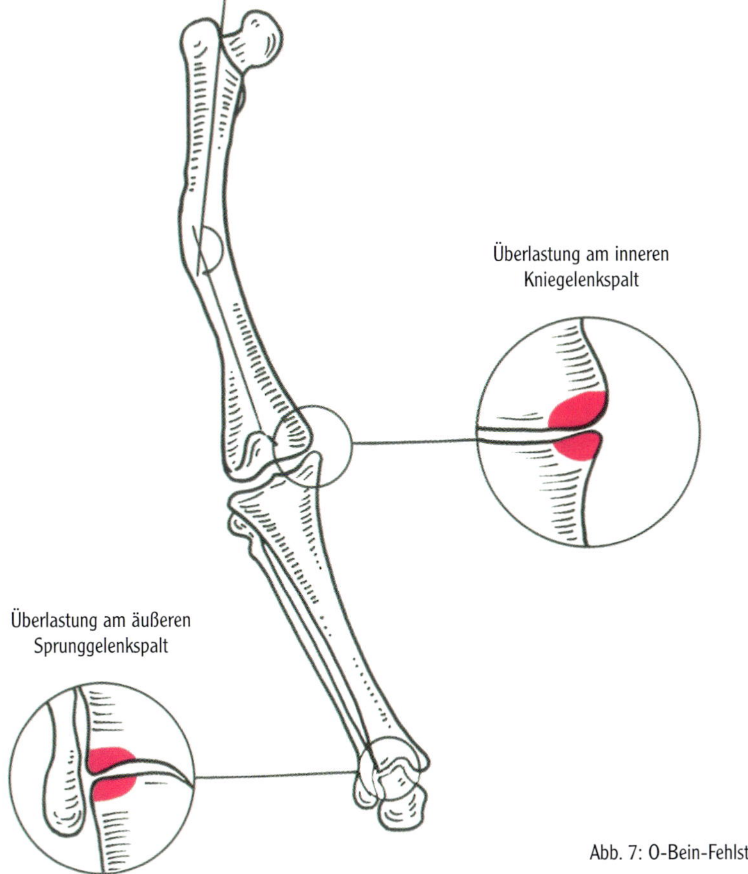

Abb. 7: O-Bein-Fehlstellung

rungen (Rachitis) hervorgerufen werden. Sie betreffen dann auch den Unterschenkel (Abb. 7).

Verletzungen

Verletzungen (beispielsweise Knochenbrüche) führen, sofern ihre Behandlung nicht ausreichend durchgeführt werden konnte, zu einer Verkürzung, oft zu einer Fehlstellung in O-(Varus)- oder X-(Valgus)Form, gelegentlich zu einer Abknickung nach vorne (Antecurvation) oder nach hinten (Recurvation). Auch können Verletzungen zu einem erheblichen Muskelschwund führen: durch direkte Schädigung des Muskels oder durch Mangel an Bewegung während einer Gipsruhigstellung usw.

Neben lähmungsbedingten Ursachen eines Muskelschwundes sieht man solche Atrophien bei unbewusster oder bewusster Schonhaltung auf Grund von Schmerzen bei Meniskusschäden, Kniescheibenerkrankungen oder Bandschäden. Alle diese Störungen beeinflussen die Mechanik des Knie- und Sprunggelenks und somit auch den Fuß. Es kommt zur einseitigen Überbelastung der Gelenke und zur Störung der Fußmechanik durch Humpeln, Fußnachziehen, teilweises oder verdrehtes Aufsetzen des Fußes auf die Außen- oder Innenkante.

Ursachen im Bereich des Unterschenkels

Im wesentlichen sind hier dieselben Gründe für eine Fehlstatik und Fehlmechanik aufzuführen, wie im Oberschenkelbereich. Zusätzlich kommen auch noch Verletzungen im Bereich des oberen Sprunggelenks beziehungsweise der Knöchelgabel zum Tragen. Auch bei isolierten Fehlstellungen von einem oder beiden Unterschenkelknochen kommt es in den Fußgelenken zu frühzeitigen Verschleißerscheinungen, Kapselschrumpfungen und Arthrosen (Abb. 8). Gerade Einsteifungen oder schmerzhafte Bewegungsbehinderungen im oberen und auch im unteren Sprunggelenk führen durch Fehlbelastungen in den Fußgewölben zu Schrumpfungen der Kapsel, zu schlechterer Durchblutung, Verhärtungen, zur Fehlmechanik beim Abrollen, insgesamt also zu den typischen Überlastungsfolgen am Vorfuß mit Spreizfußbildung, Hallux valgus; Schwielen, Hammer- und Krallenzehen und dergleichen mehr. Wie es im einzelnen dazu kommt, ist im Kapitel der klassischen Fußdeformitäten beschrieben.

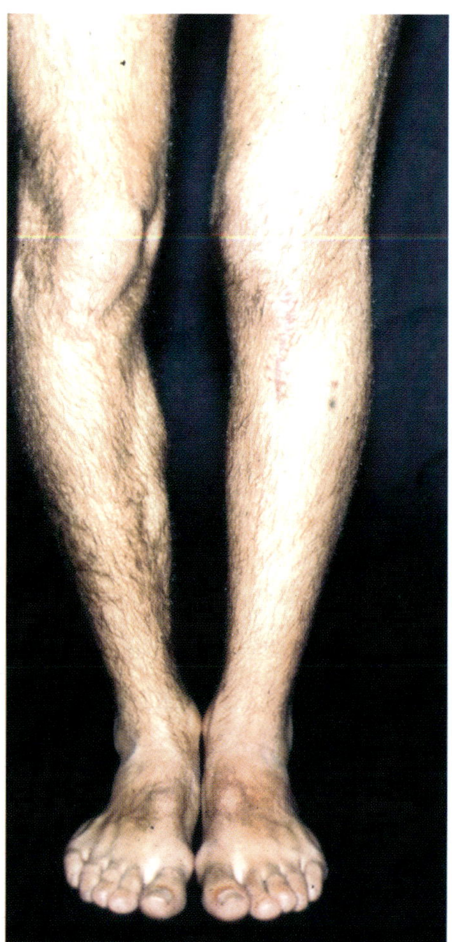

Abb. 8: Crus varum beidseits.

Zu den Veränderungen und ihren Ursachen am Unterschenkel sind aus orthopädischer Sicht hauptsächlich nachfolgende tabellarisch zusammengestellte Erkrankungen zu nennen. Sie sind in den einzelnen Kapiteln näher beschrieben.

Erkrankungen mit Veränderungen der Knochensubstanz

Achsenabweichungen

Genu varum, Genu valgum
Crus varum, Crus valgum

Genu recurvatum
Tibiofibulare Rotation.

Chondrodystrophie

Osteodystrophie

Osteogenesis imperfekta
Osteomalazie
Rachitis
Morbus Paget
Osteoporose
Osteomyelitis (Knochenmarkeiterung)

Verletzungen

Neurologische Störungen

Neuralgien und Neuritiden
Neuropathien
Ischiadikusschäden
Angeborene und vererbbare Nervenkrankheiten

Systemeerkrankungen

Rheuma

Unter dem Begriff Rheuma fasst man heutzutage eine Reihe von Erkrankungen zusammen. Überwiegend ist der gesamte Organismus betroffen. Neben inneren Organen und der Haut ist besonders der Bewegungsapparat beteiligt.

Die Definition und die Eingrenzung der rheumatischen Erkrankungen ist international und wissenschaftlich immer noch nicht einheitlich. So gebrauchte man in Deutschland für das Gelenkrheuma lange den Begriff **PCP** (**P**rimär **C**hronische **P**olyarthritis), während neuerdings der Begriff **cP** (**c**hronische **P**olyarthritis) verwendet wird. Für orthopädische Definitionen empfiehlt sich jedoch die angelsächsische Bezeichnung **r**heumatische **A**rthritis. Die Bezeichnung cP verwischt die, wenn auch selten gewordene Ursache der akuten rheumatischen Gelenkentzündung, nämlich die Infektion durch Streptokokken. Mit der internationalen Bezeichnung rheumatische Arthritis (rA) ist von der Ursache her eine klare Abgrenzung vorgenommen zu anderen Gelenkentzündungen wie Osteoarthritis, Psoriasisarthritis, Gichtarthritis, Kollagenerkrankungen wie Dermatomyositis und Lupus Erythematodes oder infektiöse, bakterielle Gelenkentzündungen.

Das Wort Arthros (= Gelenk) stammt aus dem Griechischen. Das Anhängsel „itis" bedeutet Entzündung. Es brauchte Jahrhunderte, bis man die Arthritiden rheumatischer Art enger definierte. Der Engländer Thomas Sydenham (1624 – 1689) sammelte als erster Fallstudien über die rheumatische Arthritis. Der Begriff „rheumatoid arthritis" (rheumatische Arthritis) wurde 1858 von dem englischen Arzt A. B. Garrod geprägt. Mit Beginn des Röntgenzeitalters (1895) konnte man fortan auch die Knochen- und Gelenkveränderungen bei Rheuma beweisen, wobei bis vor wenigen Jahrzehnten die Therapie vorwiegend unter dem Gesichtspunkt einer Infektionsfolge betrieben wurde. 1940 entdeckte man in Norwegen den Rheumafaktor und die Medizin begann allmählich, Rheuma als entzündliche Autoimmunerkrankung zu begreifen.

Rheumatische Erkrankungen entstehen nicht durch ein Trauma oder einen Tumor, generell auch nicht durch eine Infektion (Ausnahme: rheumatisches Fieber). Grundsätzlich verlaufen rheumatische Krankheiten subakut bis chronisch, das rheumatische Fieber ausgenommen.

Für die chronischen rheumatischen Gelenkerkrankungen steht fest, dass autoimmunologische Mechanismen eine Rolle spielen. Während bei bakteriellen, eitrigen Gelenkentzündungen der Gelenkknorpel durch die Infektion bzw. deren Erreger geschädigt wird, geschieht die Schädigung beim chronischen Rheuma durch Autoimmunprozesse.

Für das Fachgebiet Orthopädie sind folgende rheumatische Erkrankungen am wichtigsten:

- Das rheumatische Fieber
- Die chronische (rheumatische) Polyarthritis

Das rheumatische Fieber

In der Regel tritt das rheumatische Fieber im Gefolge einer akuten oder subakuten Infektion des Nasen-Rachenraumes auf und zwar ein bis drei Wochen danach. Die hohen Temperaturen sind begleitet von den klassischen Entzündungszeichen: **Calor, Rubor, Dolor und Funktio laesa** (Wärme, Rötung, Schmerz und Funktionseinschränkung). Dies erklärt, warum das rheumatische Fieber mit erheblichen entzündlichen Schwellungen und Schmerzen von Gelenken einhergeht.

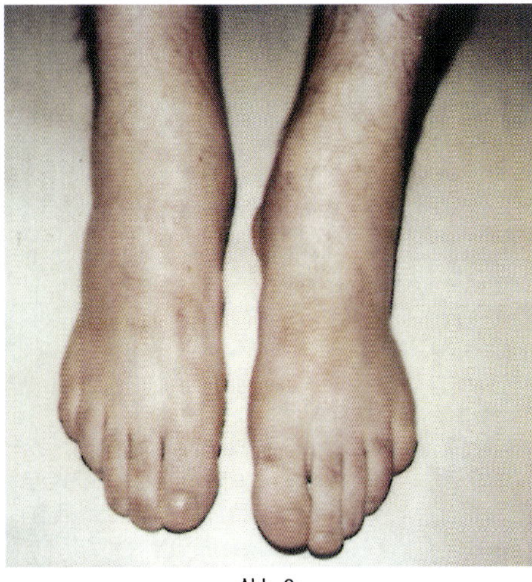

Abb. 9:
Akute Polyarthritis. Entzündliche Schwellung der Füße, der Knöchel, des Vorfußes und der Zehen.

Zusätzlich schädigt das rheumatische Fieber den Herzmuskel, kann aber auch Leber, Lunge und Nieren betreffen. An der Haut findet man das „flüchtige" **Erythema anulare**, – bandartige Rötungen, meist am Körper, selten am Fuß, nie im Gesicht. Man fahndet bei Krankheitsverdacht nach Veränderungen im Blut und untersucht:

- Antikörper gegen Streptokokken
- Veränderung des Blutbildes und der Eiweißfraktionen.

Beim rheumatischen Fieber treten Knötchen in der Haut und im Herzmuskel auf. Man bezeichnet sie als **rheumatische Knötchen**, im Gegensatz zu den **Rheumaknoten** bei der chronischen PCP (oder cP). Rheumatische Knötchen sind nach Infektionen vor allen Dingen im Herzmuskel zu finden.

Im Bindegewebe nennt man die rheumatischen Knötchen **Aschoffsche Granulome**. In schweren Fällen findet man etwa 0,5 bis 2,5 cm große Knoten im Unterhautgewebe des Ellenbogens und des Hinterhaupts, welche schmerzlos sind. Die Knötchen beim rheumatischen Fieber verschwinden schnell wieder (ebenso wie das Erythema anulare). Sie unterscheiden sich histologisch wesentlich von denen der chronischen Polyarthritis und zwar durch Einlagerung von Fibrin und lockeren Zellstrukturen in ihrem Zentrum.

In der Podologie haben die **rheumatischen Knötchen** des rheumatischen Fiebers keine wesentliche Bedeutung. Bei der akuten Erkrankung treten sie am Fuß, wenn überhaupt, in der Knöchelregion und am Fußrücken auf. Ihr Auftreten selbst bedeutet eine schlechte Prognose im Krankheitsverlauf. Weitere dermatologische Begleitreaktionen des rheumatischen Fiebers sind Purpura, papulöse Erytheme, auch am Fußknöchel und Fußrücken, sowie Exantheme.

Die Chronische (rheumatische) Polyarthritis (CP)

Der Autor hat sich im Jahre 2000 bemüht herauszufinden, wie viele Rheumakranke mit bereits sichtbaren Behinderungen in den Gelenken in Deutschland bekannt waren. Eine genaue Zahl ließ sich zu diesem Zeitpunkt leider nicht eruieren. Die Zahlenangaben schwankten je nach Quelle von 800.000 bis 1 Million Betroffener. Nimmt man die USA zum Vergleich, sind die obengenannten Zahlen reell. Es wird geschätzt, dass ca. ein Prozent der Bevölkerung über 15 Jahre an Rheuma erkrankt. Eine besondere Prävalenz ethnischer Gruppen ist nicht nachweisbar. Auch die Geschlechtsverteilung ist gleich. Eine genetische Veranlagung ist jedoch nicht auszuschließen.

Der chronische Gelenkrheumatismus ist eigentlich eine Allgemeinerkrankung, die sich allerdings überwiegend an den Gelenken und Sehnenscheiden äußert. Als Ursache sind immunologische Vorgänge definiert.

Daher findet man außerhalb der Gelenke noch andere Zeichen des Rheumatismus:

- Allgemeines Krankheitsgefühl
- Gewichtsverlust, induziert durch TNF (Tumor-Nekrose-Faktor) und Zytokine (Zellbotenstoffe)
- Anämie (Suppression des Knochenmarks als Produktionsstätte der roten Blutkörperchen)
- trockene Augen (durch verminderte Produktion der Tränenflüssigkeit)
- Rheumaknoten in der Haut
- Chronische Rippenfellentzündung
- Herzbeutelentzündung
- Nervenkompression (Carpaltunnel- und Tarsaltunnelsyndrom)
- Felty-Syndrom (Milzschwellung, Leukozytenmangel, Beinulzera, Infektanfälligkeit)
- Rheumatische Vaskulitis (Gefäßentzündung).

Der Hauptangriffspunkt der rheumatischen Arthritis ist jedoch die Gelenkinnenhaut (Synovia) und die Sehnenscheiden, wo wuchernde Zellverbände ebenso wie im Gelenk zu großen Destruktionen führen.

Die auslösenden Faktoren der chronischen Polyarthritis sind nicht bekannt. Nachweisen lassen sich jedoch im fortgeschrittenem Stadium fast immer Antikörper, sogenannte Rheumafaktoren und Veränderungen im Bluteiweiß (erhöhte Gammaglobulinfraktion). Im Anfangsstadium ist die serologische Diagnostik der chronischen Polyarthritis (PCP oder CP) fast immer erschwert.

Im Bereich der Haut finden sich bei der chronischen Polyarthritis **Rheumaknoten**, die nichts anderes darstellen als rheumatoide Nekrosen in der Haut. Neben den Hautveränderungen beobachtet man bei der chronischen Polyarthritis auch Schäden der Blutgefäße und des Herzmuskels.

Im podologisch-orthopädischen Bereich finden wir bei der chronischen Polyarthritis **orthopädische Symptome** wie:

- Morgensteifigkeit an Händen und Füssen
- flüchtige Gelenkergüsse
- Gelenk- und Sehnenscheidenentzündungen
- zunehmende Kapselverdickungen und Gelenkschwellungen durch Synovitis
- Gelenkzerstörungen

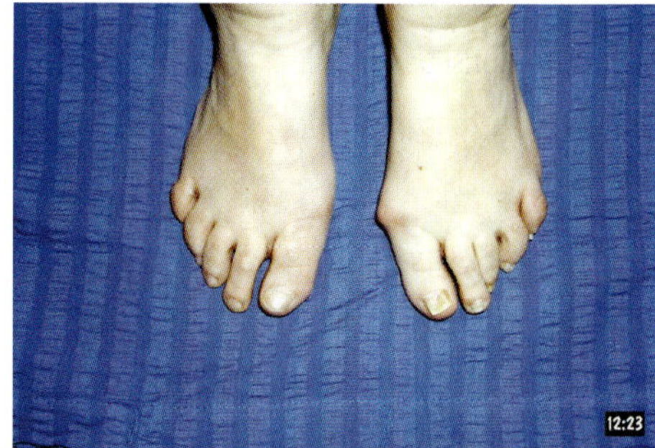

Abb. 10:
Rheumatische Vorfüße einer 40-jährigen Patientin mit diffusen Schwellungen und beginnender Großzehendeviation links.

- Versteifungen
- krankhafte Zehen- und Fingerstellungen
- rheumatischer Knickfuß und Hallux-Valgus
- rheumatischer Plattfuß durch Instabilität des Kapsel-Bandapparates
- Schleimbeuteldegenerationen
- erhebliche Schwielen an den Fußsohlen.

Im Extremfall entsteht am Fuß der Aspekt des sogenannten Dreieckfußes.

Als Podologin oder Podologe sollte man bei CP zudem auf folgende Hautveränderungen achten:

- Exantheme
- an Belastungsstellen erhebliche Schwielen
- brüchige und glanzlose Nägel, zum Teil aufgesplittert und durch Beau-Reil-Linien wellig verändert.
- Gefäßveränderungen am Nagelfalz (Nachweis durch Kapillarmikroskopie)
- Geschwüre (ausgelöst durch Zerstörung der Gefäße)
- chronische Paronychien
- nicht selten auch intradermale und subcutane, entzündete und schlecht heilende, aufgebrochene Rheumaknoten
- bei chronischem Verlauf eine glatte, atrophische und gespannte Haut.

Die Rheumaknoten treten bei zirka 21% der Patienten auf, bevorzugt an Finger- und Handrücken, jedoch auch an den Streckseiten und den Gelenken der unteren Extremitäten. Die Knoten selbst sind stecknadelkopf- bis kirschkerngroß, auf der Unterlage verschieblich, derb elastisch, meist nicht schmerzhaft, aber berührungsempfindlich und nicht entzündet. Rheumaknoten können verkalken und spontan aufbrechen, wobei der nekrotische Kern entleert wird.

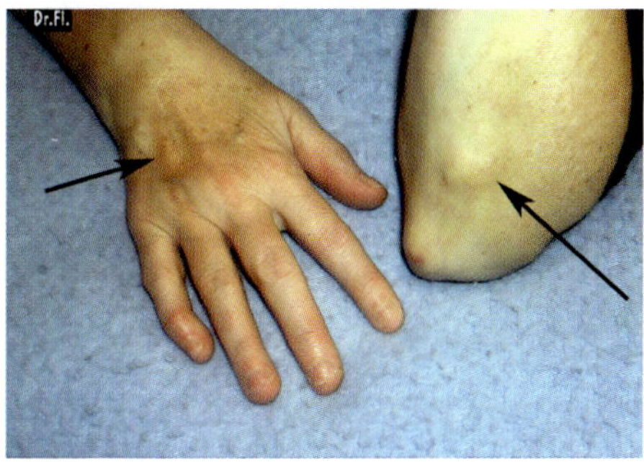

Abb. 11:
PCP-Befunde an Hand und Elle. An der Hand ist die Atrophie der kleinen Handmuskulatur erkennbar und die Schwellung an den Fingergrundgelenken. An der Elle zeigt sich ein Rheumaknoten.

Andere rheumatische Erkrankungen

Morbus Reiter

In der Podologie begegnet uns gelegentlich der Morbus Reiter. Es handelt sich dabei um eine entzündliche Erkrankung, die den rheumatischen Formen zugerechnet wird. Typisch sind drei Hauptsymptome:

- **Entzündung der Regenbogenhaut des Auges (Iritis)**
- **Entzündung der Harnröhre (Urethritis)**
- **Gelenkentzündung (Arthritis)**

Am Fuß kommt es hierbei zu Schwellungen und Ergussbildungen in den Gelenken. Im weiteren Verlauf sehen wir Fehlstellungen und Deformationen der Gelenke, ähnlich wie beim fortgeschrittenen Rheuma. Nicht selten entstehen im Gefolge der reaktiven Reiter-Arthritis Fersenbeinsporne.

Morbus Bechterew

Die Bechterew-Krankheit (auch ankylosierende Spondylitis genannt) wird ebenfalls dem rheumatischen Formenkreis zugerechnet.

Ein typisches Symptom ist der stark gekrümmte Rücken, wobei die Betroffenen im fortgeschrittenen Stadium kaum mehr geradeaus blicken können. Die Erkrankung befällt in der Regel zunächst die Ileosakralgelenke und führt zur Einsteifung der Wirbelsäule mit Buckelbildung. Sie kann auch sämtliche Gelenke befallen. In der Podologie ist der Morbus Bechterew nur von untergeordneter Bedeutung (siehe Fachliteratur).

Zum rheumatischen Formenkreis werden heute auch noch Erkrankungen gerechnet, die sich vorwiegend in der Haut manifestieren:

- **Dermatomyositis**
- **Lupus erythematodes**
- **Sklerodermie**
- **Periarteriitis nodosa**

Bei diesen entzündlichen Dermatosen laufen ebenfalls autoimmunologische Vorgänge ab, deren Pathogenese nicht oder nur unzulänglich bekannt ist.

Pathophysiologie der rheumatischen Entzündung

Das Verständnis der pathophysiologischen Vorgänge beim Rheuma setzt Kenntnisse in der Immunologie voraus (siehe Band III des Kompendiums: Podologische Dermatologie).

Kurz erklärt ist Rheuma eine Autoimmunerkrankung, bei der der menschliche Körper sein Immunsystem gegen eigene Körperzellen aktiviert und dieser Autoimmunprozess zu einer chronischen Entzündung mit Zerstörung der Gelenke und Kapseln führt.

Die durch die Entzündung hervorgerufene Veränderung endet nicht nur in der Zerstörung von Knorpel und Gelenkinnenhaut, sondern führen zur Neubildung von minderwertigem Gewebe, das man Pannus nennt und welches sich raumfordernd in den Gelenken und den Sehnenscheiden ausbreitet.

Zudem ist die Menge und die Zusammensetzung der Gelenkflüssigkeit erheblich verändert, womit sowohl die physiologische Ernährung des Gelenkknorpels als auch die Biomechanik gestört wird.

Ist der Prozess erst einmal in Gang gesetzt, gleicht der Vorgang einem Bürgerkrieg. Der Körper greift sein eigenen Zellen an und mobilisiert dabei sein ganzes Immunsystem mit all seinen verfügbaren Zellen und Hilfsstoffen.

Zu Beginn kommt es zur Ansammlung von

weißen Blutkörperchen (Leukozyten) im Gelenk. Die Gelenkinnenhaut (Synovia) schwillt entzündlich an und man spricht von Synovitis. Des weiteren migrieren Makrophagen und T-Zellen (Lymphozyten) in den Gelenkinnenraum, wo sie sich vermehren und in ihre aktivierten Zellvariationen umwandeln. Diese produzieren und geben eine Menge sogenannter Mediatoren ab, die als Entzündungsfaktoren bereits erforscht sind: Zytokine, Leukotriene, Prostaglandine etc. Ein Teil der Mediatoren induziert das Einsprossen von neuen Blutgefäßen in die Synovialmembran, was dort zur Gewebsvermehrung und Verdickung führt. Die Synovialmembran wuchert und überzieht den Gelenkknorpel (siehe Abb. 12). Schon nach wenigen Wochen beobachten wir eine Verdickung der Synovia und Veränderung der Gelenkkonturen von außen.

Mit weiterem Verlauf der Gelenkentzündung überziehen die Entzündungszellen den Knorpel mit einem wuchernden Zellbelag und breiten sich als Pannus in den Nischen und Falten der Gelenkmembran aus. Der Pannus ist in der Regel ein Gelage aus weißen Blutkörperchen: Makrophagen, Fibroblasten, T-Zellen, B-Zellen, Neutrophilen, Killerzellen, Helfer-Zellen, Phagozyten, Lymphozyten und anderen.

Diese Zellen wiederum produzieren Rheumafaktoren und weitere Immunkomplexe, Prostaglandine, Zytokine und andere Mediatoren, die den rheumatischen Prozess erneut ankurbeln und aufrecht erhalten. So wird die verdickte und rheumatisch veränderte Gelenkinnenhaut zur wahren Fabrik von Entzündungsfaktoren und zum Zentrum und Antriebsmotor des rheumatischen Prozesses. Die Produktionsvielfalt ist so groß, dass es der Wissenschaft bis heute noch nicht gelungen ist, die Rolle der einzelnen Zellen, Mediatoren oder anderen produzierten Stoffe zu klären.

Therapieansätze der rheumatischen Arthritis

Akutes rheumatisches Fieber

Gabe von Antibiotika, Antirheumatika, Schonung, Bettruhe, lokale Antiphlogistika, Fokussuche.

Chronische rheumatische (cP) Polyarthritis

Hier stehen z. Z. für die Therapie fünf große Medikamentengruppen zur Verfügung:

NSAR (Nichtsterioidale Antirheumatika)

Es sind Medikamente, die kein Kortison oder kortisonähnliche Stoffe enthalten, also auch nicht die typischen Nebenwirkungen der Kortisontherapie verursachen. Hauptvertreter der NSAR sind:

- Acetylsalizylsäure (zum Beispiel Aspirin)
- Indometacin (zum Beispiel Amuno)
- Ibuprofene (über 20 Fertigproduktnamen)
- Diclophenac (Voltaren und über 20 andere Fertigproduktnamen)
- Ketoprofene (Orudis und andere)

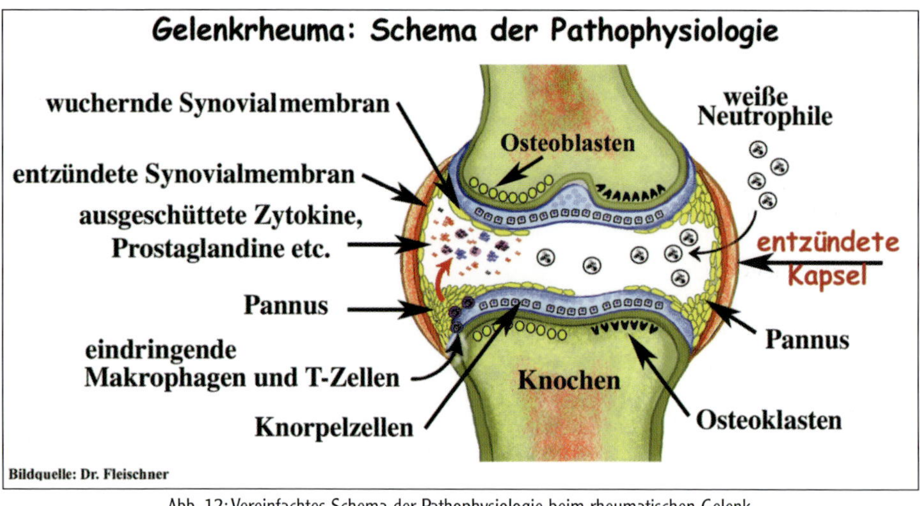

Abb. 12: Vereinfachtes Schema der Pathophysiologie beim rheumatischen Gelenk.

- Piroxicam (Felden und andere)
- Naproxen
- Meclofenamat
- Sulindac
- CoX-2 Hemmer (Celecoxib, Rofecoxib)

CoX-2 Hemmer hemmen die Bildung von Prostaglandinen, welche die rheumatische Entzündung unterhalten. Die Hauptwirkung von NSAR wie Aspirin ist:

- Fiebersenkung
- Schmerzminderung
- Entzündungshemmung
- leichte Blutverdünnung.

Die meisten NSAR haben als gefürchtete Nebenwirkung:

- Irritationen des Magen-Darm-Trakts mit Schädigung der Schleimhäute.

Immunsuppressiva

Diese heterogene Gruppe greift zum Teil in die Vorgänge der Zellteilung ein und ist in enger Verwandtschaft mit den Krebstherapeutika zu sehen. Es handelt sich um sehr agressive aber wirksame Medikamente, die geeignet sind, akute Rheumaschübe zu stoppen und Remissionen zu verhindern. Wichtigste Vertreter:

- Azathioprin (Imuran), hemmt die Lymphozytenproduktion
- Cyclosporine (Neoral), Immunsuppressivum
- Cyclophosphamide (Cytoxan), hemmt die Zellteilung und vermindert die Zahl der zirkulierenden B- und T-Lymphozyten
- Methothrexat (Rheumatrex), greift in den Stoffwechsel der Folsäure ein und unterbricht so die Zufuhr dieses essentiellen Zellnährstoffs. Die Wirkung auf Rheumazellen ist erheblich stärker als auf normale Zellen.

Immunomodulatoren

Es sind eigentlich TNF-(Tumor-Nekrose-Faktoren)-Hemmer, die sehr teuer in der Herstellung sind. Sie steuern als Zytokine die Immunregulation und normalisieren die menschliche Immunantwort. Sie binden TNF, bevor diese die Zellen erreichen.

- Etanercept (Enbrel),
- Infliximab (Infliximab).

Andere

Goldpräparate

Man weiß nicht genau, wie Goldpräparate wirken. Man hat jedoch festgestellt, dass diese eine antimikrobielle Wirkung haben und die Proliferation von B- und T-Lymphozyten hemmen.

- Aurothioglukose
- Auranofin

Malariaderivate

Chloroquin pur ist sehr toxisch. Es wird seit 1950 in der Rheumatherapie eingesetzt. Malariamittel unterbinden lysosomale Enzyme, hemmen die Aktivität der Lymphozyten und Makrophagen und reduzieren die Aktivität von Interleukin 1.

- Hydroxochloroquin
- Chloroquin

Antibiotikaderivate

Eine genaue Wirkungsbeschreibung im Bezug auf Rheuma gelingt bei keinem der Präparate. Aber man hat festgestellt, dass zum Teil die Aktivität der Lymphozyten gehemmt wird.

- Minocyclin (Wirkungsweise nicht bekannt)
- D-Penicillinamin (Hemmung von Lymphozyten und lysosomalen Enzymen)
- Sulfasalazin (Hemmung der Gelenkentzündung, Einwanderung von weißen Blutkörperchen und Blutgefäßen in die Synovia).

Kortikosteroide

Kortisonderivate sind sehr wirksam bei der Therapie der rheumatischen Arthritis. Wissenschaftler der Firma Merck hatten während des zweiten Weltkrieg ein Hormonpräparat aus der Nebenniere hergestellt, das sie Compound E nannten. Es war zum Einsatz als Stresshormon für Piloten gedacht. Zunächst interessierte sich niemanden um diese 5 g Hormonpräparat. Erst am 1. September 1948 setzte der Rheumatologe Hench in Rochester, Minnesota, bei einer desolaten, schmerzgepeinigten 28jährigen Rheumapatientin das letzte Gramm Compound E ein, das Merck noch hatte. Die Wirkung war verblüffend: Nach dem dritten Tag war die Patientin schmerzfrei und konnte kurz darauf wieder gehen. Die Welt hatte ein neues Wundermittel: Kortison. Hench erhielt 1950 den Nobelpreis, zusammen mit Tadeus Reichstein, einem Deutschen, der als erster 25 Hormone (Kortikosteroide) aus der Nebenniere extrahiert hatte. Während das erste Merck-Kortison 1948 noch 1000 Dollar pro Injektion kostete, ist Kortison heutzutage ein Massenprodukt, das in der Rheumamedizin mit mehr oder weniger Überlegung, meist aber mit Erfolg, sowohl als Pille als auch als Spritze eingesetzt werden kann.

Kortikosteroide unterbrechen die Entzündung durch Blockade der Prostaglandine. In höheren Dosen wirken sie immunsuppressiv.

Die wichtigsten Vertreter sind:

- Kortisonacetat
- Dexamethason
- Hydrocortison
- Prednisolon
- Triamcinolon.

Diejenige Dosis, die der menschliche Körper produziert, entspricht 7,5 mg Prednisolon pro Tag. Höhere Dosen, bis 20 mg pro Tag, können bereits Nebenwirkungen hervorrufen und sollten nicht länger als einen Monat eingenommen werden.

Kortison steuert u. a. auch den Stoffwechsel von Glukose, Fett, Salz und den Wasserhaushalt. Es beeinflusst das Wachstum und die Immunabwehr. Die häufigste Anwendungsindikation in der Orthopädie für Kortikosteroide ist die intraartikuläre Injektion, die oft schlagartig den Reizzustand, die Schwellung und den Schmerz beseitigt.

Entzaubert wurde das Wundermittel Kortison durch seine Nebenwirkungen:

- Müdigkeit
- Gewichtszunahme durch Wasserretention
- Gewichtszuname durch Fettspeicherung (Mondgesicht)
- Magengeschwüre
- Infektanfälligkeit
- Verzögerte Wundheilung
- Osteoporose

Physikalische Therapie

Mobilisierung, Übung und Krankengymnastik

Wichtig ist die Mobilisierung aller Gelenke. Im Vordergrund steht natürlich die Mobilisierung der Handgelenke, weil diese zur Durchführung der täglichen Verrichtungen notwendig sind. Aber auch die Fußgelenke dürfen nicht vernachlässigt werden, da der Mensch ein gewisses Maß an Mobilität und Bewegung braucht. Ein Mensch, der nicht mehr Gehen kann, wird zum Pflegefall. Darüber hinaus ist Übung notwendig zur:

- Bekämpfung der Morgensteifigkeit
- Schmerzbekämpfung
- Training der Muskulatur.

Hydrotherapie

Es ist kaum zu glauben, dass es in vielen Podologenpraxen keine Badevorrichtungen für Fußbäder gibt. Noch schlimmer – mutige Zeitgenossen halten das Fußbad in der Podologie für überflüssig. Es wäre müßig, hier auf alle Aspekte der Bäder- oder Hydrotherapie einzugehen. Dazu gibt es genügend wissenschaftlich autorisierte Abhandlungen.

Wärme oder Kälte

Unbestritten ist Wärme beim Rheumatiker ein gutes Mittel gegen:

- Gelenksteifigkeit
- Gelenkschmerzen
- Muskelverspannungen
- Durchblutungsmangel.

Kälteanwendungen sollte man gezielt durchführen. Eispackungen sind nicht direkt auf die Haut aufzubringen. Man legt ein Tuch oder einen Waschlappen auf die betroffenen Extremität und darauf die Eispackung. Auch ein Eisspray sollte man nicht direkt auf die Haut sondern auf eine angefeuchtete Auflage anwenden. Kältebehandlung ist das beste Antiphlogistikum und ist angezeigt bei:

- akuten Entzündungen,
- zur Abschwellung nach Operationen,
- Verletzungen.

TENS

Die **T**ranscutane **E**lektrische **N**erven-**S**timulation wird zur Verbesserung der Schmerzsituation eingesetzt.

Der eingesetzte Nervenimpuls stimuliert den Nerv oder den Rezeptor mit einer bestimmten, analgesierenden Frequenz und betäubt ihn sozusagen. Die eine Funktionstheorie geht davon aus, dass die elektrische Stimulation Endorphine freisetzt, eine Art körpereigener Morphine, die ja den Schmerz mildern. Die andere Funktionstheorie geht davon aus, dass die vielen elektrischen Reize bei der TENS-Therapie die Schmerzreize überlagern und diese somit neutralisieren.

TENS dient auch zur Stimulierung der Muskulatur.

Umgekehrt kann die Methode auch zur Stimulierung geschädigter Nerven z. B. nach Druckschädigung durch Tarsaltunnelsyndrom eingesetzt werden. Dann muss die Stimulationsfrequenz am TENS-Gerät niedriger und die Stromstärke höher eingestellt sein. Die dabei ausgelösten Muskelzuckungen sind in der Tat einen passive Übung mit Kontraktion der Muskulatur.

Ruhigstellung und Gelenkschutz

Die Ruhigstellung eines rheumatischen Gelenks im Gips oder in einer Schiene sollte nur zur vorübergehenden Schmerzlinderung oder Abschwellung vorgenommen werden. Nachtschienen kann man großzügiger einsetzen, da diese die Nachtruhe des Patienten und die Schmerzsituation verbessern. Eine weitere Indikation ist die Vermeidung von Fehlstellungskontrakturen. Grundsätzlich ist eine Immobilisierung nur durch den Arzt anzuordnen. Bei jeder längeren Ruhigstellung droht die Gefahr einer Muskelatrophie (Inaktivitätsatrophie).

Massage

Von den ca. 80 verschiedenen Massagearten ist die sogenannte „Schwedische Massage" die bekannteste, die bei uns auch am meisten angewendet wird. Sie besteht technisch aus langen, gleichmäßigen Massagegriffen, verknüpft mit Knetungen und Walkungen, was zur Lockerung der Muskulatur und Verbesserung der Durchblutung führt sowie in Problemzonen zur Minderung oder Beseitigung des Schmerzes. Jeder, der sich bereits einer Massagetherapie unterzogen hat, wird überrascht festgestellt haben, an wie vielen Stellen unser Körper Schmerzareale aufweist. Das gilt besonders für Rheumatiker, deren Muskulatur und Gelenke. Erfahrene Therapeuten beweisen gerne ihre Fähigkeit, hier Erfolg, nämlich Linderung oder Beseitigung des Schmerzes zu garantieren. Es wäre unfair zu behaupten, eine Massage wäre nicht nutzbringend. Doch aus ärztlicher Sicht sollte beim Rheumatiker unbedingt auch eine Beübung der Gelenke und Muskulatur durchgeführt werden. Diese Erfahrung ist aber inzwischen schon Basis physiotherapeutischen Tuns, zumal die technischen Methoden und Zusatztherapien (Peloide, Bestrahlungen) in der Massagetherapie erheblich verbessert sind.

Akupunktur

In den 70er Jahren als therapeutischer Neuankömmling noch belächelt und bezweifelt, ist heutzutage die Akupunktur aus dem medizinischen Spektrum nicht mehr wegzudenken. In der Zwischenzeit gilt es als wissenschaftlich belegt, dass Akupunktur verschiedene Effekte im Bezug auf physiologische Mechanismen in der Peripherie als auch im Zentralnervensystem auslöst. Erklärbare, nachvollziehbare und wissenschaftlich belegbare Vorgänge im naturwissenschaftlichen Sinn sind spärlich vorhanden. Meist wird mit Arbeitstheorien gearbeitet, die bei einer mehr oder weniger großen Anzahl von Patienten eintrifft. Nicht jedermann reagiert auf Akupunktur und die prozentuale Zahl von Menschen, die auf diese Therapie ansprechen, ist bis heute noch nicht ermittelt. Man geht nun allgemein davon aus, dass Akupunktur bestimmte Triggerpunkte aktiviert und dies zur Ausschüttung von Endorphinen (körpereigene Morphine oder Opiate) führt. Es lässt sich bei einigen Probanden auch feststellen, dass Akupunktur die Ausschüttung von Neurotransmittern beeinflusst und die Immunreaktion und die Durchblutung verbessert. Das Haupteinsatzgebiet der Akupunktur ist die Schmerzbekämpfung zum Beispiel bei Migräne oder andere Übel wie Schwindel und Erbrechen.

Chirurgische Rheumatherapie

Gelenkersatz

Sir John Charnley aus Brighton in England entwickelte die erste Totalendoprothese der Hüfte und war damit einer der Pioniere in der chirurgischen Therapie von Rheumatikern. In der Zwischenzeit hat man für fast alle wichtigen Gelenke funktionsfähige und implantierbare Ersatzteile konstruiert, vor allen für das Kniegelenk, jedoch auch für das Sprunggelenk und für alle Etagen der Zehengelenke. Zum Einsatz kommen nicht nur Totalprothesen, die das ganze Gelenk ersetzen sondern auch Teilprothesen, die z. B. nur die Kniescheibe ersetzen.

Zur Behandlung und Diagnostik von rheumatischen Gelenken hat man noch weitere chirurgisch-invasive Verfahren zur Verfügung:

Arthroskopie
Damit wird nicht nur Diagnostik betrieben. Mit Spezialinstrumenten an der Spitze der arthroskopischen Sonde können kleinere Eingriffe ohne große Hautschnitte durchgeführt werden. Man entfernt beim Rheumatiker zumeist zerstörte Menisci im Knie oder Knorpelläsionen, freie Gelenkkörper, entzündete Synovia oder Pannus. Der Einsatz von Arthroskopen am Fuß ist wegen der beengten Verhältnisse meist auf das Sprunggelenk beschränkt.

Synovektomie
Diese Operation hat zum Ziel, die rheumatisch entzündete und veränderte Gelenkinnenhaut (Synovia) und Pannus zu entfernen. Dadurch wird die Schmerzsituation und die Beweglichkeit verbessert. Als Nebeneffekt erreicht man, dass die von Entzündungszellen durchsetzte Synovia als Ausgangspunkt neuer Immunreaktionen entfernt wird und eine lokale Entschärfung der Autoimmunreaktion stattfindet. Leider ist es so, dass sich die pathologische Synovia oft in wenigen Jahren (drei bis fünf) wieder nachbildet und der Zerstörungsprozess im Gelenk erneut in alter Stärke aufflammt.

Osteotomie
Eine Osteotomie (griechischer Begriff für Knochendurchtrennung) wird bei Achsenabweichungen durch Osteoporose oder Gelenkabweichungen durch rheumatische Gelenkzerstörung durchgeführt. Ziel ist meist die Wiederherstellung physiologischer Achsenverhältnisse, um die Beweglichkeit, die Statik und damit die Funktionsfähigkeit des Gelenks soweit wie möglich zu erreichen. Beispiel sind die Osteotomie am Tibiakopf bei O-Beinen und die Osteotomie des Metatarsale I bei Hallux valgus.

Arthrodese
Eine Arthrodese (operative Gelenkversteifung) wird durchgeführt, wenn das Gelenk, zum Beispiel das Sprunggelenk bereits so zerstört, luxiert oder aus der Achse gewichen ist, dass eine chirurgische Rekonstruktion oder weitgehende Wiederherstellung der Funktion nicht mehr möglich ist. Meist erreicht man dadurch eine gute Stabilität und Schmerzfreiheit. Arthrodesen werden häufig an der Hüfte, am Knie oder am Sprunggelenk durchgeführt. Aber auch im Bereich des Fußes sind Arthrodesen von Vorteil, z. B. am Lisfrancschen oder Chopartschen Gelenk. Eine häufige Indikation dafür ist jedoch der Klumpfuß oder Verletzungen der Fußwurzel. Arthrodesen an den Zehengelenken sind selten, da diese ein Abrollhindernis im Sinne eines Digitus rigidus darstellen.

Podologische Behandlungsgrundzüge bei rheumatischer Arthritis

Hier gibt es genau definierte Behandlungsziele:

- Erhaltung der Hautelastizität
- Ausdünnung und Beseitigung der Schwielen
- Entlastung und Druckschutz
- Orthosen
- Spangen
- Bäder
- Mobilisierung
- Hautpflege
- Beratung und Anleitung
- Screening der Füsse

Erläuterungen zu den einzelnen Begriffen finden sich in den befassten Kapiteln und in der speziellen podologischen Literatur.

Psoriasis (Schuppenflechte)

Zu den entzündlichen Systemerkrankungen, deren Auswirkungen wir hin und wieder in der Orthopädie, aber öfters in der Podologie sehen, gehört die Psoriasis.

Man zählt die Schuppenflechte zu der Gruppe der Dermatosen (Hauterkrankungen) mit unbe-

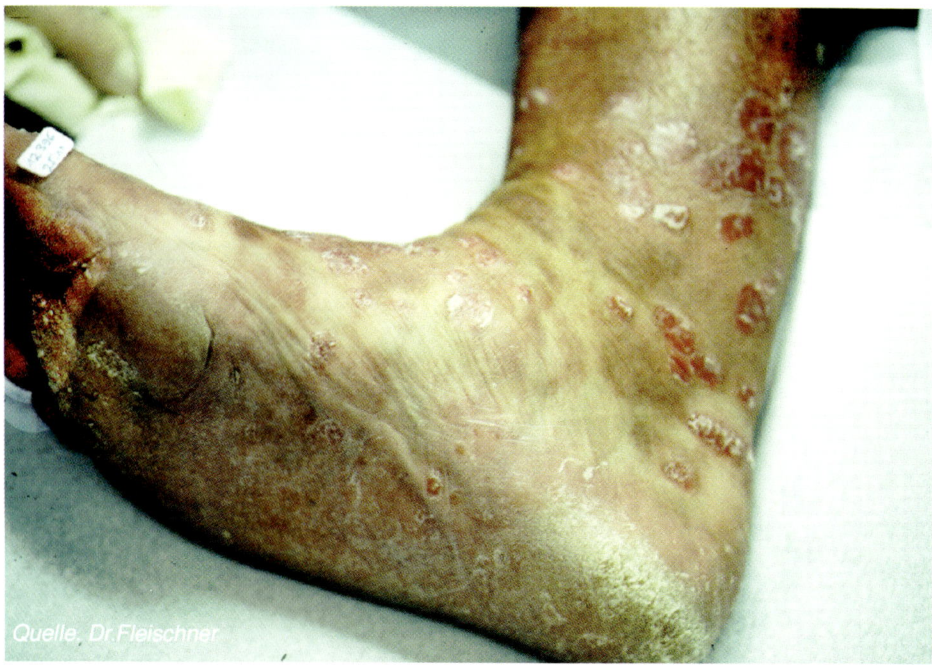

Abb. 13:
Psoriasisefflorezenz am Fuß.

kannter Ursache, aber mit erblicher Veranlagung. Die Häufigkeit ist sehr groß (60% Erkrankungsfälle, wenn beide Eltern ebenfalls an Psoriasis leiden). Die Psoriasis kann die gesamte Haut betreffen, befällt auch die Gelenke und verläuft schubweise. In der Regel beginnt die Krankheit in der Pubertät mit einem Häufigkeitsgipfel zwischen dem 10ten und dem 30sten Lebensjahr. Ein Auftreten ist jedoch in jedem Lebensalter möglich.

Das Erscheinungsbild der Psoriasis wechselt, wobei Sonneneinstrahlung die Krankheitsherde verkleinert. Diese bestehen aus entzündlich rötlichen, schuppigen Papeln, je nach Ausdehnung aus größeren und kleineren Herden. Deren Formen sind unterschiedlich; von der punktförmigen bis zur generalisierten Ausbreitung.

Die Prädilektionsstellen (Hauptbefallstellen) sind die behaarte Kopfhaut, die Streckseiten der Extremitäten und Gelenke, weniger oft die Hand- und Fußflächen sowie die Interdigitalräume.

Die Mitbeteiligung der Nägel ist gekennzeichnet durch:

- Tüpfel (kleine Grübchen in der Nagelplatte),
- Krümel (zerfallende Nagelsubstanz),
- Ölfleckbildung (bei Befall des Nagelbettes dunkle, zum Teil durch Blutungen bedingte Flecken),
- Nagelabhebung durch die subunguale Hyperkeratose, meist als weiße halbmondförmige Nagellösung (Onycholysis semilunaris).

Die orthopädische Variante mit Begleitsymptomatik in den Gelenken ist die

Psoriasis arthropathica der Gelenke

Der Gelenkbefall ist in seiner Häufigkeit ca. 1 bis 10%. Betroffen sind meist die Interphalangealgelenke der Hand (Wurstfinger), weniger die am Fuß. Dort sind vorwiegend die distalen Interphalangealgelenke betroffen. Die Gelenkerscheinungen können auch erst Jahre nach der ersten Hautsymptomatik auftreten. Der akute Zustand geht oft mit Gelenkschwellungen, Ergüssen und Rötung einher. Die Symptome ähneln denen bei Rheuma. Die typische Rheumaserologie ist in der Regel jedoch nicht sehr ergiebig (ca. 20% HLA B27-Nachweis bei peripherem Gelenkbefall). Der chronische Verlauf führt zu Verkürzungen der Finger- und Zehenglieder (Phalangen) sowie zu Achsenabweichungen der Zehen. Röntgenologisch nachweisbar sind Veränderungen wie Osteoporose und Knochenresorption am Gelenkspalt (siehe auch Kapitel Vorfußdeformitäten).

Psoriasis pustulosa mit Pusteln an den Handtellern und den Fußsohlen (Pustulosis palmoplantaris oder inversa)

Man definiert sie als **lokaliserte**, nichtinfektiöse Pustulose, die zur Psoriasis gerechnet wird, wenn bei dem Patienten zusätzliche Psoriasiseffloreszenzen bestehen.

Die meist scharf umgrenzte **palmoplantare Form** beginnt oft an der Großzehe, gelegentlich auch in der Sohlenmitte. Die Pusteln enthalten kein infektiöses Material, stehen einzeln oder konfluieren, sind an der Sohle in der Regel geplatzt und bilden eine Schuppenkruste.

Akropustulöse Psoriasis

Diese Sonderform geht mit Pusteln und schuppigen Krusten auf den Zehen einher (Abb. 14).

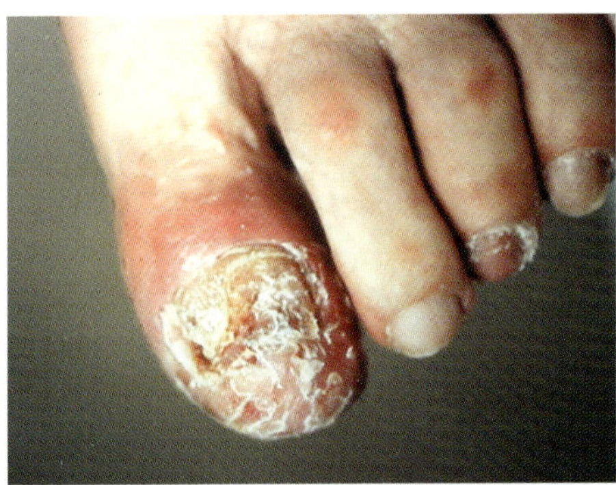

Abb. 14:
Akropustulöse Psoriasis.

Therapie der Psoriasis

Hierzu verweisen wir auf die dermatologische Fachliteratur und auf Band III (Podologische Dermatologie).

In den Grundzügen wird mit UV-Licht, Sonnenlicht und Externa therapiert. Medikamentös wird mit Vitamin D und proliferationshemmenden Medikamenten gearbeitet.

Andere Systemerkrankungen

Bluterkrankheit

Die Störung der Blutgerinnung durch Fehlen von Gerinnungsfaktoren führt zu rezidivierenden Gelenkblutungen und Gelenkschäden.

Anämien

β-Thalassämie

Familiäre Mediterrane Anämie.

Fanconi-Anämie

Begleitet von verschiedenen anderen Erkrankungen der Haut, des Harntrakts und Blutungen etc.

Leukämie

(siehe Fachliteratur)

Histiozytosen

Man kennt drei wichtige Erscheinungformen: Hand-Schüller-Christian-Krankheit, Letterer-Siewe-Krankheit und das eosinophile Knochengranulom. Es sind Krankheiten der Blutzellen und blutbildenden Organe mit verschiedenen Erscheinungsformen. Am Fuß findet man gelegentlich petechiale (Punkt-) Blutungen im Nagelbett, Paronychien und Xanthome (Fettgranulome) am Fußrücken.

Osteodystrophien und Chondrodystrophien

Dysostose der Metaphysen (Chondrodystrophia Metaphysearea)

Es gibt fünf Erscheinungsformen dieser Erkrankung: Ursache unbekannt, Beginn im Alter zwischen drei bis fünf Jahren. Gewöhnliche Befunde sind Coxa vara, gelegentlich mit Hüftkopflösung, O-Beine. Vorfuß proniert, am Sprunggelenk oft Spitzfußstellung mit Sprunggelenksdeformität, hervorgerufen durch die Überlänge der Fibula.

Achondroplasie (Chondroplastia dystrophia foetalis)

Multiple Exostosen

Diese angeborene Veranlagung führt zu multiplen Exostosen an den Metaphysen, selten an den Epiphysen oder den Diaphysen: am Fuß meist lokalisiert am Sprunggelenk und den Phalangen, nicht an den Tarsalknochen.

Osteogenesis Imperfekta

Merkmale: Vererbbar und angeboren, auch als

Marmorknochenkrankheit bezeichnet. Befällt Stütz- und Bindegewebe, bevorzugt die Knochen. 70% der Betroffenen erleiden schon bei leichten Traumen Knochenbrüche, was zu schweren Deformierungen der Extremitäten und des gesamten Körpers führt. Vergesellschaftet mit Muskelschwäche und häufigen Blutungen. Am Fuß verstärkte Pronation, sichtbare Deformierungen nach Frakturen, Schweißfußneigung.

Progressive Muskeldystrophie (Duchenne-Krankheit)

Kurzbeschreibung: Krankheit unbekannter Ursache, vererbbar, meist im Kleinkindesalter beginnend, Lebenserwartung ca. 20 Jahre. Fortschreitende Degeneration der Skelettmuskulatur, wobei diese durch Binde- und Fettgewebe ersetzt wird. Der Fuß ist zuletzt betroffen. Breiter, unsicherer Gang. Muskelatrophie sichtbar am M. Trizeps surae, M. Tibialis anterior und M. Peroneus.

Arthrogryposis

Arthrogryposis multiplex congenita

Der Name bedeutet übersetzt: angeborenne, multiple allseitige Bewegungsbehinderung. Im deutschsprachigen Raum hat man jedoch nähere Definitionen versucht und unterscheidet in:

1. Bewegungsbehinderungen, die von den paraartikulären Strukturen ausgehen. Beispiel: dynamische Gelenksperre am Ellenbogengelenk, bei der durch die kontrakte oder verdickte Kapsel oder den Bandapparat die Streckung behindert, aber die Beugung frei ist.

2. Bewegungsbehinderungen, die von intraartikulären Strukturen ausgehen. Beispiel: mechanische Gelenksperre bei enchondraler Dysostose, bei der die knöcherne Gelenkform die Beweglichkeit begrenzt.

3. Bewegungsbehinderungen, die durch angeborene Gelenklockerungen verursacht werden. Beispiel: Schnappsperre durch Luxation. Das Gelenk luxiert (schnappt in Verrenkung ein) und kann aktiv nicht mehr in die alte Position gebracht werden. Zugrunde liegt eine Gelenklockerung (Arthrochalasis), bei der zum Beispiel die Finger rechtwinklig nach dorsal überstreckt und die Füsse rechtwinklig nach innen supiniert (invertiert) werden können (näheres siehe Fachliteratur).

Morbus Paget

Die Ursache dieser Krankheit, die auch Ostitis deformans genannt wird, ist unbekannt. Es handelt sich um eine Erkrankung, die vorwiegend das alternde Skelett betrifft.

Es kommt dabei zu einem überstürzten Umbau in bestimmten Arealen des Knochens. Der Knochen wird dabei in der Regel dicker, aber insgesamt durch Osteolyse, Osteoporoseherde, und durch Verdichtungszonen einerseits sowie Spongiosararifizierungen andererseits im Inneren schwächer. Es kommt zu typischen Verbiegungen und Frakturen. Am Bein sieht man vorwiegend eine Biegung nach vorne (Antekurvation) und am Unterschenkel meist eine starke O-Bein-Stellung. Diese Fehlstellungen führen zu einer einseitigen Gelenküberlastung und in deren Gefolge zu schmerzhaften Arthrosen. Die Schmerzen treten nicht nur in den Gelenken auf sondern bei akuten Krankheitsschüben im Knochen selbst. Die Befallshäufigkeit am Unterschenkel beträgt 30%. Am Fuß ist der Morbus Paget selten.

Nagel-Patella-Syndrom

Merkmale: Genetischer Defekt mit Unterentwikklung der Kniescheibe, Ellenbogen und Nageldystrophie meist an der Großzehe. Am Fuß oft vergesellschaftet mit Klumpfußdeformation, Band- und Kapselschwäche. Häufig ist die angeborene Krallenzehenstellung der Kleinzehe.

Neurologische und muskuläre Erkrankungen

Es gibt mehrere Erkrankungen, die mit zunehmenden Lähmungen des Muskelsystems einhergehen. Ihre eingehende Besprechung ist Gegenstand neurologischer Abhandlungen. Nachfolgende Beispiele sind nur eine Auswahl aus dem großen Spektrum neurologischer Erkrankungen mit Auswirkung auf die unteren Extremitäten.

Angeborene Muskelatonie (Myatonia congenita)

Diese angeborene Schwäche, auch Oppenheimsche Krankheit genannt, ist besonders an den

Beinen ausgeprägt. Die Muskeln sind schlaff und zeigen keine Reflexe (Hampelmännergliedmaßen). Die Ursache ist eine Erkrankung der Vorderhornzellen des Rückenmarks. Die betroffenen Kinder sterben meist früh.

Progressive spinale Muskelatrophie (Typ Werdnig-Hoffman)

Merkmale: Krankheit unbekannter Ursache, vererbbar, meist im Kleinkindesalter (1. bis 2. Lebensjahr) beginnend.

Lebenserwartung ca. 20 Jahre. Fortschreitende Degeneration der Skelettmuskulatur, wobei diese durch Binde- und Fettgewebe ersetzt wird. Der Fuß ist zuletzt betroffen. Breiter, unsicherer Gang. Muskelatrophie sichtbar am M. Trizeps surae, M. Tibialis anterior und M. Peroneus.

Der Typ Duchenne-Aran beginnt kaum vor dem 20. Lebensjahr und betrifft vor allem die oberen Extremitäten.

Progressive Muskelatrophie (Erbsche Krankheit)

Betrifft vorwiegend die oberen Extremitäten. Die infantile Form beginnt jedoch an den unteren Extremitäten. Der Befall ist symmetrisch.

Myositis ossificans progressiva

Die angeborenen fortschreitende Verkalkung der Muskulatur betrifft eigentlich das interstitielle Bindegewebe zwischen den Muskelfasern. Charakteristisches Begleitsymptom am Fuß ist die Verkürzung der Zehen, insbesonders der Großzehe. Führt oft zur Verkalkung im Bereich der Achillessehnen. Hallux valgus ist fast obligat. Typischerweise Vorkommen an beiden Füssen.

Traumatische Myositis

Tritt auf im Gefolge von Verletzungen der Muskulatur, Kontusionen, Quetschungen und meist auch ausgedehnten Blutergüssen. Gehäuftes Auftreten (Toe-dancer´s-bone) ist beschrieben bei Tänzerinnen durch chronisches Überdehnungstrauma (Zehenspitzentanz) im Schollenmuskel.

Dermatomyositis

Es gibt sechs bekannte Varianten dieser Hauterkrankung mit unbekannter Ursache. Sie führt zur Ausdünnung der Haut und Atrophie der Muskulatur und im Fußbereich zur Nagelverschmächtigung. Gelegentlich ist sie begleitet von Raynaud-Syndrom und Punktblutungen (Purpura) über den Interphalangealgelenken der Zehen.

Myotonia congenita (Thomsen-Erkrankung)

Angeborene Muskelerkrankung, bei der die Relaxierung der willkürlichen Muskulatur verzögert ist.

Down-Syndrom (Trisomie 21, Mongolismus)

Kurzbeschreibung: Angeborener Chromosomendefekt mit Hypermobilität in den Gelenken und breiten Füssen. Relativ weiter Inderdigitalraum bei I/II, hypoplastische Mittelglieder der Zehen, insbesonders der Nr. V. Meist schwerer Knickfuß, hervorgerufen durch die Muskelschwäche.

Friedreichsche Ataxie

Merkmale: Meist fortschreitende neurologische Erbkrankheit mit Herdschäden im Gehirn und dem Rückenmark. Führt zur motorischen Unsicherheit in den oberen aber auch in den unteren Extremitäten. Muskelschwäche, typische Hohlfußstellung der Füsse mit Klauenze-hen. 50% der Fälle entwickeln eine Kontraktur der Plantarfaszie.

Morbus Recklinghausen

(Siehe befasstes Kapitel)

Erkrankungen des Bindegewebes und kombinierte Variationen

Angeborene Bindegewebsschwächen

Es handelt sich mehrheitlich um erbliche Leiden. Die wichtigsten sind nachstehend aufgeführt.

Marfan-Syndrom

Es ist das häufigste angeborene Bindegewebsleiden. Dabei sind die elastischen Fasern im Bindegewebe vermindert. Histologisch wurden jedoch auch Schäden an den Kollagenstrukturen festgestellt. Die typische Erscheinungsform zeigt Spinnenfingrigkeit (Arachnodaktylie) und abnorm lange Extremitäten mit Überstreckbarkeit der Gelenke.

Ehlers-Danlos Syndrom (Cutis Hyperelastika)

Angeborene Vermehrung der elastischen Fasern in der Haut und Abnahme des dermalen Kollagens. Am Knie oft Genu recurvatum. Am Fuß Hypermobilität und gelegentlich begleitet von Klumpfußkonfiguration, verstärkter Vorfuß-Pronation sowie Subluxation der Sprunggelenke.

Erworbene Bindegewebsschwächen

Dazu zählt man vor allem Schäden an der Kollagenstruktur. Die beiden Hauptvertreter sind die Sklerodermie und der Lupus erythematodes visceralis (siehe befasstes Kapitel und Band III Podologische Dermatologie).

Streng genommen muss man zu den erworbenen Bindegewebserkrankungen auch noch alle Erkrankungen der Sehnen und Sehnenscheiden rechnen.

Gefäßerkrankungen

Weit verbreitet ist die allgemeine Arterienverkalkung, die Arteriosklerose, meist ein Folgeschaden anderer Erkrankungen wie des Diabetes. Die Folgen dieser Krankheiten sind dann ähnlich wie die der Grundkrankheit Arteriosklerose. (siehe Kapitel Zirkulationsstörungen).

Zu den Gefäßleiden ist noch die Erkrankung der Venen zu zählen, – die Varikosis. Auf Grund einer manifesten Gefäßschwäche funktionieren die Venenklappen nicht mehr und das Blut wird nicht mehr in ausreichendem Maße zum Herzen zurückgepumpt. Neben lokalen Entzündungen finden sich Stauungen und, wie häufig zu beobachten, auch Ulcera (Unterschenkelgeschwüre), die immer wieder aufbrechen. Hauptlokalisation venös bedingter Geschwüre ist die Innenseite des Unterschenkels, oberhalb des Knöchels. Die Geschwüre in diesem Bereich sind auf eine geschädigte, insuffiziente (undichte, erweiterte) Vene zurückzuführen, die oberhalb des Knöchels von den oberflächlichen zu den tiefen Venen verläuft. Im Gefolge eines Gefäßulkus, das in der Regel unter Therapie abheilt, kommt es zu unter Umständen wegen der Vernarbung und Verhärtung zu Hautkontrakturen, die die Bewegungsfähigkeit des Fußes einengen. Sogar Fehlstellungen wie ein Spitzfuß oder ein Klumpfuß können daraus resultieren.

Grundlagen der Zirkulationsstörungen sind in Kapitel IX beschrieben.

Stoffwechselstörungen

Gicht

Als wichtigste und uns geläufigste Stoffwechselstörung ist die Gicht zu nennen – eine Erkrankung des Harnsäurestoffwechsels, die mit einer Erhöhung der Harnsäure im Blut einhergeht. Diese lagert sich bei zu hoher Plasmakonzentration in kristalliner Form in den Gelenken ab, führt zu lokalen Entzündungen, erheblichen Schmerzen, Kapselveränderungen und Veränderungen am Gelenkknorpel, zusätzlich auch am Knochen. Bevorzugt sind bestimmte Gelenke wie das Großzehengrundgelenk, das Kniegelenk, das Ellenbogengelenk. Dem Fußtherapeuten sollte das Erscheinungsbild des Gichtanfalls im Bereich der Großzehe bekannt sein, wo erhebliche Rötung und Schwellung sowie Bewegungs- und Ruheschmerz die Verdachtsdiagnose untermauern (siehe Abb 8). Im akuten Anfall ist die Gicht leicht erkennbar, im chronischen Fall kommt es erst allmählich zu Gelenkveränderungen und typischen Symptomen am Fuß. Man spricht dann von Podagra. Wir finden dann schmerzhafte Bewegungseinschränkungen, Kapselverklebungen, außerdem beginnende Fehlstellungen durch die Zerstörung des Gelenks. Aufgrund der chronischen Fehlhaltung bildet sich allmählich ein Hallux valgus oder eine Krallenzehe, je nachdem, inwieweit auch die Sehnen betroffen sind. Auch im Bereich des unteren und oberen Sprunggelenks setzt sich zunehmend die Gicht fest und führt zur Bewegungseinschränkung und Gelenkzerstörung. Im Röntgenbild sind die typischen verkalkten Einlagerungen erkennbar.

Der akute Gichtanfall selbst tritt meist in der Nacht auf und ist gekennzeichnet durch plötzlich einsetzende Schmerzen sowohl in Ruhestellung als auch bei Bewegung, meist im Großzehengrundgelenk. Bei vielen Betroffenen beginnt der Schmerz gegen den Morgen zu. Schmerz und Rötung breiten sich meist auch auf den Fußrücken aus, was lagerungsbedingt ist. Nur selten sind andere Zehengelenke betroffen.

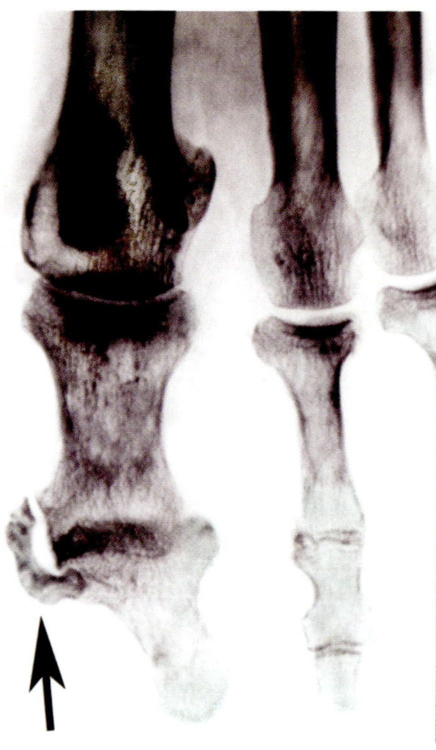

Abb. 15
Kalkspange am Großzehenendgelenk bei Gicht.

Die Diagnose ist bei entsprechender Vorgeschichte schon durch die klinische Untersuchung zu stellen. Gesichert wird die Diagnose durch die Laboruntersuchung, die in der Regel Harnsäurewerte im Blut über 7,2 mg/dl ergibt.

Ausgelöst wird der akute Gichtanfall meist durch falsche Nahrungsaufnahme. Fleisch, besonders Innereien und Alkohol sind oft die durch den Patienten selbst induzierte Ursache.

Die Therapie besteht im akuten Anfall in Kühlung, Abschwellung und Hochlagerung der Extremität, zusätzlich die Gabe von Colchicin. Die Dauertherapie besteht in Änderung der Nahrungszufuhr mit mehr Gemüse und weniger Fleisch sowie Alkoholkarenz und medikamentösen Maßnahmen mit Pharmazeutika, die den Harnsäurestoffwechsel beeinflussen oder die Ausscheidung von Harnsäure fördern.

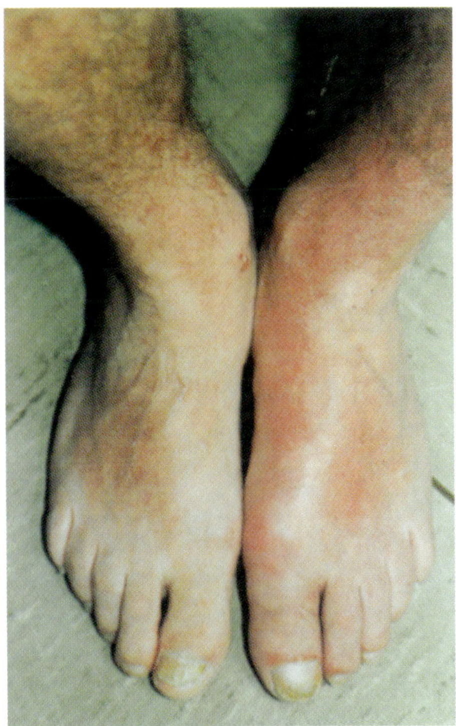

Abb. 16:
Gichtanfall der Großzehe. Man sieht deutlich, dass die Entzündung auch auf den linken Fußrücken übergreift.

Diabetes mellitus

Definition:

Diabetes mellitus ist, einfach definiert, eine Stoffwechselerkrankung, die mit Blutzuckererhöhung einhergeht.

Der zugrundeliegende Stoffwechseldefekt bei Diabetes mellitus ist Mangel an Insulin oder verwertbarem Insulin.

Die Erkrankung setzt sich aus verschiedenen Krankheitsbildern zusammen, die als Ursache einen relativen oder absoluten Insulinmangel haben.

Man unterscheidet bei Diabetes mellitus in Typ I und Typ II.

Bei Typ I steht der klassische Insulinmangel im Vordergrund und zwar als Folge fehlender Produktion dieses Hormons. Diabetes mellitus Typ I ist (noch) nicht heilbar.

Bei Typ II ist die Störung der Insulinwirkung im Vordergrund, auch Insulinresistenz genannt. Zentrales Problem ist die gestörte Wirkung in den Zielorganen des Stoffwechsels: der Leber, der Muskulatur und dem Fettgewebe. Beim Diabetes Typ II wird in der Regel genügend, aber nicht brauchbares Insulin gebildet oder es funktionieren die Rezeptoren nicht, die das Insulin an die Zelle binden und zur Aufnahme vorbereiten. Diabetes Typ II mit Übergewicht ist durch Ernährungsumstellung aufzuhalten, gelegentlich auch dadurch zu bessern. Die Lebenserwartung bei beiden Diabetestypen hat sich trotz großer Therapiefortschritte und Aufklärung noch nicht wesentlich gebessert.

Im Rahmen dieses Buches soll auf weitere pathophysiologische Aspekte des Diabetes mellitus nicht eingegangen werden. Aus orthopädischer Sicht sind die Veränderungen am Fuß durch die Grunderkrankung Diabetes jedoch von äußerster Wichtigkeit. Nachdem mehrere Organsysteme beschädigt werden, nennt man die Gesamtheit der diabetischen Veränderungen am Fuß :

Das Diabetische Fußsyndrom

Für das Fachgebiet Orthopädie sind mehre betroffene Organsysteme und Gewebe wichtig:

- Das Gefäßsystem
- Das Nervensystem
- Die Muskulatur

- Das Bindegewebe
- Das Skelett: Knochen und Gelenke.

Von den einzelnen Systemen ist besonders betroffen:

Das Gefäßsystem

Es entwickelt sich in den arteriellen Blutgefäßen eine Arteriosklerose mit zwei Hauptvarianten:

- die Makroangiopathie, und
- die Mikroangiopathie

Außerdem sehen wir:
- Nekrosen, Gangrän
- gefäßbedingte Dermatosen
- Vaskulitis
- Lymphgefäßveränderungen.

Organpathologisch unterscheiden wir in eine Erkrankung der großen (Makroangiopathie) und der kleinen und kleinsten Blutgefäße (Mikroangiopathie).

a) Makroangiopathie

Diabetes mellitus führt zur Schädigung der großen Gefäße. Das Krankheitsbild ist auch als Arteriosklerose beschrieben. Die Veränderungen führen über Einlagerungen von Lipiden und Cholesterin zur zunehmenden Verengung und Erstarrung der großen Gefäße mit Verkalkung. Letztendlich kommt es zum Verschluss und im versorgten Gebiet zur Gewebsnekrose.

Arteriosklerose tritt allerdings auch ohne Diabetes auf. Im Gegensatz zur Diabetischen Angiopathie spricht man dann von einer sogenannten Ischämischen Angiopa-

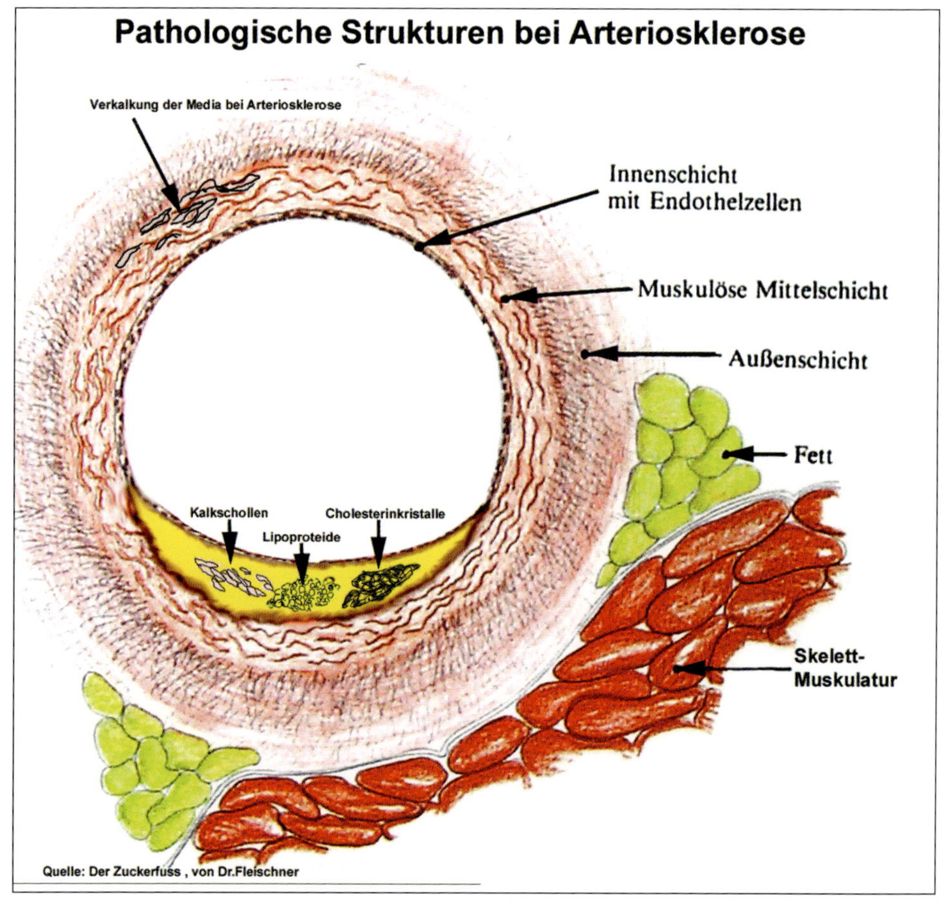

Abb. 17: Vorgänge bei der Arteriosklerose.

thie. Letztere führt mehr oder weniger nur zu einseitigen Beschwerden, mit Brennen und Jucken bis hin zum Dauerschmerz in der Nacht. Die Stadien der ischämischen Angiopathie teilt man nach FONTAINE ein.

b) Dermatokutane Mikroangiopathie

Die dermatokutane Form der Mikroangiopathie führt zur Erweiterung der Kapillarschlingen, außerdem zu Kurzschlussverbindungen (kapilläre Aneurysmen) der feinen Haargefäße (Kapillaren) und den pathophysiologischen Folgen:

- weitgestellte Starre der Kapillaren mit Erhöhung des örtlichen Blutdruckes,
- vermehrter Flüssigkeitsaustritt (Diffusion) in die Umgebung mit Ödembildung im Anfangsstadium.

Die Pathophysiologie dieser Vorgänge ist so zu beschreiben:

Die Weitstellung der Gefäße erfolgt in der Regel durch Beta-Rezeptoren und die Engstellung durch Alpha-Rezeptoren. Letztere sind häufiger. Kommt es nun zur autonomen Neuropathie mit Schädigung der Rezeptoren, wird die Mehrheit (Alpha-Rezeptoren), welche für die Engstellung verantwortlich sind, blockiert.

Resultat ist die Weitstellung der Kapillaren mit Überwärmung und Ödembildung. Vorübergehend kann dadurch auch die Schweißsekretion vermehrt sein.

Die reaktive Erhöhung der Durchblutung soll gemäß einer Arbeitstheorie die Tätigkeit der Osteoklasten (Zellen für den Knochenabbau) anregen, was zu einem vermehrten Substanzverlust des Knochens führt und damit zur resultierenden Osteoarthropathie.

Weitere Folgen der Mikroangiopathie:
Die Basalmembran der Kapillaren verdickt sich und die Sauerstoffversorgung der Epidermis nimmt ab. Dazu gesellen sich die neuralen Fehlsteuerungsmechanismen der gesamten übrigen Haut durch die autonome Neuropathie mit Veränderung der Arterien in der Unterhaut (Cutis) und der Arteriolen in der Lederhaut. Der auslösende Pathomechanismus ist die Schädigung der Vasa vasorum, also jener kleinen Blutgefäße, die für die Ernährung der Arterien selbst sorgen.

Bei einigen Wissenschaftlern ist die Zuordnung der Mikroangiopathie zu den dermatocutanen Gefäßen umstritten. Verfolgt man die internationale Literatur, handelt es sich bei den differenten Anschauungen wohl mehr um eine Frage der Nomenklatur und Definition.

Veränderungen in der Muskulatur

Im Wesentlichen kommt es zur Proteinsynthesehemmung durch Insulinmangel und den daraus resultierenden Folgen:

- Myopathie
- Atrophie

95% der Glukose, die unser Körper durch den Stoffwechsel erzeugt, werden durch die Muskulatur verbraucht. Der Mensch hat unterschiedliche Muskelfasern. Grob unterscheidet man:

- Muskelfaser Typ I
- Muskelfaser Typ II

Im Rahmen des Zuckerstoffwechsels ist in beiden Fasertypen die Verwertung der zugeführten Energie unterschiedlich:

Muskelfaser-Typ I
Diese Muskulaturfaser ist gut mit Sauerstoff versorgt. Fasertyp I hat reichlich Mikrogefäße (Kapillaren), die einen relativ hohen Anteil an dem Enzym Lipo-Protein-Lipase besitzen. Dieser Muskelfaser-Typ hat zudem viele Mitochondrien, also zelluläre Chemiefabriken. Die Energie der Typ I-Muskelfasern stammt vornehmlich aus der Beta-Oxidation. Dies ist die Verwertung von Fett unter Verwendung des Sauerstoffs. Somit sind diese Muskelfasern starke Fettverbrenner und verhindern den übermäßigen Fettansatz.

Anders ist es mit den Muskelfasern Typ II.
Diese Muskelfasern haben weniger Kapillaren und auch weniger Fettspaltungsenzyme. Sie besitzen weniger Mitochondrien und gewinnen ihre Energie vorwiegend über die Glykolyse, d. h. über die Zuckerverwertung und nicht über die Fettverbrennung. Menschen, die einen hohen

Anteil Muskelfasertyp II haben, sind daher schlechte Fettverwerter und neigen dadurch leichter zu Übergewicht (Adipositas).

Insulinmangel hemmt zudem den Eiweißstoffwechsel in den Muskeln, was zur Myopathie und Atrophie führt.

Skelettveränderungen

- Osteoporose
- Stressfrakturen
- Arthrotische Deformation
- Destruktion und Luxation
- Tintenlöscher- und Charcot-Fuß

Veränderungen in den Geweben, insbesondere dem Knochen- und Bindegewebe, gefährden und destabilisieren passiv die Statik. Das Endstadium solcher Vorgänge sieht man beispielsweise beim Charcot-Fuß.

Knochengewebe

Im Knochengewebe sieht man folgende Veränderungen:

- Osteopathie (Osteoporose)
- Deformierung
- Osteolyse.

Bindegewebe

Im Bindegewebe sind betroffen:

- kollagene Fasern
- elastische Fasern.

Veränderungen am Nervengewebe

Es kommt zur Degeneration und den allgemeinen Folgen durch die:

- sensorische Neuropathie: Gefühlsstörung
- motorische Neuropathie: Paresen (z. B. der Muskeln)
- autonome Fehlsteuerung: z. B. Herzrhytmusstörungen
  Gefäßnerven
  Gastroparese (Magenträgheit)

Die diabetische Neuropathie

Die Schädigung der Nerven betrifft die

- motorischen,
- autonomen und
- sensorischen Nerven.

Dies geschieht über mehrere Mechanismen:

a) Gefäßschädigung
b) Myelinschädigung
c) Axonschädigung

Näheres ist im Kapitel X (Neurolgische Erkrankungen) beschrieben.

Diabetische Veränderungen am Fuß

In der Zusammenfassung ergibt sich folgende Übersicht:

Betroffene Strukturen

Es handelt sich neben komplexen Störungen im wesentlichen um die in der folgenden Übersicht aufgeführten Strukturen:

Gefäße

Pulse

- Gefäßschwäche,
- Petechien etc.
- Mikro,- Makroangiopathie
- Lymphgefäße

Nerven

- strumpfförmige Gefühlstörungen
- Verminderung der Vibration- und Tastempfindung
- Verminderung der Wärme- und Schmerzempfindung
- Abschwächung oder Verlust der Reflexe
- Verminderte Leitungsgeschwindigkeit der Nerven
- Zunehmende Paresen (Lähmungen)

Muskulatur

- Atrophie
- Myopathie
- Fußschwäche

Knochen

- Osteoporose und Umbau

- Ermüdungsfrakturen
- Deformation und Charcot-Fuß

Bänder und Kapseln
- Limited joint mobility
- Elastizitätsverlust
- Kontrakturen und Einsteifung

Haut
- trockene Haut
- Elastizitätsverlust
- Ulzera
- Nekrosen

Einteilung der diabetischen Veränderungen am Fuß

Die Einteilung der diabetischen Veränderung am Fuß wird im Hinblick auf die Indikation zur chirurgischen Therapie nach Wagner vorgenommen.

Einteilung nach Wagner

Stadium 0: normaler Fuß
Stadium I: Oberflächliche Ulzera
Stadium II: Tiefe Ulzera bis zur Gelenkkapsel und zu den Sehnenscheiden und Knochen
Stadium III: Tiefe Ulzera mit Knocheneiterung und Infektion
Stadium IV: Nekrose einer Zehe oder Teile des Fußes
Stadium V: Nekrose des gesamten Fußes

Für die podologische Praxis ist jedoch die Einteilung nach Wagner nicht zufriedenstellend. Der Podologe sieht in seinem Fachgebiet und im Hinblick auf die Indikation zur podologischen Behandlung erheblich mehr. Daher ist für podologische Bedürfnisse eine weitere Unterteilung des Stadium 0 nach Wagner sinnvoll.

Das Stadium Wagner 0 sollte durch die Einfügung eines podologischen Stadiums (P) ergänzt werden. Das Stadium P beschreibt den Zustand des Fusses, wenn noch keine ärztlich therapiebedürftigen Befunde offenkundig sind, aber bereits behandlungsbedürftige Veränderungen vorliegen, deren Nichtbeachtung zu gesundheitlichen Folgen für den Patienten führen kann.

Stadium P:
Hautveränderungen
trockene Haut, Hyperkeratosen, Clavi, Panzerschwielen, Rhagaden,

beginnende Systemveränderungen:
Limited Joint Mobility, leichte Zirkulations- und Gefühlsstörungen.

Das Stadium P ist eine podologische Definition. Ungeachtet dessen gibt es auch noch Definitionen des Diabetischen Fuß-Syndroms (DFS) in anderen Fachbereichen der Medizin. Auch beim Studium der internationalen Nomenklatur fällt eine gewisse Polypragmasie auf.

Die orthopädische Einteilung wird wie folgt vorgenommen:

Orthopädische Einteilung

Orthopädische Differenzierungen werden nach dem Fußtyp, der Fußform bzw. der Deformation und dem Stadium der Osteoarthropathie vorgenommen. Die Funktionalität und die Deformation sind hier die wichtigsten Kriterien. Wie man sieht, bewegen wir uns beim DFS in einem weitreichenden Feld der Einteilung und Nomenklatur.

Fußtypisierung
- griechisch
- ägyptisch
- quadratisch-römisch

Klassische Deformitäten
- Knickfuß
- Senkfuß
- Klumpfuß
- Spitzfuß
- Plattfuß (einschließlich Charcot-Fuß)
- nur selten Hohlfuß

Vorfußdeformitäten
- Hallux valgus
- Krallenfuß
- Klauenfuß
- Hammerzehen
- Krallenzehen
- Reiterzehen

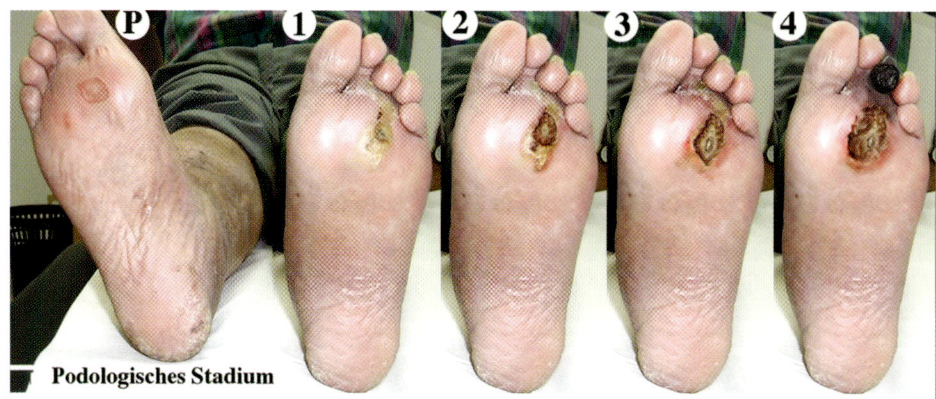

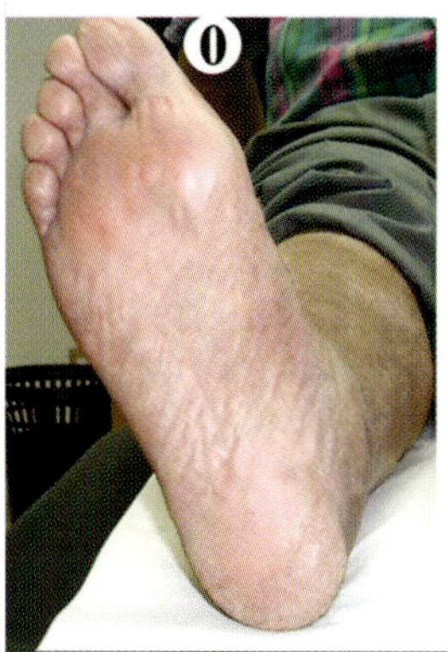

Abb. 18:
Die Stadieneinteilung nach Wagner beim Diabetischen Fuß-Syndrom. Die Einteilung ist modifiziert unter Einfügung des Stadiums P (Podologisches Stadium).

- Spreizfuß (pes transversus)
- Senkfuß (pes planus)
- Dreiecksfuß (bei cP)

Gewölbeveränderungen

- Abweichungen im Bereich der Mittelfußknochen
- Talusabweichung und Senkung
- Ferse: Achsenabweichung, Pes Calcaneus (Hackenfuß)

Lähmungsfüße

neuropathische und myopathische Ursachen

Kontrakturen und Einsteifungen:

Limited-Joint-Mobility-Syndrom

Internistische Einteilung

Die Einteilung nach Wagner ist wohl pragmatischer Art und aus wissenschaftlicher Sicht nicht unumstritten. Aus internistischer Sicht gibt es u. a. eine Einteilung nach folgenden Kriterien:

- neuropathischer Fuß (Erscheinungsbild rosa)
- makroangiopathischer Fuß (Erscheinungsbild blass)

Spezialisierte Internisten, auch die Angiologen und Gefäßchirurgen, verwenden angiologische Unterscheidungsmerkmale oder teilen nach den Stadien der peripheren arteriellen Verschlusskrankheit (PAVK) ein:

Stadium I
ohne Beschwerden, Puls tastbar.

Stadium II
Schmerz bei Belastung, Krankheitsbild Claudicatio intermittens = Schaufensterkrankheit. Dabei unterscheidet man je nach schmerzfreier Gehstrecke in ein Stadium von unter 200 m (IIa) oder mehr (IIb).

Stadium III
bereits Schmerzen in Ruhe.

Stadium IV
Ausbildung von Nekrosen.

Dermatologische Einteilung

Der internistischen, angiopathischen Klassifizierung stellen die Dermatologen die Einteilung nach den Effloreszenzen je nach Stoffwechsellage gegenüber:

Eine der besten pathophysiologischen Zuordnungen ist von FRITSCH beschrieben. Er teilt die Stadien und Veränderungen am Fuß aus dermatologischer Sicht nicht in die üblichen Effloreszenzengruppen ein, sondern differenziert in typische Befunde:

- bei stabiler Stoffwechsellage
- bei gestörter Stoffwechsellage.

Orthopädische Problematik beim diabetischen Fuß-Syndrom (DFS)

Der mobile und belastbare Fuß –Voraussetzung für die ausreichende Lebensqualität.

Warum ist gerade beim Diabetiker die Erhaltung der Mobilität so wichtig? Warum müssen wir vermeiden, dass der Fuß instabil und nicht mehr belastbar wird?

Allgemeine Gesichtspunkte bei Diabetes mellitus

Die Muskulatur muss erhalten bleiben.
Wird das kritische Muskelgewicht unterschritten, gerät das Verhältnis Insulin – Insulinrezeptoren aus dem Gleichgewicht.

Die Typ I-Muskelfasern sind schlechte Insulinverwerter. Sie leben von der Beta-Oxydation, der Fettverbrennung, sind also zunächst für den Insulinspiegel nicht so wichtig.

Besonders die Typ II-Muskelfasern müssen in ihrer Zahl erhalten bleiben. Sie bauen die Glukose im Blut mit Hilfe des Insulins ein.

Ein Mensch, der nicht mehr gut zu Fuß ist, kann sich körperlich nicht mehr ausreichend ertüchtigen. Seine Muskelmasse nimmt ab und die Glukoseverwertung über das Insulin sinkt. Was das bedeutet, kann man erst ermessen, wenn man sich bewußt wird, dass 95% der vom Körper bereitgestellten Glukose von unserer Muskulatur verwertet wird. Ungünstig ist dabei, dass mit zunehmendem Alter die Aktivität des Menschen sowieso sinkt und parallel dazu sich die Insulinproduktion der Inselzellen erschöpft. Das ist oft der auslösende Moment für Diabetes mellitus, wobei typscherweise beim Typ II die Spitze der Erkrankungshäufigkeit im Alter von ca. 55 bis 65 Jahren liegt.

Der Stoffwechsel verarbeitet die Lipide nicht mehr.

- Es kommt zur Einlagerung der Lipide in die Gefäße.

- Das Speicherfett im Gesamtkörper nimmt zu.
- Die körperliche Arbeit nimmt ab und somit auch der Energie- und Fettverbrauch.

Der Kreislauf wird nicht mehr trainiert.
- Die Gefäße werden unelastisch.
- Die Fähigkeit zur physiologischen Eng- und Weitstellung nimmt ab.
- Der Blutdruck steigt.
- Der Bewegungseinschränkung der Gelenke (Limited Joint Mobility, speziell bei Typ I) wird nicht entgegengearbeitet.

Die Gelenkbeweglichkeit nimmt ab.
Die Flexion und Dorsalextension der Zehengelenke, insbesondere des Großzehengrundgelenks wird eingeschränkt. Der Auflastungsdruck auf die Großzehenbeere und die Zehenspitzen nimmt zu. Es kommt zur Ulzerierung und akralen Läsionen.

Die Bewegungseinschränkung betrifft den ganzen Fuß, auch die Sprunggelenke, Mittel- und Vorfußgelenke. Im angelsächsischen Sprachraum ist die allgemeine Bewegungseinschränkung beim DFS mit der Bezeichnung Limited Joint Mobility ein feststehender Begriff.

Lokale Auswirkungen am Fuß

Gewölbeschwäche

Die muskuläre und tendinöse Gewölbeunterstützung nimmt ab. Die Muskulatur und die stabilisierenden Sehnen am Fuß atrophieren. Die Steigbügelmuskulatur (der vordere Schienbeinmuskel und der lange Wadenbeinmuskel) wird schwächer. Auch die beiden „Hallux-valgus-Terroristen" der Fußsohle, der schräge und der quere Kopf des Großzehenanspreizers atrophieren und verkürzen sich. Die Fehlstellung der Großzehe wird somit muskulär und tendinös fixiert. Auch die Schwächung des Großzehenbeugers hat Folgen. Durch dessen Schwäche wird das innere Fußgewölbe nicht mehr angehoben, welches der lange Großzehenbeuger durch seinen Verlauf unter dem Fersenbeinbalkon unterstützt. Der gesamte Apparat, einschließlich der 20 Muskeln und 26 Knochen des Fußes, gibt nach und das Gewölbe sinkt.

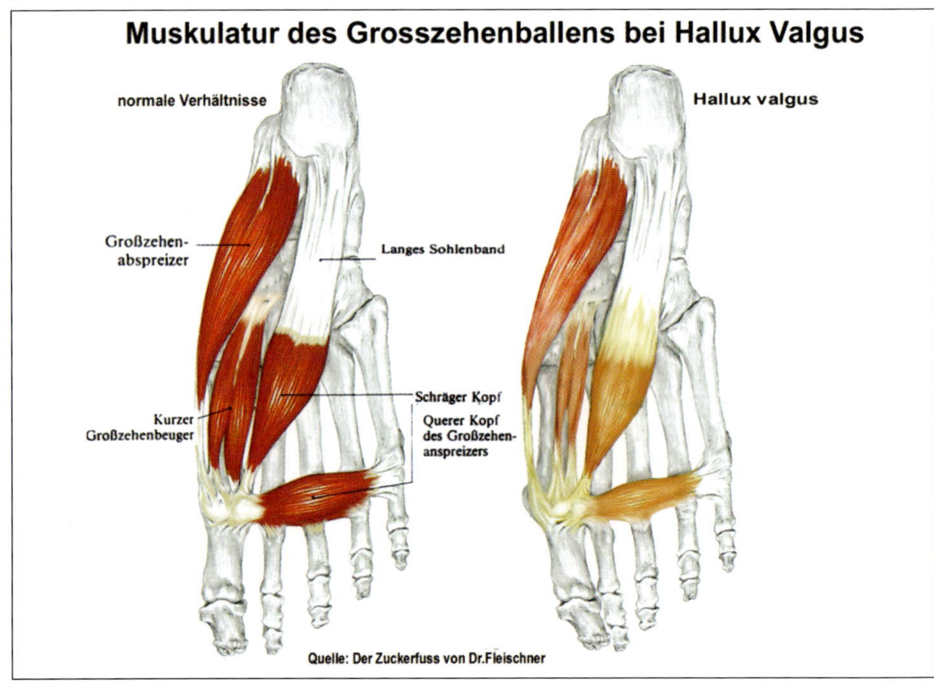

Abb. 19:
Muskuläre Veränderungen beim Hallux-Valgus

Gefäßreaktion

Die Gefäßreaktion auf Belastung und Bewegung nimmt ab. Die Einlagerung von glykolysierten Lipiden nimmt zu. Die sogenannten Fettplaques können sich „ungestört" an die Gefäßwände anlagern. Der mechanische Reiz auf die Kapillargefäße und die Arteriolen bleibt aber aus, wenn der Mensch nicht mehr mobil ist.

Daher ist auch bereits Spazierengehen ein wichtiger Erhaltungsfaktor für den Zustand der Gefäße. Der Massagereiz für Kapillaren und Arteriolen entfällt nämlich, wenn der Mensch immobil wird.

Bei Diabetes ist die Fließeigenschaft des Blutes herabgesetzt. Blutgerinnsel und Anlagerungen wie Thromben organisieren sich leichter. Mangel an Bewegung und Belastung fördert diesen Vorgang. Atherogene Faktoren wie erhöhte Triglyzeride, erniedrigte HDL-Cholesterine und Bluthochdruck gefährden vor allen Dingen den Typ II-Diabetiker.

Durch die autonome Fehlreaktion der Gefäßnerven kommt es unter anderem zur Kapillarerweiterung. Ohne physiologisch-mechanische Massageeinwirkung bleiben diese kleinen Gefäße weitgestellt und der Blutfluss verlangsamt sich. Die Sauerstoffaufnahme und der Stoffwechsel im Fußbereich nimmt ab.

Deswegen empfehlen verschiedene Autoren die Bewegungstherapie im Hochgebirge, was nachgewiesenermaßen die Erythrozytenproduktion fördert.

Atrophie der Nerven

Die Aktivierung der Nerven bleibt beim Diabetiker aus. Die physiologische Frequenzstimulation durch den Bewegungsmangel nimmt ab. Damit ist die intrazelluläre Stoffwechselaktivität der Nervenzelle herabgesetzt. Diese ist außerdem gefährdet durch eine vermehrte Sorbiteinlagerung. Weil das Sorbit nicht mehr aus der Zelle entfernt werden kann, ändert sich der osmotische Druck in der Zelle und es kommt durch Flüssigkeitsaufnahme zu einem intrazellulären Ödem. Dieses ist biochemisch und medikamentös kaum mehr zu beeinflussen, wohl aber durch mechanische Kompression, die durch körperliche Aktivität bereitgestellt werden muss. Ohne Bewegung nimmt daher die Degeneration der Nerven zu. Endoneurale und periphere Ödeme werden nicht mehr mechanisch ausgepresst.

Fettpolsteratrophie

Das Fettpolster, eine Art Matratzenkonstruktion an der Fußsohle, wird nicht mehr gefordert. Die fibrösen Septen des Baufetts werden unelastisch. Durch den mangelnden physiologischen Reiz auf die tragenden und stabilisierenden Strukturen an der Fußsohle nimmt das Fettpolster ab. Auch die Zirkulation ist herabgesetzt. Schmerzen ergänzen die Symptomatik und führen dazu, dass die Patienten die Gehbelastung noch weiter reduzieren.

Fibrose des Bindegewebes

Durch Fibrose des Bindegewebes kommt es zu Kompressions- oder Engpasssyndromen.

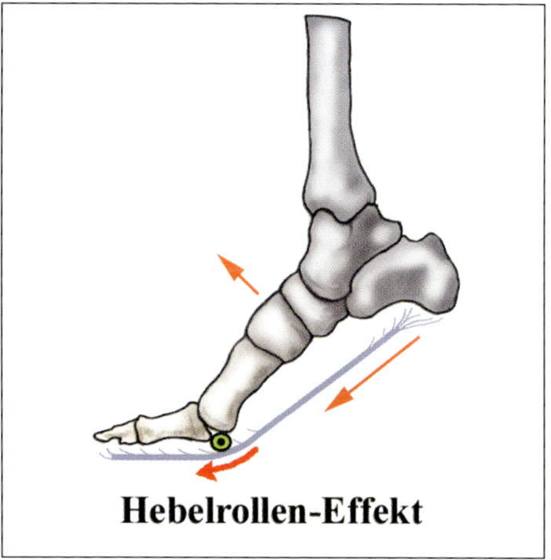

Abb. 20:
Rollenzugeffekt der Plantaraponeurose.
Auch die Plantaraponeurose stabilisiert das Längsgewölbe, insbesonders beim Abrollen über die Metatarso-Phalangeal-Gelenke. Wird die Aponeurose geschwächt, verliert sie ihre hochspreizende Wirkung auf das Längsgewölbe. Damit wird die Entwicklung zum diabetischen Senkfuß eingeleitet.

Durch die vermehrte Glykolisierung (Zuckeranbindung) bei Diabetes mellitus verändert sich die Beschaffenheit des Kollagens, dem wichtigsten Proteinbestandteil des Bindegewebes. Die dadurch bedingten bindegewebigen Verhärtungen bei Diabetes führen zum mechanischen Druck auf die Strukturen am Fuß. Dabei sind die Nerven besonders betroffen. Im fortgeschrittenen Zustand kommt es zur Dehnung der Bänder und Sehnen durch Degeneration. Die wichtige Plantaraponeurose, ein starker Stabilisator der Sohle, gibt nach. Vor allem beim Abrollen und

Abstoßen über die Großzehe verliert sie ihre Zugkraft (Hebelrollen-Effekt) auf das Längsgewölbe.

Beim Abrollen über die Mittelfußköpfchen kommt es wegen der Wegstreckenverlängerung der Plantarfaszie, die bis in die Sohlenfläche der Zehen einstrahlt, zu einer Zugwirkung auf das Längsgewölbe. Man nennt dies den Hebelrollen-Effekt (siehe Abb. 20). Dieser stabilisiert damit biomechanisch das Längsgewölbe. Gibt die Plantaraponeurose wegen der Bindegewebeschwäche nach, fällt der Hebelrollen-(engl. Windlass)-Effekt beim Gehen weg. Ergebnis: Das Gewölbe sinkt.

Durch die Destabilisierung der Bindegewebekomponenten kommt es zur Überdehnung mit Raumverdrängung und wegen der zunehmenden Verhärtung zur Nervenkompression mit folgenden möglichen Komplikationen:

- Inneres- und äußeres Kantensyndrom (siehe Band II Kompendium)
- Morton-Neuralgie
- Tarsaltunnelsyndrom
- Interdigitalneuropathie
- Sinus-Tarsi-Syndrom
- Metatarsalgie.

Lokale Verhärtungen und Entzündungen führen zusätzlich zur einseitigen Schrumpfung der Plantaraponeurose. Damit ist die biomechanische Belastungsverteilung an der Sohle und das normale Abrollverhalten gestört. Es kommt zum Entlastungshinken. Wenn beim Morbus Ledderhose (Plantare Fasziopathie) kein mechanischer Gegendruck mehr herrscht, schreitet diese Erkrankung erheblich schneller voran. Das führt im Anfangsstadium zu vermehrten Schmerzen an der Fußsohle und fördert den Bewegungsmangel des Patienten.

Osteoarthropathie

Die Osteoporose der Fußknochen wird durch Diabetes gefördert. Der Belastungsreiz auf die Zellen zum Knochenaufbau (Osteoblasten) und der notwendigen Botenstoffe (Gewebskinine) nimmt ab. Zudem ist der Stoffwechsel der Knochenzellen gestört.

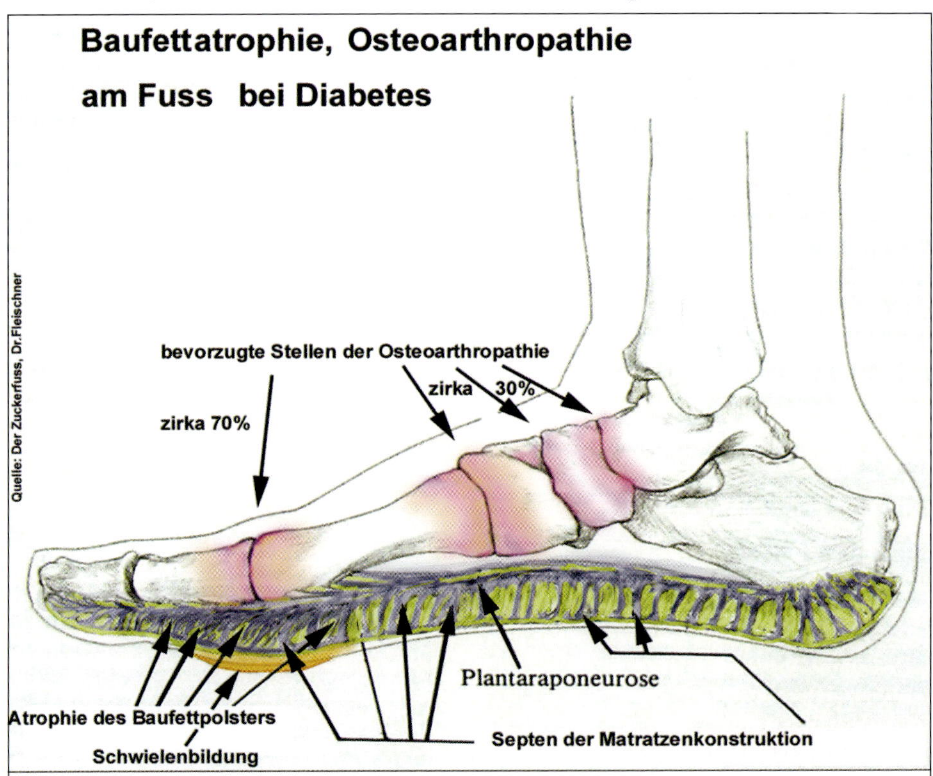

Abb. 21: Osteoarthopathie beim Diabetischen Fuß-Syndrom.

Die daraus resultierende Osteoporose führt zur Belastungsminderung mit Deformierung und Ermüdungsfrakturen im Bereich der Fußknochen. Verstärkt wird diese Osteoporose noch durch die stoffwechselbedingten Störungen des Diabetes. Diese Pathomechanismen verursachen letztendlich eine Deformierung der Knochen und der Gelenke bis hin zur Senkung der Fußgewölbe und Einknicken des Fersenbeins in Richtung Valgusstellung. Im Endstadium dieser diabetischen Osteoarthropathie entsteht das Erscheinungsbild eines völlig deformierten Fußes, der tintenlöscherartig zusammengesunken ist. CHARCOT hat diese Erscheinungsform wissenschaftlich charakterisiert, weswegen diese Deformität nach ihm benannt ist:

Charcot-Fuß

Unklare Schwellungen und Überwärmungen am Fuß ohne Verletzungsursache sind oft Hinweise auf Ermüdungs (Erweichungs,- oder Stress-)-brüche und damit auf einen beginnenden Charcot-Fuß. Durch die verbesserte Aufklärung und die flächendeckende Versorgung der Bevölkerung mit ärztlichen Spezialisten ist jedoch immer mehr eine frühzeitige Erkennung der osteoporotischen Veränderungen am Fuß zu verzeichnen. So ist der Charcot-Fuß heutzutage selten. Die Inzidenz (Erscheinungshäufigkeit) bei Diabetes beträgt 1:700. Bevorzugt betroffen werden Übergewichtige und Diabetiker mit Neuropathie, die keine oder eine herabgesetzte Schmerzempfindung haben.

Den Verlauf der diabetischen Osteoarthropathie teilt man in drei Stadien ein:

I: Osteonekrose
II: Lyse und Umbau
III: Restabilisierung

Die orthopädischen Veränderungen verlaufen dabei stufenweise:

- Drehung des Fersenbeins (Kalkaneus, lateinisch Calcaneus) nach innen und Achsenabweichung des Kalkaneus,
- Absinken des Sprungbeins (Talus),
- Einbruch des Gewölbes,
- Achsenabweichung der Fuß-Strahlen,
- Absinken der Gewölbe,
- Verschiebung, Verminderung und Verhärtung der Fettschicht durch Fibrose,
- Degeneration der Sehnen und Bänder.

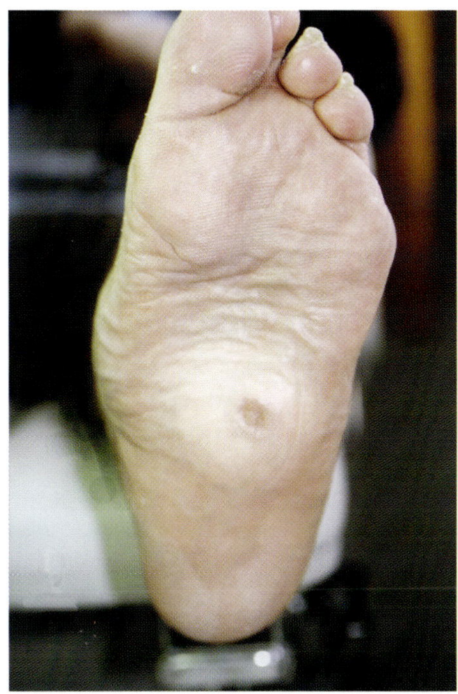

Abb. 22:
Charcot-Fuß bei Diabetes mellitus. Man erkennt deutlich die Deformation mit Absinken des Längsgewölbes. Am Auflastungspunkt ist ein Ulkus entstanden.

Dysregulation der Hornhautbildung

Es kommt zur Dysregulation der Hornhautbildung an der Fußsohle.

An der Sohlenhaut wird die Anlage und das Wachstum sowie die Dicke der Hornhaut an den Belastungsstellen durch die Stimulation der Keratozytogenese gesteuert. Steuerungsmechnismus ist der pysiologische Reiz auf die Basalzellen der Haut, der überwiegend durch den Belastungsdruck an der Sohle ausgelöst wird. Dieser führt zur physiologischen Vermehrung der Hornhaut an bestimmten Stellen – den normalen Auflastungspunkten unter den Metatarsalköpfchen und den Hauptbelastungsstellen an der Ferse. Bewegungsmangel heißt hier, dass ohne regelmäßiges Gehtraining die notwendige Hornhaut unter den üblichen Belastungspunkten abnimmt.

Muss der Patient dann eines Tages doch vorübergehend mehr belasten als gewohnt (Spaziergang, Stadtbesorgung, Wartezeit im Stehen, harte Schuhsohlen), kommt es mangels physiologischer Hornhautdicke zur Dekompensation (Entzündung, Blasenbildung, subcutanes Hämatom).

Orthopädische Therapie beim diabetischen Fußsyndrom. Allgemeine Therapieansätze und orthopädisch-podologische Maßnahmen

Orthopädische Maßnahmen

Orthopädisches Fußscreening

Screening von Schuh, Einlage und Strumpf

- Schuhgebrauchsspuren
- Sohleninnenabdruck
- Schuhschwachstellen
- Verfärbungen durch Sekret, Ulcera etc.
- Faltenbildung im Leder
- Faltenbildung und Nähte im Futter
- Gelöste oder verschobene Zurichtungen
- Einlagenscreening
- Fußstützen.

Indikationstellung für:

- Einlagen
- Schuhbegutachtung
- Entlastungs- und Redressionsmaßnahmen
- Schuhtechnik- und Schuhzurichtung
- Korrektur der Biomechanik am Schuh
- Orthosen
- Spezialschuhe
- Schienen
- Verbände und Gips
- Gehschulung nach Amputation
- Mobilisierungsbehandlung
- Antiphlogistische bzw. antiarthrotische Maßnahmen.

Angiologische Therapieansätze bei Diabetes und Gefäßerkrankungen

Die betreffenden Diagnosen und Begriffe sind in Band III (Podologische Dermatologie) des Kompendiums beschrieben. Der Übersicht halber empfiehlt sich nachstehende Aufstellung:

Angiolopathien

- Pernionentherapie
- Entlastung
- Massage
- Lokaltherapie.

Livedosyndrome

Abklärung und Zuordnung von:

- Livedo racemosa
- Livedo reticularis.

Angioneuropathien

- Raynaudbehandlung
- Massage
- Vegetativ-Balneologie
- Reflexzonentherapie.

Angioorganopathien

- Therapie geschlossener und allergischer Vaskulitiden
- Balneo- und Elektroherapie
- Desensibilisierung.

Venöser Komplex

- Therapie postthrombotischer Syndrome
- Gefäßstabilisierung
- Entstauung
- Bewegungstherapie
- Selbstbeübung
- Kneippsche Anleitung.

Lymphtherapie

- manuelle Entstauung
- Mobilisierung
- Faszientherapie
- Balneotherapie.

Behandlung von Infektionen

Haut
(siehe befasstes Kapitel und Fachliteratur)

Nägel
(siehe befasstes Kapitel und Fachliteratur)

Podologische Therapie beim DFS

Der Stellenwert der podologischen Behandlung beim diabetischen Fußsyndrom ist in letzter Zeit erheblich gestiegen. Dies kommt darin zum Ausdruck, dass die podologische Behandlung des Diabetikerfusses 2002 in die gesetzlichen Heilmittelrichtlinien aufgenommen worden ist. Danach übernehmen die gesetzlichen Krankenkassen die Behandlungskosten im fortgeschrittenen Stadium mit Mikroangiopathie und/oder diabetischer Neuropathie für die Abtragung von Hornhaut und Bearbeitung der Nägel.

Die podologische Therapie dient vor allen Dingen der Verhinderung von Komplikationen, die beim Diabetiker durch podologische Veränderungen wie Hyperkeratosen, Nageldeformationen und andere Hautbefunde ausgelöst werden können.

Es sind dies Ulzera, lokale Nekrosen und Amputationen, verursacht durch eingewachsene Nägel, lokale Hyperkeratosen wie Hühneraugen, Panzerschwielen und andere Druck- und Scheuerstellen.

Ergänzt wird die Behandlung durch Druck- oder Reibeschutz, Entlastung mittels Orthosen und Vermeidung eingewachsener Nägel mit Orthonyxie. Ziel ist neben der Vermeidung der Einsteifung und Deformation auch die Erhaltung der Hautelastizität und Vermeidung der trockenen Haut, einem vegetativen Hauptsymptom am Diabetikerfuß.

Ein wichtige Rolle spielt der/die PodologeIn bei der Prophylaxe von schweren Fußschäden durch regelmäßige Inspektion, Aufklärung über richtige häusliche Pflege, geeignete Strümpfe und richtiges Schuhwerk. Dies wird in der Heilmittelverordnung für die gesetzlichen Krankenkassen sogar explizit gefordert.

Die einzelnen therapeutischen Maßnahmen sind in den befassten Kapiteln beschrieben und Gegenstand der Fachliteratur (Der Zuckerfuß, Podologische Dermatologie).

Seltenere Stoffwechselerkrankungen

Lipoidosen und Hyperlipidämien

Sie betreffen den Fettstoffwechsel und spielen keine wesentliche Rolle in der Podologie. Es wird auf die weiterführende Fachliteratur verwiesen. Insofern reicht die nachstehende stichwortartige Beschreibung aus.

Morbus Gaucher
Zum Teil erbliche Veranlagung mit Speicherung von Fett in Gehirnzellen. Beteiligung der Füsse mit Knochenläsionen und Erweichungsherden ähnlich einer Osteomyelitis (Röngtenbefunde).

Niemann-Pick-Krankheit
Vererbbare Fettstoffwechselstörung mit Gehirnbeteiligung. Am Fuß Zeichen von Spastizität.

Mukopolysaccharidosen

Es gibt ca. sechs Stoffwechselstörungen der Mucopolysaccharide. Erwähnt soll werden:

Morbus Hurler (Gargolysmus)
Meist geistige Behinderung mit großem, zum Teil grotesken Gesicht, kurzem Hals und breiten und kurzen Füssen sowie kurzen Zehen. Oft vergesellschaftet mit Gelenkkontrakturen.

Kwashiokor-Krankheit
Eiweißstoffwechselstörung

Homocysteinurie
Methioninstoffwechselstörung

Skorbut
Diese Erkrankung, ausgelöst durch Vitamin-C-Mangel, hat heutzutage bei uns fast nur noch historische Wertigkeit. In Ländern mit chronischer Unterernährung ist sie jedoch bei Kindern im Alter zwischen sechs Monaten und zwei Jahren noch zu beobachten. Die Symptome am Bein sind Blutungen in der Knieregion, Ödeme an Un-

terschenkeln und Füssen, Muskelschwäche und Osteoporose.

Osteomalazie

Dies ist eine Mineralstoffwechselstörung. Dabei werden die Knochenbälkchen rar, die Kortikalis der Knochen dünn und letztere weich. Es kommt zur Verbiegung des gesamten Knochens.

Osteoporosen

Krankheiten, die mit Abnahme der Knochensubstanz einher gehen, nennt man Osteoporosen. Sie gehören strenggenommen nicht zu den Stoffwechselerkrankungen. Aber es kommt durch reaktive Vorgänge, die auch vom Stoffwechsel beeinflusst werden, zu einer Abnahme der Knochendichte und damit der Masse.

Man unterscheidet in eine idiopathische Osteoporose und in Osteoporosen im Gefolge anderer Erkrankungen.

Idiopathische Osteoporose

Ihre Ursache ist unbekannt. Sie tritt bevorzugt im Alter auf, bei Frauen schon im Alter zwischen 40 – 45 Jahren, bei Männern später, meist zwischen 50 und 60 Jahren. Sicher spielen alle Faktoren des Alterns mit herein, bei Frauen auch vermehrt hormonelle Einflüsse. Des weiteren ist die vermehrte körperliche Inaktivität im Alter wahrscheinlich ebenfalls einer der Gründe. Auffälligerweise trifft es aber nicht jeden.

Die Wirbelknochen sind in der Regel zuerst befallen. Die Spongiosabälkchen werden weniger und dünner. Die Kortikalis wird ebenfalls dünner, wobei keine vermehrte Aktivität der Knochenabbauzellen (Osteoklasten) festzustellen ist. Im Röntgenbild erscheinen die befallenen Knochen durchsichtiger. Oft hinkt der Röntgenbefund hinter dem klinischen tatsächlichen Zustand hinterher. Deswegen wird heutzutage die Osteodensometrie benutzt, um das genaue Ausmaß an Hand der Vergleichswerte Gesunder festzustellen.

Morbus Sudeck

(sympathische Reflex-Dystrophie)

Die von dem Hamburger Chirurgen PAUL SUDECK beschriebene Komplikationskrankheit tritt in der Regel nach einer Verletzung auf. Allerdings ist diese eigenständige Nachfolgeerkrankung auch schon nach Entzündungen, Herzinfarkten, Nervenverletzungen und Hirnerkrankungen beschrieben worden. Am Fuß kann sie bereits durch leichtere Schädigungen (Stoß, Zehenquetschung, Zehenfraktur) ausgelöst werden, unabhängig von der Art und Weise der Behandlung. Wird ein Morbus Sudeck zu spät erkannt, drohen schwere Funktionsstörungen.

Die genaue Ursache ist nicht bekannt. Man nimmt jedoch an, dass der bei einer Gewalteinwirkung mitbetroffene Nerv mit einer vegetativen Fehlsteuerung in seinem Ausbreitungsgebiet reagiert, weswegen man diese Krankheit auch „sympathische Reflex-Dystrophie“ nennt.

Die Erkrankung verläuft in drei Stadien:

Im ersten Stadium ist die Diagnose zunächst schwierig. Der Patient klagt über heftige Schmerzen, die er zunächst auf die Verletzung zurückführt. Meist stellt sich jedoch dazu eine Überempfindlichkeit der betroffenen Gliedmaßen ein und eine diffuse Weichteilschwellung, eine rötlich-bläuliche Hautverfärbung mit vermehrter Schweißbildung sowie Schwellung der zugehörigen Gelenke, die bei der geringsten Bewegung schmerzen. Eine Röntgenkontrolle ist im Anfangsstadium unergiebig. Nach drei bis vier Wochen ist jedoch die typische, sudeckoide fleckige Knochenentkalkung sichtbar.

Im Stadium II, das man das dystrophische nennt, etwa zwei bis sechs Monate nach dem Trauma, zeigt sich an der verletzten Extremität ein Schwund, eben die Dystrophie. Der Fuß wird kalt, verfärbt sich bläulich und man beobachtet eine Glanzhaut. Die Gelenke werden zunehmend steif, das Nagelwachstum nimmt ab. Dazu gesellt sich ein Schwund der Muskulatur, wobei die Gelenkkapseln derb und verdickt sind. Auch in diesem Stadium beobachtet man noch eine vermehrte Schweißsekretion und einen Verlust des subcutanen Fettpolsters. Im Röntgenbild sieht man jetzt nicht nur eine fleckige Knochenentkalkung sondern teilweise auch einen ausgeprägten Kalksalzschwund (Abb. 23)

Im dritten Stadium, in der Atrophie, die sich bereits nach sechs bis neun Monaten entwickeln kann, imponieren irreparable Schäden. Das subcutane Fett am Fuß und am Fußrücken ist vermindert, die Haut ausgedünnt, trocken, blaß und kühl; fast sämtliche Gelenke sind steif. Die Schmerzintensität ist unterschiedlich. Schmerzhafte Neuralgien wechseln mit beschwerdefreien

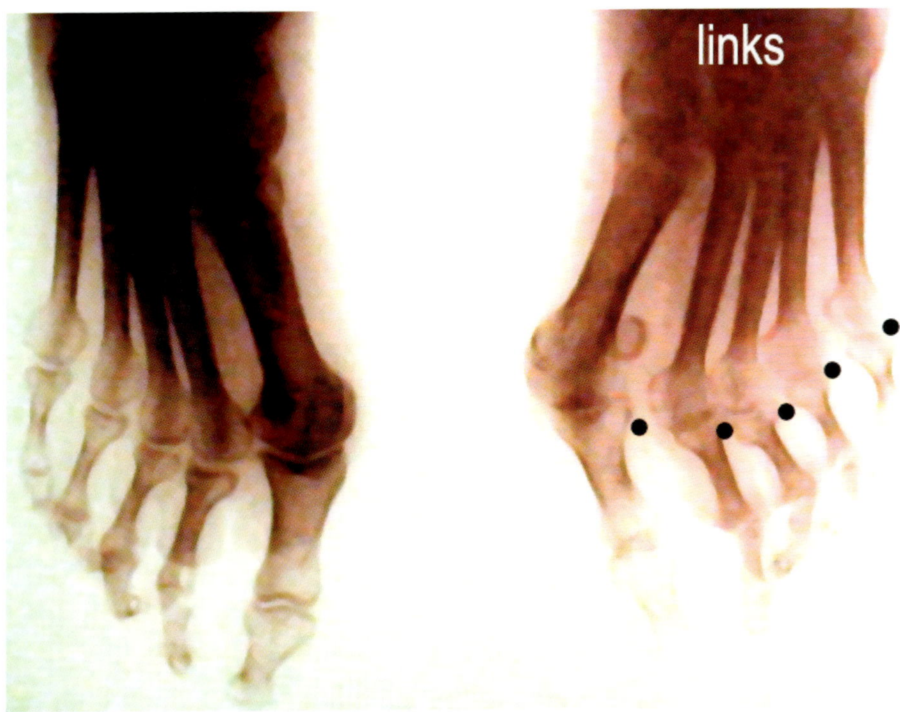

Abb. 23:
Sudecksche Erkrankung. Man sieht deutlich die Knochenentkalkung des linken Fußes, insbesondere der Zehengrundgelenke. Die sympathische Reflexdystrophie trat im Gefolge einer Sprunggelenkverletzung auf.

Zuständen. Die Muskeln bleiben atrophiert. Im Röntgenbild sieht man teilweise Reparationsstadien mit verstärkter Zeichnung von Knochenbälkchen, insgesamt jedoch einen Schwund der Spongiosa (weiche Knochensubstanz).

Behandlungsgrundsätze beim Morbus Sudeck

Die Behandlungsaussichten bei dieser abnormen Reaktion des Körpers auf eine Verletzung hängen ganz wesentlich vom Zeitpunkt der Diagnose und dem Beginn der Therapie ab. Oft wird die Diagnose verzögert, da der Patient den Frühsymptomen des Morbus Sudeck, der anhaltenden Schwellung und dem erheblichen Schmerzzustand, keine Beachtung schenkt und meint, dies wäre normal. Auch die ärztliche Diagnosestellung kommt oft zu spät, da nicht bei jeder Verletzung an einen beginnenden Morbus Sudeck gedacht wird. Wichtig ist, schon beim Verdacht, dass sich hier möglicherweise eine Reflex-Dystrophie entwickeln könnte, sofort eine konsequente Behandlung einzuleiten. Sie besteht zunächst in Ruhigstellung, lokalen Umschlägen und der Gabe von schmerzstillenden, abschwellenden Medikamenten. Ein großer Fortschritt ist die Entwicklung des Calcitonins, eines Hormons, das der Knochenentkalkung entgegenwirkt und die Schmerzen tolerabel macht. Das übererregte Nervensystem kann mit regionalen Schmerzblockaden unter Verwendung von Lokalanästhetika beruhigt werden, wobei die Anästhesie der sympathischen Nervenganglien im Bereich der Wirbelsäule verschiedentlich Erfolg brachte. Weitere Behandlungsversuche bestehen in der Gabe von Cortison und Sedativa (nervenberuhigende Medikamente). Eine völlige Ruhigstellung im Gipsverband ist abzulehnen, da leichte Bewegungsübungen unterhalb der Schmerzgrenze, ergänzt durch Eiseinreibungen, die Einsteifung verhindern. Im fortgeschrittenen Stadium werden gefäßerweiternde Bäder und Medikamente eingesetzt, wobei eine Überreizung verhindert werden muss. Nervöse, vegetativ labile Patienten behandelt man mit Tranquilizern, die das Nervensystem beruhigen. Auch stimmungsaufhellende Psychopharmaka werden eingesetzt. Bei Gelenksteife sind krankengymnastische Beübungen angezeigt, gegebenenfalls unterstützt durch Gelenkinfiltrationen, die die Kapselschwellungen und Verklebungen sowie den Bewegungsschmerz günstig beeinflussen. Zum Wiedereinbau von Kalksalzen in die Knochensubstanz werden heute Hormone und auch Fluorverbindungen eingesetzt, denen man Kalzium zugibt. Alle diese Behandlungsmaßnahmen bringen jedoch sparsame Therapieerfolge, sofern ein Morbus Sudeck erst einmal richtig zum Ausbruch gekommen ist.

IV Der Kinderfuß

Die normale Entwicklung des Kinderfußes

Die Embryonale Entwicklung

Die Extremitätenanlagen entwickeln sich in der vierten bis sechsten Woche der Schwangerschaft. Das ist der Zeitpunkt, an dem beim Embryo auch die erste Herzfrequenz von 60 Schlägen pro Minute feststellbar ist. Es entstehen an dem erst drei bis vier mm langen Embryo zunächst Extremitätenknospen, die sich zu Flossen entwickeln und dann weiter differenzieren. Die oberen Extremitäten erscheinen zuerst und sind bei der Veranlagung länger als die unteren. Das bleibt so bis etwa zum zweiten Lebensjahr, da dann die Beine anfangen schneller zu wachsen als die Arme.

Zwischen der vierten bis sechsten Woche findet die wichtigste Differenzierung des Embryos statt und es kommt zur Ausformung von drei Abschnitten an den unteren Extremitäten, die später den Oberschenkel, den Unterschenkel und Fuß bilden. In diesem Entwicklungsstadium ist der embryonale Organismus sehr empfindlich gegen Störungen von außen, z. B. Infektionen der Mutter (Röteln), Genussgifte wie Alkohol und Nikotin aber auch Medikamente und Röntgenstrahlen. Es kommt durch derartige Interaktionen leicht zu Anlagestörungen, angeborenen Missbildungen und Defekten.

In der fünften Schwangerschaftswoche lagern sich die Extremitätenflossen parallel zum Körper an und es lassen sich bereits differenzierte, mesenchymale Gewebe nachweisen, die als Vorstufen des späteren Knorpels anzusehen sind. In dieser Phase wird auch die Nervenversorgung und die Gefäßversorgung strukturiert.

In der sechsten Woche sind genauere regionale Strukturen erkennbar: Kniegelenke, Sprunggelenke und Zehenanlagen. Die Muskulatur wird angelegt, auch die Knorpelzentren. Die Zehen sind zunächst noch in einer Fußplatte organisiert und wie eine Schwimmhaut zusammengewachsen. Die Großzehe differenziert sich als erste und wächst aus dieser Platte heraus.

Ab der siebten Woche vollzieht sich eine wichtige dreidimensionale Umstrukturierung der Extremitäten, die dem zukünftigen Individuum erst ermöglichen wird, sich von der amphibischen Fortbewegung (flossenartig) in die des aufrechten Ganges zu begeben. Dies geschieht vorwiegend durch Rotation und Torsion, wobei die Arme in Schultergürtel nach außen und die Füsse in der Hüfte nach innen gedreht werden. Dadurch können die Beine unter den Körper positioniert werden.

Man kann die Veränderung am besten mit der Unterscheidung zwischen vorher und nachher erklären: Vor der Achsendefinierung waren alle Extremitäten an der Außenseite des Körpers und Beugung und Streckung sowohl der oberen als auch der unteren Extremitäten gleichgerichtet. Nach der Achsendefinition bewegt sich nun der Unterarm bei Beugung (im Ellenbogengelenk) nach vorne und der Unterschenkel bei Beugung (im Kniegelenk) nach hinten.

Bis zur neunten Woche sind alle Zehen gut ausgebildet, die Schwimmhautkonfiguration bei einigen Zehen insbesonders zwischen der zweiten und dritten aber noch längere Zeit sichtbar. Dies erklärt auch, warum bei Neugeborenen oft noch eine deutliche häutige Verwachsung dieser Zehen vorkommt und sich erst nach einigen Jahren zurückbildet. Residuen sind jedoch bei Erwachsenen nicht selten. Am Ende der embryonalen Wachstumsphase kommt es zur Ausbildung der Fußknochen, allerdings nicht schon dreidimensional. Die Extremitäten sehen immer noch aus, als wären sie für amphibische Fortbewegungen mit Flossen und flacher Anordnung der Knochen geschaffen.

In der neunten Woche sind jedoch das Sprungbein, das Fersenbein, das Kahnbein, Keilbeine, Mittelfußknochen und Zehenknochen als Knorpelstrukturen erkennbar ausgebildet. Die erste echte Ossifierung (Knochenbildung) am Bein verläuft nicht im Fuß sondern im Oberschenkel. Sein Knochenkern ist ab der siebten Woche erkennbar. In der neunten Woche sind alle Zehen voll ausgebildet. Ossifizierungskerne (Knochenbildungskerne) in den Zehen sind zunehmend sichtbar, der erste am Großzehengrundglied. In dieser Zeit werden auch Haut und Unterhaut differenziert. Es zeigen sich die ersten Fettpolster an der Fußsohle, die später das Baufett bilden.

Ab dem vierten Monat spricht man von einem Fötus.

Ab der zehnten Woche wird der Fuß statisch erneut umgebildet. Die bisherige Spitzfußstellung verschwindet allmählich und der Fuß nimmt seine Stellung in Dorsalflexion ein. In der Haut erfolgt die Einwanderung von melaninhaltigen Pigmentzellen und an den Zehenspitzen erscheinen die primären Nagelfelder.

In der sechzehnten Woche ist der Fötus ca. zehn cm lang und im Fußbereich kommt es erneut zu einer wichtigen Umorganisation: Die extreme bisherige Vorfußinversion (Kombination von Varus- und Anspreizstellung), hauptsächlich verursacht durch die Wachstumsstellung des Sprungbeins, korrigiert sich in Richtung Valgusstellung, erreicht aber erst nach der Geburt (mit sechs Jahren) eine achsengerechte, senkrechte Stellung. Unterbleibt diese embryonale Achsenkorrektur, verbleibt ein angeborener Calcaneus varus, der sich nicht mehr von selbst korrigiert.

In der 22. Woche ist der Fötus ca. 30 cm lang. Am Fuß zeigt das Sprungbein als erster Fußknochen einen voll ausgebildeten Knochenkern. Den Körper bedecken Lanugohaare. Finger- und Zehennägel sind alle sichtbar, wenn auch noch nicht exakt dorsal positioniert. Die Dorsalisierung geschieht in der 25. Woche.

In der 28. Woche heben sich die vorderen Nägelränder vom Nagelbett ab und können zum Teil bereits so scharf sein, dass Kratzspuren nachweisbar sind. Die Lanugohaare verschwinden und Kopfhaare sind nachweisbar.

37. Woche.

Zu diesem Zeitpunkt oder auch erst bei der Geburt ossifiziert der Knochenkern des Würfelbeins.

Entwicklung nach der Geburt

Bei der Geburt sind die Beine relativ kurz. Die Beine wachsen aber bis zur Pubertät schneller als der übrige Körper. Bei Mädchen endet das Längenwachstum der unteren Extremitäten mit ca. 14 Jahren, bei Jungen mit ca. 16 Jahren. Der Körperstamm wächst aber noch jeweils zwei Jahre weiter. In der Regel beträgt das Längenwachstum am Oberschenkel vom vierten Lebensjahr an bis zum Wachstumsabschluß ca. 2 cm pro Jahr und am Unterschenkel ca. 1,6 cm pro Jahr.

65% des Wachstums der unteren Extremität erfolgt in der Knieregion. Davon entfällt 35% Längenwachstum auf die untere Wachstumsfuge (Epiphyse) des Oberschenkels und 30% auf die obere Wachstumsfuge des Schienbeins. Nur 20% des Längenwachstums des Beins läuft im Bereich des Sprunggelenks (untere Schienbeinepiphyse) ab.

Der Fuß wächst im Vergleich zu Ober- und Unterschenkel relativ langsam. Die Länge verdoppelt sich im fünften Fötalmonat, aber nach der Geburt dauert es ca. vier Jahre, bis sich die Fußgröße erneut verdoppelt. Das Längenwachstum des Fusses ist nicht in jedem Alter gleich, beträgt aber im Schnitt 0,9 cm pro Jahr bei Mädchen zwischen fünf bis zwölf Jahren und bei Jungen zwischen fünf bis 14 Jahren. Mit vier Jahren verlangsamt sich das Wachstum des Fusses deutlich und endet bei Mädchen mit 14 , bei Jungen mit 16 Jahren. Das Knochenwachstum endet zuerst im Fuß, dann in den langen Röhrenknochen und erst zum Schluss im Körper. Es ist bemerkenswert, dass der Fuß von fast allen Skelettanteilen als erster zum Wachsen aufhört. Der Männerfuß ist im Schnitt zwei bis drei Zentimenter größer als der Frauenfuß.

Bei Beinverkürzungen ist zu unterscheiden in Verkürzungen durch echte Knochenunterschiede oder durch unterschiedliche Hüftkopf- oder Hüftgelenkverhältnisse. Auch eine Beckenkippung oder Beckentorsion sowie Skoliosen täuschen oft eine Beinlängendifferenz vor.

Die Geburtshaltung der Extremitäten ist die Beugestellung. Die Füsse sind ausgenommen und sind zumeist 15° nach dorsal flektiert. Die Hüften haben bei der Geburt steile Schenkelhalswinkel (ca. 150°) und sind extrem beweglich, ebenso die Kniegelenke.

Bei vielen Neugeborenen fällt zunächst eine O-Bein-Stellung des Unterschenkels auf, bedingt durch die intrauterine Lagerung, die sich jedoch im Normalfall in kurzer Zeit, spätestens in zwei bis vier Jahren, auswächst. Die O-Biegung des Schienbeins beträgt bei Geburt ca. 15° – 20°.

Auffällig ist auch, dass bei Geburt der Innenknöchel und der Außenknöchel in der queren, frontalen Körperachse gleichauf stehen. Im Alter von ca. drei Monaten kommt es durch das Wachstum zu einer Außenrotation der Knöchelgabel, wobei der Außenknöchel gegen Ende des sechsten Lebensjahres seine endgültige Position in Außenrotationsstellung erreicht. Von vorne aus gesehen steht damit der Außenknöchel weiter hinten als der Innenknöchel.

Physiologische Wachstumsphasen und Schübe ändern permanent die Parameter an den Bewegungs- und Achsenverhältnissen von der Geburt an bis zum Erwachsenenalter.

So reduziert sich die Antetorsion des Oberschenkelkopfes von 39° auf 12° beim Erwachsenen. Die Hüftrotation vermindert sich zunehmend mit dem Alter. Das Knie neigt im Säuglingsalter zur Überstreckbarkeit (Genu recurvatum). Bei Geburt imponiert meist eine O-Bein-Stellung. Das auffälligste Zeichen ist die Pronationsstellung des kindlichen Vorfusses, beginnend im Alter von sechs bis neun Monaten. Es ist das Alter, in dem die Kinder laufen lernen und die Füsse belasten. Die meist nur vorübergehende Pronation verschwindet nach Stabilisierung der statischen Strukturen, muss aber beobachtet werden. Übersieht man diese (physiologische) Fehlstellung, resultiert ein Knickfuß. Gelegentlich sieht man auch einen Vorfuß in starker Varusstellung. Auch diese ist eine physiologische Variante, die vom Kindesalter von 5° bis zum Erwachsenenalter bis 2° abnimmt. Die kindliche Vorfußadduktion von 25° bis 30° reduziert sich

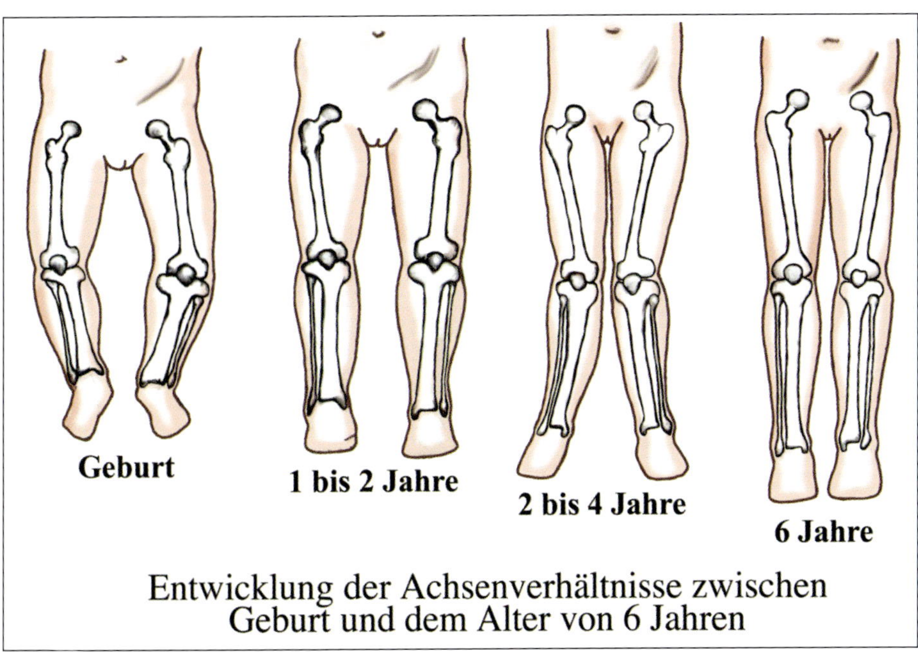

Abb. 24:
Beinachsenentwicklung von Geburt bis sechs Jahre.

im Laufalter auf 15° bis 20° und ist im Erwachsenalter noch physiologisch mit ca. 10° bis 12°.

Die Stellung des Vorfußes zum Rückfuß ist bei Geburt normalerweise ca. 10° bis 15° Pronation. Die Adduktionsstellung des Vorfußes zum Rückfuß beträgt ca. 20°. Daher spricht man gerne vom Metatarsus varus und betrachtet dies als leicht angeborene Fehlstellung.

Der Fuß ist gegenüber dem übrigen Bein relativ lang (9 bis 12 cm). Ein Teil der Fußknochen hat zum Geburtszeitpunkt bereits Knochenkerne, die röntgenologisch sichtbar sind: Fersenbein, Sprungbein, Würfelbein, alle fünf Mittelfußknochen und alle Zehen, ausgenommen die Kleinzehe.

Die Fußsohle des Neugeborenen ist dreieckig, vorne erheblich breiter als hinten.

Das Fußsohlenfett ist gut entwickelt und täuscht einen Plattfuß vor. Der sogenannte Bochat'sche Fettpfropf unterstützt das innere Fußgewölbe bis in das Alter des Laufenlernens und verschwindet dann, wenn Muskulatur und Bänder ausreichend stabil sind. Gelegentlich beobachtet man noch weitere solche Fettpolster entlang der gesamten Fußsohle und am Fußrücken. Letztere beunruhigen manche Eltern, verschwinden aber ebenfalls nach zwei bis fünf Jahren.

Die Zehengelenke sind im Neugeborenen- und Kindesalter äußerst beweglich, im Gegensatz zum Erwachsenen, wo sie nur noch als Scharniergelenke funktionieren. Die Großzehe ist meist auch die längste. Häufig sieht man bei Neugeborenen überlappende Zehen (Reiterzehe, Digitus Superduktus). Bei den meisten betroffenen Kindern liegt die zweite Zehe auf der Dritten. Es ist eine passagere Anomalie, die in der Regel verschwindet und im Alter von vier Jahren nicht mehr zu beobachten ist. Ist sie hartnäckig persistent, kann man Cerclagenverbände oder Pflasterzügel nach dem abgebildeten Schema anwenden. Zu beachten ist dabei, dass an den gefährdeten Stellen eine Polsterung erfolgt.

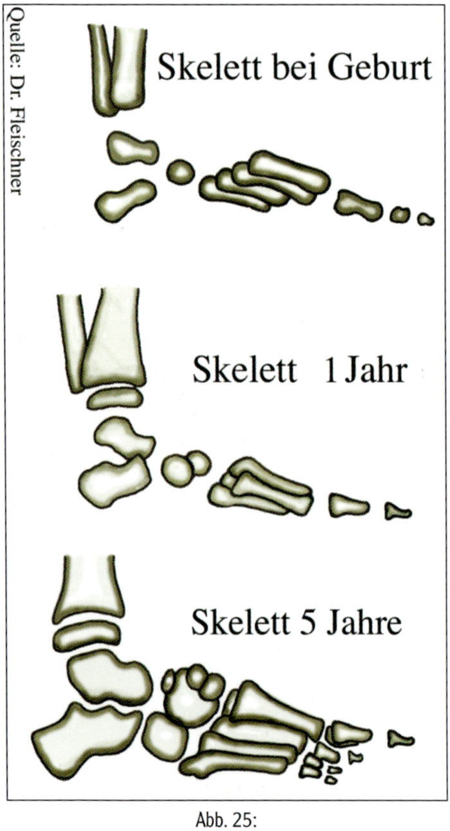

Quelle: Dr. Fleischner

Skelett bei Geburt

Skelett 1 Jahr

Skelett 5 Jahre

Abb. 25:
Skelettentwicklung: Knochenkerne bei Geburt und im Alter von einem und fünf Jahren.

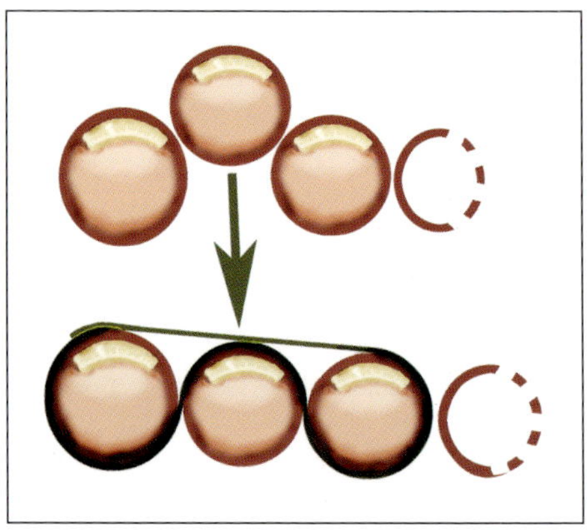

Abb. 26:
Cerclagenverband bei angeborener Reiterzehe

Erkrankungen und Fehlentwicklungen an der unteren Extremität beim Kind

Krankheitsfolgen im Kindesalter

Wenn wir die Ätiologie der allgemeinen kindlichen Entwicklungsstörungen einteilen, finden wir ca. neun Hauptgebiete.

Diese beinhalten Knochenaufbaustörungen, Erkrankungen innersekretorischer Drüsen, Infektionskrankheiten, neurologische Erkrankungen, Gefäßerkrankungen, Muskelerkrankungen, dermatologische Erkrankungen und andere, seltenere Ursachen.

Es gibt kaum kindliche Entwicklungsstörungen, die nicht auch die untere Extremität und damit auch den Fuß betreffen. Deswegen ist es probat, bei allen in Frage kommenden Erkrankungen auch Störungen an der gesamten unteren Extremität mit einzubeziehen.

Von den Knochenerkrankungen des Kindes sind die Coalitiones, Exostosen, Fehlstellungen, knöcherne Variationen in Größe und Zahl am Fuß, insbesondere der Zehen, Fehlentwicklungen der einzelnen Fußknochen zum Beispiel der Calcaneus bifidus oder die Spina bifida mit ihren Auswirkungen bis hinunter zum Fuß aufzuführen.

Die zwei Hauptursachen kindlicher Erkrankungen an den unteren Extremitäten sind die angeborene Hüftgelenksverrenkung (Hüftluxation) und der angeborene Klumpfuß. Diese werden in einem eigenen Kapitel besprochen.

Rachitis

Diese Mangelerkrankung beruht auf einer zu geringen Dosis Sonnenlicht sowie geringer Zufuhr von Vitamin D und ist selten geworden. Es kommt bei der Rachitis zur Erweichung von Knochen im Wachstumsalter mit Verbiegung und Deformation aller Knochen.

Mangelernährung

Schwere Ernährungsmängel (Hungergebiete) oder einseitige Zufuhr sowie mangelnde Aufnahme oder Resorption im Verdauungstrakt, führen zur extremen Fehlhaltung durch muskuläre Insuffizienz und damit zur Verformung im Bewegungsapparat, somit auch der Füsse.

Skorbut

(Siehe Stoffwechselstörungen)

Neurologische Störungen

Neurologische kindliche Störungen sind vor allen Dingen Geburtsschäden, die vor oder während der Geburt entstehen, sei es indirekt durch Sauerstoffmangel oder direkt durch mechanische Schädigung beim Austreibungsvorgang im Geburtskanal.

Geburtslähmungen

Es entstehen dadurch schlaffe Lähmungen, zunächst nur erkenntlich durch Bewegungsarmut an Schulter und Arm, die aber auch bis hinunter zu den Füssen erkennbar ist.

Zerebrale Kinderlähmung

Dieser Lähmungstyp ist schon unmittelbar bei der Geburt erkennbar und beruht auf Schädigung oder Fehlanlage von Teilen des Gehirns oder seiner Zellen. Die Schädigungsursache ist oft eine Gehirnblutung während der Geburt, hervorgerufen durch den Druck des Austreibungsvorgangs. Andere Ursachen sind Infektionen der Mutter während der Schwangerschaft oder Noxen wie Alkohol oder Nikotin.

Angeborene und vererbbare Nervenkrankheiten

Sie beeinflussen das Wachstum und den Status der Füße hauptsächlich über die muskuläre Fehlmechanik und die Gefäßreaktionen.

Dazu gehört die vererbbare Peronealmuskelatrophie (Charcot-Marie-Tooth-Erkrankung), welche eine Erkrankung des Rückenmarks und der spinalen Nervenwurzeln ist. Sie ist charakterisiert durch die Atrophie der Peronealmuskulatur sowie der kleinen Fußmuskulatur.

Weitere angeborene oder vererbbare Erkrankungen sind:

- Rifsum-Erkrankung
- Congenitale Analgesie
- Guillon-Barré-Syndrom
- Morbus von Recklinghausen (Neurofibromatose)
- Dejerine-Sottas-Syndrom (siehe befasstes Kapitel).

Neuralgien und Neuritiden

Im Vordergrund der Symptomatik steht hier der Schmerz, aber auch die Funktionsstörung durch die Schädigung der Nerven. Meist ist nicht nur der motorische sondern auch der sensible und vegetative Teil der peripheren Nerven betroffen. Im Vordergrund steht meist die motorische Funktionsminderung mit mehr oder weniger starker Lähmung, Atrophie der Muskulatur und Ausfall von Reflexen.

Nicht zu vergessen ist die Infektion mit Herpes-Viren (H. Simplex, H. Zoster).

Sehr selten, aber zum Teil sehr schmerzhaft ist die Polyneuritis durch die Störung des Porphyrinstoffwechsels.

Infektionskrankheiten

Osteomyelitis

Sie ist als eitrige, infektiöse Erkrankung der Knochen definiert und wird meist von Stahylokokken oder Streptokokken ausgelöst. Bevorzugt trifft es Kinder zwischen drei und zehn Jahren. Die Ursache sind nicht nur oberflächliche Verletzungen mit anschließender Eiterung in die Tiefe sondern auch Streuherde wie zum Beispiel eitrige Mandeln.

Akute Gelenkinfektion (infektiöse Arthritis)

Verursacht meist durch bakterielle Erreger, kommt es akut zur schmerzhaften Entzündung und vor allen Dingen Bewegungsschmerzen, bevorzugt an den Hüften, weniger an den Knie- und Sprunggelenken. Ohne Therapie führt dies zu Einbrüchen in die Knochensubstanz und auch manchmal trotz Therapie im Verlaufe des Wachstums zur Verformung der Gelenke.

Gonokokkenarthritis

Während beim Erwachsenen die Ursache in der Regel eine Infektion beim Sexualverkehr ist, wird diese Gelenkinfektion gelegentlich bei Kleinkindern bis zu sechs Monaten beobachtet. Zumeist ist nur ein einzelnes Gelenk, (Assistentenspruch: Monarthritis ist Gonarthritis) das Hüft- oder das Kniegelenk betroffen. Man findet jedoch auch Infektionen des Sprunggelenks mit Gelenkerguss und Kapselentzündungen bis hin zur Zerstörung des Gelenkknorpels. Das Gehen ist schwer behindert.

Coxitis fugans

Es handelt sich um eine flüchtige Coxitis des Hüftgelenks. Ein Erregernachweis gelingt in der Regel nicht. Die Symptome sind plötzlich einsetzende Hüftschmerzen bei Kindern zwischen drei bis zehn Jahren. Die Bewegung in der Hüfte ist eingeschränkt. Ein pathologischer Röntgenbefund oder Auswirkungen auf die Füße ist außer einem hinkenden Gang in Außenrotation nicht zu erwarten.

Jugendliche rheumatische Arthritis (Morbus Still)

Die rheumatoide Arthritis im Kindesalter verläuft oft langsam aber progressiv und ist in drei Erscheinungsformen zu beobachten:

- Pauciartikuläre Form: Nur vereinzelt große und wenige kleinere betroffenen Gelenke.
- Polyartikuläre Form: Fast alle Gelenke sind betroffen.
- Systemische Form: die meisten Gelenke und andere Gewebe sind betroffen (infektionsartiger Verlauf mit Rheumaknoten in der Haut etc.).

Rheumatoide Arthritis

Man hat festgestellt, dass die rheumatoide Arthritis vergesellschaftet ist mit Vergrößerung von Lymphknoten, Milz und Leber. Die Erkrankung wird oft ausgelöst durch örtliche Herdinfektionen, ist aber nicht eindeutig zuzuordnen. Die neuere Ursachenforschung weist auf eine Autoimmunerkrankung hin. Die Krankheit selbst gilt als chronisches Übel und beginnt oft akut im Kindesalter mit Gelenkschmerzen und Schwellungen, nicht nur im Bereich der Hände sondern auch im Bereich der Füße.

Knochen und Gelenktuberkulose

Obwohl hier in der Prävention, Diagnostik sowie Therapie in letzter Zeit viel Fortschritte gemacht worden sind, tritt die Tuberkulose in der Lunge als auch in den Knochen immer wieder auf. Bevorzugt werden die Wirbel befallen, aber auch Hüft- und Kniegelenke. Auswirkungen auf den Fuß beobachten wir durch die veränderte Biomechanik, zum Beispiel Gang in Außenrotation, Achsenabweichung im Knie und Einsinken des Fußinnengewölbes bei Hüftgelenkerkrankungen.

Spinale Kinderlähmung
(siehe befasstes Kapitel)

Wachstumsstörungen

Meist handelt es ich um Veränderungen des Knochenbaus. In Frage kommen:

- Skoliose der Wirbelsäule
- Längendifferenz der Beine

- Ossifikationsstörungen (Kartilaginäre Exostosen etc.)
- Aufbaustörungen und aseptische Nekrosen.

Achsenabweichungen:
Veränderungen in der Achse und Rotation sind in den einzelnen befassten Kapiteln beschrieben. Hauptvertreter sind:

- Genu varum
- Genu valgum
- Crus varum
- Crus valgum
- Genu recurvatum
- tibiofibulare Rotation

Ein charakteristisches Beispiel für eine Aufbaustörung oder auch aseptische Nekrose an der Hüfte ist der Morbus Perthes.

Morbus Perthes (Coxa plana, Legg-Calvé-Perthes Krankheit)
Vereinfacht beschrieben liegt ein langsam ablaufender Knocheninfarkt des Hüftkopfes vor. Die Ursache ist Überlastung oder chronische Traumatisierung. Die Erkrankungshäufigkeit ist zwischen fünf bis zwölf Jahren. Die Erkrankung beginnt meist schmerzfrei mit zunehmender Bewegungseinschränkung der Hüfte und Änderung des Gangbildes. Der Fuß am Ende der biomechanischen Kette ist mit Fehlhinken oder Rotation etc. betroffen.

Der Morbus Perthes zählt zu den aseptischen Nekrosen. Eine genuine Ursache ist unbekannt, Vorbeugung daher nicht möglich. Die Erkrankung führt zum Abflachen der Hüftkugel im Kindesalter und stabilisiert sich wieder nach konsequenter Behandlung. Nicht selten resultiert ein flacher Hüftkopf (Coxa = Hüfte, plana = flach). Es kommt durch die Fehlmechanik zur

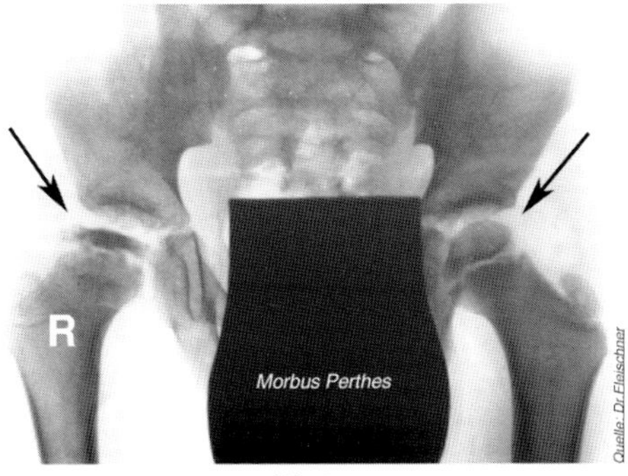

Abb. 27:
Morbus Perthes der rechten Hüfte. Man erkennt die deutliche Abflachung des rechten Hüftkopfes. Die Wachstumsfugen sind an den beiden Hüftköpfen noch deutlich erkennbar.

Veränderung der Hüftstellung und durch die einseitige Belastung zur Hüftgelenksarthrose, sofern die Behandlung nicht erfolgreich ist.

Verletzungen

Verletzungsursachen sind mannigfaltig, ebenso die daraus resultierenden Folgen. Die Verletzungen betreffen nicht nur die Knochen sondern oft auch Muskeln und Bindegewebe und die Haut. Haut und Knochen sind am häufigsten betroffen.

Muskulatur und Bandstrukturen
Häufige Verletzungen im Unterschenkelbereich, die sich negativ auf die Funktionsfähigkeit des Fußes auswirken, sind die Unterschenkelfraktur, die Knöchelfraktur, auch der Tibiakopfbruch. Sie haben nicht selten Begleitverletzungen durch Durchspießung, Quetschung, Riss und Überdehnung. Frakturen können nicht nur zur Achsenabweichung und damit zur Fehlbelastung des Fußes führen sondern sind auch oft Ursache der Muskelschwäche am verletzten Glied. Verletzungen der Sehnen und Bänder am Kinderfuß haben meist schwere funktionelle Folgen. Wird dies im Gefolge eines Bruchs nicht ausreichend beachtet, kommt es ohne Einlagenversorgung zum Absinken des Fußgewölbes und einem posttraumatischen Plattfuß. Auch wenn bei Kindern die Heilungstendenz im allgemeinen gut ist, sollte bei jedem Unterschenkel- oder Knöchelbruch eine Einlagenversorgung zur vorübergehenden Unterstützung des Fußgewölbes durchgeführt werden.

Frakturen und Luxationen

Im Bereich der Füsse gibt es gewisse bevorzugte Lokalisationen für Brüche und Verrenkungen. Nicht selten sind die Wachstumszonen betroffen, was leicht zu Form- und Achsenabweichungen führt. Dies ist durch die Verletzungsmechanismen bedingt. Auch bei den Ermüdungsbrüchen gibt es typische Lokalisationen. Für den/die PodologenIn ist wichtig, dass auch vermeintliche Bagatellverletzungen im Wissen um mögliche Folgen nicht übersehen und deshalb genügend beachtet werden müssen. Dies gilt vor allen Dingen für Zehenbrüche, die oft durch Blutergüsse und Schwellungen kaschiert werden. In der Regel heilen Zehenbrüche bei Kindern folgenlos aus. Bei erheblichen Fehlstellungen ist jedoch frühzeitig fachärztliches Eingreifen angezeigt.

Bei der Therapie von kindlichen Frakturen und Luxationen kommt es vor allen Dingen darauf an, die anatomischen und physiologischen Verhältnisse so gut als möglich wieder herzustellen, vor allem Wachstumsfugen, Kongruenz der Gelenkflächen sowie Veränderungen der Achsen und Längenverhältnisse zu beachten.

Bei Kindern kommt es gelegentlich auch zu Epiphysenlösungen. Diese sind eigentlich keine echten Frakturen. Bevorzugte Stelle: oberhalb der Knöchelgabel. Bleiben alle Schichten der Wachstumszone intakt und entsteht ein Bruch, der sozusagen innerhalb der Knorpelzone stattfindet, wird bei exakter Reposition keine Wachstumsstörung entstehen. Geht der Riss durch alle Wachstumsschichten der Epiphyse, muss mit einer Wachstumsstörung gerechnet werden.

Verbrennungen

Starke und ausgedehnte Verbrennungen der Haut im Kindesalter verursachen nicht selten Kontrakturen der Haut und des darunterliegenden Bindegewebes, die mit der Zeit die Beweglichkeit der Gelenke, und, soweit betroffen, auch an den Füssen nachhaltig behindern.

Tumoren und Zysten

Diesem Thema ist ein eigenes Kapitel gewidmet. Maligne Tumoren haben vor allem im Kindesalter ein großes Wachstumspotential und führen oft sehr schnell zum Tod. Gutartige Tumore sind aber auch nicht gerade selten und können heute in den meisten Fällen chirurgisch mit zufriedenstellendem Resultat angegangen werden. Zysten sind gelegentlich ein Nebenbefund im Röntgenbild, sollten aber beobachtet werden.

Erkrankungen mit Veränderungen der Knochensubstanz

- Chondrodystrophie
- Osteodystrophie
- Osteogenesis imperfekta
- Osteomalazie
- Rachitis
- Morbus Paget
- Osteoporose
- Osteomyelitis (Knochenmarkeiterung).

Missbildungen und Fehlbildungen

Missbildungen sind angeborene Fehlanlagen des Körpers oder von Körperteilen, die insgesamt kaum lebensfähig sind oder physiologisch nicht ausreichend funktionieren. Rein formell spricht man von Missbildungen, wenn die gestaltliche Entwicklung des Organismus zu irgend einem Zeitpunkt gestört ist und bleibende Abweichungen in der äußeren Form und den inneren Organen entstehen (Monstra, Teratra, griechisch Teras = das Wunder).

Fehlbildungen von ganzen Gliedmaßen werden als Dysmelie bezeichnet.

Fehlbildungen betreffen zumeist einzelne Abschnitte des Körpers und stellen nur teilweise eine Funktionseinschränkung dar. Sie sind mit medizinischen Mitteln (Operationen, Hilfsmitteln etc.) oft korrigierbar.

Man spricht von einer Aplasie, wenn ein Glied oder eine Extremität überhaupt nicht angelegt ist. Man bezeichnet einen Minderwuchs einer Extremität oder eines Gliedes als Hypoplasie und eine vergrößerte Anlage im Sinne einer Überschussbildung als Hyperplasie. Von einer Dysplasie spricht man, wenn das Glied (Zehe) oder die Extremität (Bein) deformiert oder funktionell eingeschränkt angelegt ist, wie z. B. bei einem Spaltfuß. Auch bei der angeborenen Hüftluxation mit der Anlage einer zu steilen und zu flachen Hüftpfanne liegt eine Dysplasie zugrunde.

Die Erkrankungen des Bewegungsapparates bei Kindern sind überwiegend Dysplasien, die angeboren oder veranlagt sind und zu Deformationen führen. Deformationen werden allerdings auch durch eine Reihe von erworbenen Krankheiten (Infektionen, Verletzungen) ausgelöst.

Zu den Variationen gehören nicht nur Fehlbildungen der knöchernen Skelettanteile sondern auch der Weichteile. Die Störung betrifft oft nicht den gesamten Körper und kann auch nur die rechte oder linke, aber auch nur die obere oder/und die untere Körperhälfte betreffen. Es kommt zum partiellen Minderwuchs oder zum partiellen Riesenwuchs. Topographisch kann man folgende Einteilungen treffen:

Amelie
Fehlen oder fast völliges Fehlen einer Extremität.

Phocomelie
Fehlen oder fast völliges Fehlen aller Extremitäten. Die Hände scheinen dabei direkt an der Schulter angewachsen, die Füße direkt am Becken zu sitzen. Spezielle Fälle waren die sogenannten Conterganinder, bei denen nach Einnahme des Schlafmittels Thaliodomid (Contergan®) durch Schwangere gehäuft Phocomelien auftraten.

Sympodie
Vollständiges oder teilweises Zusammenwachsen der unteren Extremitäten. Nach den griechischen Halbgöttinnen auch als Sirenenbildung bezeichnet.

Mikromelie
Abnorme Verkleinerung der gesamten Extremität.

Peromelie
Verkümmerung einer Gliedmaße, zum Beispiel beim Spaltfuß. Meist fehlen ein oder mehrere mittlere Mittelfußknochen, sodass der Fuß ein krebsscherenähnliches Aussehen erhält (siehe Abb. 29).

Brachydaktylie
Verkürzung einer Zehe oder eines Fingers.

Adaktylie
Angeborenes Fehlen von Zehen oder Fingern.

Polydaktylie
Überzahlbildung von Zehen oder Fingern.

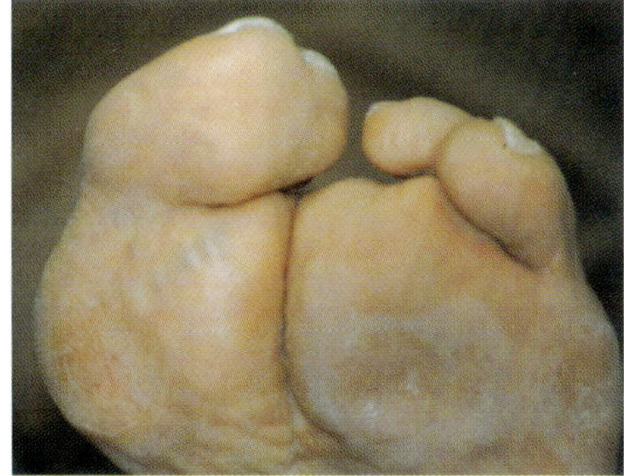

Abb. 28: Spaltfuß.

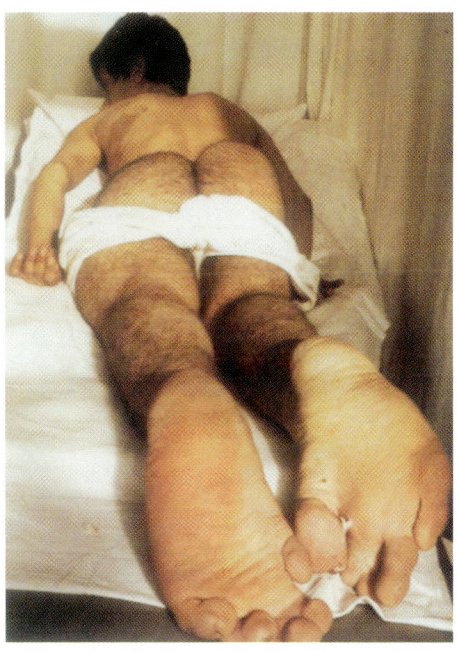

Abb. 29: Partieller Riesenwuchs. Man sieht eine teilweise Vergrößerung des gesamten Körpers vom Gesäß abwärts. Fußsohlen und Zehen sind bis auf die Großzehe links erheblich vergrößert.

Syndaktylie
Zusammenwachsen mehrerer Zehen oder Finger.

Schwimmhautbildung
Leichteste Form der Syndaktylie. Nur die Haut von Fingern oder Zehen ist verwachsen.

Ossifizierungsstörungen
Nicht selten gibt es in der normalen Entwicklung auch kleinere Betriebsstörungen, die im Verlaufe

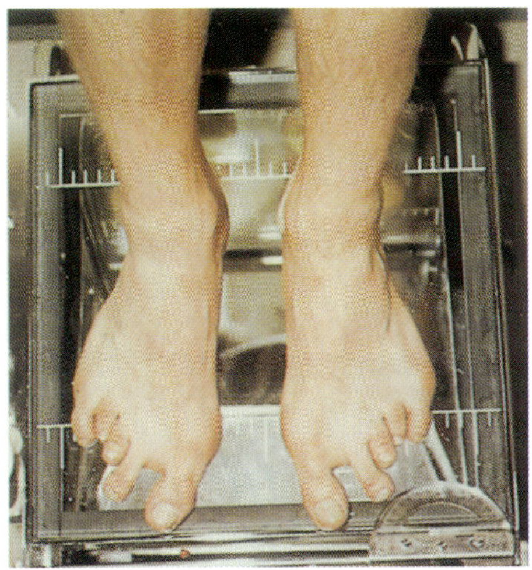

Abb. 30:
Brachydaktylie der Zehen III und IV.
Angeborene Anomalie. Auf den Röntgenbildern ist auch die Verkürzung der Mittelfußknochen erkennbar.

des Wachstums durch Reparationsschübe wieder verschwinden oder als Normvarianten (z. B. überzählige Knochen wie das Os tibiale externum) ohne wesentliche Folgen für die Funktion verbleiben. Sie sind jedoch nicht selten Ursachen für lokale Irritationen, die bei Überlastung oder Gelegenheitstraumen auftreten (siehe zugehöriges Kapitel).

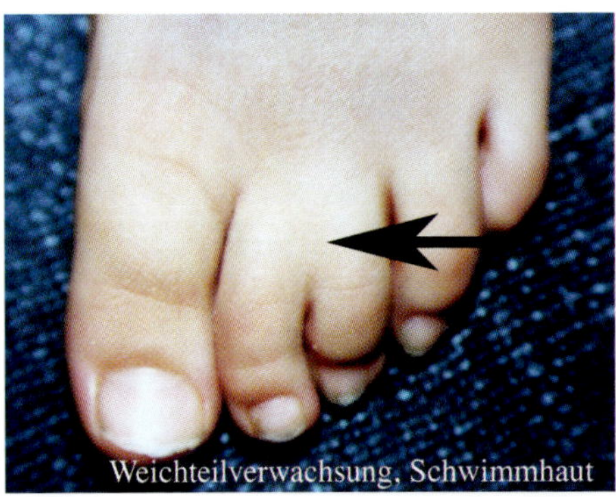

Abb. 31:
Schwimmhäutige Verwachsung der Zehen II und III.

Deformitäten der unteren Extremitäten im Kindesalter

Neben Anlagestörungen des Skeletts gibt es noch ein Reihe andere Veränderungen an der unteren Extremität. Die einzelnen Abschnitte sind oft gesondert betroffen. Je größer die Störung in einem oberen Abschnitt der Hüfte und des Beines ist, umso mehr wird dadurch die biomechanische Auswirkung die Entwicklung des Fusses gestört.

Hüftdeformitäten

Angeborene oder erworbene Coxa Vara

Der Collodiapysenwinkel an der Hüfte ist weniger als 120°.

Hüftkopfablösung (Epiphyseolysis capitis femoris)

Die Ursache unbekannt. Eine Veranlagung wird diskutiert: Vorkommen im Alter zwischen zehn bis 17 Jahren.

Symptomatik: Bewegungseinschränkung der Hüfte, Bewegungsschmerzen. Unbehandelt führt die Krankheit zur vorzeitigen Coxarthrose und Einsteifung.

Morbus Perthes

(siehe oben)

Oberschenkeldeformitäten

Bei der knöchernen Entwicklung, vor allem beim Längenwachstum der Röhrenknochen, ist das Wachstum in den einzelnen Abschnitten der Röhrenkochen entscheidend. Die einzelnen Knochenabschnitte der Röhrenknochen werden wie folgt genannt:

Epiphyse

Sie ist das Ende eines langen Röhrenknochens, meist durch einen sekundären Knochenkern entstanden.

Diaphyse

Sie ist der zentrale Teil oder der Schaft eines Röhrenknochens.

Metaphyse

Sie ist der kurze Abschnitt zwischen der Epi- und Diaphyse und wird auch als Epiphysenfuge (Wachstumsfuge) bezeichnet.

Die Wachstumsfuge stimuliert das Längenwachstum durch Produktion von neuem Knorpel.

Neben Störungen des Längenwachstums und der Achsenabweichung kommt es auch zu Drehfehlstellungen. Es resultiert die

Femurtorsion

Sie bedeutet die Rotation des Oberschenkelknochens um die eigene Achse. Die Gegend um das Knie bleibt in der Regel in der Frontalachse stehen, während der obere Teil des Oberschenkelknochens sich dreht und zwar meist nach vorne. Man spricht von einer Antetorsion, die beim Neugeborenen ca. 39° beträgt. Bis zum Erwachsenenalter reduziert sich diese Antetorsion auf ca. 12°. Bleibt die Torsion erhöht, kommt es zur Fehlmechanik, die sich im Hüftgelenk zuerst bemerkbar macht.

Kniedeformitäten

Angeborenes Genu varum

Neben dem angeborenen Genu varum fällt bei vielen Kindern eine Art physiolgische O-Bein-Stellung auf, die zunehmend verschwindet (siehe Kapitel IV, Abschnitt 1).

Unterschenkeldeformitäten

Tibiofibulare Rotation

(siehe befasstes Kapitel)

Fibulaaplasie

Völliges Fehlen des Wadenbeins bei Geburt

Osgood-Schlatter: Osteochondrose und Aufbaustörung am Tibiakopf

(siehe befasstes Kapitel und unter Tuberositas tibiae)

Blount-Krankheit (Tibia varum)

Wachstumsstörung des Schienbeins durch Hemmung an der oberen Wachstumsfuge auf der Innenseite.

Fehlbildungen, Veränderungen und Deformationen am Kinderfuß

Die knöcherne Entwicklung des Fuß-Skeletts

Das Mesenchym, eines der drei frühen embryonalen Grundgewebe, formiert sich schon ab der fünften Schwangerschaftswoche in einem Muster oder einer Grundstruktur, die später das Knochengewebe des Skeletts bildet. Der Prozess der Umbildung in Knochengewebe (Knochenbildung = Ossifizierung) beginnt ab der achten bis neunten Woche und ist eine der größten Umstellungsschritte beim Eintritt in die Fötalphase. Die meisten Knochenkerne der Fußknochen ossifizieren zu Beginn aus vielen kleinen Einzelzentren, welche sich zunehmend vereinigen. Man spricht von sogenannten primären Ossifizierungskernen. Diese sind zur Geburt bei den folgenden Fußknochen bereits kompakt und am Röntgenbild erkennbar: Fersenbein, Sprungbein, Würfelbein, alle Mittelfußknochen und alle Zehen bis auf die Kleinzehe. Das Erscheinen der Knochenkerne und letztendlich deren völlige Ausreifung ist je nach Knochen unterschiedlich. Nach der Geburt treten oft noch weitere Knochenkerne auf, die man als sekundäre Ossifizierungszentren bezeichnet.

Spezielle wachstumsbedingte Ossifizierungsstörungen am Kinderfuß

Fersenbein

Die Ossifizierung des Fersenbeins (Kalkaneus, lateinisch Calcaneus geschrieben), beginnt ca. in der 21. (Fötal-)Woche und besteht zunächst aus zwei Knochenkernen, die sich noch vor der Geburt vereinigen. Nur selten bleiben die zwei Kerne unvereint und es resultiert ein Calcaneus bifidus. In solchen Fällen liegen meistens noch andere Störungen oder Krankheiten vor, z. B. ein Down-Syndrom oder ein Morbus Hurler.

Ein sekundäres (späteres) Ossifizierungszentrum des Fersensbeins, die Fersenbeinapophyse, ist ab dem ca. sechsten Lebensjahr sichtbar. Diese liegt am hinteren Ende des Kalkaneus und besteht zunächst in scholligen knöchernen Strukturen, die sich halbmondförmig am Fersenbeinende ablagern und zunehmend in einer Art Schalenform vereinen. Verzögert sich diese Vereinigung oder kommt es im Alter von vier bis sechs Jahren (bei Knaben vier bis neun Jahre) zur Überlastungsentzündung, entstehen Schmerzen und man spricht von einer Apophysitis calcanei. Die Wachstumsfuge zwischen der Fersenbeinapophyse und dem Fersenbeinkörper verschwindet am Ende des körperlichen Wachstums und kann als diagnostischen Zeichen der Skelettreife genutzt werden.

Ein zweites sekundäres Ossifikationszentrum des Kalkaneus findet man gelegentlich am äußeren Unterrand. Es wird oft nur zufällig bei Röntgenschrägaufnahmen entdeckt und macht in der Regel keine Beschwerden.

Sprungbein

Die Ossifizierung des Sprungbeins (lateinisch = Talus) beginnt ab der 26. Woche und ist bei der Geburt im Röntgenbild sichtbar. Gelegentlich entstehen zwei Knochenkerne, die bei Geburt als Talus bifidus nachweisbar sind, aber in der Regel schnell fusionieren. Im Alter von acht Jahren erscheint am hinteren Ende des Talus ein sekundärer Knochenkern, der sich innerhalb eines Jahres, aber spätestens bis zum zwölften Lebensjahr mit dem Hauptkörper des Talus vereinigt. In ca. 15% unterbleibt diese Fusion und der zweite Kern persistiert als Os trigonum.

Ein kleiner Zusatzknochen (Os accessorium), Os sustentaculare genannt, ist gelegentlich im Bereich des Talushalses nachweisbar. Wesentliche Funktionsstörungen treten dadurch nur auf, wenn durch Verletzungen eine kallöse Hyperostose entsteht oder eine Dislokation erfolgt.

Kahnbein

Der Knochenkern des Kahnbeins (lat. = Os naviculare) entsteht aus mehreren kleineren Zentren und ist bei Mädchen erst ab dem 23. Lebensmonat (bei Jungen ab 33. Monat) sichtbar. Nicht selten bleibt eines dieser Zentren mit dem übrigen Kahnbein unvereint und es entsteht ein isolierter Kochen, das Os tibiale externum. Meist ist jenes nur auf einer Seite vorhanden. Tritt es beidseits auf, sind die beiden Knochen in der Regel von unterschiedlicher Größe.

Würfelbein

Der Knochenkern ist zum Geburtszeitpunkt oder kurze Zeit danach sichtbar. Die Gestalt des Würfelbeins (Os cuboideum) variiert gelegentlich sehr stark, ist aber wegen der Grundform dieses unregelmäßig und meist nicht in Würfelkonfiguration vorliegenden Knochens für die Funktion nicht wesentlich. Fehlwachstum betrifft meist eine knöcherne Verwachsung (Coalitio) mit dem Fersenbein.

Keilbeine

Die Knochenkerne der Keilbeine (Ossa cuneiforme) treten nicht gleichzeitig auf. Bei Mädchen, deren allgemeine Ossifizierung erheblich früher stattfindet als bei Knaben, tritt der Kern des äußeren Keilbein als erstes auf und zwar bis etwa zum vierten Monat. Das mittlere Keilbein weist erst mit 15 bis 16 Monaten und das innere Keilbein erst mit ca. 23 Monaten einen Knochenkern auf.

Man beobachtet an den Keilbeinen, wenn auch selten, das vorübergehende Auftreten von zwei Verknöcherungszentren im ersten Keilbein. An den anderen finden sich gelegentlich unregelmäßige Konturen, aber zumeist keine wesentlichen Auffälligkeiten.

Mittelfußknochen

Die Verknöcherungszentren erscheinen in der achten bis zwölften Woche. In seltenen Fällen finden wir am ersten Mittelfußknochen (Os metatarsale I) oberhalb des Köpfchens eine auffällige spaltförmige Einbuchtung im Röntgenbild, die das Resultat einer Mineralisierungsverzögerung ist. Von manchen Autoren wird sie als Pseudoepiphyse bezeichnet.

Parallel zur Basis des fünften Mittelfußknochens sieht man ab dem neunten (bis ca. zwölften) nicht selten ein Os Akzessorium, das als Os Vesalium bezeichnet wird. Es ist ein sekundäres Verknöcherungszentrum und täuscht oft eine Fraktur vor. Zur Unterscheidung: Frakturlinien verlaufen meist quer und nicht seitlich längs durch die Basis des Metatarsale V (siehe auch Morbus Iselin).

Zehen

Die Zehen (Phalanges) zeigen ihre verschiedenen Verknöcherungszentren in unterschiedlichen Wachstumsalter, je, nachdem, ob es sich um epiphyseale, metaphyseale oder diaphyseale Kerne handelt. Man sieht gelegentlich gespaltene oder fusionierte Phalangealkerne, die in Doppelanlagen oder Syndaktylien resultieren. Die Variationen sind hier mannigfaltig.

Allgemeine Entwicklungsstörungen am Kinderfuß

Aseptische Nekrosen

Aseptische (nicht eitrige) Knochennekrosen bedeuten Knochenzusammenbrüche. Aseptische Nekrosen am Fuß treten fast in jedem Alter auf, bevorzugen jedoch das Wachstumsalter. Dabei kommt es zu Verknöcherungsstörungen, oft durch unbekannte Ursachen. Gelegentlich liegt eine knocheninterne Durchblutungsstörung vor, die den Zusammenbruch des Knochens zur Folge hat. In der Praxis finden wir bei Kindern lokalisierte Schmerzen mit typischen Röntgenbefunden, im fortgeschrittenen Alter Veränderungen beziehungsweise Deformierungen an verschiedenen Gelenken.

Eine Infektion liegt nicht vor. Deswegen unterscheidet man aseptische von septischen (eitrigen) Nekrosen. Letztere führen auf einem anderen Weg, nämlich der Vereiterung zur Zerstörung des Knochens.

Aseptische Knochennekrosen verlaufen in mehreren Stadien:

Am Anfang kommt es zu Schmerzen im Gelenk, wo eine Verdickung des Knorpels auftritt, die den Gelenkspalt verbreitert. Das verursacht Belastungs-, nicht selten auch Ruheschmerzen.

Im nächsten Krankheitsstadium ist eine zunehmende Brüchigkeit des spongiösen Knochens zu beobachten, die zu einem Zusammenbruch der Knochenbälkchen führt.

Im dritten Stadium zeigt sich im Röntgenbild eine Verdichtung, die einzelne Flecken aufweist. Es besteht ein Zustand, gekennzeichnet durch verfallene Knochenanteile neben teilweise noch intakten Knochenbälkchen. Unter Entlastung und medikamentöser und physikalischer Therapie (beispielsweise Magnetfeldbehandlung) kommt es zur Ausheilung, indem die zerfallenen Knochenfragmente abgebaut und durch neue Knochenbälkchen ersetzt werden.

Im letzten Stadium sieht man eine wieder normale knöcherne Struktur, wobei mitunter eine Deformität bleibt. Möglich ist aber auch, dass sich wieder ein normal aufgebauter und stabiler Knochen gebildet hat. Bei schlechtem Heilungsverlauf bleibt eine Deformation.

Die bekanntesten aseptischen Knochennekrosen sind:

Aseptische Nekrose des Kahnbeines

(Morbus Köhler I)

Diese Knochennekrose betrifft das Kahnbein (Os naviculare). Man nennt die Erkrankung auch Morbus Freiberg. Es kommt dabei, insbesondere bei Kindern, zu Schmerzen beim Gehen und Bewegen des Fußes. In der Gegend des Kahnbeines ist die Haut teigig geschwollen. Die Diagnose lässt sich mittels Röntgenbild einwandfrei erhärten. Dabei stellt sich das Kahnbein verschmälert, teilweise auch zerklüftet dar. Bei dieser Erkrankung führt die mangelhafte Ausbildung des Kahnbeines zur Gelenkinkongruenz, Arthrose und Einsteifung. Im Frühstadium muss deswegen der Patient auf jeden Fall ruhiggestellt werden und entlastende Schienen und Verbände tragen, bis sich der Knochen wieder stabilisert hat.

Aseptische Nekrose des Mittelfußknochens

(Morbus Köhler II)

Diese Erkrankung beziehungsweise deren Spätfolgen sieht man in der Praxis häufig. Das Erscheinungsbild ist gekennzeichnet durch Verdickungen und schmerzhafte Schwellungen im Bereich der Zehengrundgelenke, bevorzugt am II. Strahl (Abb. 32). Die II. Köhlersche Erkrankung erzeugt eine Nekrose am Köpfchen des II., weniger des I./ III./ IV./ V. Mittelfußknochens. Es kommt dabei zu einer Deformierung des Mittelfußköpfchens, was im akuten Stadium im Wachstumsalter oft nicht erkannt wird. Erst Jahre später wird die Diagnose gesichert, wenn Patienten in der Praxis über schmerzhafte Schwellungen und Auftreibungen am Zehengrundgelenk (Abb. 33) klagen. Für den Fußtherapeuten ist wichtig, zu wissen, dass bei solchen Schmerzzuständen und Befunden auch noch andere Erkrankungen als Ursache in Frage kommen können; so die Spreizfußmetatarsalgie (Mittelfußentzündung), der Ermüdungsbruch (Marschfraktur) und die Mortonsche Neuralgie, eine Nervenentzündung im Mittelfußbereich.

Aseptische Knochennekrose der Fersenbeinapophyse

(Apophysitis calcanei)

Dabei handelt es sich um eine Erkrankung des Fersenbeines, speziell seines Knochenwachstumkerns am hinteren Ende des Fersenbeinknorrens (Abb. 34). Sie befällt in der Regel Jugendliche (typischerweise nach Belastungen im Schulsport), wobei ohne Unfallursache eine Schwellung mit Schmerzen in der Ferse auftritt. Die Erkrankung ist in der Praxis des Orthopäden häufig zu finden, in jener des Fußtherapeuten seltener.

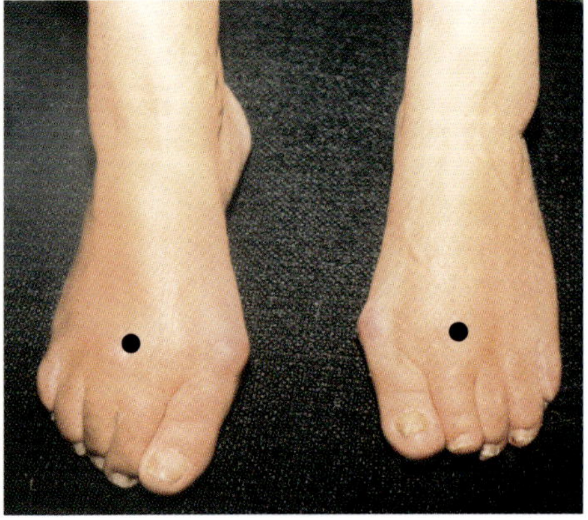

Abb. 32:
Morbus Köhler II. Die Punkte kennzeichnen die Auftreibungen über dem Zehengrundgelenk III rechts und Zehengrundgelenk II links.

Aseptische Nekrose an der Basis des V. Mittelfußknochens

(Morbus Iselin)

Dabei erkrankt der Knochenkern an der Basis des V. Mittelfußknochens, wo bekanntlich der kurze Wadenbeinmuskel (Musculus peronaeus brevis) ansetzt. Die Basis des V. Mittelfußköpfchens ist jene Stelle, die bei vielen Patienten aus der Mitte des äußeren Fußrandes hervorspringt. Jeder Therapeut sollte sie kennen, da an dieser Stelle oft Sehnenansatzentzündungen manifest sind und auch bei Umknickverletzungen Abrissbrüche an der Basis durch die Sehne des kurzen Wadenbeinmuskels hervorgerufen werden (Abb. 35). Bei Schmerzen in diesem Bereich ist in jedem Fall eine Röntgenkontrolle erforderlich, um keine Verletzung oder Nekrose zu übersehen, die ruhiggestellt oder auch operativ angegangen werden müsste.

Am Fuß gibt es noch weitere aseptische Nekrosen, so am Würfelbein oder an den Keilbeinen, die jedoch nicht der gesonderten Erwähnung bedürfen. Grundsätzlich ist festzuhalten, dass aseptische Nekrosen ruhiggestellt und geschont werden müssen, da es sonst zum vollständigen Zusammenbruch der Knochen kommt. Handelt es sich um andere Er-krankungen wie Sehnenansatz- oder Gelenkent-zün-

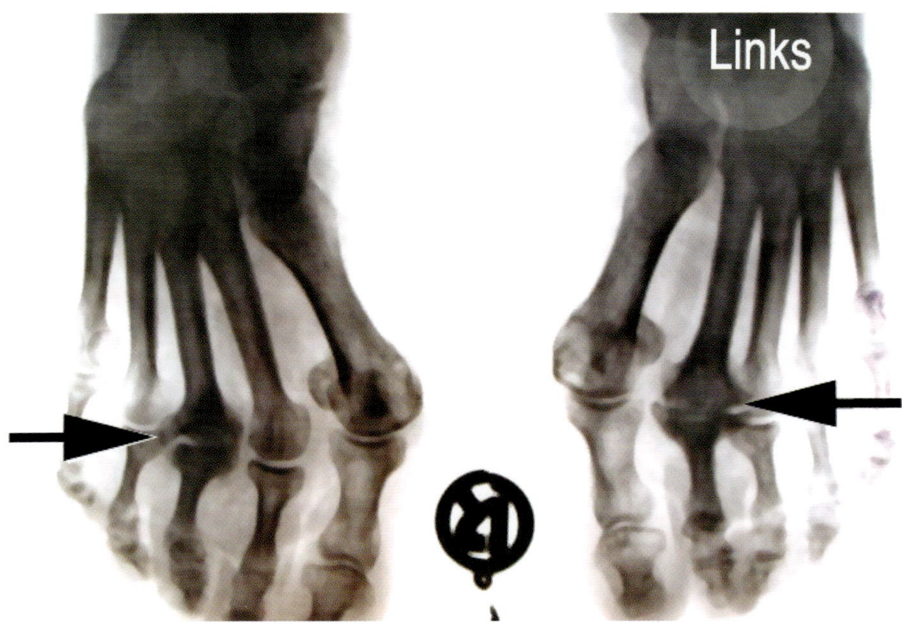

Abb. 33

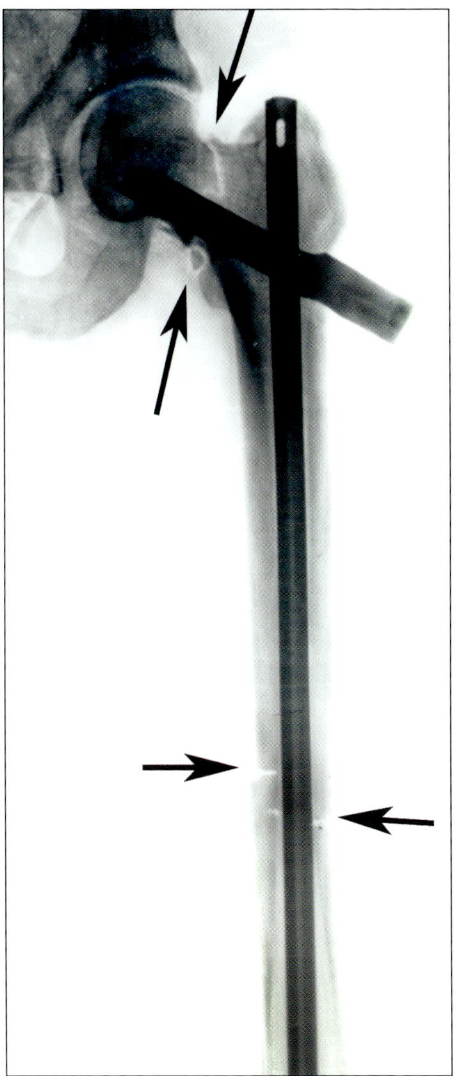

Abb. 34:
Osteosynthese durch Nagelung. Es ist sowohl der Oberschenkelschaft als auch der Schenkelhals mit einem Nagel fixiert. Der kurze Nagel durch den Schenkelhals hat sich gelockert.

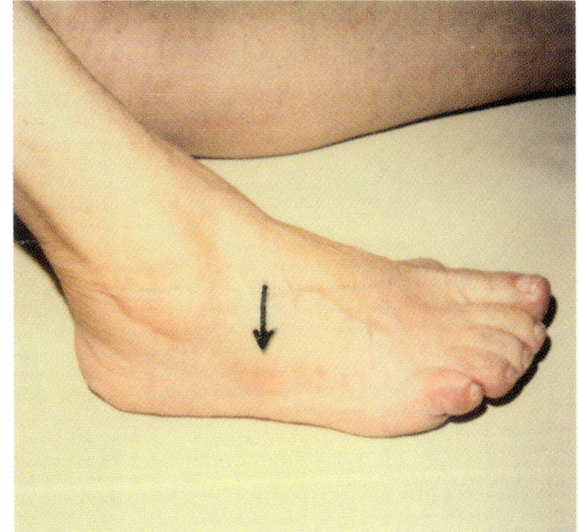

Abb. 35:
Entzündung an der Basis des V. Mittelfußknochens.

dungen, ist auf jeden Fall eine Ruhigstellung mittels Bandagen, Gips und Schienen indiziert – neben abschwellenden Maßnahmen. Zusätzlich verordnet man Medikamente, Bäder, Krankengymnastik und Bestrahlungen.

Osteochondritis dissecans

(freie Gelenkkörper)

Lokal umschriebene Ablösungen und Erweichungen des Gelenkknorpels, meist am Knie, auch am Sprunggelenk, Hüft- und Ellenbogengelenk kennzeichnen diese Erkrankung. Die abgelösten Knorpelteile schwimmen im Gelenk herum und führen als „Gelenkmäuse" zu Einklemmungen oder Blockierungen, erzeugen zudem Schwellungen, Ergüsse und weitere Unliebsamkeiten. Als Ursache für die Ablösung solcher Knorpelteile kommen lokale Ischämien, Veranlagung, aber auch Gewalteinwirkung bei Unfällen oder Dauerbelastung im Sport in Frage.

Synostosen (Haften oder Coalitiones)

Der Begriff Synostosen umfasst angeborene und auch erworbene Knochenverwachsungen. Man nennt so eine „Brücke" oder „Hafte" auch Coalitio. Durch Störungen des normalen Knochenwachstums oder mangelnder Ausbildung eines Gelenks entsteht eine Verschmelzung von einzelnen oder mehreren Fußknochen.

Eine andere Ursache für Verwachsungen mehrerer Fußknochen sind Frakturen, Entzündungen, auch Operationen, bei denen häufig ein Gelenk künstlich versteift wird, wenn es erhebliche Schmerzen verursacht. Die wichtigsten Synostosen am Fuß sind Verwachsungen des Fersenbeines mit dem Kahnbein und mit dem Sprungbein. Meist resultiert aus diesen Verwachsungen ein steifer Plattfuß.

Fersenbein-Kahnbein-Verbindung (Coalitio calcaneo-navicularis)

Man versteht darunter eine Verschmelzung oder auch eine künstlich durch Operation herbeige-

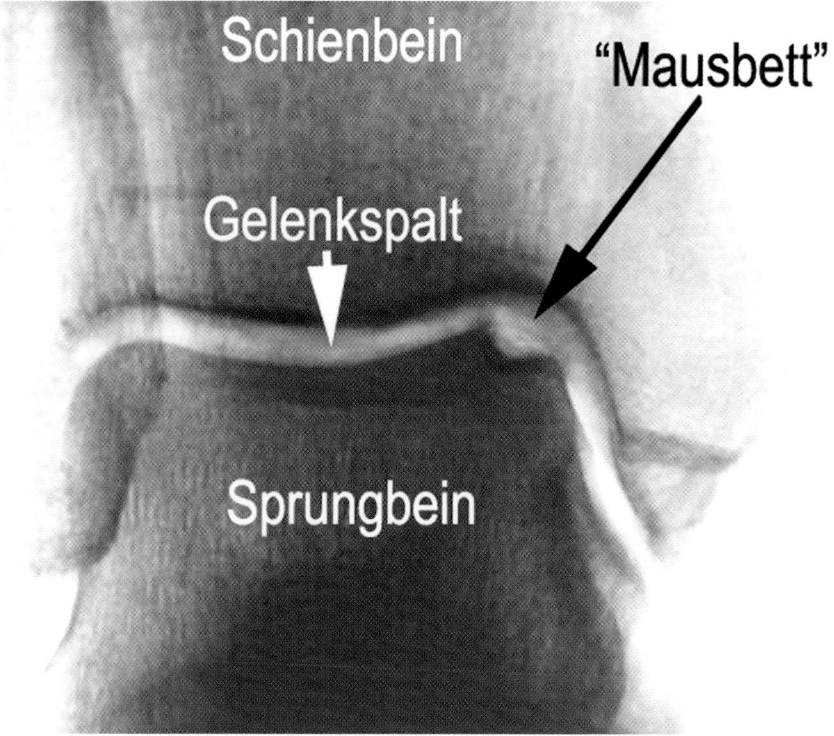

Abb. 36:
Osteochondritis des Talus. Man sieht das „Mausbett" an der Sprungbeinrolle. Die „Gelenkmaus" selbst ist nicht mehr sichtbar.

führte Verwachsung des Fersenbeines mit dem Kahnbein. Diese häufig vorkommende Anomalie führt überraschenderweise nicht immer zu Funktionseinbußen. Im Verlauf der Jahre bewirkt eine solche knöcherne Verbindung aber Überlastungen der benachbarten Gelenke und statische Beschwerden. Es ist ein chronischer Belastungsreiz auf das Sprungbein-Kahnbeingelenk gegeben, der dort zu Schmerzen führt. Eine reflektorische Schonhaltung als Folge führt zu einer Pronationskontraktur des Fußes (Pronation = Senken des inneren Fußrandes).

Fersenbein-Sprungbein-Verbindung (Coalitio talo-calcaneo)

Eine der häufigsten knöchernen Verbindungen an der Fußwurzel, die auch Haften genannt werden. Neben der vorstehend beschriebenen Coalitio calcaneo-navicularis stellt die Coalitio talocalcaneo mit die wichtigste Ursache für den schmerzhaft kontrakten Fuß des Heranwachsenden dar. Eine exakte Diagnose ist nur durch das Röntgenbild zu stellen. Klinische Hinweise sind Schmerzen und Einsteifungen im Fußwurzelbereich.

Freilich kann auf Grund von Launen der Natur und nach operativen Eingriffen auch noch an anderen Fußknochen eine Hafte (Coalitio oder Synostose) auftreten.

Bei auftretenden Beschwerden ist zunächst konservativ vorzugehen: mit abschwellenden, entlastenden Maßnahmen und orthopädischen Hilfsmitteln. Wenn das nicht ausreichen sollte, muss man Operationen zur Umstellung oder Entlastung eines Gelenks erwägen.

Trevors Desease (epiphyseale Osteochondromatose)

Es handelt sich um eine angeborene Fehlent-wicklung einer Hälfte eines oder mehrerer Tar-salknochen mit Verdickung und Funktionsbehinderung der angrenzenden Fußgelenke. Betroffen ist nicht nur das Knie mit Ausbildung einer Varus- oder Valgusstellung sondern auch das Sprunggelenk. Dort kommt es zur Fehlstellung und Deformation in erheblicher Pronation und Spitzfußstellung sowie zur zunehmenden Bewegungsbehinderung .

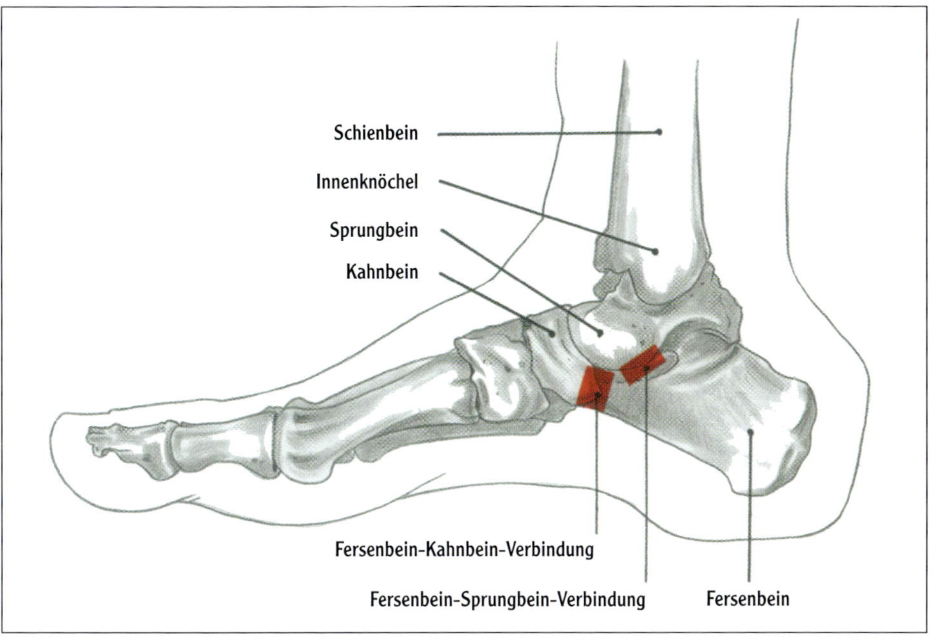

Abb. 37:
Knöcherne Verbindungen (Synostosen).

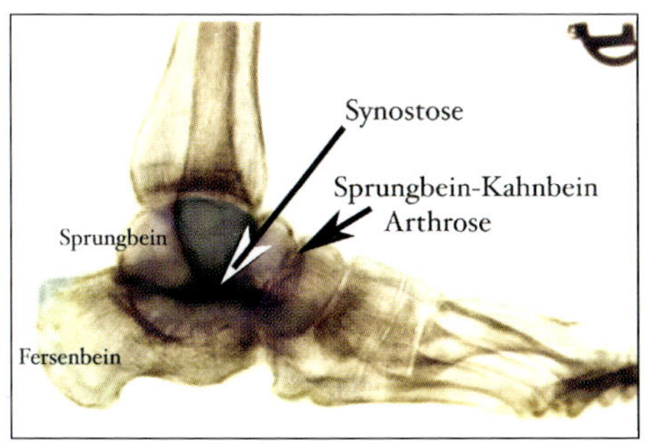

Abb. 38:
Synostose zwischen Sprungbein und Fersenbein. Zusätzlich ist es nach einer Erfrierung zur Arthrose zwischen Sprungbein und Kahnbein gekommen.

Talus vertikalis

Angeborene Senkung des Sprungbeins mit Ausbildung eines Plattfusses. Ursache unbekannt. Der Talus ist an der Plantar- und Innenseite des Fußes tastbar. Der vordere Schienbeinmuskel und der Wadenbeinmuskel sind stark verkürzt. Der Fuß steht in Pronation, der Vorfuß ist abduziert und dorsalflektiert.

Nachfolgende Entwicklungstörungen sind, soweit von Bedeutung, in den befassten Kapiteln beschrieben.

- **Metatarsus adductus**
- **kompensatorische Vorfußadduktion bei Fuß-Schwäche**
- **Mittelfußerkrankungen**
- **Os tibiale externum und andere akzessorische Knochen.**

Behandlungsgrundsätze

Sofern im Kindesalter keine korrigierenden, konservativen oder auch operativen Maßnahmen getroffen worden sind, beschränkt man sich im Erwachsenenalter auf die Behandlung der Folgeschäden. Man entfernt Hühneraugen und Schwielen, polstert Druckstellen, kühlt und entlastet schmerzhafte Schleimbeutelentzündungen. Man sorgt für Unterstützung der Fehlstellungen mittels Einlagen oder auch orthopädischer Hilfsmittel. Oft ist es notwendig, vernachlässigte Fußmuskeln oder Gelenke wieder zu aktivieren und zu beüben. Vorsicht ist jedoch geboten, wenn irgendwelche Fußmissbildungen mit Durchblutungsstörungen oder trophischen Störungen (Ernährungsstörungen) vergesellschaftet sind. Dann sind podologische Maßnahmen stets nur nach Maßgabe des Arztes erlaubt.

V Klassische Fußdeformitäten und Fußtypen

Fußtypen

Beim täglichen Umgang mit den Füssen unserer Mitmenschen sehen wir die mannigfaltigsten Fußformen. Der menschliche Fuß ist im Gegensatz zu dem seiner Vorfahren und den Extremitäten anderer Lebewesen auf die hauptsächlich ausgeübte Funktion, nämlich das Stehen und Gehen, eingestellt.

Daher unterscheiden sich unsere Füsse auffallend von denen unserer stammesgeschichtlichen Vorfahren (Primaten). So haben Affen einen Kletterfuß, der durch lange Zehen und eine anspreizfähige Großzehe gekennzeichnet ist. Zusätzlich steht dieser Affenfuß in einer Supinationsstellung (Fußinnenrand gehoben). Durch diese Stellung ist der Gang des Affen mit einer Belastung am Fußaußenrand gekennzeichnet.

Vierfüßler, wie Pferde und Hunde, haben dagegen einen Lauffuß. Charakteristisch dafür: Die Fortbewegung vollzieht sich auf den Ballen oder den Zehenspitzen. Der Fuß ist zusätzlich anlagebedingt steilgestellt und steht in Spitzfußstellung. Entwicklungsgeschichtlich sind dabei die Nägel teilweise zu Hufen ausgeprägt, wie beim Pferd.

Für den Standfuß des Menschen ist typisch, dass die Supinationsstellung nicht mehr gegeben ist und insbesondere der Vorfuß in leichter Pronation steht. Beim Menschen ist also der gesamte Fuß in sich verwrungen, wobei der Rückfuß (eigentlich die Ferse) noch in leichter Valgusstellung bleibt und der Vorfuß mit seiner Gegendrehung eine bessere Ausgangsbasis zur Abstützung beim Stehen gewährleistet. Gleichzeitig entsteht durch diese Drehung (Torsion) eine Längsgewölbenische, deren höchster Punkt (Kulmination = Rist) unter der Basis des II. Mittelfußstrahls liegt. Ein weiterer wichtiger Unterschied zu unseren entwicklungsgeschichtlichen Vorfahren besteht darin, dass die große Zehe ihre Greiffunktion fast vollständig eingebüßt hat.

So haben sich die Füsse des Menschen zu einem spezifizierten Fortbewegungs- und Standorgan entwickelt. Gleichwohl sehen sie nicht alle gleich aus. Bei der gebotenen Vielfalt lassen sich zwischen den einzelnen extremen Formen des Spitzfußes bis hin zum Plattfuß zahlreiche Mischformen und Übergänge abgrenzen. Im Gegensatz zur Zuordnung der menschlichen Fußform zu den klassischen (krankhaften) Deformitäten ist jedoch auch eine grobe Einteilung in (gesunde) Fußtypen möglich.

Bei den Fußtypen, die alle zu den normalen Fußformen gehören, unterscheiden wir drei Spezies (Abb. 39):

Griechischer Fußtyp

Bei uns am meisten verbreitet ist die griechische Fußform, bei der die II. Zehe am längsten ist. Nicht selten ist auch der II. Mittelfußknochen verlängert, so dass beim Abrollen die Belastung nicht nur unter dem I. Mittelfußköpfchen auftritt, sondern auch noch am II. Zehenstrahl (siehe Abb. 39). Dieser Fußtyp neigt daher leicht zur Krallenzehenbildung an der Zehe II, wobei ein gehäuftes Auftreten des Hallux rigidus desgleichen diskutiert wird. Hinzu kommt, dass dieser Fußtyp für bestimmte Belastungen (etwa beim Ballett) nachteilig ist.

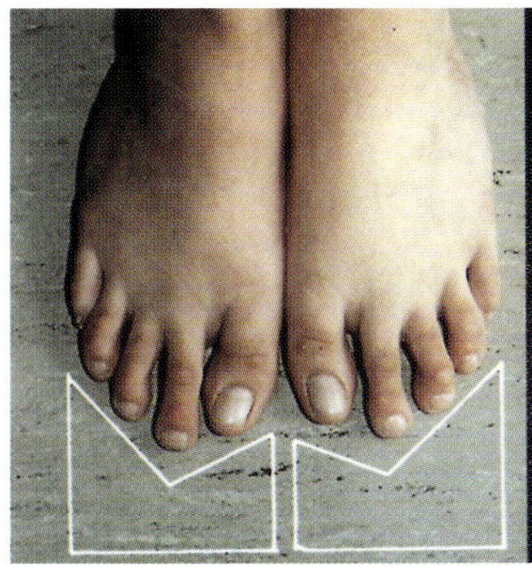

Griechische Fußform:
Die II. Zehe ist am längsten.

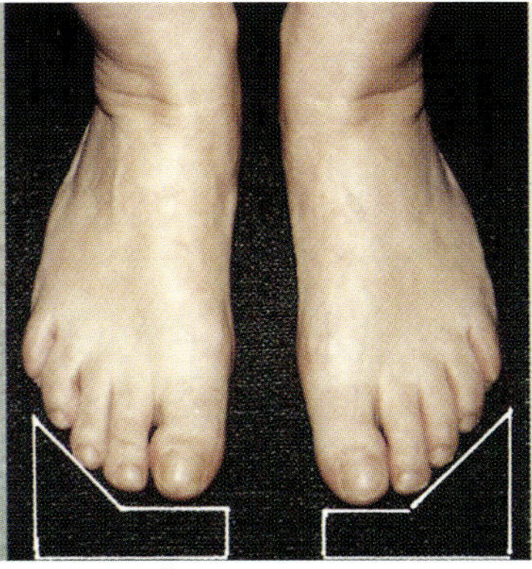

Ägyptische Fußform:
Die ersten beiden Zehen sind annähernd gleich lang, die anderen abfallend kürzer.

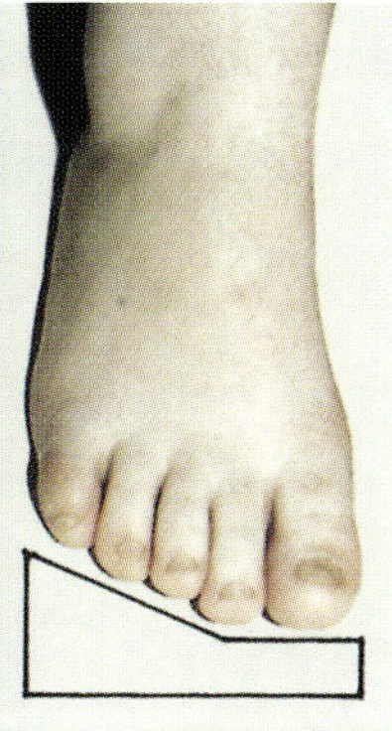

Quadratfuß:
Die Längendifferenz zwischen Großzehe und Kleinzehe ist relativ gering, der Fuß sehr breit.

Abb. 39:

Ägyptischer Fußtyp

Ebenfalls ein durchaus gesunder Fußtyp ist der ägyptische Fuß. Bei ihm ist die I. und II. Zehe gleich lang, wobei der ganze Fuß sehr kompakt erscheint und meist mit einer kräftigen Muskulatur vergesellschaftet ist. Die Zehen erscheinen insgesamt kurz angelegt. Das Fußsohlenfett ist von derber Konsistenz (siehe Abb. 39 Mitte).

Quadratfuß

Von den vielen Spielarten dieser beiden Typen unterscheidet sich der Quadratfuß, – ein sehr breiter, relativ gedrungener Fuß, bei dem die Mittelfußköpfchen fast alle in gleicher Höhe stehen und lediglich die kleine Zehe gegenüber den anderen stark verkürzt erscheint (siehe Abb. 39 rechts). Nachdem diese Bezeichnung manchem Patienten despektierlich erscheint, wird er je nach Region auch als römischer Fuß bezeichnet.

Dermatoglyphen

Entsprechend unserer Handlinien und Hautleisten, die die Fingerabdrücke charakterisieren, finden wir ein solches Leistenmuster (Dermatoglyphen) auch an der Fußsohle und an den Zehen. Diese Hautmusterlinien sind erblich, auch konstitutionell bedingt, bei Männern und Frauen oft verschieden ausgeprägt, auch differenziert bei den Rassen angelegt. Nach Auffassung der Chiromanten soll man daraus auch auf das Temperament und die charakterliche Veranlagung der jeweiligen Menschen schließen können. Erwiesen ist, dass verschiedene Krankheiten wie die Schuppenflechte, Chromosomenveränderungen usw. Form und Ausbildung dieser Hautlinien beeinflussen.

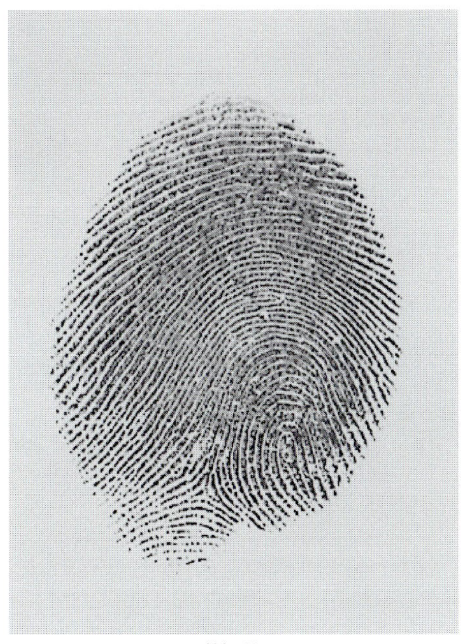

Abb. 40:
Dermatoglyphen einer Großzehe.

Klassische Fußdeformitäten

Es gibt eine Anzahl angeborener Deformitäten, von denen die wichtigsten zu nennen sind:

- Klumpfuß
- Kletterfuß
- Sichelfuß
- Hohlfuß
- Hackenfuß
- Spitzfuß
- Plattfuß
- Knickfuß und
- Spreizfuß.

Man kennt auch Mischformen, auf die im Zusammenhang mit den jeweiligen Deformitäten eingegangen werden soll.

Deformitäten können auch durch Erkrankungen und Verletzungen entstehen. Der Fußtherapeut muss die Wichtigsten kennen:

Klumpfuß

(Pes equinovarus [adductus])
Als Klumpfuß wird eine Kombination bestimmter Verformungen der Füsse bezeichnet. Klumpfüsse sind meistens angeboren, teilweise jedoch auch erworben.

Angeborener Klumpfuß

Der angeborene Klumpfuß ist die zweithäufigste angeborene Missbildung. Die Formveränderungen bestehen im wesentlichen aus drei klassischen Komponenten:

Spitzfuß (Pes equinus)
mit einer vermehrten Supination des Fußes (Heben des medialen Fußrandes)
O-Fuß (Pes varus)
mit Varuskippung im Bereich des Fersenbeins und in der Fußwurzel
Anspreizfuß (Pes adductus)
mit Abknickung des Vor- und Rückfußes zueinander im Sinne einer Anspreizung

Nicht selten besteht zusätzlich noch ein **Hohlfuß (Pes excavatus)**, da der Vorfuß nach unten gebeugt (flektiert) ist und der Rückfuß eine Steilstellung nach hinten unten aufweist. Lateinisch wird die Kombination aller Formen zu einem einzigen Namen zusammengesetzt und es resultiert der Namen: **Pes equino-varus-adducto-excavatus.**

Es kommt beim Klumpfuß zur Verbildung der Knochen, insbesondere des Sprungbeines und des Fersenbeines; außerdem zur Abwanderung der Knochen unterhalb des Sprungbeines. Die Weichteile wie Sehnen, Bänder und Kapseln sind innen verkürzt und auf der äußeren Seite überdehnt. Betroffen sind insbesonders das Sohlenband, die Innenrandheber (Supinatoren) und der Schollenmuskel (Musculus soleus).

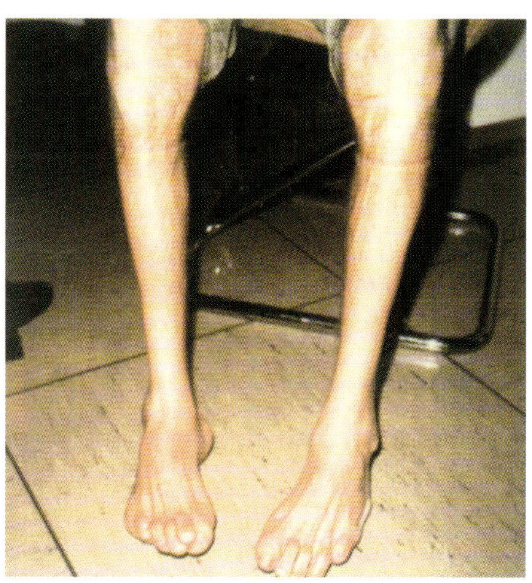

Abb. 41:
Klumpfuß beidseits.
Man sieht insbesondere rechts die Spitzfußstellung, die Supinationsstellung, die Anspreizstellung und die typischen „Spatzenwaden" beidseits.

Beim typischen Klumpfuß handelt es sich um eine Deformität, die unbehandelt (oft auch trotz Behandlung) fortschreitet. Im letzteren Fall spricht man vom rebellischen Klumpfuß. Es kommt zu Weichteilschrumpfungen, zu aktiven und passiven Deformierungen, zu Schwielen und Schleimbeuteln am Fußrücken, an den Sohlenaußenrändern, zusätzlich zur Deformierung an den kleinen Fußgelenken.

Erworbener Klumpfuß

Neben dem angeborenen Klumpfuß kennen wir den neuropathischen, den entzündlichen und traumatische Klumpfuß.

Den **neuropathischen Klumpfuß** unterscheidet man vom **spastischen Lähmungs-**

klumpfuß. Letzterer hat als Ursache eine zerebrale infantile Lähmung oder ist durch ein Schädel-Hirn-Trauma entstanden.

Bei der spastischen Lähmung sind meist die beiden wichtigsten Klumpfußmuskeln, der vordere Schienbeinmuskel (Musculus tibialis anterior) und der hintere Schienbeinmuskel (Musculus tibialis posterior) zunehmend kontrakt, also verspannt und verkürzt. Im Gefolge führt die Kontraktur zur zunehmenden Klumpfußstellung mit ihren drei typischen Komponenten. Das Gangbild zeigt ein Abrollverhalten über den äußeren Vorfußrand.

Schlaffer Lähmungsklumpfuß

Neben dem spastischen Lähmungsklumpfuß gibt es auch einen schlaffen Lähmungsklumpfuß. Während die Muskeln beim spastischen Klumpfuß verkrampft, verspannt, übererregt sind, kommt es beim schlaffen Klumpfuß zu einer fast haltlosen, hängenden Stellung des Fußes. Es fehlt jede Funktion der Wadenbeinmuskulatur. Die häufigste Entstehungsursache des schlaffen Lähmungsklumpfußes ist die spinale Kinderlähmung (Poliomyelitis).

Entzündlicher Klumpfuß

Der entzündliche Klumpfuß ist selten. Er entsteht gelegentlich durch Gelenkrheumatismus bereits im Kindesalter. Die Ausbildung erfolgt durch Narbenkontrakturen und chronisch-entzündliche Prozesse unterhalb des Innenknöchels und im Bereich des Längsgewölbes.

Traumatischer Klumpfuß

Der traumatische Klumpfuß ist ein Sammelbegriff, der fast alle unfallbedingten Klumpfußdeformitäten umfasst. Sie können als Ursache Schäden am Gehirn und Nervensystem haben, die sämtliche Abschnitte vom Schädel über das Rückenmark bis in die einzelnen peripheren Nerven betreffen. Es sind auch sämtliche Verletzungen aufzuführen, die direkt das Skelett deformieren. Meistens ist der innere Fußrand vom Knochenaufbau her zerstört oder schwer zusammengestaucht, wobei es zu einer Achsenknickung unterhalb des Sprungbeines nach innen kommt. Als klassische Verletzung ist die subtalare Luxation zu nennen, also die Verrenkung unterhalb und vorderhalb des Sprungbeines. Der Vorfuß wandert dabei nach medial ab. Später entstehen narbige Kontrakturen und die optisch hässliche Pferdefußkomponente.

Therapeutische Grundzüge

Aus ärztlicher Sicht steht beim angeborenen Klumpfuß eine Sofortbehandlung beim Neugeborenen an erster Stelle. Es müssen die wichtigsten Fehlkomponenten, die Vorfußadduktion, die Varusstellung und die Spitzfußkontraktur korrigiert werden. Man macht das mit fixierenden Verbänden, zusätzlich auch mit manuellen Methoden, wobei die tägliche Beübung und Redression im Vordergrund steht. Der wichtigste Aspekt ist dabei, die Schrumpfung der Weichteile zu vermeiden, insbesondere die starke Kontraktur des Zwillingsmuskels (Musculus gastrocnemius) an der Wade, der bei einer hartnäckigen Verkürzung zusätzlich operativ korrigiert werden muss. Man operiert zumeist mit einer Z-förmigen Verlängerung der Achillessehne und zerschneidet zusätzlich die eingesteifte Gelenkkapsel hinten am oberen und unteren Sprunggelenk (siehe auch Kapitel XIX). Im fortgeschrittenen Stadium nimmt man mitunter auch eine Verpflanzung der Muskelansätze, beispielsweise des vorderen Schienbeinmuskels (Musculus tibialis anterior) vor, der auf den äußeren Fußrand verpflanzt wird. Eine weitere Methode ist die Operation am Knochen, bei der man sich für Keilosteotomien aus dem Würfelbein oder auch aus mehreren Fußwurzelknochen entscheidet. Bei Lähmungsklumpfüssen sind zur Vermeidung weiterer Fehlstellungen sogar Versteifungsoperationen notwendig.

In der Podologie ist der Klumpfuß ein therapeutisches Problem. Durch die bleibende Fehlstellung kommt es immer wieder zur Hornhautbildung, zu Schwielen, Druckstellen, Nagelverformungen oder anderen Folgeerscheinungen, die sich trotz mehrfacher Behandlung immer wieder neu bilden. Man kann beim Klumpfuß die Hornhaut nicht auf das übliche Maß ausdünnen, da der Patient diese Hornhaut auch als Druckschutz braucht. Der Fußtherapeut sollte sich folglich nur auf schmerzende Stellen beschränken, Schwielen und Hühneraugen entfernen, die Haut elastizitieren und im übrigen die Einbettung des Fußes in den orthopädischen Schuh mit dementsprechenden Druckschutzmaßnahmen unterstützen.

Spitzfuß

(Pferdefuß, Pes equinus)
Man unterscheidet zwischen einem angeborenen und einem erworbenen Spitzfuß.

Der angeborene Spitzfuß ist zwar äußerst selten, jedoch als Kombination beim Klumpfuß beteiligt. Definiert wird der Spitzfuß als Anomalie oder anatomische Deformität mit vermehrter Plantarflexion oder verminderter Dorsalextension, also Vorfußsenkung. Man bezeichnet so den in mehr oder weniger Spitzfußstellung erstarrten Fuß.

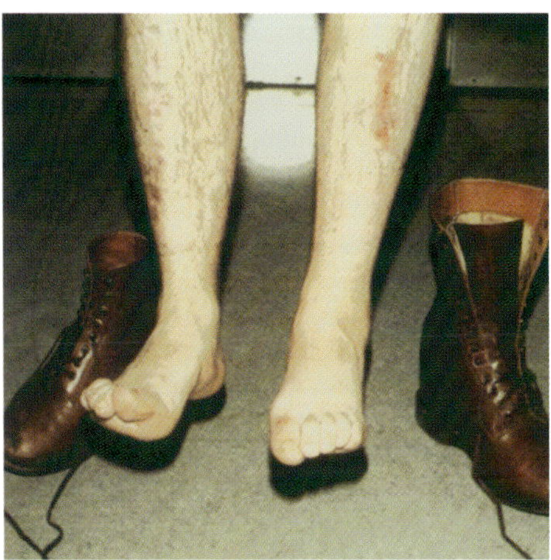

Abb. 42:
Posttraumatischer Spitzfuß links.
Zustand nach Unterschenkelbruch beidseits. Rechts ist die Spitzfußfehlstellung durch eine Achillessehnen-Verlängerungsoperation ausgeglichen. Links muss der Patient noch einen orthopädischen Schuh tragen, in dem zusätzlich eine Spitzfußstellung eingearbeitet ist.

Er kann auch bei gebeugtem Knie nicht über 90°, also über den rechten Winkel nach oben gehoben werden. Diese Einschränkung der Beweglichkeit wird durch eine Verkürzung der Weichteile auf der Beugeseite und Verlängerung auf der Streckseite verursacht. Auf der Auftrittsfläche an der Fußspitze bilden sich teilweise enorme Verhornungen der Haut und darunter verdickte Schleimbeutel. Später kommt es zu Formveränderungen der Fußwurzelknochen und der Zehengelenke mit Abweichungen. In der Podologie haben wir es überwiegend mit Lähmungsspitzfüssen zu tun. Wir unterscheiden einen spastischen Lähmungsspitzfuß (etwa auf Grund eines frühkindlichen Hirnschadens) vom schlaffen Lähmungsspitzfuß, der uns oft als Resultat eines Unfalls mit Verletzung der Muskulatur, der Nerven, auch der Wirbelsäule begegnet. Eine der häufigsten Ursachen ist die Lähmung des Nervus peronaeus, die meistens durch einen Bandscheibenschaden entsteht. Weitere Ursachen des erworbenen Spitzfußes sind Entzündungen der Gelenkkapseln, Muskeln und Sehnen.

Behandlungsgrundsätze

Für den Therapeuten sind vor allem konservative Behandlungsgrundsätze zu beachten. Es stehen die krankengymnastische Behandlung, auch elektrophysikalische Maßnahmen im Vordergrund, die Versorgung mit Stützeinlagen, Apparaten oder auch einer Peronaeusfeder. Dadurch kann der Vorfuß nicht nach vorne fallen und die Patienten bleiben nicht mit den Zehen hängen und stürzen. Reichen diese konservativen Maßnahmen nicht aus, sind operative Eingriffe notwendig, wobei der wichtigste die Achillessehnenverlängerung ist. Nur wenn die Weichteileingriffe keinen Erfolg zeigen, kommen Versteifungen wie die Subtalare Arthrodese (Einsteifung des Gelenks unterhalb des Sprungbeines) in Frage.

In der Podolgie ist bei solchen Patienten insbesondere darauf zu achten, dass sie ihre orthopädischen Hilfsmittel situationsgerecht tragen. Druck- und Schürfstellen sind desgleichen zu beachten. Bei Lähmungsspitzfüßen ist oft die Sensibilität (das Gefühl) herabgesetzt und wir müssen den Patienten auf solche Schäden hinweisen, da er sie häufig selbst nicht bemerkt. Vorübergehend kann man mit Druckschutzmitteln abhelfen. Andere Maßnahmen (beispielsweise Hornhautfräsen, Hühneraugenentfernung) sollten nur getroffen werden, wenn gleichzeitig auch die Verbesserung orthopädischer Hilfsmittel (z. B. Absatzerhöhung, Einlagen, orthopädische Schuhe) vom Arzt angeordnet und auch regelmäßig kontrolliert wird.

Hohlfuß

(Pes excavatus)
Auch dieser Sammelbegriff umfasst alle Fußdeformitäten, die ein vermehrtes oder hochgespreiztes Längsgewölbe haben. Es gibt verschiedene Kombinationsformen, so den Hackenhohl-

fuß, Spreizhohlfuß, Ballenhohlfuß und Klumphohlfuß.

Von den wichtigsten Grundformen, mit denen wir in der Praxis konfrontiert werden, sind zu nennen:

Ballenhohlfuß

(Pes equino excavatus)
Das Längsgewölbe hat einen zu hohen Spann. Von einem Ballenhohlfuß spricht man deswegen, weil der Großzehenstrahl besonders nach unten ausgerichtet ist und dem Bogen des inneren Längsgewölbes verstärkt. Ursachen des Ballenhohlfußes sind zumeist neurologische Erkrankungen, wobei das Gleichgewicht der Fuß- und Unterschenkelmuskulatur gestört ist. (Abb.43). Der Ballenhohlfuß neigt zur Krallenzehenbildung, die durch die ungleichen und unterschiedlich stark ansetzenden Sehnenzüge der Beuger und Strecker verursacht wird (Abb. 44).

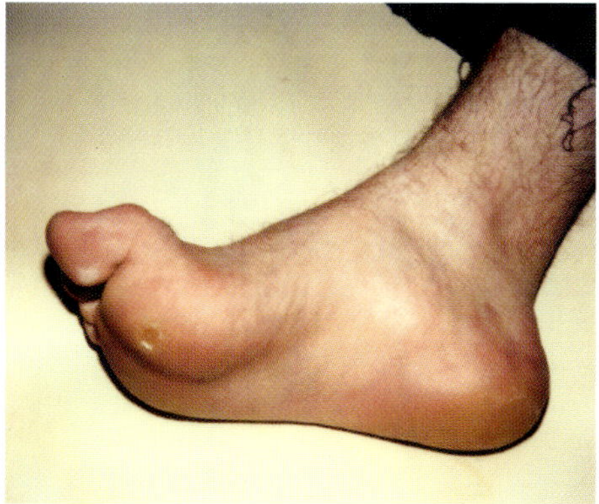

Abb. 43:
Ballenhohlfuß mit typischem Clavus unter dem steil nach bodenwärts gerichteten I. Mittelfußstrahl.

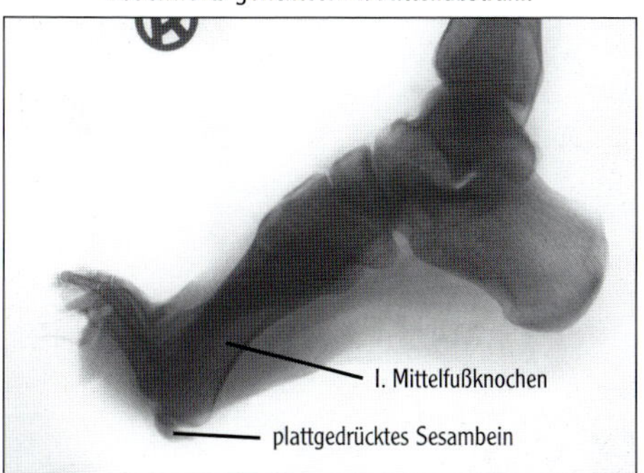

Abb. 44:
Röntgenbild des Ballenhohlfußes von Abb. 43. Man sieht deutlich den bodenwärts abgesunkenen I. Mittelfußknochen sowie das plattgedrückte Sesambein unter dem Großzehenballen

Hackenhohlfuß

(Pes calcaneus excavatus)
Diese Fußform wird auch „Chinesinnenfuß“ genannt, da die von den Chinesen ehedem praktizierte Mode der Fußschnürung bei Frauen zu solchen, für uns verunstalteten, Füssen führte. Der Hackenhohlfuß der Chinesinnen entstand der Überlieferung nach dadurch, dass eine Prinzessin mit Klumpfüßen geboren wurde und man ihr glaubhaft machen wollte, alle Frauen hätten solche Füße. Deswegen bandagierte man den Mädchen schon im zweiten Lebensjahr die Zehen (mit Ausnahme der Großzehe). Durch ständiges Nachziehen beugte man sie auf die Fußsohle. In einer zweiten Phase, ab dem dritten Lebensjahr, wurde dann die Quälerei dadurch fortgesetzt, dass man die Großzehe ebenfalls nach hinten bandagierte. Der Fuß wurde also insgesamt bogenförmig gekrümmt, damit die Großzehe so weit wie möglich die Ferse erreichte.

Bei uns ist in der Regel die Hauptursache eine Lähmung. Beim Hackenhohlfuß ist das Fersenbein sehr steil nach hinten und unten gerichtet, oft so, dass der Patient mit der Rückfläche der Ferse auftritt (Abb. 45).

Meist ist dabei die Achillessehne überdehnt. Die Fußsohlenmuskulatur ist auffällig kräftig und die Plantarfaszie verkürzt. Deshalb finden wir in der Podologiepraxis charakteristische Verschwielungen an der Ferse, im Bereich der Metatarsalköpfchen, dazu Krallen- und Hammerzehen.

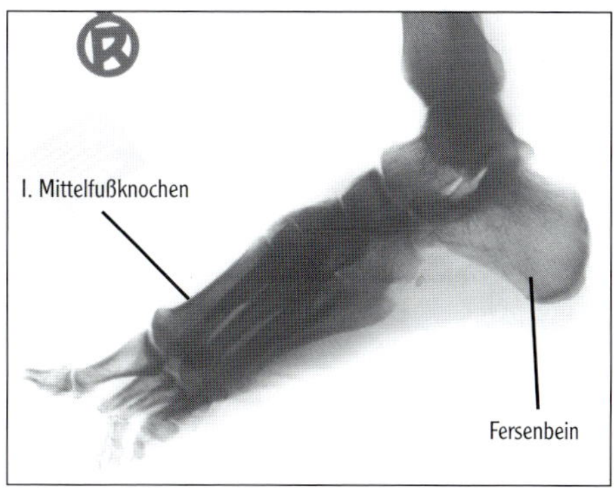

Abb. 45:
Hackenhohlfuß.
Man sieht auf dem Röntgenbild das steil bodenwärts gerichtete Fersenbein.

Behandlungsgrundzüge sind Umformungen des Fußes mit Dehnung der Plantarfaszie und des Längsgewölbes, operative Maßnahmen wie Durchtrennung der Achillessehne und verkürzende Naht; anschließend Lagerung in Spitzfußstellung. Oft ist auch eine keilförmige Osteotomie im Bereich der Fußwurzelknochen notwendig. Für den Fußtherapeuten kommt es darauf an, die jeweiligen Folgeerscheinungen (starke Schwielenbildung) zu behandeln und die Einsteifung in Fehlstellung durch gezielte Beübung zu verhindern oder zu verzögern. Wichtig ist, dass sich der Therapeut über das Wesen und die Ursache einer solchen Fußdeformität im klaren ist und keine wesentlichen Behandlungsentscheidungen ohne ärztliche Zustimmung trifft.

Hackenfuß

(Pes calcaneus)
Der Hackenfuß ist praktisch das Gegenteil vom Spitzfuß, also ein Fuß, der mehr oder weniger in einer Vorfußhebung (Dorsalextension) verharrt. Er entsteht durch Keimfehler oder auch in der Schwangerschaft durch Zwangshaltung in der Gebärmutter, aber auch durch Lähmung oder Schwächung der Wadenmuskeln, Narben auf dem Fußrücken und vor dem Sprunggelenk. Der Fuß lässt sich nicht über den rechten Winkel nach unten flektieren. Beim Gehen kommt es zur unglücklichen Fehlbelastung, so dass die Patienten im Hüft- und Kniegelenk beim Gehen in Beugestellung geraten. Nachdem der Hackenfuß jedoch relativ selten, zumeist angeboren ist und schon frühzeitig erfolgreich behandelt werden kann, ist eine spezielle Betrachtensweise aus der Sicht des Fußtherapeuten nicht notwendig.

Sichelfuß

(Pes adductus), auch Anspreizfuß
Dieser Fuß ist angeboren und dadurch gekennzeichnet, dass der Vorfuß sichelförmig einwärts gedreht, das mediale Längsgewölbe abgeplattet und das Fersenbein in Valgusstellung gerichtet erscheint. Er heißt deswegen, präziser bezeichnet, Pes adductus plano valgus, eine lateinische Kombinationsbezeichnung der verschiedenen charakteristischen Fehlstellungen dieser Deformität. Die Heilungstendenz ist günstig; eine Erwähnung erfolgt hier nur wegen der Einordnung und der Vollständigkeit halber. Das Gegenstück wäre der Pes abductus, also der Fuß, bei dem der Vorfuß nach außen abgeknickt ist (Abb. 46).

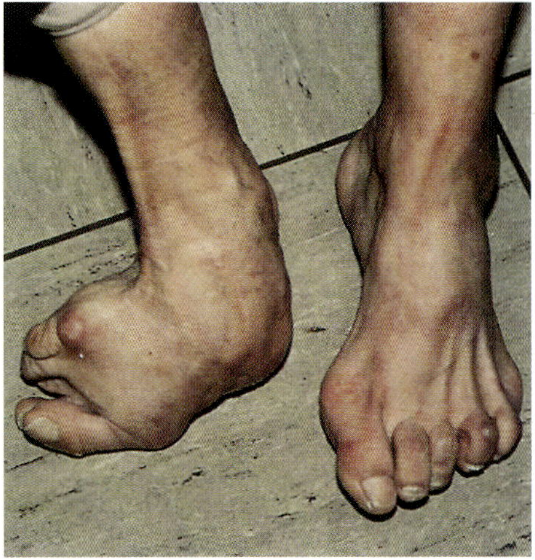

Abb. 46:
Abspreizfuß bei Fehlanlage rechts.
Linksseitig angedeuteter Klumpfuß.

Kletterfuß

(Pes supinatus)
Dieser Fuß spielt in der Praxis keine große Rolle, da er eine angeborene lockere Supinationsfehlhaltung darstellt, die fast nur im Säuglingsalter vorkommt. Charakterisiert ist die Fußform durch eine Supinationshaltung des ganzen Fußes im unteren Sprunggelenk. Ansonsten ist die anatomische und funktionelle Situation völlig normal und unterscheidet sich deshalb vom Klumpfuß, der auch unterhalb des unteren Sprunggelenks deutliche Fehlstellungen und Deformitäten aufweist.

Knick-Senk-Spreizfuß

Pes transversus valgus planus
Hierbei handelt es sich um eine Kombination verschiedener Formabweichungen und Funktionszustände mit drei Hauptmerkmalen:

- abgeflachtes Fußquergewölbe (Pes transversus)
- abgeflachtes Fußlängsgewölbe (Pes planus)
- Valgusstellung des Rückfußes. (Pes valgus)

Das wichtigste Merkmal gegenüber dem Plattfuß ist die fehlende Einsteifung (Kontraktur). Auch hier fehlt die normale Gewölbekonstruktion des Fußskeletts und der Sohlenauftrittsfläche. Das innere und das äußere Fußgewölbe (Pes Planus-Komponente), auch das vordere Quergewölbe (Pes transversus-Komponente) sind abgeflacht, teilweise völlig zusammengesunken. Das Fersenbein steht in Valgusstellung (Pes Valgus Komponente) und es imponiert ein Knickfuß! (Abb. 47 und 48).

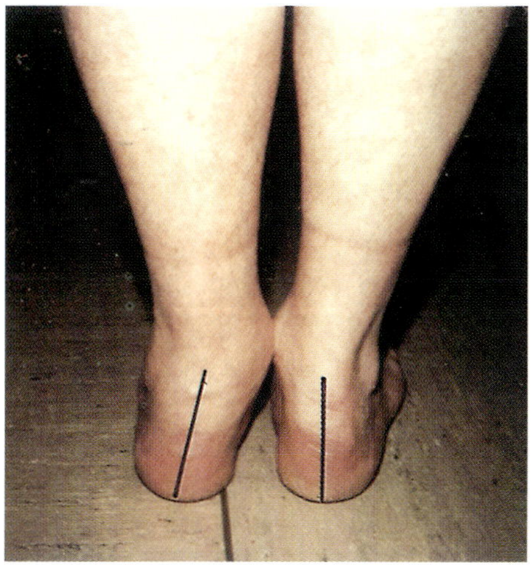

Abb. 47:
Posttraumatischer Knickfuß links. Man sieht die X-Bein-Stellung des linken Fersenbeins.

Plattfuß

(Pes planus)
Korrekt definiert ist der Plattfuß eine kontrakte Kombination von einem Knickfuß (Pes valgus), einem Senkfuß (Pes planus) und einem Spreizfuß (Pes transverso planus). Der klassische Plattfuß ist somit der weitgehend eingesteifte und kaum mehr mit Einlagen oder orthopädischen Schuhen korrigierbare Knick-Senk-Spreizfuß..

Man unterscheidet den angeborenen und den erworbenen Plattfuß.

Angeborener Plattfuß

Als typisches Merkmal der angeborenen Plattfußdeformität ist die Steilstellung des Sprungbeines zu nennen, das bei manchen Patienten dann mehr oder weniger senkrecht auf der Fußsohle steht, dort sogar tastbar werden kann und allmählich ein Belastungspunkt des Fußes wird. Deswegen müssen bei Kindern, die als Neugeborene neben einer „Tintenlöscherform" der Fußsohle auch einen Fersenhochstand aufweisen, umgehend Behandlungsmaßnahmen mit Redression und Modellierung im Gipsverband eingeleitet werden. Gelegentlich ist es sogar notwendig, operativ das Sprungbein in seine ursprüngliche Stellung über das Fersenbein zu bringen und dieses nach einer Achillessehnenverlängerung und Kapseldurchtrennung nach unten zu ziehen. Reicht eine Weichteiloperation nicht aus, muss man später zusätzlich eine Arthrodese mit operativer Versteifung des Rückfußes im Chopartschen Gelenk durchführen.

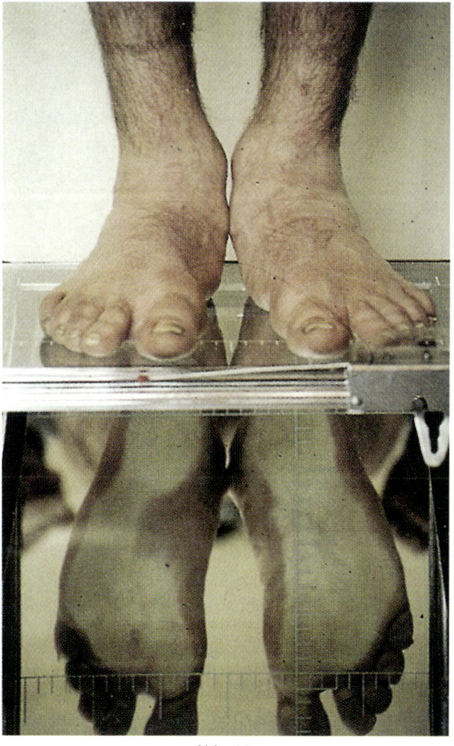

Abb. 48:
Man sieht die Knickfußstellung im Sprunggelenk und die Abflachung der Längs- und Quergewölbe auf der Fußsohle, links stärker als rechts.

Erworbener Plattfuß

Es handelt sich um eine orthopädische Deformität, die dem Fußtherapeuten im Gegensatz zu dem angeborenen Plattfuß am häufigsten unter die Augen kommt. Gegeben ist eine Kombination von mehreren Deformitäten, auch was die Ursachen und deren Folgen anbelangt.

Zunächst ist der statische Plattfuß zu nennen, oft die Folge einer vorbestehenden Fußschwäche. Die wesentlichen Merkmale des Plattfußes sind die folgenden krankhaften Komponenten:

1. Erniedrigung des medialen Längsgewölbes (Senkfuß, Pes planus),

2. Verkippung der Ferse in Valgusstellung (Knickfuß, Pes valgus),
3. Auseinanderweichen der Zehenstrahlen bis zum Verschwinden des vorderen Quergewölbes (Spreizfuß, Pes transversus),
4. Abweichen der Tragachse (insbesondere des Fersenbeines) und die Innendrehung des Unterschenkels über dem verdrehten Fußskelett,
5. Kontraktur, Einsteifung in Fehlstellung.

Dadurch entstehen weitere Folgeerscheinungen wie Zehenfehlstellungen, Fußsohlenverschwielungen unter den mittleren Metatarsalköpfchen. Auch innen unter dem vorstehenden Sprungbeinkopfwulst entstehen Druckstellen. In den angrenzenden Gelenken finden wir Gelenkzerstörungen und Kontrakturen. Man sieht auch typische Nebenbefunde wie einen Hallux valgus und Hammerzehen, auch Krallenzehen. Die begleitenden Überlastungsstellen finden wir täglich in der Praxis: starke Beschwielungen, Schleimbeutelentzündungen, Hühneraugen, ja auch eingewachsenen Zehennägel. Zusätzliche Komplikation: Warzenbefall an den Belastungszentren.

Hauptursache für einen erworbenen Plattfuß ist neben einer Lähmung, Entzündung, Verletzung, einer Narbe oder einer Knochenanomalie die sogenannte Fußschwäche. Haltungsschwächen der Fußmuskulatur bestehen oft schon im Kindesalter, wobei die Inzidenz in der Gesamtbevölkerung relativ hoch ist:

Im Säuglingsalter ist ein äusserlich imponierender Plattfuß durchaus normal, weil der Säugling ein Fettpolster im Längsgewölbe hat, das zu dessen Stützung angelegt und notwendig ist, bis die knöcherne Ausbildung des vorerst noch weitgehend knorpeligen Fußes erfolgt.

Bei einigen Naturvölkern ist ebenfalls ein Plattfuß zu beobachten, dessen optisch plane Sohlenfäche jedoch auf einer Vermehrung der Fußsohlenmuskulatur und des Fettgewölbes durch Barfußlaufen basiert und der daher gar keine echter Plattfuß ist.

Im Gegensatz dazu kommt es bei den überernährten Menschen unserer Zeit zur Überlastung des Fußskeletts, begleitet von einer zivilisatorischen Aktivitätsschwäche der Bänder und Muskeln, die das Fußgewölbe mangels Training nicht ausreichend stützen.

Das Fußgewölbe besteht aus einer knöchernen Grundkonstruktion, die aus sämtlichen Knochen der Fußwurzel und des Mittelfußes zusammengesetzt ist. Diese knöchernen Gewölbeteile werden durch Kapsel- und Bandapparate zusammengehalten und von den Sehnen der langen Fuß- und Unterschenkelmuskeln sowie der kurzen Muskeln stabilisiert.

So lassen sich bei Überlastungsschäden vorwiegend drei unterschiedliche Ursachen für die Erniedrigung des Gewölbes feststellen:

1. Erkrankungen der Knochen,
2. Erkrankungen der Kapseln, Bänder und Gelenke und
3. Erkrankungen der Muskulatur und ihrer Nerven und Gefäße.

Die oft zitierte allgemeine Fußschwäche betrifft überwiegend die schwache Muskulatur aber auch die überdehnbaren Kapseln und Bänder wie das lange Sohlenband, die Plantaraponeurose, aber auch das verknorpelte Pfannenband zwischen Fersenbein und Kahnbein.

Wichtig in diesem Zusammenhang ist auch der Sehnenansatz des vorderen Schienbeinmuskels (Musculus tibialis anterior) am Fußrücken. Dieser Muskel hält das Innengewölbe – zusammen mit der Sehne des langen Wadenbeinmuskels (Musculus fibularis longus) – hoch. Letzterer wiederum unterstützt von außen her das Längsgewölbe, indem er unter dem Fußgewölbe nach innen läuft und mit dem vorderen Schienbeinmuskel eine Art Steigbügel bildet.

Weitere unterstützende Muskeln für das Fußgewölbe sind der lange Großzehenbeuger, der den Fersenbeinbalkon (Sustentaculum tali) unterfaßt und der hintere Schienbeinmuskel (siehe Abbildungen im Kapitel Biomechanik). Auch die Achillessehne greift durch ihren Ansatz am Fersenbein regulierend in die Bildung des Fußgewölbes ein. An der Fußsohle greifen noch die kurzen Fußsohlenmuskeln zusätzlich in diese Haltekonstruktion ein. Diese vielen „Mitwirkenden", Haltezügel des Fußgewölbes allesamt, lassen sehr wohl erkennen, dass bei einer Muskelschwäche das innere Längsgewölbe zwangsläufig zuerst zusammensinkt. Nach dem Ausfall oder der Schwächung der Muskualatur kommt es zuerst einer Überdehnung des langen Sohlenbandes und der Gelenkkapseln. Dies führt allmählich zur Bildung des eigentlichen Senkfußes. Es folgt ein Auseinanderdrängen der Mittelfußknochen, was dazu führt, dass das vordere Quergewölbe erniedrigt wird. Ein Spreizfuß (Pes transverso-planus) entsteht. Damit sind bereits zwei Vorstadien des Plattfußes gegeben, nämlich der Senk- Spreizfuß. Es fehlt nur noch die dritte Komponente, die Knickfußbildung mit Valgusstellung der Ferse.

Durch das Auseinanderweichen der Mittelfußköpfchen kommt es (begünstigt durch enges Schuhwerk und Verlagerungen der Sehnen) zu Zehenfehlstellungen, wie den Hallux valgus der Großzehe. Das Quergewölbe ist dabei aufgehoben und die Mittelfußköpfchen II bis IV, wo meist das Hauptgewölbe angeordnet ist, werden zur Hauptbelastungszone. Verschwielungen und Fehlbelastungen an der Fußsohle sind die Folge.

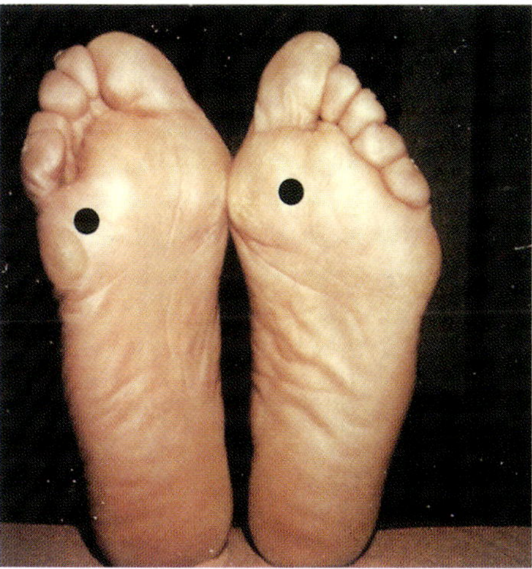

Abb. 49:
Schwielen bei Spreizfuß.

Behandlungsgrundsätze

Man achte darauf, Kapseln, Bänder und Gelenke zu stützen, durch passive Übungen zu dehnen, aktiv zu trainieren und zu bewegen, also die aktive Unterstützung des Fußlängs- und Quergewölbes zu fördern. Wichtig sind Bewegungs- und Muskelübungen, die der Patient selbst durchführt, nachdem er dazu eingehend angeleitet wurde.

Gelingt es nicht, das Abweichen des Fußes in eine Fehlform zu verhindern, müssen Fußstützen verpasst werden, letztendlich auch orthopädische Einlagen. Kommen wir auch damit zu keinem Behandlungserfolg, sind operative Maßnahmen und orthopädische Schuhe gerechtfertigt (siehe Kapitel Operationen, orthopädische Schuhe und Einlagen).

Bei der aktiven Therapie des beginnenden Spreizfußes oder auch des beginnenden Knick-Plattfußes werden zunehmend elektrophysiologische Methoden eingesetzt. So sind bereits Systeme erprobt, bei denen empfindliche Messinstrumente, die in Einlegesohlen integriert werden, falsches Abrollverhalten und falsche Belastungspunkte registrieren und mit akustischen oder elektrischen Signalen beim Patienten ein sorgfältigeres Gangbild anmahnen.

Die Diagnostik ist heutzutage so weit entwikkelt, dass die Druckverteilung an der Sohle digital gemessen werden kann. Zusammen mit der dreidimensionalen Vermessung der Fußsohlenform ist dadurch die Anpassung von Einlagen erheblich verbessert (siehe Kapitel XV und Kapitel XVI).

Bei muskulärer Fußschwäche nach Verletzungen, Erkrankungen oder auch bei Veranlagung, werden zunehmend TENS-Geräte eingesetzt. Das sind kleine, handliche Elektrostimulatoren, die in bestimmten Abständen Muskelreize aussenden und zur Kontraktion veranlassen, wodurch es zur Kräftigung der gewölbeerhaltenden Muskulatur (beispielsweise des vorderen Schienbeinmuskels oder des langen Großzehenbeugers) kommt. Diese Geräte werden nachts eingesetzt und auf unterschwellige Reize eingestellt. Bei einem ausgewählten Patientenkreis konnten damit deutliche Erfolge erzielt werden. Die klassischen Methoden des Muskeltraining sind jedoch immer noch Mittel der Wahl.

VI Vorfußdeformitäten und Deformitäten an den Zehen

Diese Veränderungen findet der Podologe in seiner Praxis am häufigsten. Die in der Folge beschriebenen Deformitäten sind meist vergesellschaftet mit kleineren Fußübeln, die in einem eigenen Kapitel beschrieben werden.

Vorfußdeformitäten

PCP-Vorfuß

(Vorfußform bei der primär-chronischen Polyarthritis)
Diese Vorfußdeformität gehört zu den rheumatischen Erkrankungen, was verdeutlicht, dass nicht alle Vorfußdeformitäten aus einer Fehlstatik, einer Verletzung oder falschem Schuhwerk resultieren.

Polyarthritiker erkennt man meist schon als solche, wenn sie den Behandlungsraum betreten. Sie haben einen unelastischen, steifen Gang und bemühen sich ob der Schmerzen, die Füsse nicht abzurollen. An den Schuhen sieht man Ausbuchtungen des Oberleders, die im Zehenbereich, vorwiegend über dem Großzehengrundgelenk, angeordnet sind und über den anderen Zehen durch Krallenstellung entstehen.

Im akuten Zustand schwellen die Zehengelenke an, sind überwärmt und sehr schmerzhaft. Auch an den Sehnenscheiden kommt es zu Schwellungen und schmerzhaften Entzündungen. Beim Fortschreiten der Erkrankung entstehen erhebliche Deformierungen der Füsse mit Hallux-valgus-Stellung, Krallenzehenbildungen, beachtlichen Vorfußschwielen unter den Mittelfußköpfchen, die mitunter in Geschwüre ausarten. Das Quergewölbe ist meist eingesteift, der Gesamtfuß erscheint als kontrakter (eingesteifter) Spreizfuß. Die Abweichstellung der Zehen II bis IV nach außen ist dabei Zeichen einer beginnenden Luxation in den verschiedenen Zehengelenken, die im Spätstadium vollkommen deformiert und aus dem Gelenk gewandert sind. Die Kleinzehe wird durch den Schuhdruck oft nach innen abgedrängt, sodass der typische Dreiecksfuß der cP entsteht.

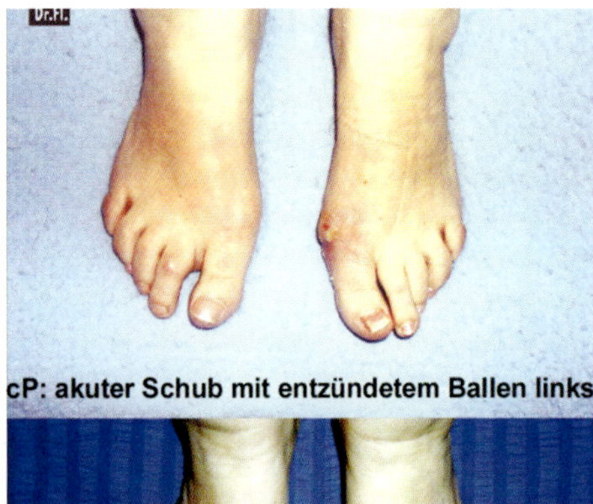

Abb. 50:
Füsse einer 45-jährigen Patientin mit PCP. Oben: Akuter Schub mit entzündetem Ballen links.

Gichtfuß

(Podagra)

Bei der Gicht äußert sich das typische akute Krankheitsbild dadurch, dass im akuten Anfall das Großzehengrundgelenk rötlich überwärmt, leicht aufgetrieben und erheblich schmerzhaft ist. Die Patienten rollen den Fuß nicht mehr normal ab; das Gangbild ist ein deutliches Schmerzhinken. Nicht nur die gerötete und schmerzhafte Großzehe ist die typische Erscheinung der Gicht am Fuß. Sie kann auch den Vorfuß oder/und den Rückfuß sowie das Sprunggelenk befallen, womit das Bild der Podagra entsteht. (Abb. 51).

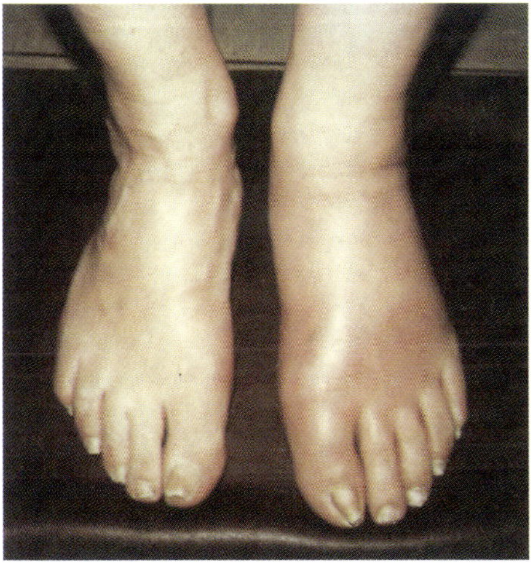

Abb. 51:
Die Entzündung hat über dem Großzehengrundgelenk begonnen und erfasst jetzt den gesamten linken Fuß.

Wird ein Patient häufiger von einem Gichtanfall befallen und gelingt es nicht, die Harnsäurekonzentration unter 7,2 mg/dl zu halten, greift die Harnsäure auf Dauer die Gelenke an. Sie zerstört den Gelenkknorpel, die Knochenhaut, führt zu Einlagerungen von Harnsäurekristallen und bildet Gichttophi (Gichtknoten). Die Gelenke deformieren. So wandern die Zehen aus ihren Gelenken heraus, weil Knochen, Bänder und Kapseln zerstört werden. Dies führt schließlich zu einer Deformierung des gesamten Fußes, die man heute erfreulicherweise nicht mehr häufig sieht.

Behandlungsgrundsätze

Beim akuten Gichtanfall müssen abschwellende, kalte und feuchte Umschläge appliziert werden. Alle äußerlich abschwellenden Topika sind erlaubt, sofern diese nicht Allergien verursachen oder zusätzlich reizen. Notwendig ist auch die Hochlagerung des Beines. Zusätzlich gibt man Medikamente für die Schmerzen und zur Abschwellung (z. B. Diclophenac). Im akuten Gichtanfall ist Colchicin das Mittel der Wahl. Man sichert die Diagnose durch Blutuntersuchungen. Erreicht die Harnsäurekonzentration im Blut 7,2 mg/dl, ist eine strenge Diät notwendig. Ist dies langfristig erfolglos, gibt man Gicht-Medikamente. Diese haben zwei vorrangige Ansatzpunkte: ein Wirkstoff fördert die Ausscheidung der zuviel produzierten Harnsäure, ein anderer greift direkt in den Stoffwechsel ein und dämpft die Produktion der Harnsäure. Grundsätzlich sollten sich Patienten, die an Gicht leiden, mit dem Verzehr von Fleisch, insbesondere Innereien, zurückhalten und statt Alkohol viel Mineralwasser trinken.

Podologische Maßnahmen beim chronischen Gichtfuß bestehen darin, den Fuß abzustützen, zu polstern und entzündungshemmend zu behandeln. Dies ist besonders wichtig bei erheblichen Fehlstellungen an den Zehen. Sind bereits Deformitäten vorhanden und lehnt der Patient chirurgische Maßnahmen ab, versucht man es mit Druckschutzmitteln, auch mit Orthosen und orthopädischen Schuhen.

Vorfußveränderungen durch Schuppenflechte

(Psoriasis)

Auch die Schuppenflechte, die Psoriasis, führt zu Veränderungen an den Fußgelenken. Am Vorfuß werden die Mittel- und Endgelenke befallen. Im fortgeschrittenen Stadium kommt es zu Knochenauflösungen und destruktiven, also zerstörenden Luxationen (Verrenkungen der Zehengelenke). Im Gegensatz zur chronischen Polyarthritis ist der Befall der Gelenke jedoch nicht symmetrisch. Die typische Psoriasis der Zehen ist die akropustulöse Psoriasis. Sie befällt nicht nur die Gelenke, sondern auch Haut und Nägel (siehe Kapitel II).

Im akuten Schub sind die Gelenke (wie bei jeder anderen Entzündung auch) geschwollen, leicht gerötet und überwärmt. Wer in der podologischen Praxis entzündete Gelenke bei einem Psoriatiker sieht, sollte auf jeden Fall einen Arzt einschalten!

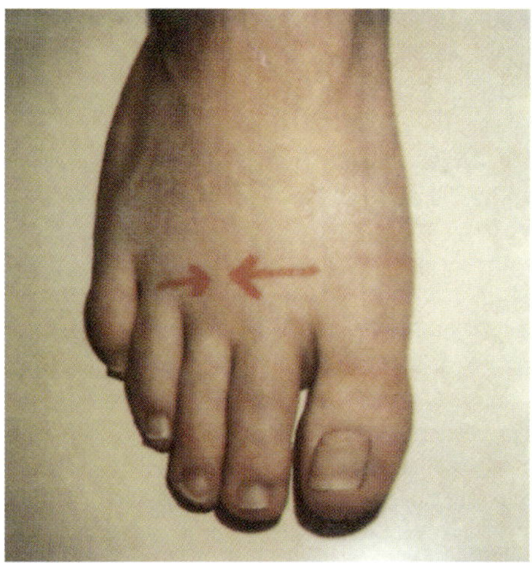

Abb. 52:
Psoriasis. Arthritis des II. Zehengrundgelenks. Die beiden Pfeile kennzeichnen den Ort der ausgedehntesten Schwellung und des stärksten Schmerzes.

Als Soforthilfe sind Schonung und abschwellende Salben- und auch kühlende Umschläge anzuraten. Die Erkrankung ist schwer beeinflussbar. Die ärztliche Langzeittherapie besteht in der Behandlung mit UV-Licht, Immunsuppressiva und Vitamin D- Salben. Die Erfolge sind leider oft nur vorübergehend.

Deformitäten an den Zehen

Veränderungen der Großzehe

Schief- oder X-Zehe (Hallux valgus)

Die wohl geläufigste Veränderung im Bereich der Großzehe, die man täglich sieht, ist der Hallux valgus (X-Stellung der Großzehe), auch Ballenwinkel genannt. Die Ursachen sind vielschichtig. Die wohl wichtigste ist das Tragen von ungeeignetem Schuhwerk. Bei engen Schuhen und hohen Absätzen wird die Großzehe nach außen, also kleinzehenwärts beziehungsweise in X-Stellung gedrückt. Hinzu kommen auch erbliche Faktoren wie ein anlagebedingter Spreizfuß, Verletzungen, Kontrakturen oder Fehlbelastungen.

Im wesentlichen besteht der krankhafte Zustand beim Hallux valgus darin, dass die nach außen abweichende Großzehe aus ihrem Gelenk auswandert, was zu einer Luxation (Verrenkung) führen kann. Fast immer kann man beobachten, dass das Köpfchen des I. Mittelfußknochens deutlich vorspringt und sich an dieser Stelle eine Exostose (Knochenvorsprung) bildet. Gleichzeitig drehen sich die Großzehe und der I. Mittelfußknochen nach innen (Pronation). Ursache dafür sind Band- und Sehnenansätze, die der Abweichung der Großzehe nicht in gleichem Maße folgen. Da die Knorpelflächen teilweise den Kontakt mit dem Gegenüber verloren haben, außerdem falsch belastet werden, degenerieren sie und es kommt zur Arthrose. Die Gelenkkapsel wird auf der inneren Seite überdehnt; auf der äußeren schrumpft sie, ebenso die Muskelansätze. Somit ist der Hallux valgus nicht mehr gerade zu richten. Zusätzlich kommt es durch den Schuhdruck über dem Ballen zu einer Schleimbeutelvergrößerung, darüber meist zu einer Schwiele oder einem Hühnerauge. Eine in der Folge mögliche Entzündung bereitet große Schmerzen. Bei der Hallux-valgus-Bildung ist regelmäßig auch eine Störung des Muskelgleichgewichts gegeben. Das führt dazu, dass der Großzehenabzieher (Musculus abductor hallucis) sohlenwärts abrutscht und dabei die Großzehe nach innen dreht. (Abb. 53 und 54).

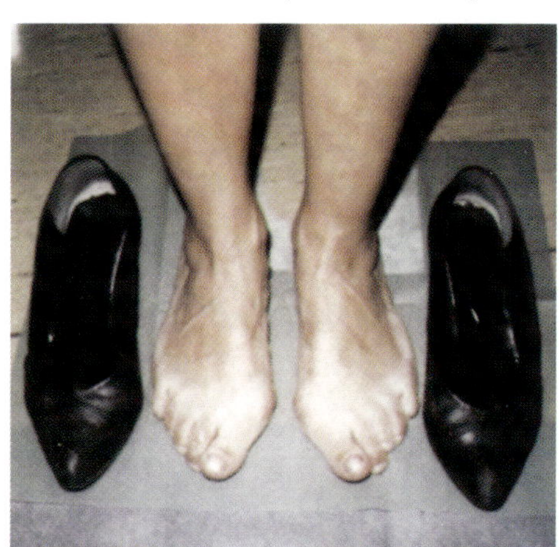

Abb. 53:
Hallux valgus beidseits. Beginnende Drehung der Großzehe nach innen. Charakteristisch sind auch die hohen Absätze und spitz zulaufenden Schuhe.

Die Sehne des langen Streckers und die lange Beugesehne der Großzehe wandern nach außen – kleinzehenwärts, so dass es zu einer Verkürzung der Sehnenzügel kommt. Die unter dem Gelenk eingelagerten Sesambeine werden mit der Sehne des kurzen Großzehenbeugers (Flexor

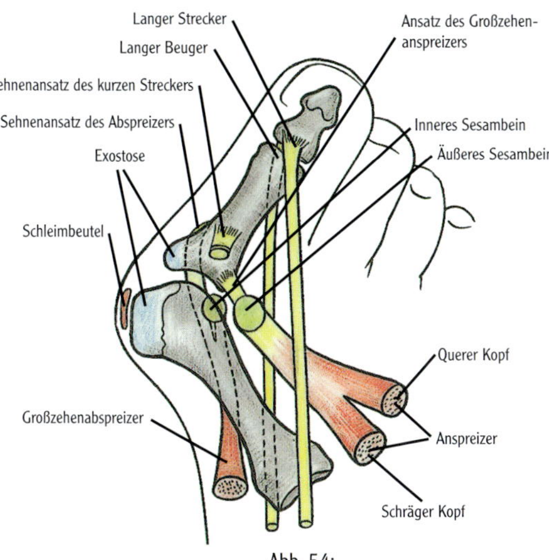

Abb. 54:
Hallux valgus. Schematische Darstellung der krankhaften Strukturen: Deviation der Knochenachsen, Verkürzung der Sehnen und Muskeln, Bildung von Exostosen, Abweichung der Sesambeine sowie Drehung der Großzehe.

hallucis brevis) nach außen gezogen, wobei der Großzehenanzieher (Musculus adductor hallucis) eine nicht unbedeutende Zusatzrolle spielt: Er hat einen schrägen und einen queren Kopf, die sich beim Spreizfuß verkürzen. Dadurch entsteht ein starker Zug auf seine Ansätze am äußeren Sesambein und der Grundgliedbasis. Eine nicht mehr passiv korrigierbare Valgusstellung ist die Folge.

Erwartungsgemäß findet man bei einem Hallux valgus die typische Spreizfußstellung mit auseinandergewichenen Mittelfußköpfchen. Diese sind meist sohlenwärts gesunken; es kommt in der Folge zu Schwielen, insbesondere im Bereich der Köpfchen II, III und IV. Die betroffenen Patienten klagen über Beschwerden im Bereich des Großzehengrundgelenks. Es entstehen Exostosen, die, wenn sie mit Verdickung der Haut und Bildung eines Schleimbeutels einhergehen, auch als **Frostballen (Pernionen)** bezeichnet werden. Mit Erfrierung hat dies jedoch nichts zu tun, sondern mit Unterkühlung der Ballen, wenn diese sich im Winter durch das Oberleder der Schuhe bohren. Die dabei entstehenden Gefäßreaktionen verursachen lokale Kapillarerweiterungen. Dadurch entstehen Schwellungen und echte Knoten als Folge der Gefäßfibrosen, die man wissenschaftlich als die eigentlichen Pernionen definiert.

Die mannigfaltigen Folgen und Veränderungen beim Hallux valgus sind an zwei Händen fast nicht abzuzählen. Gemäß der Tradition der Plattlinger Podologieschule sind mehr als zehn Veränderungen tabellarisch aufzuführen:

Veränderungen beim Hallux valgus
- X-Stellung der Großzehe
- Achsenänderung des Metatarsale I
- Arthrose im Großzehengrundgelenk
- Subluxation im Großzehengrundgelenk
- Exostose am Großzehengrundgelenk
- Verkürzung der langen Großzehenstreck- und Beugesehne
- Verkürzung des queren und schrägen Kopfs des Großzehenanspreizers
- Drehung der Großzehe und des I. Mittelfußknochens nach innen
- Abwanderung des Großzehenabspreizers auf die Innenseite der Fußsohle
- Abwanderung des Sesambeine unter dem Ballen nach außen
- Schwielenbildung am Großzehenballen
- Schleimbeutelentzündung am Großzehenballen
- Verdrängung der mittleren Zehen
- Absinken der Mittelfußköpfchen D II bis IV.

Ein gut ausgebildeter Podologe sollte mindestens zehn der obengenannten Veränderungen ableiten können.

Behandlungsgrundsätze

Wichtig ist beim Hallux valgus und seinen leichteren Formen eine Beübung sämtlicher Zehen und Training der Muskulatur, die den Sehnenzug verbessert. Das Tragen spitzer Schuhe ist verboten. Ein Versuch, die Valgusstellung mit einer Schienezu korrigieren, am besten über Nacht, ist gerechtfertigt. Tagsüber erfordert ein Hallux valgus das Tragen einer Einlage, die das Quergewölbe hebt und gegen das statische und muskeldynamische Ungleichgewicht arbeitet. Eine fachgerechte Schuhversorgung (die Schuhe entsprechend breit gearbeitet) und Vermeiden von hohen Absätzen sind unbedingt erforderlich! Zusätzlich kann man den Patienten dadurch helfen, dass man Hornhaut (Verschwielungen) aufweicht, abträgt und entzündungshemmende Salben und Bäder empfiehlt. Die Anfertigung von Orthosen oder Ballenschalen bringt zum Teil Erfolge.

Reichen die konservativen (nichtoperativen) Verfahren nicht mehr aus, so kommen, insbesondere bei älteren Leuten, verschiedene operative Maßnahmen in Betracht.

Die bekannteste ist die Operation nach BRANDES (in den USA nach KELLER benannt). Dabei wird vom Großzehengrundglied die Basis entfernt, so dass unter Umständen bis zu zwei Drittel des Großzehenglieds fehlen. Nebenbei wird ein vielleicht noch bestehender Ballen am Köpfchen des I. Mittelfußknochens abgetragen. Ein Teil der Knochenhaut und der Kapsel wird zurechtgeschnitten und als Polster oder Puffer dort eingenäht, wo früher das Gelenk war.

Der Zweck einer solchen Operation besteht darin, durch die Verkürzung des Großzehengrundglieds und der Ablösung der Sehnenansätze die valgisierende (in X-Richtung) Wirkung und Verkürzung sowohl der langen Streck- und der langen Beugesehne der Großzehe als auch des Anziehers auszugleichen. Operationen, die erhebliche anatomische Veränderungen am Knochen herbeiführen, sollen jedoch nur bei älteren Patienten durchgeführt werden.

Es gibt noch verschiedene andere Operationsmethoden (ingesamt sind mehr als 125 Verfahren beschrieben), so die Entfernung des Mittelfußköpfchens, eine keilförmige Umstellung des Mittelfußknochens oder reine Weichteiloperationen, wie sie im Kapitel XIV beschrieben werden. Bei jungen Patienten sollte man jedoch versuchen zunächst mit konservativen Mitteln zu helfen.

Großzehensteife

(Hallux rigidus)

Als Hallux rigidus wird eine Großzehe bezeichnet, die im Grundgelenk sehr schmerzhaft (siehe Abb. 55) und mehr oder weniger steif ist. Sie steht im Gegensatz zum Hallux valgus meist noch gerade und hat verschiedene Ursachen: Häufig ist es eine Arthrose, entstanden durch Überlastung, manchmal auch eine echte Entzündung, weniger oft eine aseptische Nekrose oder gar eine Wachstumsstörung. Eine Veranlagung wird diskutiert.

Patienten, die an einem Hallux rigidus leiden, klagen über Einschränkung der Beweglichkeit der Großzehe, manchmal sogar über völlige Einsteifung mit Aufhebung der Dorsalflexion (Hochziehen der Großzehe). Sie berichten über häufige Entzündungen mit Schwellungen im Großzehengrundgelenk. Man tastet mühelos die Knochenausziehungen der Gelenkflächen (Exostosen), die sehr schmerzhaft sein können (Abb. 56).

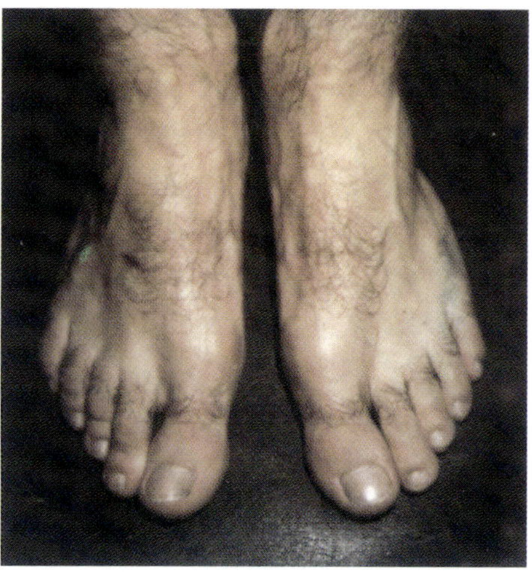

Abb. 55:
Hallux rigidus. Man erkennt die Schwellung des linken Großzehengrundgelenks. Die Beweglichkeit ist schmerzhaft eingeschränkt, eine erhebliche Hallux-valgus-Bildung nicht gegeben.

Behandlungsgrundsätze

Die Behandlungsgrundzüge des Hallux rigidus sind passive Übungen, Bäderbehandlungen, ruhigstellende Schienen, lokale Salbenanwendungen und Abrollhilfen. Letztere bestehen beispielsweise in einer Abrollsohle unter dem Vorfuß, die wie ein Tintenlöscher aussieht, und die Abrollschmerzen beim Gehen im Großzehengrundgelenk mindert. Zusätzlich kann man den Patienten eine Einlage empfehlen, mit einer Verstärkung unter der Großzehe, um das Grundgelenk beim Abrollen zu entlasten und die Bewegungsausschläge zu dämpfen. Möglich ist auch eine örtliche Betäubung, die Großzehe moderat zu mobilisieren, sie in einem Gips vorübergehend ruhigstellen und dann krankengymnastisch beüben. Sollten diese und andere Versuche scheitern, ist eine operative Therapie notwendig. Vorher empfiehlt sich in jedem Fall ein konservativer Behandlungsversuch. Starke Schmerzen beseitigt man mit lokalen Einspritzungen oder infiltriert Kortison, was manchmal Wunder bewirkt, weil das Gelenk beruhigt wird.

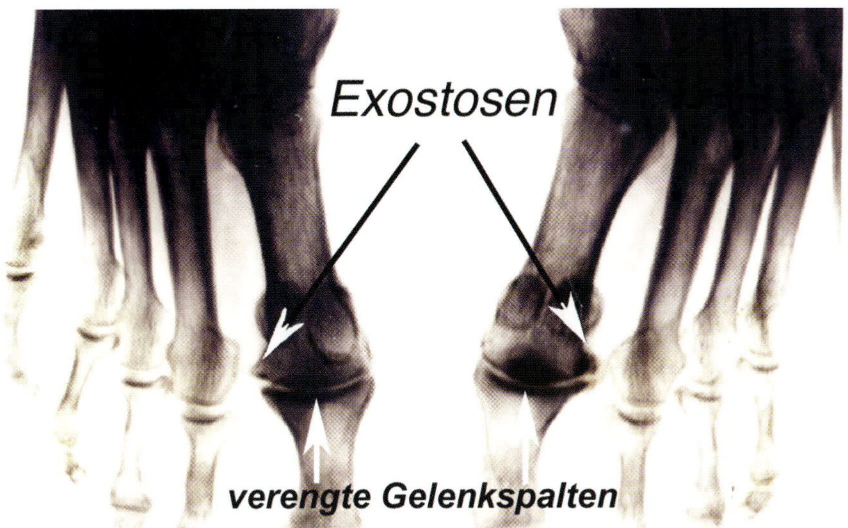

Abb. 56:
Hallux rigidus. Man erkennt die Knochenausziehungen im Bereich des Gelenks und die Verschmälerung des Gelenkspalts.

Hammergroßzehe

(Hallux malleolus)
Bei der Hammerzehenstellung der Großzehe ist das Endgelenk in erheblicher Beugestellung eingesteift, während das Grundgelenk gestreckt steht (Abb. 57 und 58). Man darf die Hammerstellung der Großzehe nicht verwechseln mit der Hammerzehenbildung der übrigen Zehen, wo nur gelegentlich das Endglied, meist jedoch das Mittelglied in starker Beugestellung fixiert ist.

Die Ursache eines Hallux malleolus ist am häufigsten ein Hohlfuß oder ein Spreizfuß. Auch Lähmungen mit Muskelungleichgewichten im Bereich der Großzehensehnen, Narbenbildungen, Schnittverletzungen, chronische Entzündungen und dauerhafte ungünstige Druckverhältnisse, verursacht durch unpassendes Schuhwerk, kommen in Frage. Es entstehen Überdehnungen der Kapsel auf der einen und Schrumpfungen auf der anderen Seite, Verlagerungen der Muskelansätze und der Bänder, letztendlich Verkürzungen der Sehnen, Fehlstellungen im Endgelenk, Einsteifungen und Ausbildung von Exostosen. Als natürliche Folge finden wir Muskelschwund im Bereich der Fußgewölbe, Druckstellen, Entzündungen von Schleimbeuteln, Hühneraugen und sogar Geschwüre.

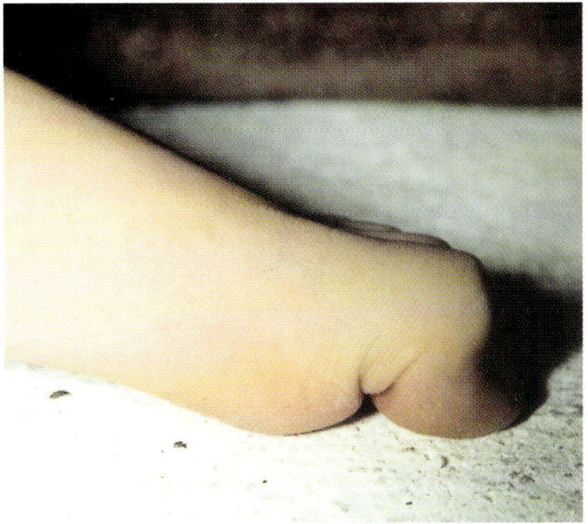

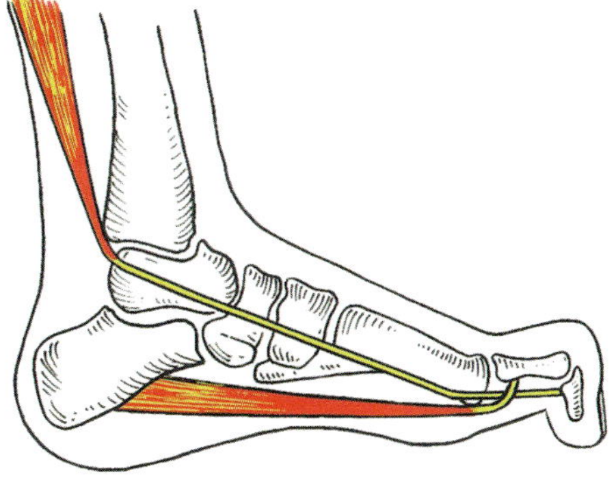

Abb. 57 und 58:
Hammergroßzehe (Hallux malleolus). Das Schema zeigt die Hammerzehenbildung durch das Übergewicht des langen Zehenbeugers und Schwächung der kurzen Fußmuskulatur.

Krallengroßzehe

(Hallux flexus)
Der Hallux flexus (Krallengroßzehe) ist dadurch gekennzeichnet, dass das Grundglied und auch das Endglied in Beugestellung stehen. Durch die Beugestellung sämtlicher Gelenke ist der Hallux flexus eindeutig vom Hallux malleolus zu unterscheiden.

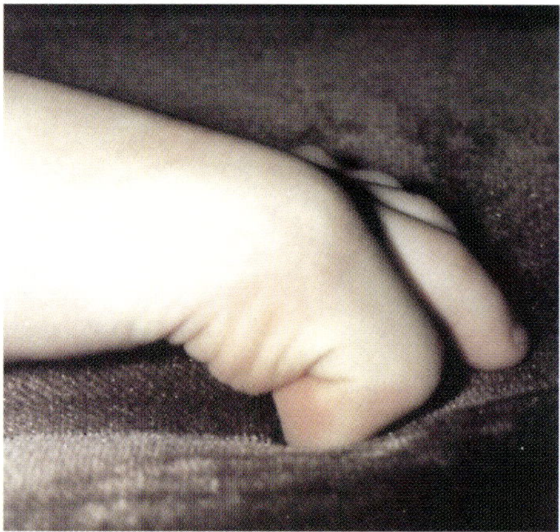

Abb. 59:
Krallengroßzehe (Hallux flexus).

Behandlungsgrundsätze

Die Behandlung sollte zunächst in der Schmerzbekämpfung bestehen mit antientzündlichen Salben und Bädern, mit Bewegungsübungen und Nachtschienen, sofern die Zehen noch nicht vollkommen versteift sind. Wenn eine passive Korrektur, aktive Bewegungstherapie und Schienenbehandlung keinen Erfolg zeitigt, muss man das Schuhwerk dementsprechend abändern, indem man es auspolstert, erweitert und für ausreichende Abrollfähigkeit sorgt. Die Anfertigung von Orthosen ist im indizierten Fall sehr hilfreich.

Eine grundlegende Therapie ist jedoch nur operativ möglich. Dabei wird die tiefe Beugesehne der Großzehe durchtrennt oder verlängert, die Kapselschrumpfung durch Überdehnung oder Durchschneidung beseitigt. Leider meint das Gros der Patienten, aber auch mancher Arzt, mit der Operation wäre alles beseitigt. Geläufig sind jedoch miserable Operationsergebnisse, die daraus resultieren, dass nach der Operation keine Nachbehandlung mit Gymnastik und auch keine Versorgung mit Einlagen und geeigneten Schuhen erfolgte.

Krallenzehe

(Digitus flexus)
Man nennt so allgemein Zehen, die nicht nur im Endglied, sondern auch im Mittelglied stark gebeugt sind. Die Zehe ist dabei wie eine Kralle geformt, meist im Grundgelenk überstreckt und im Mittel- und Endglied versteift. Das Erscheinungsbild eines Fußes, an dem mehrere Krallenzehen gegeben sind, erinnert an eine Klaue, so dass auch von Klauenzehen oder gar einem Klauenfuß gesprochen wird. Krallenzehen sind oft Veranlagung, entstehen aber auch im Gefolge von Spreizfüssen, Lähmungen, Gelenkentzündungen, Narben und engem Schuhwerk. Eine fehlerhafte Fußform ist mit Abstand die häufigste Ursache solcher Krallenzehen. Die Therapie folgt den Behandlungsgrundsätzen der Großzehenfehlstellungen. (Abb. 60).

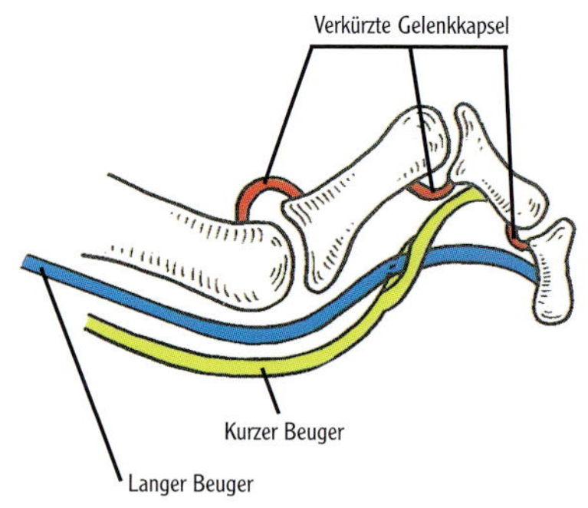

Abb. 60:
Krallenzehe. Die anatomischen Verhältnisse bei einer Krallenzehe: Die Kapseln sind geschrumpft, zum Teil auch die Sehnen der langen und kurzen Beuger.

Hammerzehe

(Digitus malleolus)
Der Begriff Hammerzehe findet für die II. bis V. Zehe dann Anwendung, wenn das Zehengrundgelenk überstreckt, das Mittelglied jedoch stark gebeugt ist und das Endglied sich in Mittelstellung oder leichter Überstreckung befindet. Wichtig dabei ist, dass die Zehenkuppe den Boden berührt (Abb.61). Aber auch die isolierte, alleinige Beugestellung des Endglieds der Zehen II bis V rangiert unter dem Begriff der Hammerzehen, da nur sie die charakteristische Fehlstellung aufweisen (Abb. 62).

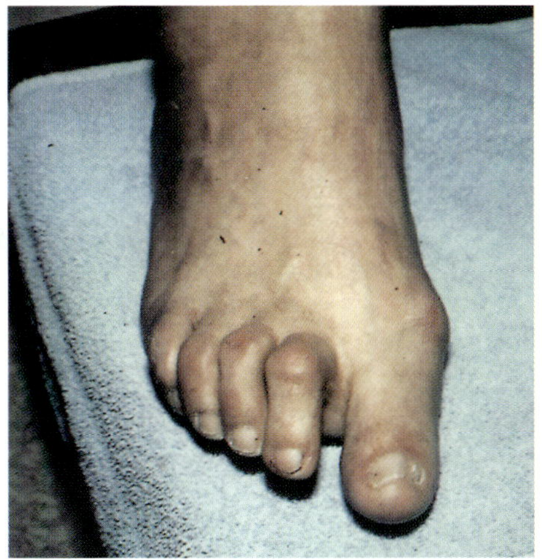

Abb. 61:
Hammerzehenstellung der II. Zehe rechts. Das Grundgelenk ist überstreckt, das Mittelgelenk stark gebeugt und versteift, das Endgelenk in Streckstellung (Variante I).

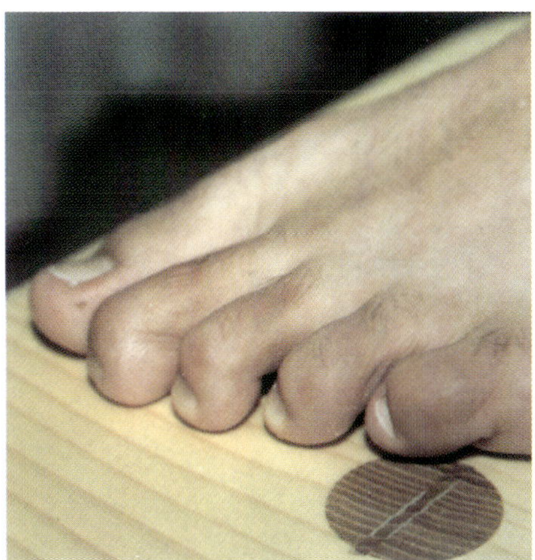

Abb. 62:
Hammerzehenstellung der II. und III. Zehe links. Nur das Endgelenk ist hammerähnlich gebeugt (Variante II).

Reiterzehe

(Digitus superductus und Digitus varus)
Diese Fehlstellung der Zehe in O-Stellung bzw. in Anspreizstellung (Digitus varus), betrifft oft die Großzehe und auch gelegentlich die Kleinzehe. Soweit sie die Kleinzehe betrifft, ist meist noch eine Superductusstellung (Reiterzehenstellung) vorhanden. Die Kleinzehe „reitet" auf der IV. Zehe. Analog dazu kann es jedoch auch zu einer Subductusstellung kommen. Dann liegt die Kleinzehe unter der IV. Zehe.

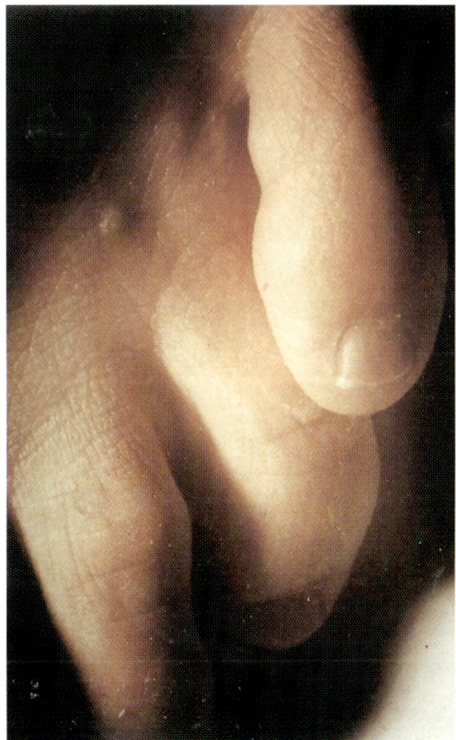

Abb. 63:
Reiterzehe. Kombination zwischen Anspreizzehe (Digitus varus) und Reiterzehe (Digitus superductus).

Solche erworbenen Fehlstellungen (nicht angeboren!) trifft man auch bei anderen Zehen. Häufig sieht man, dass die II. Zehe auf dem Hallux valgus sitzt (Abb. 64).

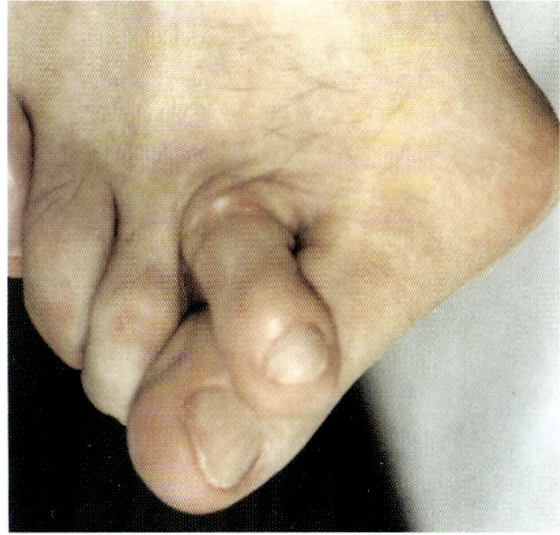

Abb. 64:
Reiterzehe. Trotz erheblichem Hallux valgus mit Torsion und Reiterstellung der II. Zehe hat die Patientin wenig Beschwerden.

Die Therapie ist ähnlich den vorgenannten Behandlungsgrundsätzen bei den Fehlstellungen der Großzehe. Zunächst wird man konservativ mit Einlagen, Polstern, Orthosen, Fesselungsbandagen, krankengymnastischen Übungen und Nachtschienen versuchen, die Fehlstellung zu beseitigen, auch Halt zu geben. Letztendlich operiert man.

VII Gelegenheitsursachen von Fußbeschwerden. Schmerzhaftes Fußübel

Gelegenheitsursachen

Gelegenheitsursachen von Fußbeschwerden sind nicht zufällige Verletzungen oder Ereignisse sondern haben als Ursache meist Veränderungen oder Erkrankungen, die sich plötzlich aus irgend einem Anlass melden und Beschwerden verursachen. Gutes Beispiel ist der Fersenbeinsporn, der schon längere Zeit vorhanden ist und der sich nach einer Einkaufstour auf dem hartem Boden der Stadt mit einem unangenehmen Schmerz bemerkbar macht. Die Beseitigung von Gelegenheitsursachen gehört in die Hand des Podologen, nicht in die Hand des Fußpflegers. Die verordnende Kontrolle und Aufsicht durch den Arzt ist selbstverständlich, da nicht selten eine medizinisch-ärztliche Indikation vorliegt.

Fußübel

Den schmerzhaften Fußübeln hingegen ist eine Reihe von Veränderungen zuzuordnen, die ohne einen Vorbefund entstehen, in der Regel nicht gravierend sind, aber Schmerzen an den Füssen verursachen. Typisch für ein solches Fußübel ist das harte Hühnerauge. Fußübel sind meist leicht zu beheben, wenn auch oft sehr unangenehm für den Patienten. Wer unter solchen Fußübeln leidet, dem ist nicht selten das Leben regelrecht vergällt. Die Beseitigung dieser kleinen Füßübel ist die Domäne des medizinischen Fußpflegers/Podologen.

Gelegenheitsursachen und Fußübel haben nicht nur allgemein statische Ursachen, sondern können auch durch eine Systemerkrankung (z. B. Durchblutungsstörungen) ausgelöst werden. Daher ist es notwendig, dass der Podologe über mögliche Ursachen informiert und ausgebildet ist. Manche Erkrankung äußert sich nämlich zunächst „ nur“ als ein kleines Fußübel.

Formveränderungen, Auswüchse

Haglundferse

(auch Haglundexostose genannt)
Die Haglundferse stellt eine Verdickung im Bereich der Ferse dar, meist vergesellschaftet mit derben Schwielen und Vergrößerung der Bursae achillea und subachillea. Letztere sind Schleimbeutel der Achillessehne und ihres Ansatzes am Fersenbeinknorren. Durch Druck und Reibung kommt es zu deren Entzündung; auch die Haut darüber ist davon betroffen. Die Entzündung reizt zudem die empfindliche Knochenhaut und die Patienten klagen über unangenehme Druckbeschwerden.

In der Regel handelt sich bei der Haglundferse um eine Verdickung der Weichteile in Kombination mit einem zu großen Fersenbeinknorren. Selten ist eine eigenständige kleine Exostose des Fersenbeines gegeben, weswegen man besser von einer Haglundferse als von einer Haglundexostose spricht (Abb. 65).

Therapeutisch wichtig ist eine überlegte Schuhzurichtung. Auch muss der Absatz zwecks Entlastung der meist entzündeten Ansätze der Achillessehne, ihrer Gleitlager und der Schleimbeutel vorübergehend erhöht werden. Bei erheblichen Entzündungen sind Ruhigstellung, feuchte, kühlende Verbände und lokale Salbenanwendung erforderlich. Die Hornhaut zu erweichen,

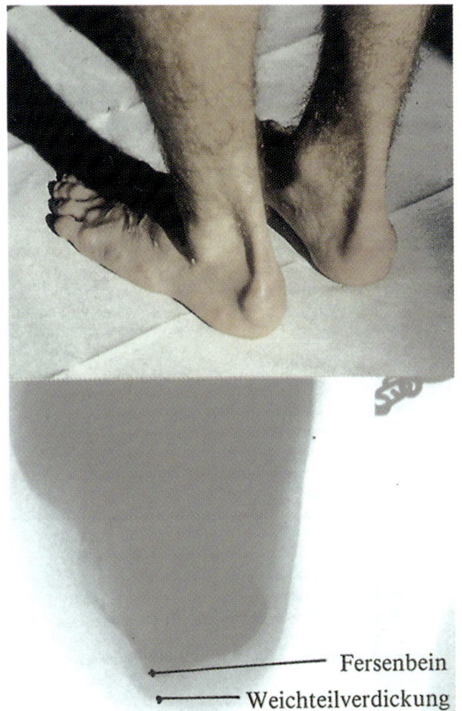

Abb. 65:
Haglundferse. Im Röntgenbild ist erkennbar, dass es sich nicht nur um eine Knochenexostose, sondern auch noch um eine Weichteilverdichtung handelt.

ist nicht immer sinnvoll; durch den Schuhdruck kommt es dann leicht zu erneuten Entzündungen. Operatives Ausschälen steht an, wenn die konservativen Maßnahmen keinen Erfolg zeitigen. Ein Teil des hinteren oberen Fersenbeinknorrens wird dabei mit entfernt.

Fersenbeinsporn

(Calcaneussporn)

Diese sehr weit verbreitete Erkrankung des Erwachsenen, der Fersenbeinsporn nämlich, führt bei vielen Patienten zu sehr hartnäckigen Beschwerden. Nicht wenige Leidgeplagte kommen in Behandlung, weil sie nicht mehr gehen können; sie klagen über Schmerzen im unteren Bereich der Ferse, wobei sich ein typischer lokaler Druckschmerz in Fersenmitte ergibt. Es handelt sich um eine spornartige Exostose (Knochenvorsprung), die sich vom Processus medialis (innerer Fersenbeinfortsatz) mit Richtung nach vorne unten entwickelt (Abb. 66). An dieser Stelle entspringen Muskeln, nämlich der kurze gemeinsame Zehenbeuger (Musculus flexor digitorum brevis), der Großzehenabzieher (Musculus abductor hallucis) sowie zum Teil der Kleinzehenabzieher (Musculus abductor digiti minimi), wobei am Muskelursprung ein Schleimbeutel liegt. Durch Zug der Muskulatur kommt es allmählich zur Ausbildung einer Exostose. Bei zu starker Belastung, beispielsweise hartem Auftreten oder längerem Marschieren, entzünden sich Exostosenspitze und Schleimbeutel. Durch die Mitbeteiligung des Schleimbeutels kommt es oft zu einer Fehlleitung des Schmerzempfindens, so dass nicht wenige Patienten den Druckschmerz und die Belastungsbeschwerden am Innenrand der Ferse verspüren. Auch ist dieser Projektionsschmerz leicht mit Nervenschmerzen zu verwechseln. Die durch ein Tarsaltunnel-Syndrom ausgelöste Irritation von Nervenfasern an der Innenseite des Fersenbeines kann ähnliche Beschwerden auslösen.

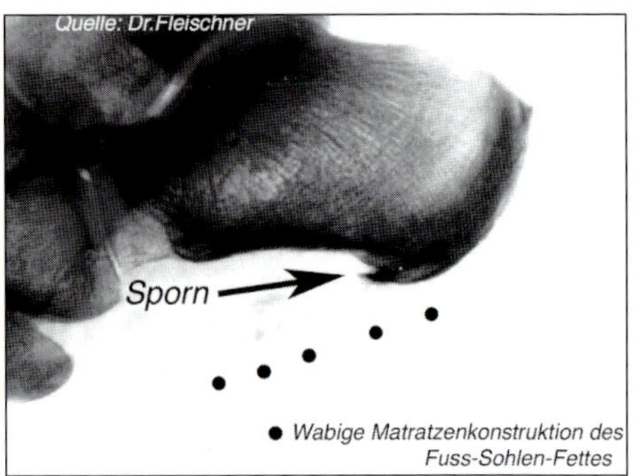

Abb. 66:
Fersenbeinsporn

Wer sich mit dem schmerzenden Fuß beschäftigt, sollte wissen, dass manche Menschen Beschwerden haben, die von einem doppelten Fersenbeinsporn herrühren. Dieser tritt auf, wenn am äußeren Fersenbeinfortsatz, wo der Kleinzehenabzieher entspringt (Musculus abductor digiti minimi), ein zweiter Fersenbeinsporn entsteht (Abb. 67). Auch in diesem Fall ist von einer zusätzlichen Entzündung des Schleimbeutels, der am Muskelursprung angelegt ist, auszugehen. Sind beide Fersenbeinsporne entzündet, kommt als Ursache möglicherweise auch eine Systemerkrankung (Rheuma usw.) in Frage. Über die Entstehung der Fersenbeinsporne wurde viel diskutiert und auch geschrieben. Fest steht, dass sie bei Kindern nie beobachtet werden, folglich eine Erkrankung im Erwachsenenalter darstellen und ihre Ursachen in Fehlstatik und Fehldynamik sowie in Allgemeinerkrankungen haben.

Der Vollständigkeit halber muss noch erwähnt werden, dass es auch einen „oberen Fersenbeinsporn“ gibt, der am Ansatzpunkt der Achillessehne entsteht. Dieser ist seltener und weniger häufig entzündet (Abb. 66).

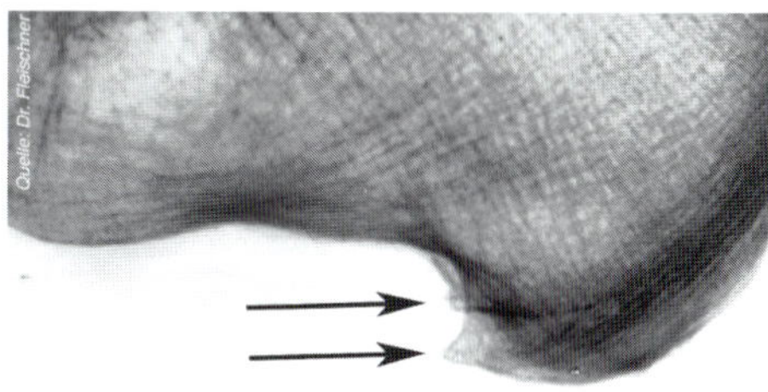

Abb. 67:
Doppelter Calcaneussporn am inneren Fersenbeinhöcker. Der äußere Fersenbeinhöcker ist ebenfalls sichtbar.

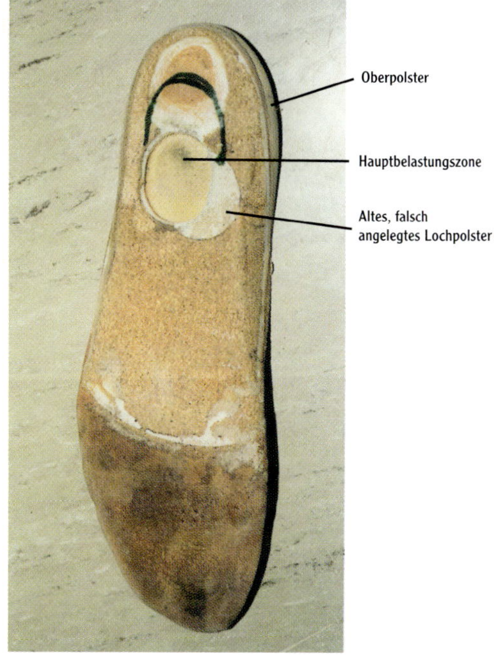

Abb. 68
Lochpolstereinlage für einen Fersenbeinsporn. Die Einlage wurde bereits mehrfach abgeändert, da das Loch nicht an der richtigen Stelle lag. Die Schmutzspur vor dem Hinterrand des neuen Lochpolsters zeigt die Hauptbelastungszone, die immer noch nicht richtig unterpolstert ist.

Der Fersenbeinsporn wird mit vorübergehender Schonung, abschwellenden Maßnahmen, beispielsweise kühlenden Bädern und Eisbeuteln, entzündungshemmenden Medikamenten sowie einem Fersenpolster behandelt. Bewährt haben sich auch Locheinlagen. Ihr Name rührt daher, weil die Einlage exakt unterhalb der Prädilektionsstelle, aber großzügig perforiert wird. Ein Polster deckt in der Folge das so entstandene Loch ab (Abb. 68). Auch verordnet man Einlagen mit einer sogenannten Fersenbank, bei denen die Ferse hohlliegt. Das Längsgewölbe wird dabei nach hinten gut ausmodelliert, so dass vor dem Sporn eine leichte Stufe gegeben ist. Lassen alle diese Maßnahmen den wünschenswerten Erfolg vermissen, sollte örtlich eine schmerzstillende und entzündungshemmende Substanz infiltriert werden. Es eignet sich hierfür beispielsweise ein Lokalanästhetikum mit geringem Zusatz von Cortison. Auch Röntgenbestrahlungen und Laserbehandlungen zeitigen oft guten Erfolg.

Aussichtslose Fälle bedürfen vorbehaltlos der operativen Beseitigung des Sporns. Die Möglichkeit von nachfolgenden Narbenbeschwerden an der Fußsohle ist dabei ins Kalkül zu ziehen. Operative Maßnahmen an der Fußsohle sind zwar recht beliebt, aber mit vielen Nachteilen behaftet. Das Risiko einer Narkose, mögliche Wundeiterungen und die Notwendigkeit eines Krankenhausaufenthalts in den meisten Fällen, mögen noch zu tolerieren sein. Der äußerst kritischen Wertung bedarf allerdings der Eingriff als solcher.

Bei Diabetikern, bei Patienten mit neurologischen Erkrankungen, auch bei Durchblutungsstörungen ist mit Operationen am Fuß äußerste Vorsicht geboten! Die Heilungstendenz ist schlecht, die Narbenbildung daher verstärkt. Bei Eingriffen an der Fußsohle und am Fußrücken, besonders auch an den Zehen, entstehen nicht selten Keloide, Verhärtungen von Narben also. Durch den operativen Eingriff selbst kommt es teilweise zum Verlust des Unterhautfettgewebes, jenes Polsters also, das der Mensch gerade am Fuß dringend braucht. An der Fußsohle, vorwiegend im Bereich des Fersenbeines, findet man eine Fettkammerkonstruktion, die bei der operativen Entfernung des Fersenbeinsporns in ihrer Konstruktion empfindlich gestört wird.

Um diese Nachteile operativer Eingriffe am Fuß zu vermeiden, wurde in den USA die Polsterimplantation mit Silikon-Fluid entwickelt. Bei Anwendung dieser Methode wird in örtlicher

Betäubung in die Fettkammern zwischen die Bindegewebssepten an der Fußsohle unter dem Fersenbein flüssiges Silikon injiziert. Daraus entsteht ein Polster, das nach etlichen Injektionen so stabil wird, dass bereits in wenigen Tagen Beschwerdefreiheit eintritt. Zudem erzeugt das Polster am Implantationsort eine Gewebereaktion, die man Fibrohistiozytose nennt. Unter diesem Terminus versteht man eine Art Abwehrreaktion auf das implantierte Fremdmaterial. Damit ist eine vermehrte Zeltansammlung induziert, die wiederum den erwünschten Polstereffekt verstärkt.

Hierzulande ist die Polsterimplantation noch nicht üblich; in den USA hingegen wird sie seit nahezu 25 Jahren erfolgreich praktiziert. Eingesetzt wird sie nicht nur an der Fußsohle, sondern auch gegen behandlungsresistente Schwielen und Fettatrophien unter den Mittelfußköpfchen. Das Implantat ist im Röntgenbild auch unter Belastung leicht erkennbar.

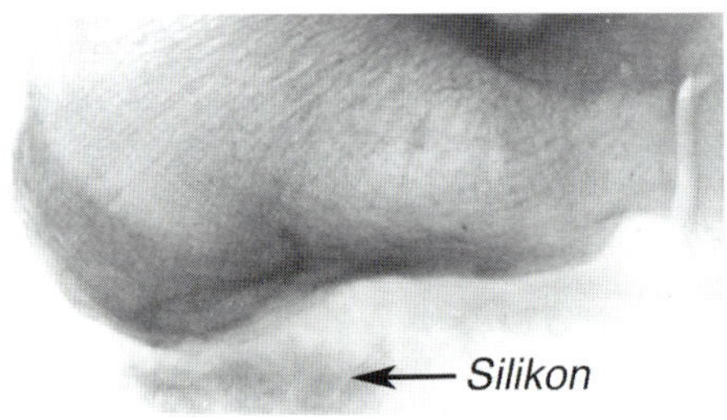

Abb. 69:
Silikon-Fluid-Implantat unter dem Fersenbein.

Bergsteigerferse

(Periostitis granulomatosa ossificans calcanei)
Ein seltenes, vorwiegend Bergbewohner betreffendes Krankheitsbild ist die Bergsteigerferse. Frauen, Sennerinnen vor allem, die von Jugend an regelmäßiges Berggehen gewohnt sind, leiden darunter bevorzugt. Durch einseitige Steighaltung bildet sich am Innenrand des Fersenbeinknorrens ein Überlastungsherd. Schuhdruck, Zug der Achillessehne und der Bindegewebshüllen spielen mit herein. Es entsteht eine Verdickung der Knochenhaut, die zum Teil verkalkt, andernteils im Jugendalter zu Wachstumsstörungen mit Verknöcherungsinseln – meist am Innenrand – führt. Klinisch ist diese Erkrankung leicht zu verwechseln mit Schleimbeutelentzündungen, Fersenbeinspornen und der Apophysitis calcanei.

Die Symptomatik der Bergsteigerferse besteht in Schwellung, Druck und Spontanschmerz, auch in monatelangen Ruheschmerzen am inneren Teil des Fersenbeinknorrens. Im Röntgenbild sieht man die charakteristischen aufgelockerten Strukturen, die wie angelagerte Körner aussehen (Abb. 70).

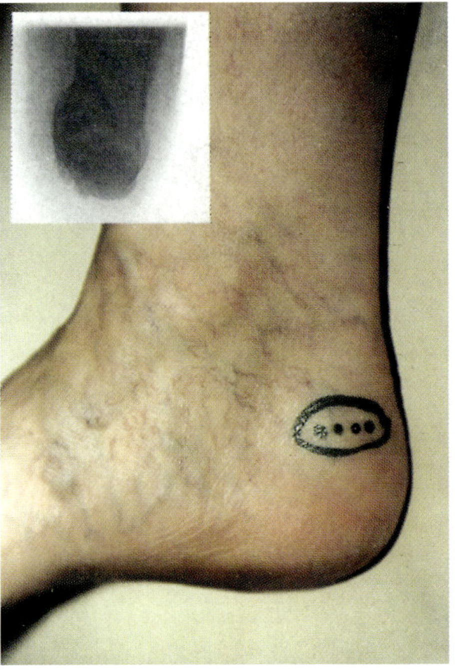

Abb. 70:
Bergsteigerferse.

Die Therapie besteht zunächst in abschwellenden Maßnahmen, in Eisbehandlung, Salbenverbänden, Gaben von Antirheumatika oder anderen entzündungshemmenden Medikamenten. Wichtig ist die Schonung des Fußes und Polsterung der Schuhe. Vorübergehend sollten Sandalen getragen werden. Tritt keine Besserung ein, muss der Fuß im Gipsverband ruhiggestellt werden. Regelmäßige örtliche Injektionen sind flankierende Maßnahmen. Auch ist die vorsichtige operative Entfernung der Knochenkörner zu erwägen.

Dorsaler Fußhöcker

Beim dorsalen Fußhöcker, der – wie „dorsal“ besagt – am Fußrücken vorkommt, handelt es sich um eine Verdickung im Bereich der Gelenke zwischen den ersten beiden Keilbeinen und den entsprechenden Mittelfußknochen. Die Ursachen sind fehlerhafte Belastung der oberen Gelenkhälfte des Lisfranc-Gelenks beim Senkfuß, beim Hohlfuß, auch Schuhdruck beim Senkfuß oder beim „hohen Spann". Es bildet sich eine Knochenwucherung in Form einer Spange (Abb. 71). Auf längere Sicht kommt es zur Arthrose in den vorgenannten Gelenken. Über dem Knochenhöcker sitzt häufig ein Schleimbeutel, der sich gerne (z. B. durch einen engen Schuh) entzündet und dann Beschwerden macht.

Zur Therapie: Ruhigstellung und Entlastung, dazu kühlende und abschwellende Behandlungsmaßnahmen. Ein Entlastungsring dient der Schuhpolsterung. Eine Einlagenversorgung ist dringend zu empfehlen. Das Längsgewölbe des Fußes und der innere Teil des Lisfrancschen Gelenks müssen entlastet, beziehungsweise ruhiggestellt werden. Bei sehr starken Beschwerden und erheblicher Ausdehnung des Fußhöckers ist dessen operatives Entfernen unumgänglich. Das ist freilich problematisch, da dabei gelegentlich das Lisfrancsche Gelenk (Tarsometatarsalgelenk) eröffnet wird.

Fersenbeinbalkon (Sustentaculum tali)

Es handelt sich beim Fersenbeinbalkon um eine Vorwölbung unterhalb des Innenknöchels, die insbesondere bei Knickfußpatienten stark ausgeprägt und oft verhornt ist. Mitunter tritt infolge von Schuhdruck eine Entzündung auf. Eigentlich ist das Sustentaculum tali ein Auswuchs des Fersenbeines, der wiederum das Sprungbein unterstützt (Abb. 72). Unter ihm verläuft die Sehne des langen Großzehenbeugers (Musculus flexor hallucis longus), der bekanntlich das Fußgewölbe mit anhebt und den Knickfuß verhindert. Oft findet man dort ein zusätzliches Knöchelchen (Os sustentaculum tali), das den Vorsprung verstärkt und zu Druckstellen führt.

Therapie: Einlagenversorgung, um den bestehenden Knickfuß zu heben, Schuhdruckpolsterung, bei Entzündung lokal abschwellende Behandlung. Von operativem Vorgehen ist, ausgenommen bei krassen Fällen, wegen der Narbenbildung abzuraten.

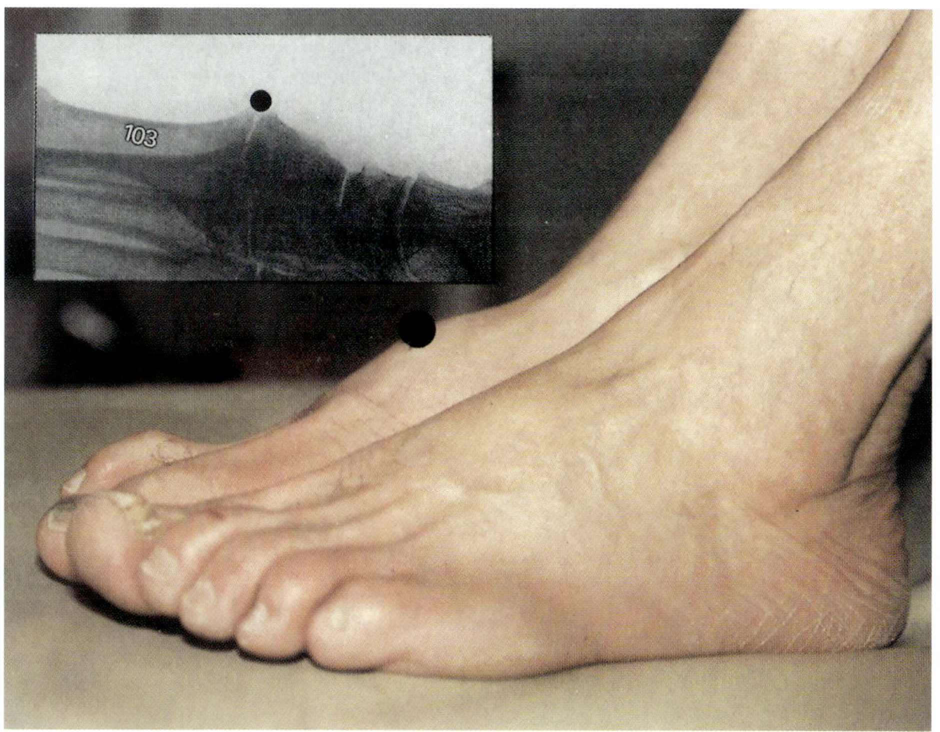

Abb. 71:
Dorsaler Fußhöcker

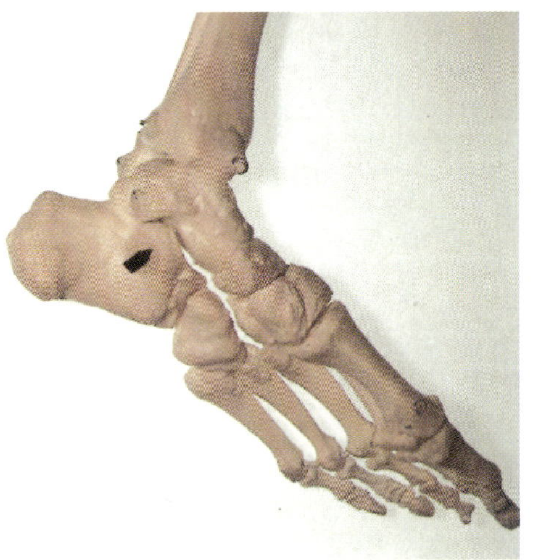

Abb. 72:
Fersenbeinbalkon

Kahnbeinknöchel

(Os tibiale externum)
Das Sesambein in der Endsehne des hinteren Schienbeinmuskels (Musculus tibialis posterior) ist ein weiterer Irritationsort am Fuß (Abb. 73). Die Sehne dieses Muskels setzt am Fußinnenrand, schräg vor dem Innenknöchel, am Kahnbein an. Es kommt am Ansatzpunkt der Sehne am Kahnbein zu hornförmigen Auswüchsen, was man ein „Os naviculare cornutum“ nennt. Manchmal sind diese Hornauswüchse jedoch nicht voll ausgeprägt, so dass nur ein isolierter Knochen anstatt des angewachsenen Horns besteht (Abb. 74). Dieses in die Sehne eingelagertes Sesambein nennt man ein „Os tibiale externum“ (präzise übersetzt: äußerer Knochen des Schienbeinmuskels). Bei Beschwerden in diesem Bereich ist abzuklären, ob nicht durch Distorsion oder Verstauchen des Vorfußes das Kahnbein an dieser Stelle einen knöchernen Ausriss durch die Sehne des Muskels erfahren hat. Bei länger bestehenden Schmerzen und wenn kein Unfall erinnerlich ist, muss man an ein solches „Os tibiale externum“ denken und bei gleichzeitiger Schonung eine lokal abschwellende Behandlung durchführen. Die Einlagenversorgung sollte auf jeden Fall angestrebt werden, um den inneren Fußrand zu heben und den Zug

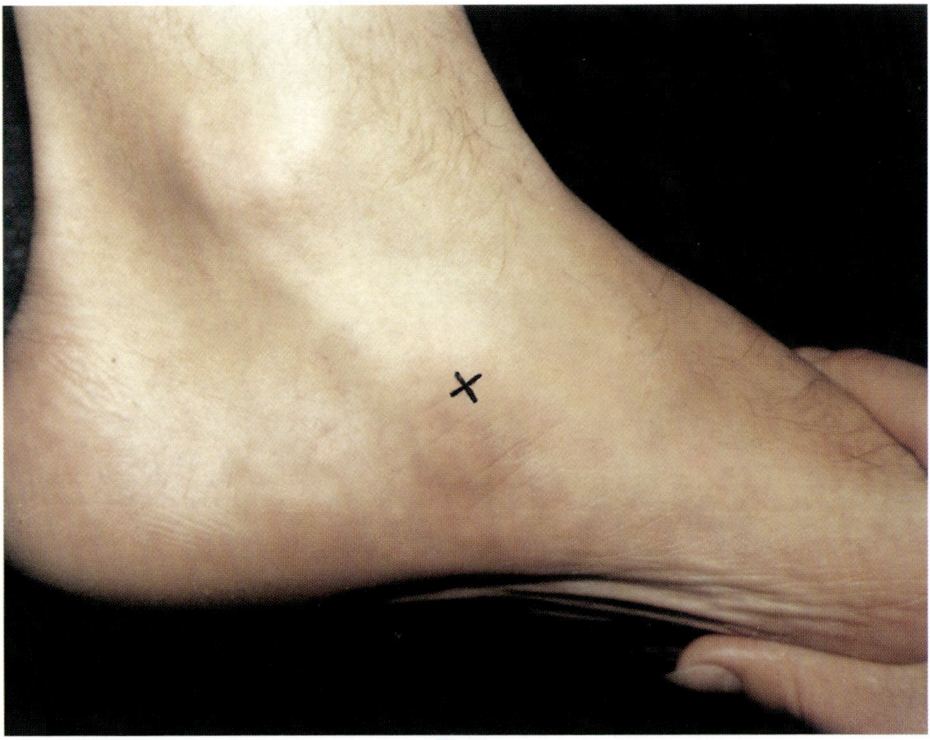

Abb. 73:
Kahnbeinknöchel. Entzündliche Schwellung am Ansatzpunkt des hinteren Schienbeinmuskels am Kahnbein.

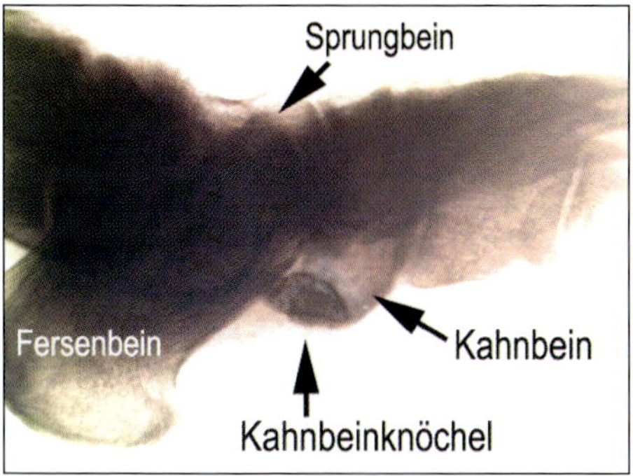

Abb. 74:
Röntgenbild eines Kahnbeinknöchels (Os tibiale externum).

des hinteren Schienbeinmuskels zu vermindern. Bei starken Beschwerden sind operatives Entfernen oder teilweises Abtragen angebracht. Man muss vor dem Eingriff allerdings bedenken, dass es sich um einen Sehnenansatz handelt und radikales operatives Vorgehen dessen Instabilität begünstigt. Die Narben können zusätzlich Beschwerden verursachen. Am Zustandsbild ändert sich möglicherweise auch nach der Operation nichts.

Gelenkexostosen

Es sind vor allem Knochenauswüchse aufzuführen, die im Gefolge einer Hallux-valgus-Bildung oder einer Digitus-varus-Stellung in den Grundgelenken der Zehen entstehen. Es handelt sich um Überlastungsreaktionen, die teilweise zu spornartigen Ausziehungen führen und durch Druck auf die Schleimbeutel, Sehnen und übrigen Weichteile schmerzhafte Entzündungen hervorrufen können (Abb. 75).

Subunguale Exostosen

Eine seltene Formveränderung im Bereich der Zehen stellen subunguale Exostosen dar. Es handelt sich dabei um Knochenauswüchse aus der Zehenbeere unter den Nägeln. Diese schmerzen gelegentlich und heben in der Regel den Nagel. Man sieht subunguale Exostosen auch schon im Kindesalter. Therapeutisch sind sie nur operativ zu beseitigen (siehe Abb. 143). (Siehe dazu auch Kapitel XIV, Operationen.)

Exostose Basis Metatarsale V

Diese Verwölbung ist meist keine echte Exostose. Sie ist vielmehr spreizfußbedingt durch die Abwanderung der Basis des V. Mittelfußknochens nach außen, – ein vorspringender, störender Mittelfußknochenteil. Man findet sie bei Patienten, die einen ausgeprägten und breiten Spreizfuß haben. Mit erhöhtem Schuhdruck entstehen Entzündungen der Schleimbeutel und der Haut (Abb. 76). Warzen, Schwielen und Hühneraugen sind oft als Begleiterscheinungen feststellbar.

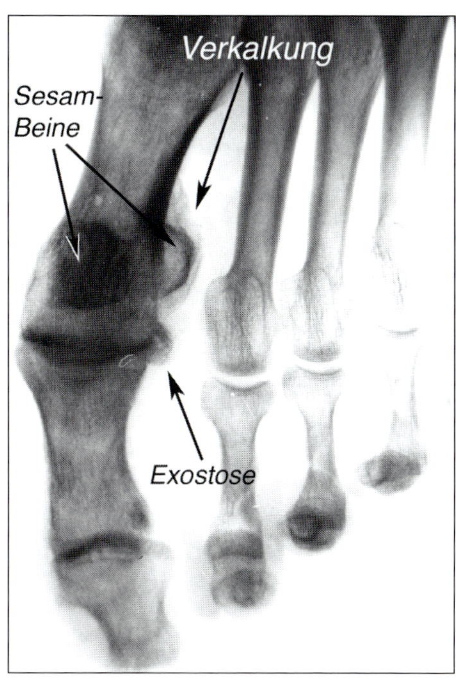

Abb. 75

Die Therapie besteht in der Einlagenversorgung mit Erhöhung des Quergewölbes, damit die Fußbreite insgesamt abnimmt. Zusätzlich ist gepolstertes, weiches Schuhwerk zu tragen. Bei Entzündungen sind abschwellende, kühlende Maßnahmen erforderlich. Die lokalen Erscheinungen wie Schwielen und Hühneraugen sind fachgemäß zu behandeln.

Rollenfortsatz

(Processus trochlearis)

Diese Exostose ist ein Fortsatz auf der äußeren Seite des Fersenbeines und stellt ein Leitgebilde für die beiden Wadenbeinmuskelsehnen dar. Bei manchen Menschen ist der Processus trochlearis so stark ausgeprägt, dass er im Schuhwerk zu Druckstellen und starken Schmerzen einschließlich Entzündungen führt (Abb. 77). Ein operatives Entfernen ist problematisch, da er ja als

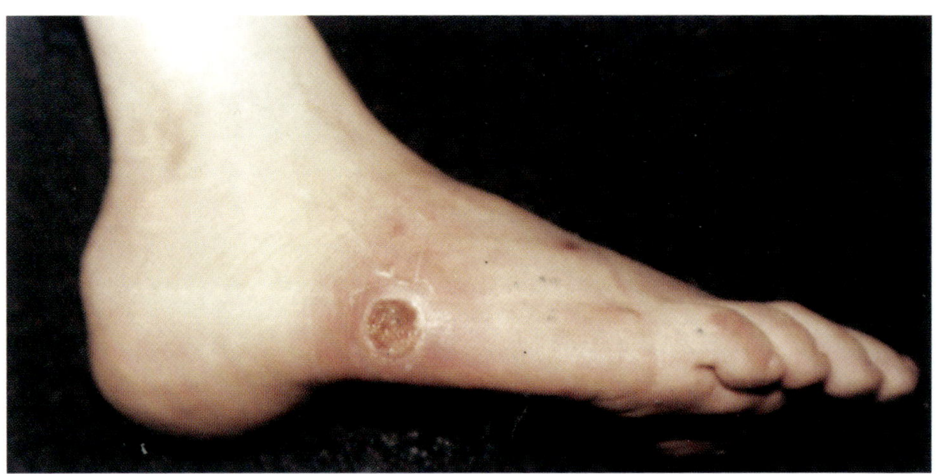

Abb. 76:
Geschwürbildung durch Druck auf die Basis des V. Mittelfußknochens.

Leitgebilde und Gleitlager des langen und kurzen Wadenbeinmuskels fungiert. Bei einer Abmeißelung würde seine Halte- oder Gleitfunktion verloren gehen und die beiden Sehnen aus der Verankerung springen. Es ist daher sinnvoller, es zunächst mit einer Polsterung zu versuchen. Wichtig ist die Schuhzurichtung. Bei akuten Entzündungen ist eine vorübergehende Behandlung mit abschwellenden Medikamenten wie Salben, auch Eis erforderlich. Lokale Injektionen verbessern die akute Symptomatik.

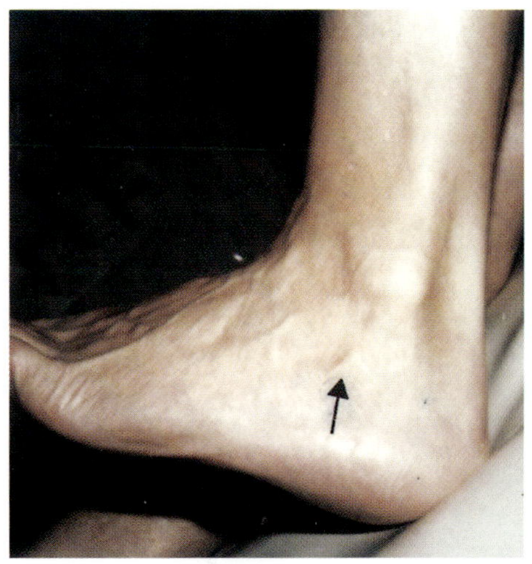

Abb. 77:
Rollenfortsatz (Processus trochlearis).

Behandlungsgrundzüge

Bei Formveränderungen oder anderen Auswüchsen steht zunächst die Bekämpfung des Schmerzes im Vordergrund. Dies kann geschehen durch orale Medikation, lokale Salbenanwendungen, Eisauflagen und andere schmerzstillende und abschwellende Maßnahmen. Die Industrie bietet eine Fülle solcher Hilfsmittel, einschließlich Druckschutzartikel, an. Der Podologe fertigt Orthosen.

Bei dem Bemühen, dem gepeinigten Patienten zu helfen, sollte jedoch nicht übersehen werden, dass die Abklärung der Diagnose wichtig ist für den weiteren Verlauf der Erkrankung oder eine Dauerbehandlung. So ist stets abzuklären, ob die vorliegenden Fußübel Folge einer Fehlstatik, ungeeigneten Schuhwerks, einer Fehlbelastung oder falscher Gewohnheiten sind. Verletzungen, auch eine Systemerkrankung wie Rheuma, Blutzuckerkrankheit oder eine Zirkulationsstörung kommen desgleichen in Frage. Es muss also sorgfältig differenziert werden. Gerade dann, wenn lokale, einfache Maßnahmen zu keinem Dauererfolg führen, müssen weitere diagnostische Maßnahmen ergriffen werden. Dazu gehören Röntgenbilder, Durchblutungsmessungen, Laboruntersuchungen und auch klinische Untersuchungen durch den orthopädischen Facharzt.

So ist es oft möglich, schlecht heilende Geschwüre, Druckstellen oder andere Schmerzsyndrome durch systematisches Eingehen auf die Grundkrankheit, beispielsweise Diabetes oder Gicht, und einer gezielten Therapie erfolgreich in Griff zu bekommen. Ein typisches Beispiel dafür ist der Fersenschmerz, der beim Morbus

Bechterew auftritt, einer rheumatischen Erkrankung. Die Patienten klagen dabei über eindeutig lokalisierte heftige Dauerschmerzen, haben aber anderweitig im Körper noch keine wesentlichen Beschwerden. Obwohl an der Ferse selbst nichts zu sehen ist, auch nicht im Röntgenbild, führt in solchen Fällen das diagnostische Wissen des erfahrenen Arztes mit seinen Hilfsmitteln zur Seite (Labor, Nuklearmedizin usw.) einen ganz wesentlichen Schritt weiter. Schließlich ist es eine Erfahrungstatsache: Erst die überlegte Therapie der Grunderkrankung gewährleistet die erhoffte Linderung.

Bei therapeutischen „Versagern", Diabetikern, Neuropathikern und auch jenen unglücklichen Patienten, bei denen chirurgische Eingriffe Narben und Schrumpfungen des Unterhautfettgewebes verursacht haben, ist als Kompromiss die Polsterimplantation anzuraten.

Hautveränderungen

Bei den schmerzhaften kleineren Fußübeln spielen Hautveränderungen zahlenmäßig eine große Rolle. Grundsätzlich sind sie von Systemerkrankungen wie Dermatomykosen, Hyperkeratosen, vermehrter Schweißsekretion, auch allgemeinen Erkrankungen abzugrenzen.

Hühneraugen und Schwielen

Von der pathologischen Anatomie her gesehen, muss man unterscheiden zwischen einer Schwiele, die eine flächenhafte Verhornung darstellt und einem Hühnerauge, das eine konzentrierte, in die Tiefe führende Verhornung darstellt. Unter solchen Schwielen und Hühneraugen sitzen gelegentlich Schleimbeutel, die sich entzünden, ja auch fisteln können.

Hühnerauge

(lateinisch Clavus, griechisch Heloma)
Wer sich intensiv mit Hühneraugen beschäftigt, wird feststellen, dass es verschiedene Arten gibt. Je nach Beschaffenheit, Form und Aufbau unterscheidet man acht Varianten, wobei die wissenschaftliche Abgrenzung umstritten ist:

1. Heloma durum (hartes Hühnerauge): Oft auf den Zehenkuppen und unter der Nagelplatte sowie an der Fußsohle und Ferse anzutreffen (Abb. 78).

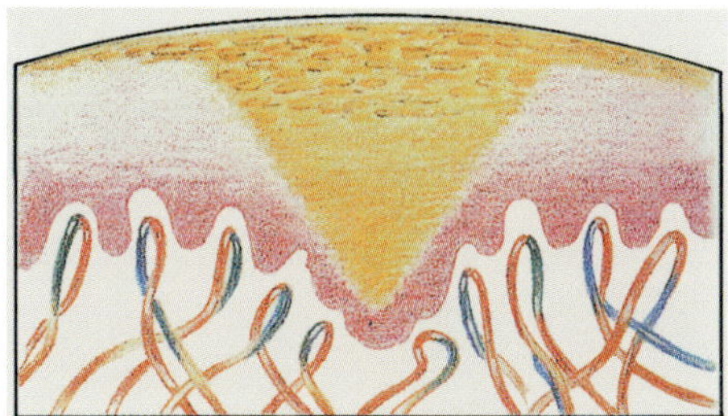

Abb. 78: Heloma durum.

2. Heloma molle (weiches Hühnerauge): (Abb. 79 und 80). Es entsteht unter Druck mit Hautaufweichung, auch durch Hypersekretion der Haut (beispielsweise zwischen den Zehen).

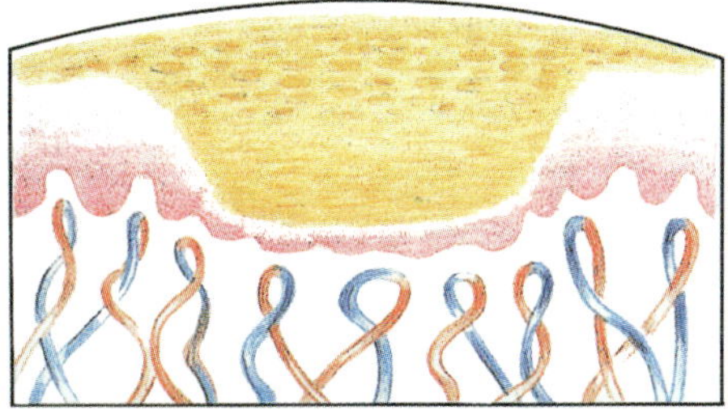

Abb. 79: Heloma molle.

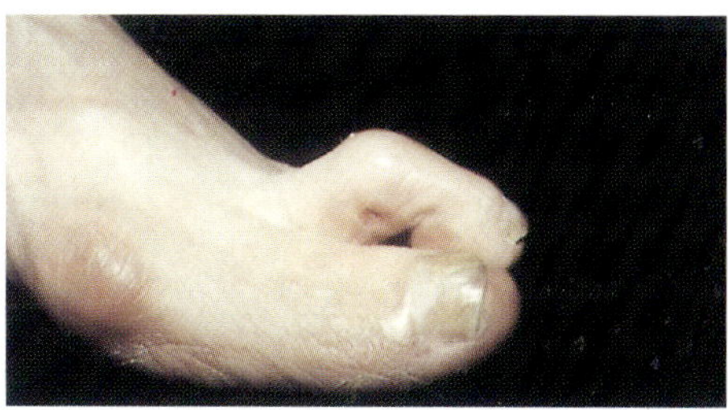

Abb. 80: Weiches Hühnerauge. (Heloma molle).

3. Heloma vasculare: (Abb. 81). Feine Blutgefäße haben sich darin bis in die Hornschicht vorgeschoben und verursachen feinkörnige punktuelle Blutungen. Durch vermehrte Durchblutung sehr schmerzhaft und leicht entzündlich!

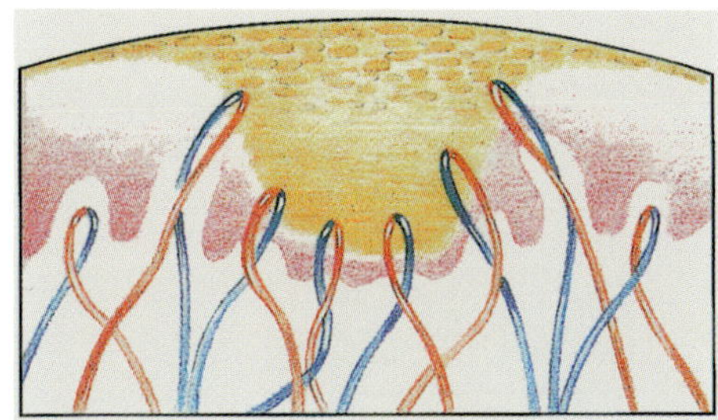

Abb. 81: Heloma vasculare (Erweiterung der Kapillaren).

4. Heloma neurovasculare: (Abb. 82). Durchsetzt ist es von feinen Blutgefäßen (Kapillaren) und auch Nervenenden. Aufgrund feinster Nervenverästelungen und vermehrter Kapillardurchblutung ist auch dieses Hühnerauge auf Druck sehr schmerzhaft und blutet leicht bei der Behandlung.

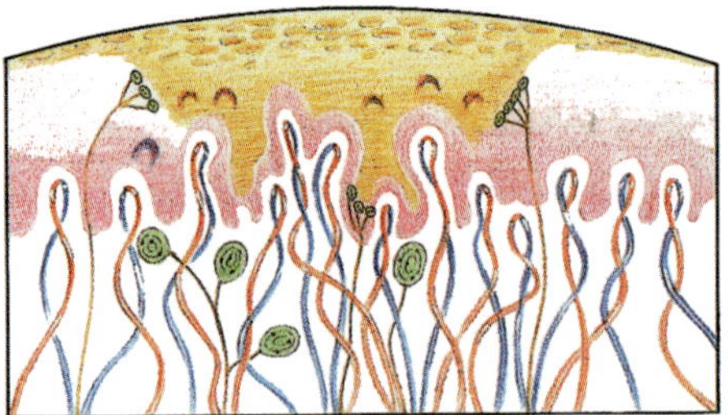

Abb. 82: Heloma neurovasculare.

5. Heloma miliaris, Hirsekorn: (Abb. 83). Es ist kein echtes Hühnerauge. Vermutlich stoffwechselbedingte Schalenverhornungen befallen partiell die Fußsohlen. Oft schmerzlos, aber kosmetisch sehr störend.

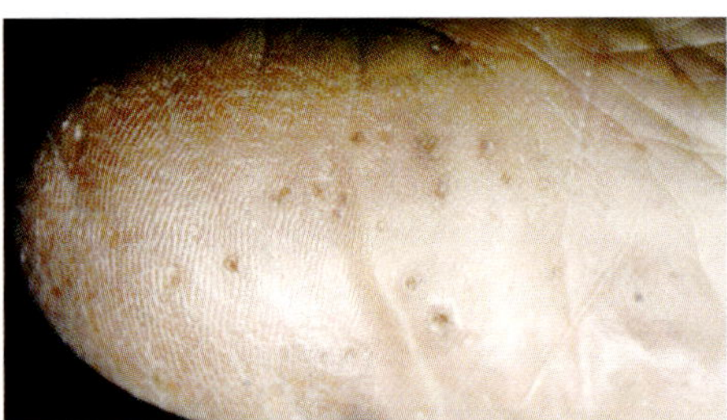

Abb. 83: Hirsekörner

6. Heloma papillare: (Abb. 84). Histologisch klassifiziert als Vermehrung des Stratum papillare, der Papillenregion der Lederhaut.

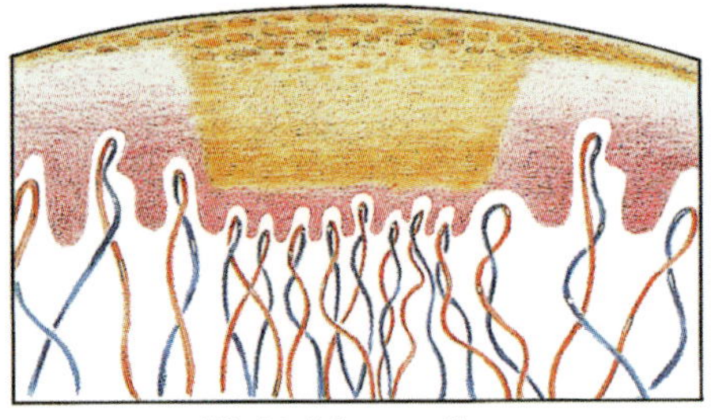

Abb. 84: Heloma papillare.

7. Heloma neurofibrosum: (Abb. 85). Dieses Hühnerauge ist ausgiebig durchsetzt von Nerven und fibrösen Fasern (Bindegewebefasern). Es entsteht an Grenzstellen - dort, wo die Hauptbelastungszonen in weniger belastete übergehen. Auch dieses Hühnerauge ist sehr schmerzhaft.

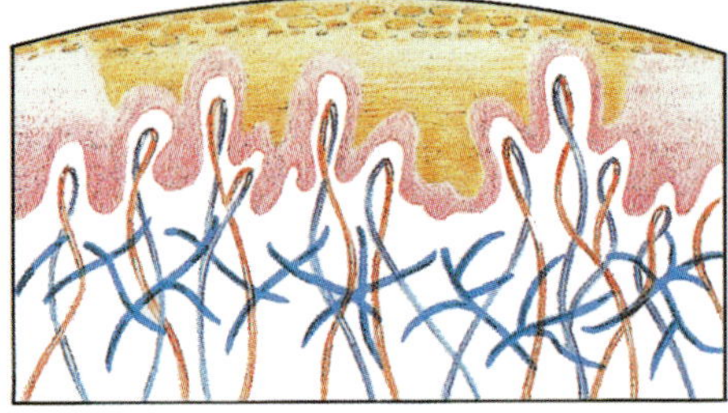

Abb. 85: Heloma neurofibrosum.

8. Heloma spina (Dornschwiele) (Abb. 86 und 87). Das bekannteste und schmerzhafteste unter den Hühneraugen ist streng begrenzt. Auffällig ist sein weißlicher Kranz mit glasigem Kern. Meist lässt es sich mittels Skalpell, mit dem Fräser, dem Laser oder auch chemisch gut entfernen.

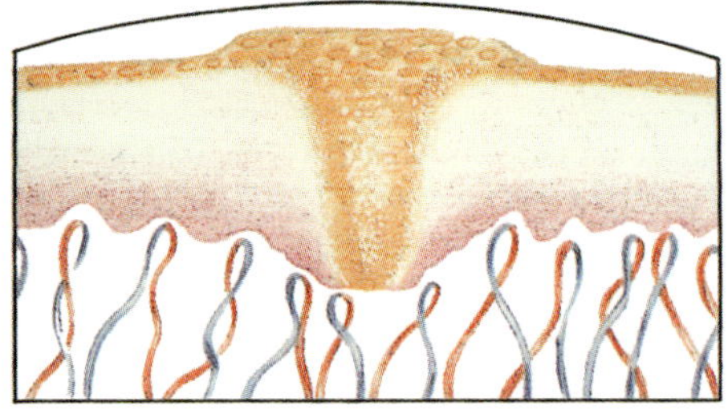

Abb. 86: Heloma spina (Dornschwiele).

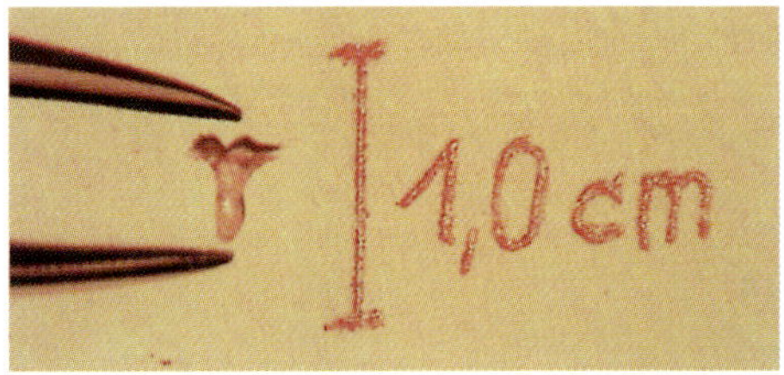

Abb. 87: Heloma spina.

Behandlungsgrundzüge

Die Behandlung von Hühneraugen ist eine der Domänen der medizinischen Fußpflege/Podologie. Die Vielfalt der Behandlungsmöglichkeiten erfordert eingehendere Ausführungen und ist daher an anderer Stelle komplex beschrieben. Das therapeutische Vorgehen vollzieht sich stufenweise und reicht von der Selbstbehandlung über die Behandlung durch den Fußtherapeuten bis hin zur chirurgisch-ärztlichen Entfernung.

Bei der Selbstbehandlung des schmerzhaften Hühnerauges wird dem Patienten zunächst eine Druckentlastung empfohlen. Man rät zu genügend großen Schuhen ohne Zehengriffleiste und zur Verbesserung der Statik (Belastungverteilung) mittels orthopädischer Hilfsmittel (Einlagen). Krankengymnastische Beübung zur Mobilisierung von Fehlstellungen und Teileinsteifungen ist selbstverständlich. Diese muss dem Patienten erklärt werden, gegebenenfalls auch seinen Angehörigen. Hinweise zur Anwendung von Druckschutzartikeln, und dem richtigen Auftragen von hornhautaufweichenden (keratolytischen) Präparaten sollten zum gediegenen Service des Fußtherapeuten gehören. Bei der Selbsttherapie mit hornhautlösenden Flüssigkeiten oder Salben muss die umgebende Haut auf jeden Fall geschützt werden, da die aufgeweichte Haut durch Pilze und Bakterien infektionsgefährdet ist. Auch die unterstützende Wirkung von Fußbädern ist manchen Patienten fremd (auch immer noch manchem Fußpfleger!), wobei es heutzutage eine beachtliche Palette von geeigneten Badezusätzen gibt. Vom Hantieren mit scharfen Instrumenten bei mangelnder Sterilität ist gerade älteren Patienten mit schwachem Sehvermögen und nachlassender Ge-schikklichkeit dringend abzuraten. Auf die spezielle Gefährdung des Diabetikers bei Neuropa-thie sei hingewiesen.

Zu den klassischen fußpflegerischen Maßnahmen, bei denen die meisten Patienten mit der Selbstbehandlung überfordert sind und auch ärztliche Eingriffe mangels Übung und fehlender Technik oft scheitern, gehört das Entkernen des Hühnerauges mittels Hohlfräse und Skalpell, ergänzt durch Ausdünnung der Hornhaut im umgebenden Hautareal. Jede fußtherapeutische Maßnahme unter Einsatz von invasiven Instrumenten, wie einem Skalpell, muss unter strengsten Sicherheitsvorkehrungen in punkto Hygiene beziehungsweise Sterilität erfolgen. Verletzungen versorgt man sofort, indem man desinfiziert und eine Blutung zum Stillstand bringt. Zusätzlich ist ein keimfreier Verband oder ein Pflaster erforderlich. Man muss beachten, dass auch entkernte Hühneraugen Hohlräume darstellen, in denen die Widerstandskraft der Haut gegen Keimbesiedelung herabgesetzt ist. Wegen der Ausdünnung der Haut ist nach einer Entfernung eines Hühnerauges ein Druckschutz anzubringen. Auch beim Einbringen von Lösungen, Salben und Anwendung von luftdichten Okklusionsverbänden ist darauf zu achten, dass die gesunde Haut nicht angegriffen wird. Gelegentlich wird es notwendig sein, luftdichte Pflaster regelmäßig zu wechseln, um keinen Treibhauseffekt (Bakterien und Pilze) zu erzeugen. Das gilt besonders dann, wenn abgestorbene Zellen nicht ausreichend entfernt wurden. Der gut ausgebildete Fußtherapeut weiß, dass durch die verschiedenartigen Hühneraugen ein unterschiedlich mehr oder weniger aggressives Vorgehen abzuwägen ist. Bei einem Heloma spina ist eben mit einer Verletzung beziehungsweise Blutungsgefahr weniger zu rechnen als bei einem Heloma neurovasculare. Darauf muss man sich vor Beginn der Behandlung bereits einstellen und gegebenenfalls auf den Einsatz der Hohlfräse oder des Skalpells verzichten und dafür einer keratolytischen Therapie den Vorzug geben.

Die Orthoplastik ist eine weitere Therapiemaßnahme, die sich in der Podologie immer größerer Beliebtheit erfreut. Und es ist eine nicht unelegante Methode, bei Patienten, die für operative Maßnahmen nicht mehr in Frage kommen, Fehlstellungen, Druckstellen und die dadurch bedingten Hühneraugen nachhaltig mit Orthosen zu entlasten und Rezidive, also Rückschläge in der Therapie, weitgehend zu verhindern.

In der Regel wird es nicht notwendig sein, ein Hühnerauge chirurgisch zu entfernen. Außerdem wäre dazu eine örtliche Betäubung notwendig. Die operativen Maßnahmen bestehen hauptsächlich darin, Zehenfehlstellungen als permanente Ursache von Hühneraugen zu beseitigen oder auch narbige Verziehungen sowie größere Areale mit Geschwüren zu entfernen und hautplastisch zu korrigieren. Bei inoperablen Fällen ist die Polsterimplantation nach S. W. BALKIN (USA) zu erwägen (siehe auch die Ausführungen zum Fersenbeinsporn).

Schwiele

(lateinisch Callositas, griechisch Tyloma)
Schwielen sind flächenhafte Verhornungen, die durch vermehrte Druckbelastung entstehen, wobei Reibe- und Scherkräfte das Entstehen noch fördern. Im Gegensatz zu den Hühneraugen ist die Schmerzempfindung meist geringer

Häufig entstehen in den Zentren dieser Schwielen die typischen harten Hühneraugen. Durch mangelhafte Zirkulation setzen sich oft

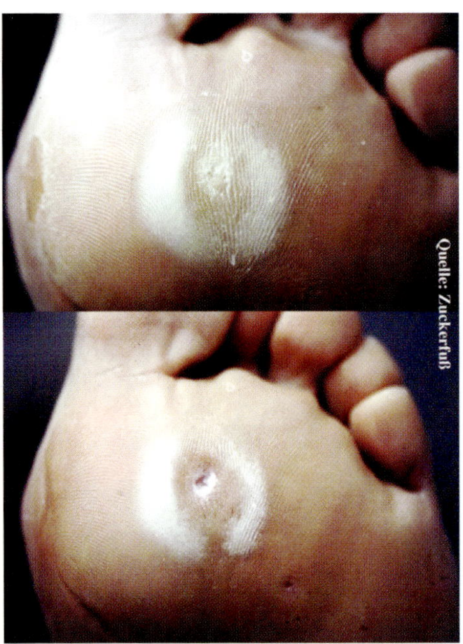

Abb. 88:
Schwiele mit zentralem Clavus durus.

auch Warzen fest und wachsen in die Tiefe. Die Schwielen sitzen in der Regel an Fußsohle oder am Fußrand neben den Köpfchen des I. und II. Mittelfußknochens. Man findet sie auch beim Hallux rigidus unter dem Endgelenk, beim Knickfuß am Innenrand der Ferse und der Großzehe, beim Ballenhohlfuß unter dem Großzehenballen, beim Spitzfuß und dem ausgeprägten Spreizfuß unter den Metatarsalköpfchen I - V. Im Gegensatz zu den Schwielen der Fußsohle sitzen die typischen Hühneraugen auf, unter oder zwischen den Zehen.

An der Fußsohle ist die Hyperkeratose gelegentlich so stark, dass diese wie eine Panzerplatte wirkt. Das Areal wird dadurch unempfindlich und der Patient merkt es nicht, wenn darunter eine Blutung oder gar eine Entzündung entsteht. Die **Panzerschwiele** gibt die Belastung beim Auftreten über ihre ganze Fläche weiter. So kommt es in ihrer ganzen Ausdehnung zu großflächigen Kräfteverschiebung entlang der Papillenschicht. Die entstehenden Scherkräfte zerreißen die dünnen Papillargefäße und es kommt zur subcornealen Einblutung. Wird diese nicht bemerkt, entsteht ein Hämatom, unter Umständen der Ausgangspunkt für ein Ulkus oder eine Nekrose.

Therapie

Auf die spezielle Therapie soll hier nicht eingegangen werden. Es ist jedoch selbstverständlich, dass die Behandlungsgrundzüge wie folgt aussehen:

Zunächst Entfernen der Hornschicht durch Bimsstein, Feilen, Raspeln, unterstützt durch Erweichen mit Salben, Pflastern und Bädern. Podologische Maßnahmen mit Skalpell, Fräser, Schleifstein und Hobel ergänzen die häusliche Therapie. Die Behandlung einer Grunderkrankung (Dermatose, Systemerkrankung wie Diabetes, Gicht) ist zusätzlich erforderlich. Orthopädisch wird die Deformation oder Fehlstatik mittels Einlagen oder anderen Hilfsmitteln entschärft. Der Podologe ist gefordert, wenn ein Riskofuß vorliegt (Diabetes, Arteriosklerose, Dermatose) und die Anfertigung eines Druckschutzes oder einer Orthose notwendig ist. Besteht eine extreme Fehlstellung, z. B. Hallux valgus oder eine prominente Exostose, sind operative Maßnahmen gerechtfertigt. Es sollte jedoch bei Minimaleingriffen bleiben. Schwielen unter den Mittelfußköpfchen kann man mit Sandwicheinlagen, Paddings oder anderen Entlastungsmaterialien langfristig gut beeinflussen. BECHER und BRADE empfahlen im Jahr 1884 heroischerweise die Osteotomie des betroffenen Mittelfußköpfchens. Diese wird heute noch praktiziert. Elegante Methoden wie die Polsterimplantation mit Siliconfluid haben sich bei uns nicht durchgesetzt.

Hyperkeratosen

Es handelt sich dabei ebenfalls um eine starke Verdickung der Haut durch Hornhautbildung. Ursachen dafür sind jedoch nicht statische oder lokale Einflüsse, sondern generalisierte Fehlsteuerungen der Verhornungsvorgänge an der Hautoberfläche. Solche Hyperkeratosen (vermehrte Hornhautbildung) treten oft an der Ferse auf (Abb. 89), können die gesamte Fußsohle betreffen, aber auch nur Fußrücken, Zehen und Knöchelgabel. Die Hautveränderungen befallen gelegentlich gleichzeitig auch Ellenbogen und Hände. Die genaue Ursache mancher Hyperkeratosen ist bis dato nicht geklärt. Sie treten im Gefolge von generalisierten Hautkrankheiten und Stoffwechselleiden auf, sind also echte dermatologische Erkrankungen (Siehe auch Band III, Podologische Dermatologie).

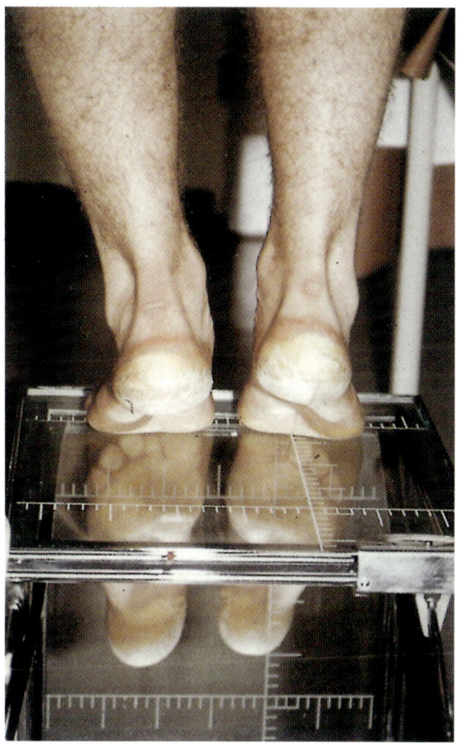

Abb. 89: Hyperkeratose.

Die Behandlung einer Hyperkeratose richtet sich demnach vorrangig nach deren Ursache, so eine solche geläufig. Einseitige Ernährung und Stoffwechselerkrankungen müssen dabei in Betracht gezogen werden. Die Stärke und Lokalisation der jeweiligen Beschwerden weisen zudem den Weg der erforderlichen Behandlung. Bei der häuslichen Therapie sind Hyperkeratosen zunächst mit leichtem Schleifzeug und aufweichenden Salben anzugehen. Auch Bäder versprechen Erfolg. Danach wird in der Podolgiepraxis großflächig und ausreichend tief abgeschliffen. Es ist jedoch darauf zu achten, dass ausreichend Hornschicht (wie beim normalen Fuß auch) zur Polsterung und zum Hautschutz am Fuß verbleibt. Bei ausgeprägten Krankheitsbildern, z. B. der Meleda-Krankheit muss der Podologe regelmäßig mit Skalpell oder Schleifer ausdünnen, da andere Therapieversuche bislang scheiterten.

Schweißfuß

Für viele Patienten ist der Schweißfuß ein leidiges Problem, wobei die Ursache für die krankhafte Schweißbildung nicht immer gesichert wird. Physiologisch ist jedoch erklärbar, dass die Schweißdrüsen auf eine gesteigerte Durchblutung der Haut mit Sekretionszunahme reagieren. Dies geschieht bei körperlicher Arbeit, Hitzeeinwirkung und Wärmestau.

Naturgemäß tritt auch eine vermehrte Schweißabsonderung auf, wenn durch psychische Reize wie Angst, Befangenheit, Schmerz und Erregung die Sekretion vegetativ angeregt wird.

Der physiologische Sinn des Schwitzens besteht darin, dass durch die Durchfeuchtung der Hornschicht auf der Haut eine möglichst große Verdunstung erzeugt werden soll. Des weiteren wird durch die vermehrte Hautdurchblutung die Wärmeabstrahlung und Wärmeabgabe durch Konvektion verstärkt.

Man kann beobachten, dass der Schweißfuß gehäuft mit statischen Fehlentwicklungen wie Knickfuß, Plattfuß, Zehenfehlstellungen und auch Gefäßerkrankungen wie Krampfadern, Durchblutungsstörungen und Blutdruckfehlregulationen auftritt.

Auch bei Leberschäden (im Gefolge von Alkoholismus), bei Stoffwechselerkrankungen wie Diabetes (im Anfangsstadium) und auch bei neurologischen Erkrankungen ist ein vermehrtes Vorkommen zu beobachten. Gelegentlich sieht man beim Morbus Sudeck vermehrte Schweißsekretion.

Ungeeignete Materialien (Plastik, Gummi, luftdichtes Oberleder), wie sie zum Teil bei der Schuhfabrikation verwendet werden, sind schweißfördernd, desgleichen synthetische Brandsohlen oder Deckbrandsohlen. Gleich den orthopädischen Einlagen sollten sie aus Leder gefertigt sein. Hautunfreundliche Strumpfmaterialien, insbesondere Nylon, begünstigen desgleichen den Fußschweiß. Auch eine berufsbedingte Exposition der Füsse in feuchtkalter oder feuchtwarmer Umgebung (so bei Bauarbeitern, Soldaten, häufig auch beim Küchenpersonal) wirkt sich negativ aus. Bleibt noch der Mangel an Hygiene zu erwähnen, ein Faktor, der auch in Zeiten des Wohlstands und damit übervollen Regalen mit hochwertigen Pflegeartikeln keinesfalls vom Tisch ist.

Der Schweißfuß allein wäre nicht so gravierend, wäre da nicht der üble Geruch. Im feuchtwarmen Milieu am Fuß bilden sich vermehrt Coryne-Bakterien, die hauptsächlich für den unangenehmen Geruch verantwortlich sind. Zersetzungsvorgänge der Haut mit Mazerationen bleiben nicht aus und im Gefolge beobachten wir Pilze, bakterielle Infektionen sowie andere lokale Hauterkrankungen wie Warzen und Hühneraugen.

Behandlungsgrundzüge

Bei der Therapie muss zunächst die Begleit- oder Grunderkrankung (beispielsweise Krampfadern, Zehenfehlstellungen oder eine Mykose) angegangen werden. Zudem ist der Patient zu penibler Fußhygiene aufgefordert. Regelmäßige Kaltwaschungen sind unumgänglich, Eisabreibungen nach ansteigenden Bädern nützlich. Als Badezusätze haben sich bewährt: Meersalz, Obstessig, Eichenrinde, ätherische Oele, Heublumen- und Kamillenextrakte. Umstritten ist die Anwendung von stark verdünnten Formalinbädern. Wichtig ist, dass der Fuß nach dem Bad eine kühle Hauttemperatur hat und die anschließende Hautmassage mit Frottierhandtuch oder Bürste zu keiner überwärmenden Reizung der Haut führt.

Bei der Therapie und Vorbereitung des Fußes für den Tag vermeidet man Fußsprays, die die Poren verstopfen. Dies gilt auch für Puder, die Vasoform, Borsäure und Weinstein enthalten. Manche verwenden Hexamethylentetraminsalbe, die, durch den Fußschweiß bedingt, Formalin freisetzt, das bekanntlich eine starke Sekretionshemmung der Schweißdrüsen bewirkt. Bei Patienten, die nicht nur unter Fußschweiß leiden, sondern auch an vermehrter Schweißsekretion am übrigen Körper, ist der Therapieversuch mit Agarizinsäure angezeigt. Es versteht sich von selbst, dass ein Patient mit einem Schweißfuß seine Strümpfe am Tag mehrmals wechselt. Das Material soll aus Baumwolle oder aus reiner Wolle sein. Die Strümpfe dürfen nicht feucht sein und gelegentlich auch desinfiziert werden. Das gleiche gilt für die Schuhe, die, wenn möglich, ebenfalls mindestens einmal am Tag gewechselt werden sollen. Auch wenn es bereits sehr hautfreundliche Materialien gibt, sind Schuhe aus Leder jedem anderen Material vorzuziehen. Auch die Brandsohle soll aus saugfähigem Material sein. Die Industrie bietet auch Schuhe mit Perforationen über dem Fußrücken an (wenn keine halboffenen Schuhe getragen werden können). Zusätzlich kann man dem Patienten auch zu Einlegesohlen mit Absorptionsstoffen wie Kohle raten. Nicht vergessen, dass der Schuh gelegentlich desinfiziert, anschließend getrocknet und gelüftet werden muss! Problematisch wird diese Prozedur dann, wenn an der Arbeitsstelle Sicherheitsschuhe Vorschrift sind und ein Paar zum Wechseln aus Kostengründen nicht vorhanden ist.

In Ergänzung der vorgenannten therapeutischen Maßnahmen wird neuerdings auch versucht, über Akupunktur, Hypnose, Reflexzonentherapie, Zweizellenbäder und anderen elektrotherapeutischen Maßnahmen die Schweißsekretion zu hemmen.

Eine massive Therapie der vermehrten Schweißbildung ist der Einsatz von Aluminiumchlorid, einem Metallsalz. Die Anwendung empfiehlt sich vor allem in der Nacht, ist jedoch im Bereich der Achselhöhlen wirksamer als an der Fußsohle. Die Therapie besteht darin, dass man sich vom Apotheker ein wässriges Gel zubereiten lässt. Grundlage ist einprozentige Methylzellulose, aufgelöst in Aqua Destillata. Dann werden 15% Aluminiumchlorid ($AlCl_3$, sechsmal H_2O) zugegeben. Dieses Gel wird vor dem Schlafengehen aufgetragen, zunächst jeden zweiten Abend, später nur bei Bedarf. Im Schnitt stellt sich ein merkbarer Erfolg bereits nach fünf Anwendungen ein. Eine nachhaltige und dauerhafte Verminderung der Schweißsekretion ist jedoch erst nach ein bis zwei Jahren erkennbar.

Eine andere probate Maßnahme bei der Schweißfußbehandlung ist die Leitungswasser-Jontophorese im Sinne eines hydroelektrischen Bades. Dabei wird schwacher Gleichstrom durch die Fußsohlen geleitet. Eine flache, mit Wasser gefüllte Plastikwanne und Edelstahlplatten als Elektroden dienen der Anwendung. Man beginnt mit einer schwachen Stromstärke (15 bis 20 mA), direkt an der Fußsohle. Eine Sitzung dauert etwa 30 Minuten. Die Anwendungen sind zunächst täglich, mindestens jedoch dreimal wöchentlich durchzuführen. Der Erfolg tritt oft schon nach zehn bis zwölf Sitzungen ein und die Schweißsekretion versiegt in den behandelten Hautbereichen. Leider hält der Erfolg nur zwei bis drei Wochen an, so dass man später mindestens einmal in der Woche eine Erhaltungstherapie durchführen muss.

Ein alternatives medikamentöses Rezept ist die sogenannte „Freiburger Mixtur“.
Die Formel lautet:

$AlCl_3$	40,0
Spiritus absolutus ad	200,0

Man reibt sie zweimal täglich (später in längeren Abständen) in die Haut ein. Das bringt in den meisten Fällen wenigstens Linderung.

Warzen

Die Ursachen von Warzen (Abb. 90) sind heutzutage weitgehend geklärt. Man weiß, dass sie überwiegend von HPV-Viren hervorgerufen werden. Warzen sind gutartige Wucherungen, die Fibroepitheliome darstellen. Dabei sind Horn-, Keim- und Kapillarschicht verdickt. Man kennt beim Menschen mindestens 18 Erscheinungsformen, klinisch aber unterteilt man für die Podologie in drei große Gruppen:

- Jugendliche Warze (Verruca juvenilis);
- Gewöhnliche Warze (Verruca vulgaris);
- Sohlenwarze (Verruca plantaris).

Korrekter ist, die Warzen nach ihrer Zusammensetzung und nach dem pathologischen Substrat und Aufbau zu ordnen.

Verruca juvenilis (Jugendliche Warze)

Vom Befallmuster her ist festzustellen, dass insbesondere jugendliche Warzen an Händen und Armen, weniger am Fuß, vorkommen. Sie imponieren als kleine Erhebungen über dem Hautniveau und wirken kosmetisch oft störend, sind jedoch meist nicht schmerzhaft. Das gilt auch für Alterswarzen, die man oft im Gesicht findet.

Verruca vulgaris (Gewöhnliche Warze)

In der Podologie begegnet man der gewöhnlichen Warze am Fußrücken, zwischen den Zehen, selten an der Fußsohle. Sie ist nicht auf Jugendliche beschränkt und tritt bei Erwachsenen vorwiegend im Gesicht und an den Händen auf.

Verruca plantaris (Sohlenwarze)

Sie hat zwei Erscheinungsformen:

- Die oberflächliche Beetwarze (Mosaikwarze)
- Die tiefgreifende Dornwarze (Myrmezienwarze)

Mosaikwarzen

Die an der Oberfläche liegenden Moaikwarzen (Beetwarzen) treten oft flächenhaft (beetartig)

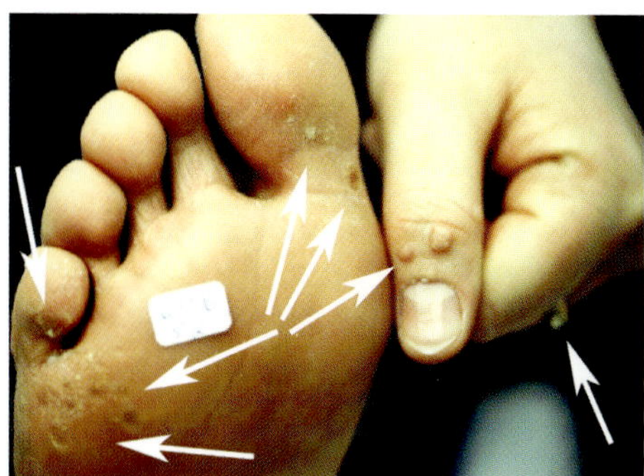

Abb. 90:
Warzenfelder an Fußsohle und Hand. An der Hand erkennt man deutlich die über der Haut erhabene Struktur der Verruca vulgaris.

auf, verursachen aber keine ernsthaften Beschwerden. Ihr Erscheinungsbild ist in der Regel flach, durch die Belastung der Fußsohle verursacht.

Dornwarzen

Die Dornwarzen sind nicht hervorstehend, sondern an der Oberfläche plan angelegt, mit einem Hyperkeratosewall. Sie lassen zumeist eine dunkle Tüpfelung erkennen. Diese resultiert aus Blutungsresten von traumatisierten Papillargefäßen. Oft findet man sie im Zentrum einer Schwiele. Die tiefen Dornwarzen (Abb. 91) sind schwer zu therapieren. Ihre tentakelartigen Ausläufer, die nichts anderes sind als hypertrophische und verlängerte Papillen, dringen bis in die Lederhaut (Corium) und in das subcutane, in der Unterhaut befindliche Binde- und Fettgewebe vor. Diese zahnartigen papillären Fortsätze, auch Warzendendriten genannt, verursachen Schmerzen, wenn sie in die Nähe von Nervenenden und deren Tastkörperchen reichen.

Behandlungsgrundzüge

Bei der Therapie ist davon auszugehen, dass Warzen von Viren ausgelöst werden. Damit sind nach dem Heilberufegesetz für die Behandlung eigentlich nur Ärzte und Heilpraktiker zuständig. Manchmal ist jedoch die Differenzierung schwierig und wegen der starken Hyperkeratose ist durchaus ein Grund gegeben, dass sich der Patient in eine Podologiepraxis begibt. Der Patient hat zudem nicht selten eine langwierige erfolglose Behandlung hinter sich und vertraut sich eben dann einmal auch einem Fußtherapeuten an.

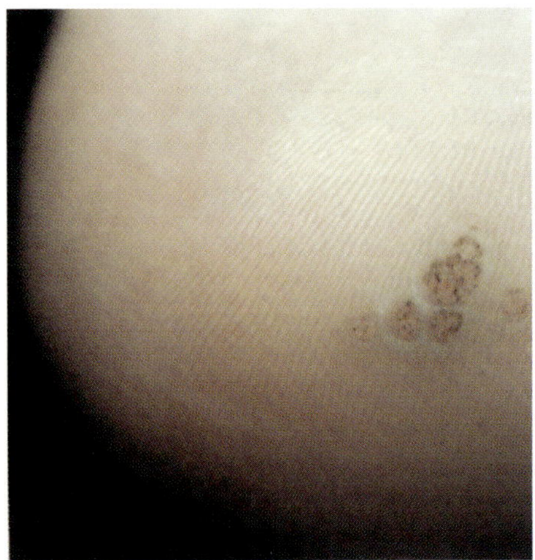

Abb. 91: Dornwarzen

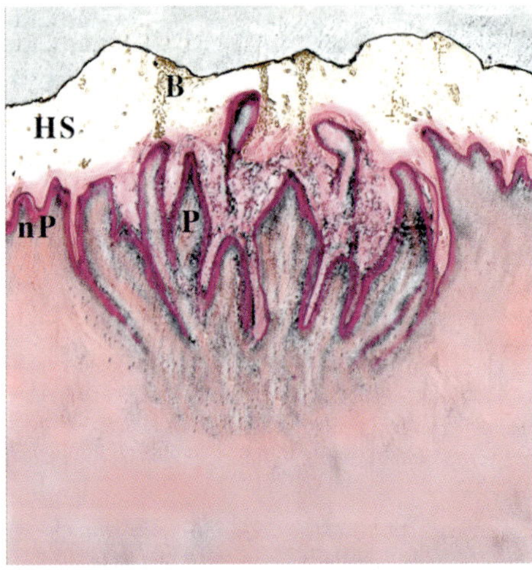

Abb. 92:
Mikroskopischer Schnitt durch eine Dornwarze. Man sieht die dentritenartige Struktur der vergrößerten Papillen.
B = Blutungsreste, HS = Hornschicht, P = vergrößerte und verlängerte Papillen, nP = normale Papillen.

Selbstbehandlung durch den Patienten ist zunächst schon einmal aus Kostengründen probat. Die schmerzenden Stellen bedürfen gleichzeitig der Entlastung (orthopädische Hilfsmittel, Druckschutz wie in der Fußpflege praktiziert). Wichtig: konsequente Fußhygiene! Antivirale Lösungen, Keratolytika usw. sind im Handel in großer Auswahl erhältlich. Eine Anleitung durch den Podologen ist bei der Selbstmedikation durch den Patienten dringend erforderlich, damit gesunde Areale geschont und abgedeckt werden.

Neben den üblichen Fußbädern empfiehlt man heiße Kochsalzbäder. Lockere Zellareale lassen sich damit gut lösen.

Gelegentlich werden Warzen (weniger solche, die auf der Fußsohle angesiedelt sind) auch mit dem Brennglas oder der Lupe angegangen. Man kann das bei Warzen auf den Fuß- oder Zehenrücken versuchen. Die Warze wird dabei so lange im Lichtkegel fixiert, bis ein Schmerzgefühl auftritt. Dann ist der Vorgang rasch abzubrechen und – mit jeweils kurzen Pausen dazwischen – mindestens fünfmal während einer Sitzung zu wiederholen. Die dabei auftretende Hitze, auch die Lichteinwirkung sind für die Warzenviren tödlich.

Bei Warzendendriten, die in die Tiefe gehen, ist diese Methode allerdings nicht geeignet; eine zu lange schädigende Hitzeeinwirkung wäre erforderlich. Bevor der Patient als medizinischer Laie den Versuch mit dem Brennglas oder der Lupe unternimmt, muss unbedingt ein Arzt konsultiert werden, der die Diagnose sichert. Fatal wäre es, an einem Pigmentnävus zu manipulieren, also an einem jener Leberflecke, die durchaus in Richtung malignes Melanom entarten können. Die ärztliche Diagnostik schaltet dieses Risiko (weitgehend) aus. In der ärztlichen Praxis ist zudem die heroische Brennglastherapie längst durch die Lasertheraie abgelöst.

Der Hitzetherapie steht bei der Warzenbehandlung die therapeutische Kälteanwendung gegenüber. Mit Eisstäbchen oder Gefrierschnee kann man Warzen lokal unterkühlen, was mitunter desgleichen zum Erfolg führt. Die Vereisungstherapie der Warzen wird vor allem in Skandinavien propagiert. Die hierfür eigens entwickelte Vereisungspistole wird auf die Warze aufgesetzt und schädigt in der Folge deren Gewebe. Allerdings gehört dieses Instrument nicht in die Hand von Laien.

Sofern die Eigenbehandlung eines Patienten erfolglos bleibt, ist der Fußtherapeut gefordert.

Podologisch kommt es vorwiegend darauf an, Hornhäute, Schwielen und Hühneraugen, deren Zentrum bevorzugter Sitz von Warzen ist, zu entfernen. Nach dem Abtragen sind kleine schwarze Punkte als sichtbares Zeichen des Warzenbefalls gut zu erkennen. Sie werden (so gut es geht) mit dem Skalpell, dem Fräser oder der Hautzange entfernt. In der Regel lassen sie sich bis in die Tiefe gut verfolgen, wobei jedoch die Verletzungs- und Blutungsgefahr steigt.

Wegen ihrer vermehrten Bindegewebe- und Kapillarbildung bluten Warzen oft beim Abtragen. Die strengen Grundsätze sterilen Arbeitens sind also unbedingt zu beachten.

Nach Desinfektion des Wundareals bringt man die üblichen Medikamente ein, wobei Keratolytika, Virostatika, Salizylsäuremischungen usw. dem Fußtherapeuten wahlweise zur Hand gegeben sind. Für Warzen an der Fußsohle eignen sich gut Okklusionsverbände mit gekerbten Polsterringen. Der Patient sollte nach ein bis zwei Wochen wieder kommen. Dann sind wesentliche Teile des Warzenkopfs aufgelöst, während die Dendriten durch den Belastungsvorgang beim Gehen in Richtung Hautoberfläche geschoben worden sind. Diese müssen mehrmals nachentfernt werden. In der Regel dauert eine solche Behandlung mehrere Wochen bis Monate und muss von seiten des Patienten konsequent eingehalten werden.

Das Grundprinzip der konservativen Warzenbehandlung ist demnach die Schichtentherapie mit systematischem Vorgehen:

- medikamentöse Erweichung und Keratolyse,
- mechanische Abtragung
- Entfernung des Warzengrunds mit subepidermaler Lyse

Die subepidermale Lyse wird mit Laser, Kälte oder Ätzung durchgeführt, wobei für den Podologen nur die letztere Technik in Frage kommt. Analog der angewandten Methode kommt es dabei zur subepidermalen Blasenbildung, entweder zur Hitze-, Kälte-, oder Ätzblase, mit der die Warzenausläufer in der Tiefe gelöst werden. Diese Methoden der Warzenentfernung, die systematisch einzusetzen sind, werden in der Praxis oft durch eine Polypragmasie ersetzt. Man probiert einfach dies und das und verzögert damit die konsequente Therapie.

Podologische Ätzungen bei der Warzenbehandlung werden mit Argentum, rauchender Salpetersäure und anderen speziellen Lösungen durchgeführt. Sie müssen gelegentlich mehrmals wiederholt werden und ziehen bei unsachgemäßer Anwendung die Gefahr der Hautschädigung in der Umgebung mit sich. Eine saubere, exakte Abdeckung ist erforderlich, wobei sich auch hier Okklusionsverbände anbieten. Die Kontrolle der behandelten Stelle ist unbedingt notwendig, um das abgestorbene Gewebe zu entfernen, bevor es zum Pilz- oder Bakterienbefall kommt.

Bei der Behandlung von Warzen sollte nicht unterschätzt werden, dass auch „Suggestivbehandlungen" durch Heilpraktiker, auch umstrittene Methoden wie Handauflegen, „Pendeln" und „Abbeten" teilweise unerklärliche Erfolge zeitigen.

Bei Kindern ist die Suggestivbehandlung angeblich am erfolgreichsten. Bewährt hat sich nach Angaben einiger Autoren, die Warze mit Fluorescin zu betupfen. Anschließend führt man die Kinder in ein dunkles Zimmer und bestrahlt die Warzen mit einer UV-A-Lampe. Die Warzen leuchten dann in der Dunkelheit und sollen nach einigen Wochen ohne weitere Therapie verschwinden. Eigene Erfolge hatten wir mit dieser Methode noch nicht. Zur Suggestionsbehandlung gehört auch das Abtupfen mit Thuja externa. Der Autor hat jedoch in über 30 Jahren Berufserfahrung die Beobachtung gemacht, dass viel Warzen spontan verschwinden, mit und ohne Therapie. Das „Heilungsalter" ist oft die Pubertät, nachdem vorher jahrelang erfolglose Therapieversuche gestartet wurden. So ist der Heilungserfolg nicht mancher Therapiemethode zuzuschreiben, sondern dem Wechsel der natürlichen Immunlage.

Bei den ärztlicherseits praktizierten Verfahren steht die Zerstörung des Warzengewebes und dessen Abtragen in der Folge im Vordergrund. Man erzeugt also eine Nekrose (Gewebezerfall) mittels verschiedener Chemikalien (flüssiger Stickstoff, $C0_2$-Schnee, Trichloressigsäure, Salizylsäure, Glutaralaldehyd, Cantharidinlösung, Acidum lacticum). Die Nekrose kann auch elektrisch mit dem Thermokauter erzeugt werden. Anschließend wird die Warzenekrose chirurgisch entfernt.

Neuere Methoden basieren auf der Grundüberlegung, dass Warzen durch Viren entstehen, die die Hautzellen zur vermehrten Teilung anregen. Man wendet also Medikamente an, die die Teilung der Zellen hemmen. So injizieren manche Ärzte mittels einer feinen Nadel 0,1 ml Bleomycinlösung direkt in die Warze. Andere tragen auf die Haut Fluoruracil auf, vermischt mit Dimethylsulfoxid. Die Anwendung ist bei Kindern und Schwangeren kontraindiziert. Auch die Verwendung von Podophyllin ist noch umstritten, obwohl bei spitzen Condylomen erfolgreich angewandt. Alpha- beziehungsweise Beta-Interferon ist bereits in der Diskussion.

Nachdem das Warzenvirus sich sehr langsam vermehrt, kann man mit dem Versuch, das Wachstum der Warze stark zu beschleunigen, eine Abstoßungsreaktion hervorrufen. Dazu geeignet ist eine Mischung von Vitamin-A-Säure und Dimethylsulfoxid.

Oft wird bei Versagen der konservativen Behandlung zum Ausschneiden der Warze samt ihren Dendriten geraten, was durch die Länge und Verzweigung letzterer die flächige Entnahme erfordert. Der Aufwand ist größer: Eine örtliche Betäubung ist notwendig. Die Wunde muss vernäht werden, was eine länger währende Schonung notwendig macht. Der Patient wird meist ein bis zwei Wochen lang arbeitsunfähig. Ähnlich ist der Fall gelagert bei der Behandlung mittels Elektroden. Das Warzengewebe reagiert zwar auf Strom sehr empfindlich und es entstehen kaum Blutungen. Der Nachteil dieser Methode: Die Wundheilung zieht sich lange hin, die behandelten Stellen sezernieren, eitern mitunter auch und man muss viel Geduld haben, bis das Granulationsgewebe allmählich hochzieht. Bewährt hat sich bei oberflächlichen Warzen, insbesondere bei flächenhaftem Befall, auch die Röntgentherapie. Wegen ihrer Nebenwirkungen, auch im Hinblick auf die gegebene Strahlenexposition, ist sie jedoch mehr als umstritten und heutzutage praktisch verlassen.

Bei hartnäckigem Warzenbefall ist sicher die Überlegung anzustellen, ob von seiten des Patienten die wünschenswerte Hygiene immer eingehalten wird. Auch die Ernährungsweise sollte geändert werden. Warzenbefall ist beispielsweise bei Mangelernährung gegeben, nicht selten bei Schweißfuß, Gefäßleiden, Stoffwechselkrankheiten und schlechtem Schuhwerk. Gerade in hartnäckigen Fällen sollte sich die Therapie von Warzen nur unter Anraten und Überwachung durch einen Arzt vollziehen.

Zehenpilzerkrankungen

(Interdigitalmykosen)

Pilzerkrankungen an den Füssen haben, wie auch in anderen Bereichen des Körpers, in jüngster Zeit erschreckend zugenommen. Auch sind neue Pilzarten, die aus anderen Ländern eingeschleppt wurden, aufgetreten. Die Fußpilzerkrankungen gehören zu der Gruppe der Dermatomykosen (Hautpilzerkrankungen), speziell zu den Pilzerkrankungen der Epidermis (genannt Epidermomykosen), also der unbehaarten Haut. Sitz der Mykosen sind meist die Zehenzwischenräume, die Fußsohlen (Abb. 93), weniger die Handflächen. Die Befallshäufigkeit der Zehenzwischenräume gegenüber der Fußsohle ist im Verhältnis etwa 8:3. Die Verbreitungshäufigkeit der Hautpilzerkrankungen beträgt in Europa im Schnitt 20% der Bevölkerung. Vermehrt betroffen sind Risikoberufe wie Bergleute, Wäschereiarbeiterinnen, Heizer, Küchenpersonal, auch Sportler.

Zu den Dermatomykosen zählt man neben der Epidermomykose auch noch die Trichomykose, die Pilzerkrankung der Haare sowie die Onychomykose, die Pilzerkrankung der Nägel. Die Nagelpilzerkrankung wird auch noch als Tinea unguis bezeichnet, die Fußpilzerkrankung als Tinea pedis.

Die Interdigitalmykose ist also eine Epidermomykose der Zehenzwischenräume; sie bevorzugt die III. und IV. Zehenzwischenräume. Dort liegen die Zehen bei den meisten Menschen dicht aufeinander, weisen Stellungsanomalien auf, vermehrte Schweißsekretion sowie einen Wärme- und Feuchtigkeitsstau. Geringe Luftzirkulation und das veränderte Milieu begünstigen die zusätzliche Ansiedelung von Bakterien wie Staphylokokken, Enterokokken, Corynebakterien und Pyocyaneus.

Als Erreger der Interdigitalmykose kommen im wesentlichen in Frage: das Trichophyton rubrum (zu 60%), das Trichophyton mentagrophytes (zu 35%) sowie das Epidermophyton floccosum (zu 5%) (Abb. 94).

Das Krankheitsbild tritt verschiedenartig auf. So finden wir teilweise weißlich verquollene Hautareale zwischen den Zehen, die insbesondere im III. und IV. Zehenzwischenraum oft von einem nässenden Geschwür begleitet sind. Man kennt aber auch rissige Varianten (Rhagaden), bläschenförmige Veränderungen, trockene Formen und solche, die sich vermehrt verhornt (hyperkeratotisch) darstellen. (Abb. 95).

Therapie

Neben praktizierten ärztlichen und fußpflegerischen Maßnahmen sollten dem Patienten zur Behandlung der Interdigitalmykose Ratschläge mit auf den Weg gegeben werden, die generell bei der Fußpilztherapie zu beachten sind:

Die Übertragung erfolgt durch Bodenkontakt (zum Beispiel Barfuß laufen in Sportstätten und Waschräumen, Hotel-Badezimmern und

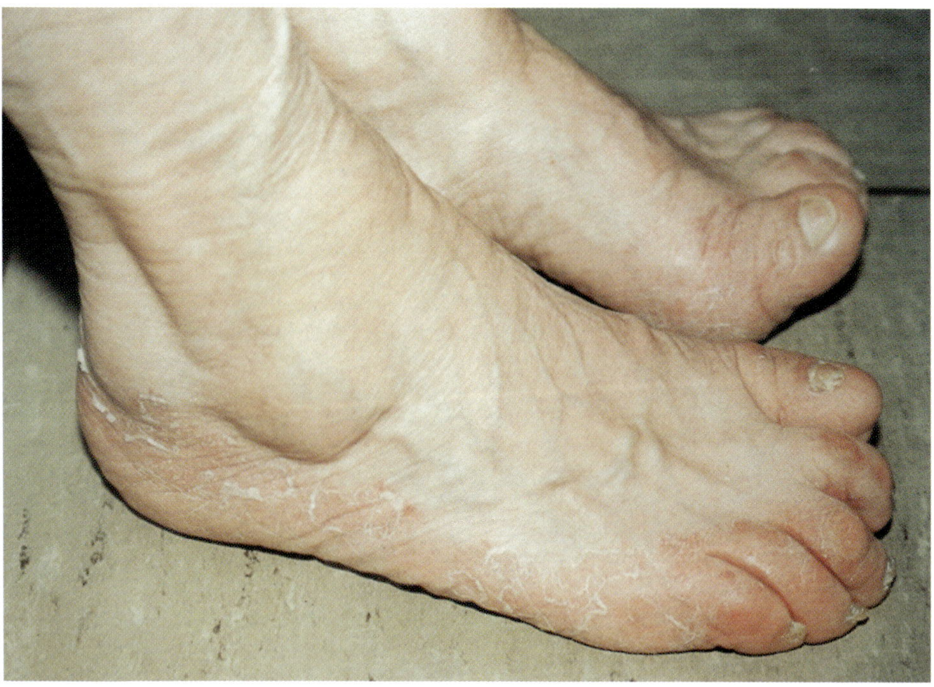

Abb. 93:
Dermatomykose; es sind die Fußsohle und die seitlichen Ränder befallen. Man sieht den schuppigen Befall am äußeren Fußrand und an den Zehen.

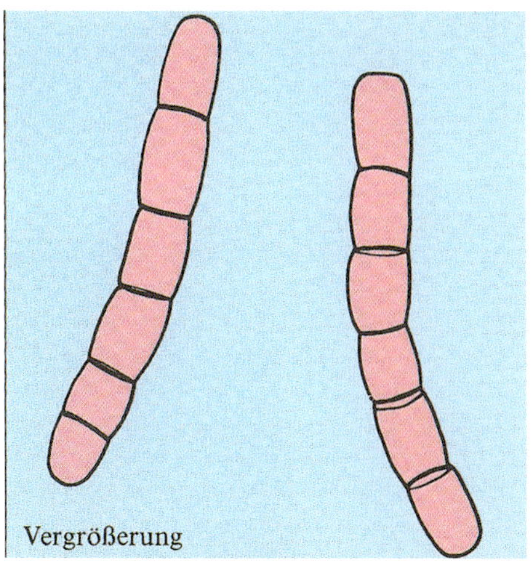

Abb. 94:
Pilzerreger (Trichophyton mentagrophytes).

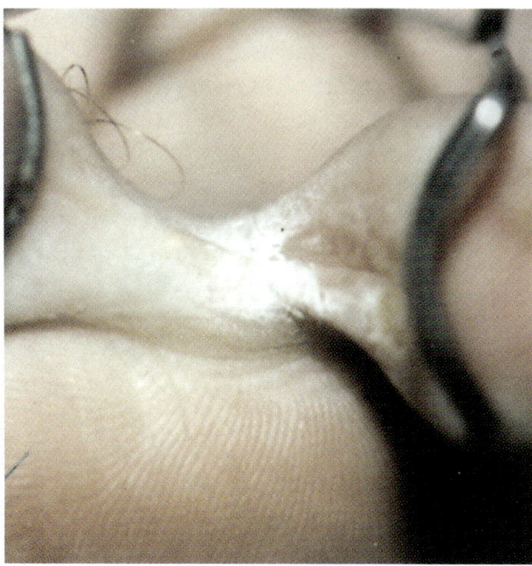

Abb. 95:
Interdigitalmykose.

Schwimmhallen). Teppichböden sind Brutstätten, möglicherweise auch die eigene Wohnung (bei infizierten Angehörigen). Auch die Praxen medizinischer Heilberufe kommen als Infektionsquellen in Frage. Der Patient ist daher auf vorsichtiges und umsichtiges Verhalten an gefährdeten Plätzen hinzuweisen. Das gilt auch für beruflich Exponierte an feuchten Arbeitsplätzen. Im Bedarfsfall ist dort mehrmals täglich zu desinfizieren.

Der nötige Selbstschutz vor Pilzinfektionen bedingt einwandfreie Fußhygiene. Das bedeutet tägliches Waschen, sorgfältiges Abtrocknen der Zehenzwischenräume sowie peinliche Pflege der Fußnägel und Reinigung der Nagelfalze. In öffentlichen Bädern, auch in Hotels oder Gemeinschaftsräumen sind Badeschuhe angebracht. Sind Familienangehörige oder Arbeitskollegen betroffen, ist Fußhygiene um so gezielter zu betreiben. Zu Hause müssen dann mindestens Socken getragen, Hausschuhe regelmäßig gereinigt und desinfiziert werden.

Der betroffene Patient hat auch seine übrigen Schuhe täglich zu wechseln, zu lüften, zu trocknen und zu desinfizieren. Das Schuhmaterial sollte nicht aus Plastik oder Gummi sein, sondern eine gute Luftzirkulation (Sandalen, perforiertes Oberleder) und Entfeuchtung zulassen. Auch das Material der Brand- und Einlegesohlen ist dabei wichtig. Die Industrie bietet bereits Einlagen an, die Feuchtigkeit absorbieren und mit Pilzschutzsubstanzen angereichert sind. Wichtig auch das Material der Strümpfe und Socken; Baumwolle und Wolle haben dabei den Vorzug.

Auch ist dem Patienten zu erklären, wie er Badezusätze, Salben, Cremes und Lösungen handhaben soll; eine Anleitung hinsichtlich orthopädischer Hilfsmittel (Einlagen und nichtsaugfähige Interdigitalpolster) ist desgleichen wichtig. Wiederholte Desinfektion und Reinigung dieser Hilfsmittel verstehen sich von selbst.

Fußpflegerische Maßnahmen bei der Interdigitalmykose bestehen hauptsächlich darin, im Sinne der Vorsorge beratend tätig zu sein. Schon beim ersten Verdacht auf einen Pilzbefall, wobei schon winzige Hautabschilferungen Verdachtsmomente sind, sollte man den Patienten aufklären und ihn zum Arzt schicken. Der Fußtherapeut selbst arbeitet beim Entfernen von nekrotischen Hautteilen, beim Abschleifen von pilzbefallenen Arealen und am Fuß generell sehr vorsichtig und nie ohne ärztliche Absicherung. Selbstschutz mit Mundschutz und Tragen von Handschuhen ist Pflicht. Gewarnt sei vor wahlloser Anwendung eines beliebigen Pilzpräparates. Vor einer Therapie ist stets der Erregernachweis zu erbringen; auch muss eine Resistenzbestimmung durchgeführt werden.

Bei der ärztlichen Therapie steht die örtliche Behandlung der Pilzerkrankung im Vordergrund. Systemisch verabreichte Präparate (Tabletten, Injektionen) haben den Nachteil, dass sie am Ort der Pilzinfektion oft zu niedrige Konzentrationen erreichen. Die Ursache dafür liegt darin, dass die auf dem Blutwege beförderten Wirkstoffe in der entzündlich verdickten, manchmal auch stark verhornten Epidermis hängen bleiben und zusätzlich durch Schweiß, Badezusätze und Salben inaktiviert werden. Mit Lamisil® und Sempera® stehen derzeit allerdings gute Präparate für die orale Medikation zur Verfügung. Pilzpräparate haben nicht selten unerwünschte Nebenwirkungen, weswegen man bei der Anwendung von Kombinationspräparaten, die mehrere Stoffe enthalten, zurückhaltend sein sollte. Verwendet man Salben, so sollte man darauf achten, wie sich die vom Pilz befallene Haut darstellt. Erscheint sie trocken, verhornt (hyperkeratotisch), ist eine Salbe auf fetthaltiger Basis indiziert. Befallene Stellen mit Luftabfluss reagieren besser auf Cremes und Lotionen. Bei stark nässenden Fällen sind eher Pasten und Puder, weniger Gels zu verwenden. Streng ist darauf zu achten, dass bei sämtlichen Anwendungen von Lokalmyzetika (ganz gleich, welche Art von Salben oder Puder man verwendet), kein Sekretstau auftreten darf. Dies ist durch sorgfältige Reinigung und anschließender Applikation (Präparate) zu vermeiden. In hartnäckigen Fällen muss bei Interdigitalmykosen davon ausgegangen werden, dass zusätzlich noch eine Mischinfektion mit Bakterien vorliegt. Der Zusatz von Lokalantibiotika ist dann erforderlich. Manche Experten sind zwar der Meinung, dass eine solche oberflächliche Bakterienbesiedelung bedeutungslos sei und tiefer liegende Keime mittels Antibiotikatherapie (Tabletten, Spritzen, Infusionen) zu bekämpfen wären. Voraussetzung einer lokalen Pilztherapie ist, dass Schuppen, Krusten und Borken vorher entfernt werden. Ergänzend können eine Schälbehandlung und Abmazeration mit Salizylsalbe, Diachylonsalbe (jeweils 5 bis 20%), Lebertran-Vaseline, Alkohol- und Borumschläge sowie Dunstwickel durchgeführt werden.

Die medikamentöse Therapie bleibt immer in der Hand des Arztes! Es stehen dafür etwa 80 verschiedene medikamentöse Stoffe zur Verfügung. Man nennt diese pilzwirksamen Mittel Antimyzetika. Diese unterscheidet man wieder in zwei große Gruppen, nämlich in Antibiotika (wenn ihre Gewinnung biologisch erfolgt) und Chemotherapeutika (wenn ihre Herkunft chemischer Natur ist).

Antimyzetika greifen an der Pilzzelle unterschiedlich an, weswegen man Wirkstoffgruppen unterscheidet. So gibt es Medikamente, die die Membranfunktion der Pilzzelle stören und so das Weiterwachsen verhindern (zum Beispiel Halogenpräparate, die Jod, Brom, Chlor enthalten). Andere Mittel wiederum greifen in die Eiweißproduktion der Pilze ein (zum Beispiel Chinolin-Derivate) oder hemmen den Aufbau der Zellwand (zum Beispiel Griseofulvin). Wieder andere blockieren den Stoffwechsel der Pilze, speziell den der Nukleinsäuren (zum Beispiel Imidazole, Fluorcytosin). Verschiedene Enzyme der Pilzzelle, mit denen diese die Wirtszellen und deren Oberflächen angreifen, werden durch Metallverbindungen gehemmt.

Beim Einsatz von Pilzpräparaten ist zu beachten, wie man sie anwendet. Bei den Interdigitalmykosen stehen die örtlich anzuwendenden Medikamente im Vordergrund: Salizylsäure-Derivate, Chinolin-Derivate, Invertseifen sowie Ammoniumbasen, aromatische Schwefelverbindungen, Karbonsäure-Derivate, Benzoesäureester, Phenole und ihre Abkömmlinge, Methanfarbstoffe, organische Quecksilberverbindungen, Thiadiazin-Derivate, Imidazole, Tolnaftat.

Eine lokale Anwendung (auch auf Schleimhäuten, Inhalation!) ist bei Miconazol, Clotrimazol, Nystatin und Natamyzin möglich. Intravenös können Amphotericin B und Fluorcytosin gegeben werden.

In Tabletten- oder Drageeform liegen vor: Griseofulvin, Miconazol, Ketoconazol sowie Fluorcytosin. Bei allen nicht lokal anzuwendenden Pilzmitteln ist mit Nebenwirkungen zu rechnen, insbesondere mit Allergien, Juckreiz, Durchfall, Störungen der Leberfunktion, vereinzelt auch der Blutbildung. Schon daraus ergibt sich die Notwendigkeit, bei Interdigitalmykosen vorwiegend lokal zu behandeln.

Blasen

Soldaten leiden darunter, Sportler, Wanderer insbesonders und nicht selten auch jener, der sich mit neuen Schuhen am Fuß anzufreunden hat. Man spricht dann von „Marschblasen“. Weniger häufig sieht der Fußtherapeut Blasen nach Verbrennungen.

Noch seltener sind Spannungsblasen, die dann entstehen, wenn es durch Verletzungen zu erheblichen Schwellungen der unteren Extremitäten, vereinzelt auch der Zehen kommt.

Marschblasen

Die Marschblasen entstehen durch Druck des Schuhs, Scheuern, Schweißbildung und führen zum Abheben der Epidermis. Darunter entsteht Sekret, manchmal auch Blut, das zur prallen Blasenbildung führt. Der noch intakte Rest der Haut ist entzündlich verändert und sezerniert weiter. Blasen entstehen jedoch nicht nur an der Ferse, sondern auch am Fußrücken, zwischen und auf den Zehen (Abb. 96).

Brandblasen

Verbrennungen sind häufig mit Blasen vergesellschaftet. Bei der Verbrennung 1. Grades kommt es „nur“ zur Rötung der Haut, bei einer 2. Grades bereits zur Blasenbildung. Verbrennungen 3.

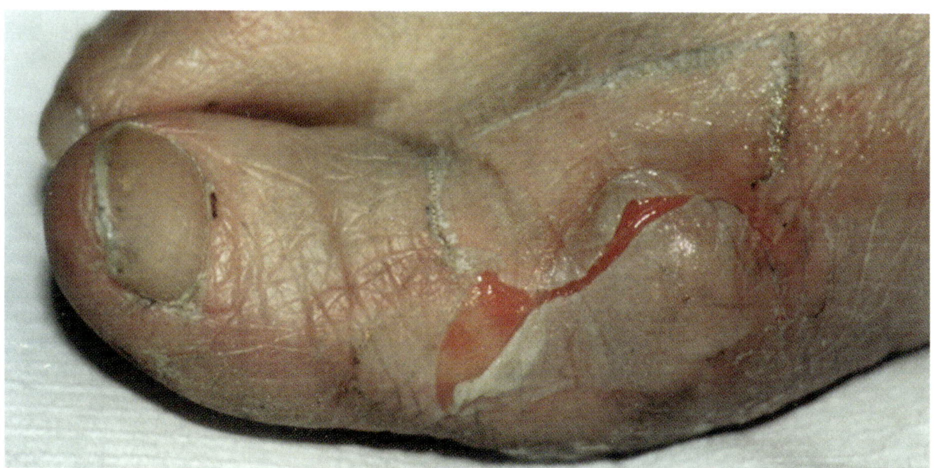

Abb. 96: Marschblase

Grades führen zur Zerstörung der Haut bis in das Unterhautgewebe hinein, was – wenn größere Hautareale betroffen sind – lebensgefährlich werden kann. Im Gegensatz zu den Marschblasen wird bei Verbrennungsblasen durch die Schädigung der umgebenden Haut, die Zerstörung der Zellen und die erhöhte Infektionsgefahr der Heilungsablauf kompliziert. Darauf ist bei der Behandlung Rücksicht zu nehmen (Abb. 97).

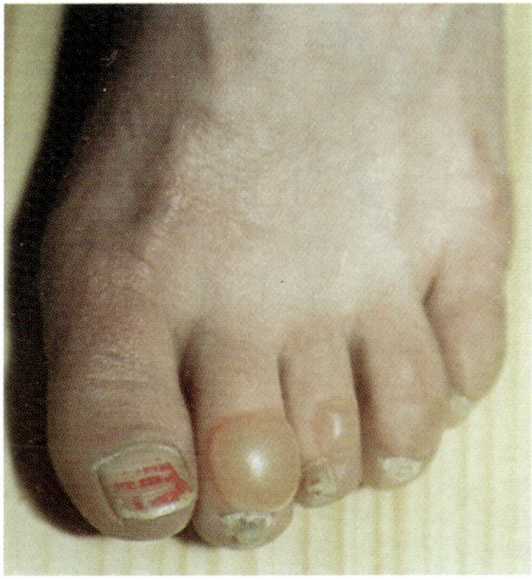

Abb. 97:
Brandblasen, durch heißes Wasser verursacht.

Spannungsblasen

Spannungsblasen sind selten. Kommt es beispielsweise im Gefolge einer Verletzung (so einem Bruch des Unterschenkels oder des Fußes, auch bei Brüchen der Zehenknochen) zur Störung der Blutzirkulation, führt dies zum erheblichen Anschwellen der unteren Extremität. Durch die Gewebewasserinfiltration und die erhöhte Spannung im Bereich der verhornten Epidermis kann es in der Folge zur Ablösung der äußersten Hautschicht und nachfolgend zur Blasenbildung kommen. Auch hierbei ist die Heilung durch den auslösenden Faktor, nämlich die Zirkulationsstörung, gefährdet und eine Therapie der Grunderkrankung notwendig.

Es erübrigt sich in diesem Zusammenhang, auf andere Ursachen von Blasen einzugehen, beispielsweise auf jene von Eiterblasen, Blasen im Zusammenhang mit Infektionen, Allergien, Verätzungen oder auch Blutblasen aufgrund von Gerinnungsstörungen.

Behandlungsgrundzüge

Blasen sollten grundsätzlich entleert werden. Danach lässt der Schmerz nach, erneute Sekretion oder Blutung in der Blasenhöhle unterbleiben. Zusätzlich wird ein weiteres Abheben von Hautschichten vermieden und Entzündungsvorgänge gestoppt. Man öffnet die vorher desinfizierten und gesäuberten Blasen mit einer sterilen Nadel am unteren Ende, damit die Blasenflüssigkeit vollständig auslaufen kann. Danach ist die Blase steril abzudecken, mit Gaze, Pflaster oder Metallineauflagen; zur Vermeidung weiterer Druckschädigungen und Schmerzen verwendet man ein eingeschnittenes Ringpolster. Zusätzliches Bandagieren ist empfehlenswert, wenn der Patient auf den Beinen bleiben muss (Soldaten!). Mit der Entfernung der Blasenhaut kann ein bis zwei Tage gewartet werden, da sie ein natürlicher Schutz ist und die physiologisch beste Wundauflage darstellt. Ein Nachteil ist, dass sich durch Sekretverhalten leicht Keime bilden können und die Haut dann durch Fältelung oder Einrollen zu einem weiteren mechanischen Irritationsfaktor wird. Wundkontrolle und Verbandwechsel müssen täglich erfolgen! Nach ein bis zwei Tagen kann die Haut der Blase mit einer sterilen Schere entfernt werden.

Ein Abdecken (Verband) sollte dann nur über den Tag vorgenommen werden, nachts kann man die Wunde offen lassen. Man sollte sie jedoch vor dem Schlafengehen mit einer desinfizierenden, adstringierenden und austrocknenden Flüssigkeit betupfen. Salben, Pasten und Creme, die zum Verschmieren führen könnten, sind zu vermeiden. Puder ist nur dann erlaubt, wenn damit eine Trockenlegung des Hautdefekts erreicht wird. Teure interaktive Wundauflagen sind in der Regel nicht notwendig. Beim Waschen der Füsse Blasenbereiche aussparen! Wenn starke Verschmutzung vorherrscht, ist Fußbädern ein keimtötender Zusatz (zum Beispiel eine Mischung aus Kamillosan und Kaliumpermanganat [$KMnO_4$]) beizugeben. Ist die Blasenregion allein verschmutzt, kann man mit Wasserstoffperoxyd (H_2O_2) vorspülen. Mit physiologischer Kochsalzlösung sollte nachgespült werden. In solchen Fällen ist es besser, die Blasenhaut zu entfernen, zu desinfizieren und zu verbinden. Zu beachten gilt, dass viele Desinfektionssprays und Flüssigkeiten auf frischen Wunden brennen. Es empfiehlt sich daher, Rivanol-Lösung (getränkter Tupfer oder Kompresse) einige Minuten einwirken zu lassen und nach dem Antrocknen der Wunde einen sterilen Druckschutzverband anzulegen. Die Weiterbehandlung besteht im täglichen Verbandwechsel, wobei schon nach wenigen Tagen auf eine offene, „luftige" Therapie, z. B. Tragen von Sandalen usw. übergegangen werden kann.

Brandblasen erfordern im Gegensatz zu den Marschblasen stets eine Therapie mit sterilen Materialien. Und sie sind immer abzutragen, entweder mit einer sterilen Schere oder einer sterilen Hautzange, mit der die meisten Fußtherapeuten besser umgehen können. Die Gefahr der Infektion und verzögerten Heilung ist bei Brandblasen erheblich größer, weil das umgebende Gewebe mitgeschädigt ist, was die Heilungstendenz vermindert. Es folgt steriles Abdecken, am zweckmäßigsten unter Zuhilfenahme von Wundgaze, Metalline und saugfähigem, luftdurchlässigem Material. Bei abgestorbenem (nekrotischem) Zellmaterial ist die Behandlung mit enzymatischen, wundreinigenden Salben (z. B. Iruxol) erlaubt, wobei die Zellreste mit Wasserstoffsuperoxyd und physiologischer Kochsalzlösung entfernt werden müssen. Solange die Wunde schmiert und nässt, macht man so weiter. Antibiotikahaltige Salben und andere Heilsalben kommen in solchen Fällen gerne zum Einsatz, sind jedoch nicht angebracht.

Spannungsblasen erfordern die Therapie der Grundkrankheit, das Hochlagern der Extremität und dazu eine medikamentöse abschwellende Therapie. Auch sie sollte man öffnen und das Sekret ablaufen lassen. Die Wundbehandlung ist täglich erforderlich, denn auch in Spannungsblasen ist das Wachstum von Tetanus- und Gasbranderregern möglich.

Vorbeugemaßnahmen gegen Marschblasen kennt jeder Soldat. Auf längeren Märschen trägt man selbstverständlich keine neuen Schuhe, aber schon einmal getragene, abpolsternde Socken. Für Berg- und Wanderschuhe gilt das gleiche. Das Schuhmaterial sollte saugfähig sein, Luft- und feuchtigkeitsdurchlässig zudem. Schuhe sollten auch nie zu klein sein, was sich gerade bei massiven Stiefeln sehr problematisch auswirken würde. Kaltwaschungen, lauwarme Bäder mit Eichenrindenzusatz, talghaltige Puder, auch leicht fetthaltige Cremes bekommen den Füßen gut. Fußsohlenblasen beugt man durch Einlagen vor, elastischen, wie sich versteht. Folglich stellen Kork-Leder-Verbindungen die geeignetsten Materialien dar. Starre Einlagen hingegen führen zu schmerzhaften Druck- und Reibepunkten, auch zur biomechanischen Fehlbelastung des Vorfußes beim Abrollvorgang.

Weichteilveränderungen

Veränderungen der Plantaraponeurose

Plantare Fibromatose

Anlagebedingt, weniger durch äußere Einflüsse wie Verletzungen, Dauerbelastungen (z. B. bei Radfahrern), beobachtet man bei manchen Menschen eine Verkürzung der Plantarfaszie (Aponeurose). Die Erkrankung tritt überwiegend im höheren Alter auf, mitunter auch schon bei jungen Menschen. Es kommt dabei zu einem fibroplastischen Umbau der Aponeurose mit teilweisen degenerativen Entzündungen, Verhärtungen, was zunächst zur punktuellen Verkürzung einzelner Stränge, in der Folge aber zur schmerzhaften Schrumpfung der gesamten Aponeurose führt. Man nennt diese Erkrankung plantare Fibromatose, – im angelsächsischen Schrifttum Morbus Ledderhose.

Die Patienten klagen über eine schmerzhafte Verhärtung an der Fußsohle, die sich strangartig zunächst im Bereich des inneren Längsgewölbes ausdehnt (Abb. 98). Seltene Fälle lassen ein bereits voll ausgeprägtes Bild (Abb. 99) erkennen. Lange unerkannt bleibt die knotige Vorform, die zunächst zu Fehldeutungen und Verwechslungen mit der Fascitis nodularis, einem gutartigen Weichteiltumor, führt. Schematisch betrachtet ist die plantare Fibromatose mit dem Morbus Dupuytren vergleichbar, der an den Händen zu der bewussten auffälligen Krallenstellung durch die Verkürzung der Palmaraponeurose führt.

Die Therapie besteht in leichten Fällen in der Verordnung von Polstereinlagen, wobei besonders die betroffenen Knoten und Stränge unterpolstert und ausgespart werden müssen. Zusätzlich sind gymnastische Dehnungsübungen angebracht sowie die Abklärung, ob nicht andere Grunderkrankungen wie beispielsweise Rheuma oder eine Kollagenose vorliegen. Andere Maßnahmen wie die Unterspritzung mit Peroxydase, Cortisonverdünnungen oder Naturheilpräparate wie Zeel brachten nur in wenigen Fällen Erfolg. So bleibt oft nur die operative Entfernung der befallenen Bezirke als Ausweg.

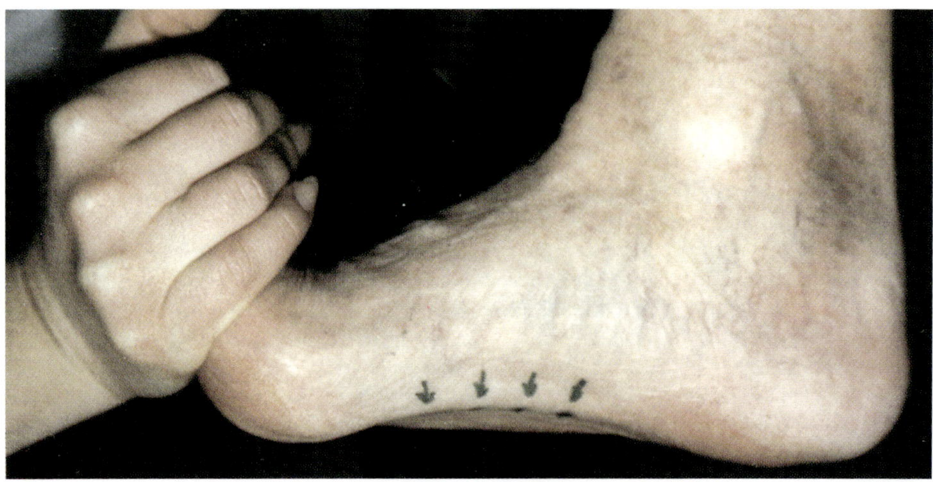

Abb. 98: Morbus Ledderhose.

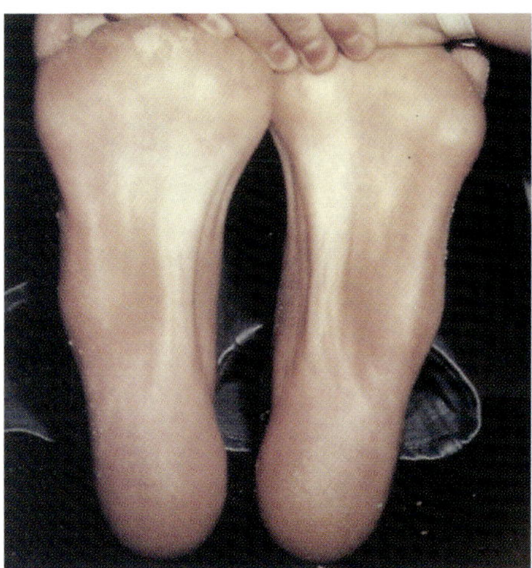

Abb. 99: Morbus Ledderhose.

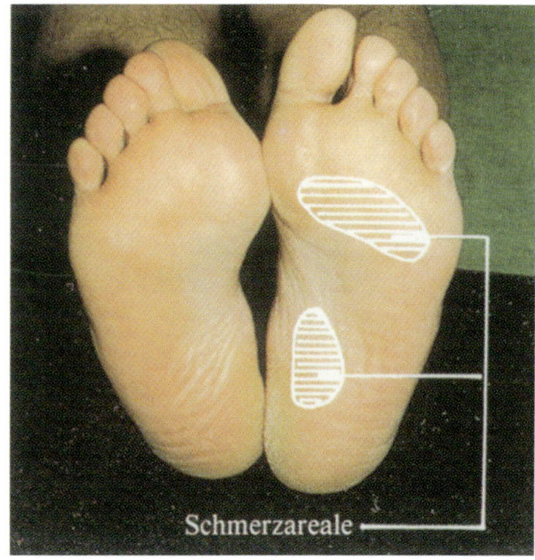

Abb. 100:
Plantare Faszitis des linken Fußes, Überlastung bei Hüftkopfnekrose rechts.

Plantare Fascitis

Die plantare Faszitis ist ebenfalls eine Veränderung im Bereich der Plantaraponeurose. Sie hat jedoch meist eine degenerative Ursache und betrifft nur bestimmte Stellen der Plantarfaszie. Insbesondere bei Hohlfüssen, aber auch bei überlasteten Senkfüssen kommt es an den Ansatzstellen der Plantaraponeurose an der Ferse und im Bereich der Mittelfußköpfchen zu degenerativen Veränderungen und zu lokaler Entzündung (Abb. 100). Die Schmerzen treten bei der plantaren Faszitis in der Regel wenige Zentimeter vor dem inneren Fersenbeinhöcker auf, betreffen aber nicht selten auch die Innenseite des Fußlängsgewölbes; so werden sie leicht mit der Schmerzsymptomatik einer Fersenbeinbursitis, eines Fersenbeinsporns und den Ausstrahlungen eines Tarsaltunnel-Syndroms verwechselt. Die vordere Variante der plantaren Faszitis mit den typischen Schmerzen hinter den Mittelfußköpfchen führt zu Verwechslungen mit Entzündungen der Sesambeine, der Schleimbeutel und metatarsalgiformen Beschwerden. Der oft diffuse Schmerzcharakter lässt nicht selten an eine Durchblutungsstörung oder eine Veränderung der Fußnerven denken. Dies um so mehr, als die Beschwerden nach ungewohnter Belastung oder auch nach längerem Krankenlager (Wiederbelastungsschmerz) auftreten.

Therapeutisch sind vorübergehend Polsterung und Entlastung mittels Einlagen durchzuführen, ergänzt durch abschwellende medikamentöse Maßnahmen, unterstützt durch kühlende Umschläge oder Kaltbäder. Chirurgisch ist, wie bei allen Operationen an der Fußsohle, wegen Gefahr der Narbenbildung Zurückhaltung zu üben. Die Einkerbung der Plantaraponeurose wäre eine einigermaßen erfolgversprechende Maßnahme, sollten örtliche Injektionen fehlschlagen.

Matratzen-Syndrom

Der Mensch besitzt an seiner Fußsohle eine Matratzenkonstruktion des Sohlenfettes. Sie besteht aus Ausläufern der Plantaraponeurose zur Fußsohlenhaut, die teilweise senkrecht verlaufen und die Fettschicht der Sohle in viele kleine Kammern teilen. Dadurch wird verhindert, dass sich beim Gehen und insbesondere beim schrägen Auftreten das Sohlenfett zur Seite hin verschiebt und den Gang destabilisiert (Abb. 101).

Mit zunehmendem Alter, bei Unterernährung und anderen Krankheiten, auch durch Überbelastung bei Leistungsmärschen und Marathonlauf in schlechtem Schuhwerk, kann es zur Abnahme und Degeneration des Fettgewebes einschließlich der bindegewebigen Trennwände kommen. Dies führt im hinteren Bereich der Fußsohle zu unklaren Fersenschmerzen nach Belastung, im vorderen Bereich zu brennenden Missempfindungen unter den Mittelfußköpfchen. Charakteristisch sind lokaler Druck- und

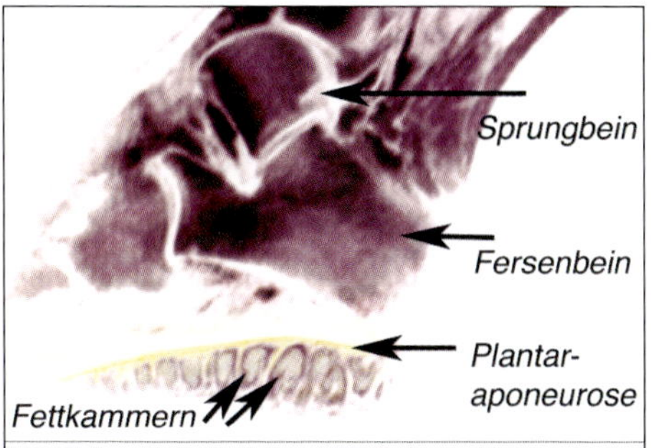

Abb. 101:
Matratzenkonstruktion des Fußsohlenfettes. Man erkennt im MR die Struktur der Fettkammern und die Septen der Plantaraponeurose.

seitlicher Verschiebeschmerz, im weiteren Verlauf zunehmende Verhornung am Rande des Auflastungsschwerpunkts. Je nach Lage spricht man von einem vorderen oder hinteren Matratzen-Syndrom der Fußsohle. Letzteres wird auch Fersenpolster-Syndrom genannt.

Die Behandlung hat die Schmerzausschaltung und Entlastung zum Ziel. Man polstert die Ferse, überhöht das Längsgewölbe und verordnet eine leichte Abrollsohle, um die Belastung zu verlagern. Bei Sportlern achtet man darauf, dass die Schuhe nicht nur eine Dämpfung bodenwärts und nach vorne haben, sondern jene meist dicksohligen Sportschuhe auch genügend Seitenstabilisierung beim Auftreten gewährleisten. Gerade Mikrozerrungen in seitliche Richtung werden von der veränderten Fettpolsterkonstruktion schlecht verkraftet.

Akzessorische Muskeln

Gelegentlich begegnet man Patienten, die nach Überlastung Schmerzen im Bereich der Achillessehnen verspüren, jedoch keine typische Symptomatik im Sinne einer Achillodynie erkennen lassen. Schmerzen in der Gegend hinter der Knöchelgabel sind bei aktiven Menschen nicht selten; sie sind mitunter auf Anomalien zurückzuführen. So gibt es Muskelvarianten, die am Unterschenkel auftreten und deren Ausläufer man bis in den Bereich der Achillessehne verfolgen kann. Beispielsweise hat man als Ursache von Schwellung und Schmerzen im Bereich der Achillessehnengrube einen zusätzlichen (akzessorischen) Bauch des langen gemeinsamen Zehenbeugemuskels gefunden. Solche anlagebedingten Muskelanomalien führen bei Belastung zu Schwellungen hinter dem Innenknöchel, deren Ursache zunächst unklar ist. Erst spezielle Untersuchungen (beispielsweise ein Computertomogramm) ergeben die richtige Diagnose. Launen der Natur bescheren uns auch noch andere Muskeln mit akzessorischen Muskelbäuchen. Dazu gehören der lange Großzehenbeuger und der Schollenmuskel. Manche Wissenschaftler behaupten, dass ähnliche Varianten bei etwa fünf Prozent der Menschen vorkommen. Am häufigsten wird dabei der III. Wadenbeinmuskel (Musculus fibularis tertius) genannt.

Therapeutisch ergibt sich daraus, dass man zunächst bei Auftreten von Beschwerden durch akzessorische Muskeln im Sinne einer Verdrängungsüberlastung abschwellend und ruhigstellend vorgeht. Nur wenn diese zusätzlichen Muskelbäuche und Sehnen Druckbeschwerden hervorrufen und deformierend wirken, ist ein operativer Eingriff angezeigt.

Ganglion

Das Überbein, wie das Ganglion im Volksmund genannt wird, ist am Fuß weniger häufig als an der Hand. Es imponiert in der Regel als Hauterhebung am Fußrücken, ist jedoch ein mit einer gallertartigen Masse gefüllter, meist praller Hohlraum, der in der Nähe einer Sehnenscheide oder einer Gelenkkapsel liegt (Abb. 102). Nicht selten haben diese Hohlräume Verbindung mit einer Gelenkkapsel oder einer Sehnenscheide, ähnlich einer gestielten Zyste. Die Innenhaut des Ganglions produziert dabei meist schleimiges Sekret (Gallerte), das eindickt und abpunktiert werden kann. Bei Belastung (z. B. durch Druck, Reibung der Sehnen) wird die Schleimproduktion vermehrt und das Ganglion vergrößert sich. Je nach Größe und Funktionszustand ändert sich die Beschwerdesymptomatik. Im ungünstigsten Fall kommt es zu starken Schmerzen, Nervenreizungen und Entzündungen.

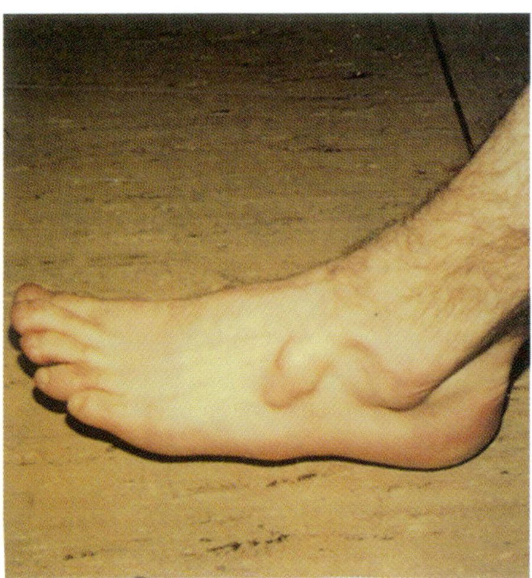

Abb. 102: Ganglion

Die Therapie der Ganglien ist mehrgleisig möglich. Abschwellende Umschläge und absolute Schonung mit Teilruhigstellung des Fußes sind zunächst die Therapie der Wahl. Eine weitere Möglichkeit ist, das Ganglion zu punktieren, die Gallerte abzusaugen und ein Antiphlogistikum oder auch ein Verödungsmittel einzuspritzen. Ganz Mutige können das Ganglion zerdrücken oder eine Münze auflegen und es mit einem Hammerschlag zerstören, wie das zuweilen Medizinstudenten vorgeführt wurde. Gegebenenfalls sollte man zur totalen operativen Entfernung raten. Bleiben Gewebereste, gibt es meist Rezidive.

Lokale Überlastungs-Syndrome

Man versteht unter dem Begriff „Lokale Überlastungs-Syndrome“ alle Erkrankungen und Beschwerden im Bereich des Fußes, die durch Überbeanspruchung und örtliche, ungünstige statische, mechanische und anatomische Gegebenheiten ausgelöst werden.

Kompressions-Syndrome

Tarsaltunnel-Syndrom

(Canalis-malleolus-Syndrom)

Bei dieser Erkrankung ist anzumerken, dass sie wahrscheinlich öfter vorkommt als sie erkannt wird. Es handelt sich dabei um eine lokale Schädigung des Schienbeinnervs (Nervus tibialis) hinter dem Innenknöchel. Besagter Nerv läuft dort durch einen sogenannten Tarsaltunnel (Fußtunnel) unter dem Ligamentum laciniatum. Durch Druck und mechanische Beeinflussung der umgebenden Knochen und Sehnenstränge kann der Nerv gereizt und geschädigt werden, sich entzünden, aber auch einen Durchblutungsmangel erleiden. Es kommt zu Gefühlsstörungen an der Fußsohle und an den Zehen, insbesondere an der Innenseite. Schmerzen treten nicht nur auf Druck hinter dem Innenknöchel auf, sondern auch nachts in Ruhe und sind brennend, teilweise von Gefühlsstörungen an der Ferseninnenseite begleitet, da dorthin Hautäste ausstrahlen. (Abb. 103).

Bei derartigen unklaren Fußbeschwerden sollte immer ein Neurologe mit eingeschaltet und nicht nur an eine Durchblutungsstörung usw. gedacht werden.

Therapeutisch kommt neben der Ruhigstellung und entlastender Polsterung eine Infiltrationsbehandlung in Frage. Hochdosierte neurotrope Vitamine und abschwellende Medikamente bringen gelegentlich eine deutliche Besserung. Die operative Entlastung ist nur bei Vorliegen neurologischer Ausfälle anzuraten.

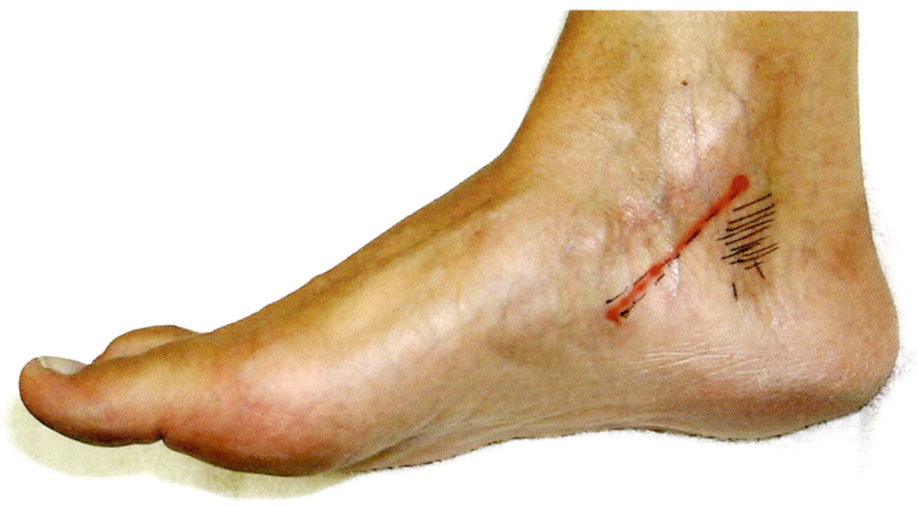

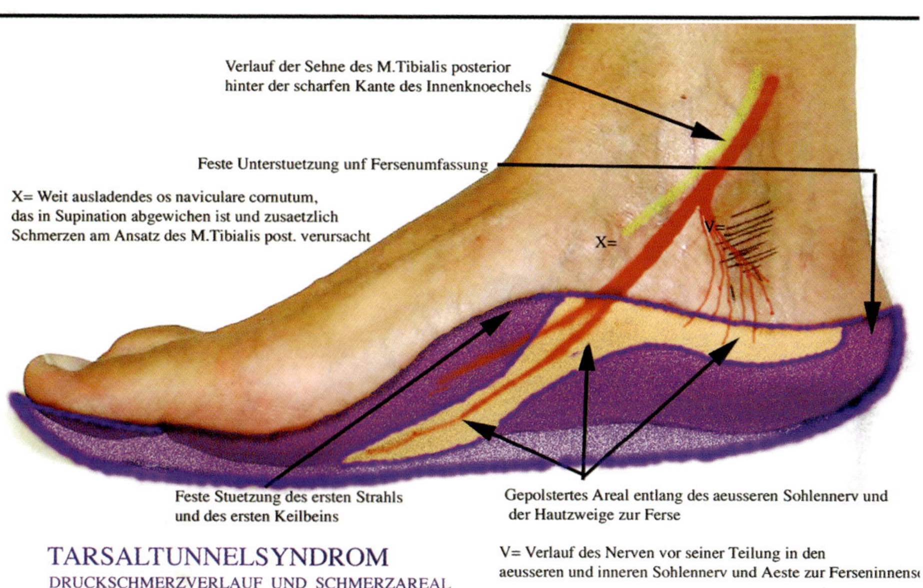

Abb. 103: Tarsaltunnelsyndrom

Morton-Neuralgie

Eine sehr schmerzhafte Angelegenheit ist die von MORTON beschriebene Neuralgie, die meist mit heftigen Schmerzen im Bereich des Mittelfußköpfchens, vorzugsweise zwischen der III. und IV. Zehe auftritt. Es handelt sich dabei eigentlich nicht um eine Nervenentzündung, sondern um ein Neurom (gutartige Nervengeschwulst). Es bildet sich als eine degenerative Veränderung des Interdigitalnervs (Zwischenzehennerv) zwischen dem III. und IV. Mittelfußknochen. Anatomisch gibt es eine seltene Verbindung zwischen zwei Hautnerven, nämlich dem inneren Fußsohlennerv (Nervus plantaris medialis) und dem äußeren Fußsohlennerv (Nervus plantaris lateralis) (Abb. 104). An der Verbindungsstelle dieser beiden Nerven kommt es gelegentlich zu einer Auftreibung und Verdickung, zu einem Neurom eben, das unter Druck beim Gehen, aber auch bei Palpation mit der Hand und manchmal auch in Ruhestellung erhebliche Schmerzen bereitet. Die Beschwerden können als Gefühlsstörungen an der Innenseite der III. und IV. Zehe auftreten, aber auch als fortgeleitete starke Schmerzen, die bis in den Unterschenkel, manchmal auch bis in den Oberschenkel ausstrahlen. Gelegentlich verursacht eine degenerative Veränderung, beispielsweise eine Fibrose des Interdigitalnervs, die gleichen Symptome.

Die Therapie einer Mortonschen Neuralgie kann versuchsweise darin bestehen, das durchgedrückte Quergewölbe durch Aufrichten mit Hilfe einer Pelotte oder einem Stützverband aufzuspreizen, die Zwischenräume dadurch zu verbreitern und das Neurom zu entlasten. Eine abschwellende Therapie unterstützt die verabreichten nervenwirksamen Vitamine. Tritt keine Besserung ein, kann man vorübergehend eine Schmerzblockade durch örtliche Betäubung oder Infiltration eines Lokalanästhetikums durchführen. Vor einer operativen Entfernung des Neuroms gehört eine neurologische Untersuchung und ein Computertomogramm zur Standarddiagnostik.

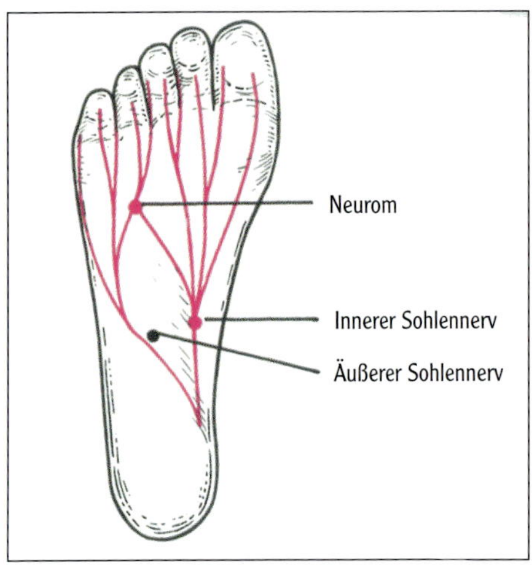

Abb. 104: Morton-Neuralgie.

Schuhriemen-Syndrom

Wie der Name schon sagt, kommt es bei diesem Beschwerdebild durch Schuhriemen oder auch zu enge Schuhe über dem Rist zu einem Druck auf einen Ast des oberflächlichen Wadenbeinnervs (Nervus fibularis superficialis), der sich am Fußrücken in den inneren Fußrückennerv (Nervus cutaneus dorsalis medialis) und den mittleren Fußrückennerv (Nervus cutaneus dorsalis intermedius) aufteilt (Abb. 105). Ist die Druckstelle über der Basis der Mittelfußknochen lokalisiert, findet man nicht selten einen dorsalen Fußhöcker. Auch ein Ganglion am Fußrücken kann zu einer Reizung der Hautnerven führen. Die Symptome bestehen in brennenden Schmerzen, gelegentlich auch nur in Gefühlsstörungen auf dem Fußrücken, bis an die Innenseite der Großzehe reichend, seltener auf die Rückseite der Zehen II, III und IV. Eine Variante des Schuhriemen-Syndroms liegt vor, wenn der tiefe Wadenbeinnerv am Fußrücken irritiert oder geschädigt wurde. Dann sind ein umschriebener Hautbezirk an der Außenseite der Großzehe und die der Großzehe zugekehrte Seite der II. Zehe gefühllos oder schmerzhaft. Man nennt dies auch ein anteriores Tarsal-Syndrom.

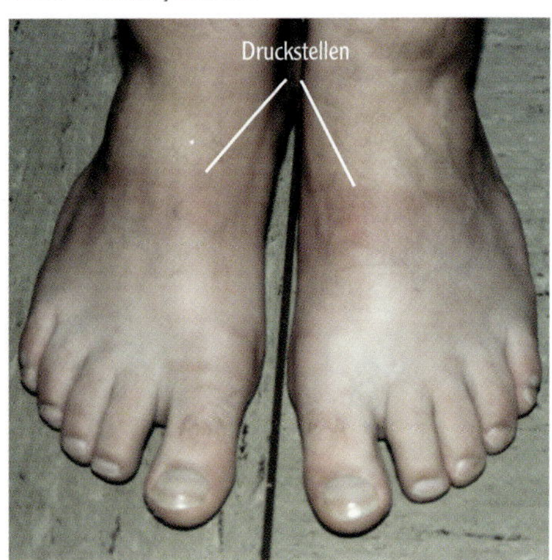

Abb. 105:
Schuhriemen-Syndrom.
Man sieht die zirkuläre Rötung über dem Fußrücken durch den Schuhriemen. Die Gefühlsstörungen gehen von den markierten Druckstellen aus.

Zur Therapie des Schuhriemen-Syndroms genügen zunächst der Wechsel der Schuhe und eine Druckentlastung mit örtlich abschwellender

Behandlung. Tritt keine Besserung ein, sind gegebenenfalls Exostosen, Fußhöcker oder Ganglien abzutragen. Bei fibrösen Verengungen der Nervenlager ist eine operative Freilegung und Entlastung notwendig. Nachdem es sich jedoch hier vorwiegend um Hautäste handelt und Gefühlsstörungen in der Regel tolerabel sind, ist vor operativen Maßnahmen eine nüchterne Risikoabschätzung dringend erforderlich.

Interdigitalneuropathie

Klagen Patienten über Gefühlsstörungen in einer oder mehreren Zehen und haben sie zusätzlich starke Schmerzen beim Abrollvorgang zwischen den Metatarsalköpfchen, liegt in den meisten Fällen eine Interdigitalneuropathie vor. Es handelt sich um ein Kompressions-Syndrom des noch ungeteilten, manchmal auch schon geteilten Digitalnervs in Höhe des Zehengrundgelenks. Auffällig ist ein heftiger Belastungs- und Druckschmerz beim Zangengriff zwischen dem Mittelfußköpfchen des II. und III., oft auch des III. und IV. Strahls (Abb. 106). Die Beschwerdesymptomatik tritt beim Abrollen und starker Dorsalbeugung der Zehen in den Grundgelenken auf, jedoch auch in Ruhe. Beim belastungsabhängigen Dorsalbewegungsschmerz handelt es sich um eine Irritation des Nervenastes durch die querverlaufenden Bänder über den Zehengrundgelenken. Abhilfe schaffen orthopädische Hilfsmittel wie Einlagen, die das Quergewölbe überdehnen und die Abrolldynamik ändern, krankengymnastische Dehnungsübungen im Bereich der Zehengrundgelenke und Zehenzwischenräume, gelegentlich auch lokale Infiltrationen mit einem Steroid-Scandicain-Gemisch. Im Zusammenhang mit rheumatischen Veränderungen in diesem Bereich wird verschiedenerseits die Durchtrennung der queren Verbindungsligamente empfohlen.

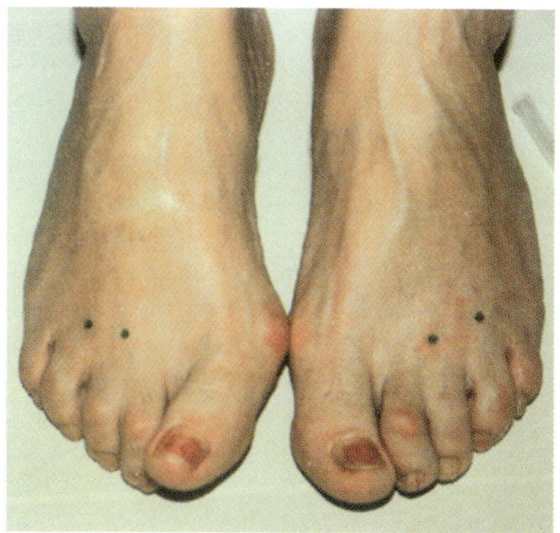

Abb. 106:
Interdigitalneuropathie.
Die eingezeichneten Punkte zeigen die Hauptschmerzpunkte beim Zangengriff und Abrollen.

Kanten-Syndrome

Unter diesem Begriff werden Reizzustände des inneren und äußeren Sohlennervs zusammengefasst (Nervus plantaris medialis und Nervus plantaris lateralis) und zwar im weiteren Verlauf unterhalb des Tarsaltunnels (Abb. 107).

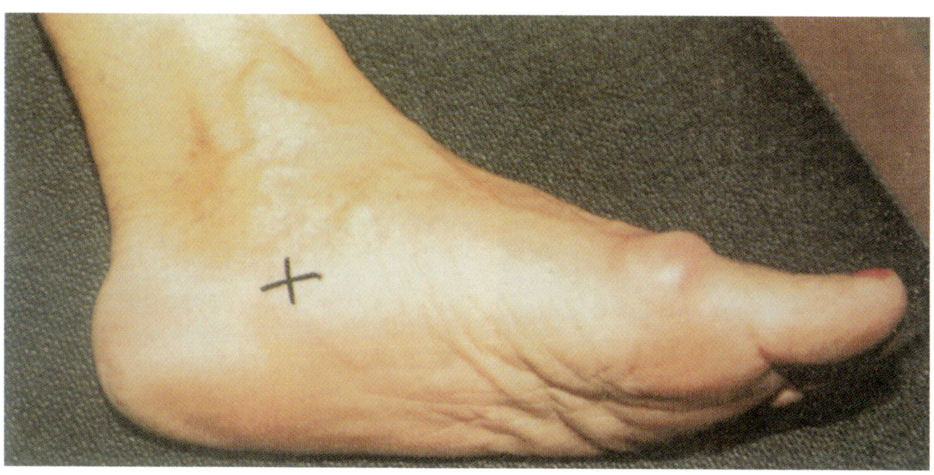

Abb. 107:
Inneres Kanten-Syndrom. Das Kreuz kennzeichnet den Irritationsort.

Beim inneren Kanten-Syndrom wird der innere Sohlennerv gelegentlich vom Großzehenabspreizer mit seinem harten sehnigen Ursprung gereizt, manchmal auch im Verlauf einer Hallux-valgus-Bildung und der Abwanderung des Großzehenabspreizers sohlenwärts komprimiert. Im letzteren Fall kommt es nur zur Irritation der Großzehen. Bei Irritation des Nervs durch den hinteren Rand des Großzehenabspreizers sind auch noch Beschwerden an der Sohle und der Unterfläche der I. bis IV. Zehe möglich. Das innere Kanten-Syndrom ist bei Knickfußpatien-ten vermehrt zu diagnostizieren, da diese die in-nere Fußkante stark belasten, was letztlich zu Überdehnungen und degenerativen Veränderun-gen sämtlicher Weichteile (Muskeln, Sehnen, Gelenkkapseln, Nerven) führt. Im Gefolge solcher degenerativen Veränderungen kann es am Endzweig des inneren Fußsohlennervs zu fibrösen Veränderungen oder Neurombildung an der Innenseite der Großzehe kommen. Diese sehr spezielle Erkrankung wird als Joplins disease bezeichnet.

Weniger häufig ist das äußere Kanten-Syndrom. Es betrifft die Gebilde in der Ausbreitungszone des äußeren Fußsohlennervs. Dieser teilt sich in einen oberflächlichen und in einen tiefen Zweig. Der oberflächliche führt bei fibrösen Veränderungen oder mechanischen Kompressionen zu Gefühlsstörungen an der Kleinzehe sowie zu den zueinandergekehrten Flächen der IV. und V. Zehe. Der tiefe Ast ist weniger betroffen, da er durch Muskeln und Gleitgewebe ausreichend geschützt ist.

Die Therapie dieser Kanten-Syndrome besteht zunächst in Wiederherstellung einwandfreier biomechanischer und statischer Verhältnisse mittels Einlagen oder anderen Maßnahmen. Entzündungshemmende und nervenwirksame Medikamente sind ergänzend zu empfehlen, vorübergehende Ruhigstellung zu überlegen. Ist mit lokaler Schmerzbekämpfung durch Nerveninfiltrationen kein erträglicher Zustand zu erreichen, wird nach neurologischer Abklärung die operative Nervenausschälung in Betracht gezogen.

Metatarsalgie

Diese Diagnose ist ein Sammelbegriff für Schmerzen im Mittelfußbereich (Abb. 108). Es wird darunter eine schmerzhafte Entzündung im Bereich der Mittelfußknochen mit Beteiligung der Kapseln, Nerven und Schleimbeutel verstanden. Nachdem jedoch die Ursachen solcher Mittelfußschmerzen, wie in diesem Kapitel aufgezeigt, sehr vielschichtig sind, müssen auch beginnende Ermüdungszonen, Ansatztendinosen der Muskeln und lokale Knochenhautentzündungen als Mitverursacher ins Auge gefasst werden.

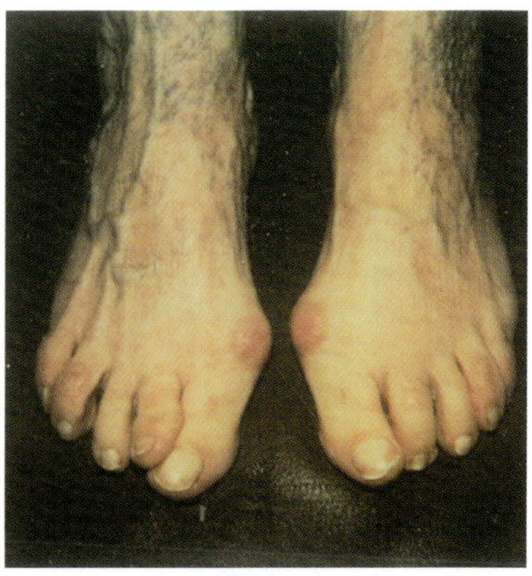

Abb. 108:
Metatarsalgie links, Hallux valgus und Ballenextostose.
Links deutlich verstrichene Venenzeichnung und Schwellung über den Mittelfußräumen II und III.

Die nicht auf eine spezielle Ursache, sondern auf die Schmerzsymptomatik bezogene allgemeine Therapie der Metatarsalgie besteht in abschwellenden Maßnahmen, Anlegen eines Spreizfußverbandes und Entlastung. Eine gezielte Therapie wird erst nach fundierter Diagnostik durchgeführt.

Weichteilreaktionen

Sehnenscheiden

Sehnen werden von Bindegeweberöhren umhüllt, den Sehnenscheiden. Dies sind mit einer Art Gelenkinnenhaut ausgekleidet. Es ist verständlich, dass Sehnen und Sehnenscheiden bei Überlastung, auch bei Entzündungen, Veränderungen unterliegen, die sich dann in Schmerz, Schwellungen, manchmal auch in tastbaren Verhärtungen und fühlbaren Reibegeräuschen äußern.

Neben dem typischen Kompartment-Syndrom am Unterschenkel, bei dem es zum Absterben ganzer Muskelgruppen kommen kann, sind spezielle Sehnen und Sehnenscheiden am Fuß besonders häufig betroffen. Die drei Sehnenscheiden am Fußrücken, je eine für den langen Großzehenstrecker, für den vorderen Schienbeinmuskel und eine gemeinsame für die vier Sehnen des langen Zehenstreckers entzünden sich leicht nach Traumen, Blutergüssen, aufgrund hochgeschnürter Stiefel und ungewohnt langem Gehen und Stehen. Auch sportliche Überbelastungen sind häufige Ursache einer schmerzhaften Entzündung, wobei entlang der Sehnenverläufe meist eine Schwellung, gelegentlich auch mit deutlichem Reibegeräusch getastet werden kann.

Die drei Sehnenscheiden am Innenknöchel neigen ebenfalls zu Entzündungen, gelegentlich zu erheblichen Schwellungen und zusätzlicher Beeinträchtigung des hinteren Schienbeinnervs. Der hintere Schienbeinmuskel, der lange Großzehenbeuger und der lange gemeinsame Zehenbeuger machen dort einen Bogen um den Innenknöchel und müssen wegen ihrer engen Nachbarschaft durch Sehnenscheiden vor Reibung gegeneinander und am Knochen geschützt werden. Sie werden leicht überbeansprucht beim Knick- und Plattfuß, aber auch durch Fehlbelastung bei Sprungübungen und schrägem Gehen am Berg. Bei Balletttänzern gilt diese Sehnenscheidenentzündung als Berufskrankheit („Dancer"-Tendinitis), wobei die Sehnen des langen Großzehenbeugers und des hinteren Schienbeinmuskels bevorzugt betroffen sind (Abb. 109).

Am Außenknöchel gibt es nur eine Sehnenscheide, wobei dort weniger Entzündungen als vermehrt Überlastungsverletzungen auftreten. Dabei sind in der Regel die Verstärkungsbänder der Unterschenkelfaszie gerissen. Diese ist gelegentlich schwach angelegt oder die Rinne hinter dem Außenknöchel, wo die beiden Wadenbeinmuskelsehnen verlaufen, hat eine ungünstig flache Form. So kommt es immer wieder zu Sehnenluxationen (habituelle Peronäalsehnenluxation), im Gefolge zu degenerativen Veränderungen im Sehnenlager und chronischen Beschwerden (Abb. 110).

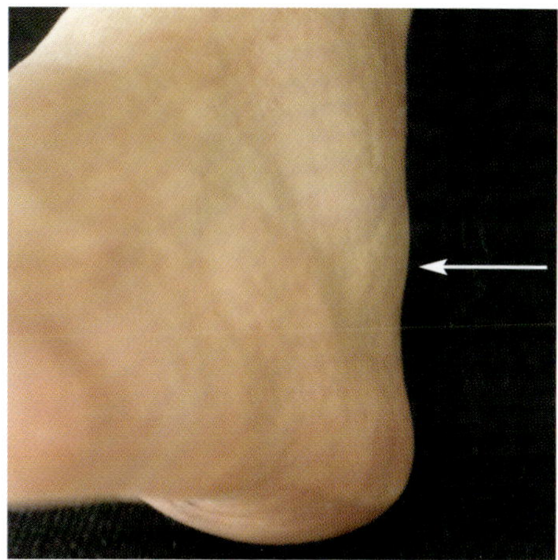

Abb. 110:
Sehnenscheidenentzündung hinter dem Außenknöchel.

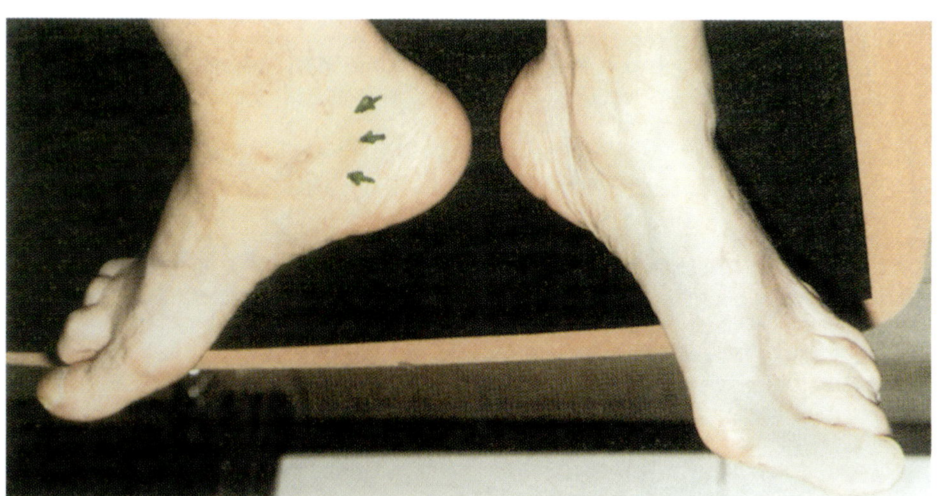

Abb. 109:
Tendovaginitis. Sehnenscheidenentzündung hinter dem rechten Innenknöchel. Die Pfeile markieren die Schwellung.

Bei den vorgenannten Weichteilentzündungen sind Ruhigstellung, abschwellende Behandlung, zusätzlich die Gabe eines Antiphlogistikums (abschwellendes Medikament) unbedingt erforderlich. Eine Grunderkrankung wie Gicht, Rheuma usw. muss ausgeschlossen werden. Bei erheblichen Schwellungen mit Flüssigkeitsansammlungen ist eine Punktion und anschließende Infiltration anratenswert. Bei der habituellen Peronäalsehnenluxation ist eine operative Fixierung und Einbettung der Sehne möglich.

Sehnen

Die Achillodynie (Abb. 111), jene unangenehme Entzündung der Achillessehne, die man in der Praxis sehr häufig sieht, entsteht nicht nur durch Überbelastung bei Sportlern, sondern auch durch schlecht sitzendes Schuhwerk, hohe Absätze sowie auch im Gefolge von Knickfuß (X-Stellung der Ferse) und Systemerkrankungen wie Gicht, Lipomatose, Rheuma und degenerativen Veränderungen. In der Regel tastet man eine weiche Verdickung der Sehne, manchmal auch eine schon verhärtete Knotenbildung. Die Unterscheidung, ob es sich um eine Erkrankung der Sehne oder der Sehnenscheide handelt, ist manchmal schwer zu treffen. Meist ist die Sehnenscheide der Achillessehne mitbeteiligt, ebenfalls verdickt und geschwollen, druckschmerzhaft. Liegt der Patient auf dem Bauch, ist durch vergleichendes Betrachten und Befühlen die Diagnose leicht zu stellen. Teilrisse der Sehne; Entzündungen der Schleimbeutel sind abzugrenzen.

Die Therapie sieht teilruhigstellende Verbände aus Zinkleim vor, wenn möglich keinen Gips. Auch eine kurzfristige Versorgung mit einem höheren Absatz, lokal abschwellende Maßnahmen mit Eis, Okklusionsverbänden, Gabe von Antirheumatika gehören zum breiten Anwendungsspektrum der Achillessehnenerkrankungen. Erfolgreich sind oft Infiltrationen in den Gleitraum, wobei dort nur Geübte Peroxidase, Steroide, homöopathische Antiphlogistika spritzen sollten, um weitere lokale Verletzungen durch die Nadelspitze und die Ausbildung von Infiltrationsnestern zu vermeiden. Begleitbehandlung kann auch die physikalische Therapie sein (Eisanwendungen, Ultraschall); weniger geeignet sind überwärmende Maßnahmen, wie Fango, Kurzwelle, Hochvolt und Jontophorese. Bei Versagen der konservativen Maßnahmen ist zur operativen Revision zu raten.

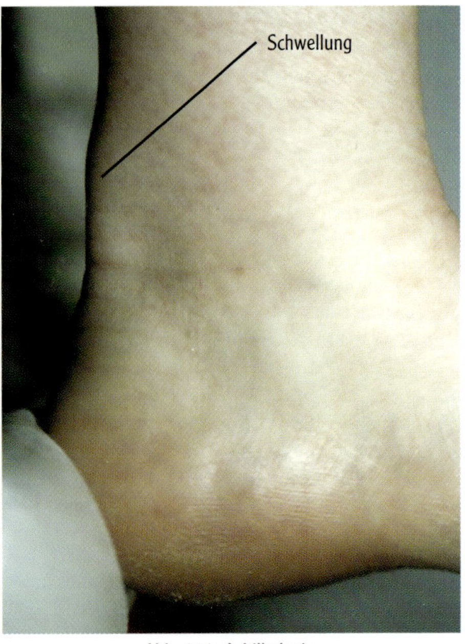

Abb. 111: Achillodynie.

Genau genommen handelt es sich bei der Achillodynie um eine Erkrankung des Achillessehnenansatzes, also der Sehne selbst und nicht der Sehnenscheide. Ist diese betroffen, spricht man von einer Paratenonitis oder auch Paratendinitis.

Zügelzehe (Checkrein-Tendopathie)

Man nennt so eine spezielle Beugefehlstellung der Großzehe in ihrem Endgelenk. Dabei verstärkt sich die Beugestellung beim Abrollen des Fußes (Abb. 112), verschwindet aber bei der Plantarflexion. Die Ursache ist ein Verkleben der langen Großzehenbeugesehne im oder unterhalb des Tarsaltunnels. Die Fixierung der Sehne wirkt auf die Großzehe wie ein Zügel, was dieser Deformität auch den Namen „Checkrein" gab. Eine Sehnenverklebung gibt es auch an anderen Sehnen des Fußes, bevorzugt an der Sehne des langen gemeinsamen Zehenbeugers.

Die Therapie dieser Deformität besteht in frühzeitiger Mobilisierungsbehandlung, das bedeutet Krankengymnastik, Nachtschienenbehandlung und Redressionsbehandlung mit aktiven Bandagen. Auch der Versuch mit abschwellenden Medikamenten, lokalen Infiltrationen mit Desmutase und ergänzende Serien von Ultraschallbehandlungen und Hochvoltanwendungen sind indiziert. Führt das nicht zum Erfolg, muss man die Sehne operativ freilegen und ausschälen. Bei bereits eingesteiften Zehen kommen die üblichen operativen Maßnahmen in Frage.

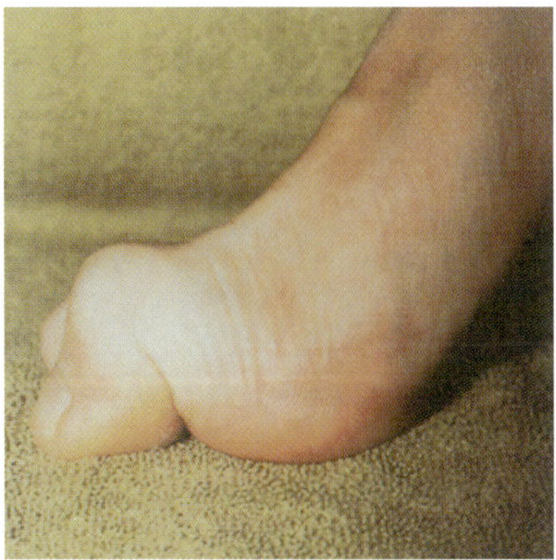

Abb. 112:
Zügelzehe (Checkrein-Tendopathie).

Schnellende Großzehe

Eine schnellende Großzehe kann verschiedene Ursachen haben. Analog dem schnellenden Daumen besteht bei der Beugung in einer bestimmten Stellung ein Widerstand, der nur mit Kraftanstrengung oder mit passiver Beugung überwunden werden kann. Degenerative Veränderungen unter dem Großzehengrundgelenk, Verletzungen der Sesambeine und auch Verdickungen im Bereich der Sehnenscheide des langen Großzehenbeugers sind die Ursachen. Die betroffenen Patienten spüren einen starken Abrollschmerz unter dem Großzehengrundgelenk. Bei der Krallenbewegung der Großzehe tritt dieser Schmerz ebenso auf, wie der charakteristische Widerstand auf der Beugeseite des Großzehenstrahls. Der Sitz der Sehnenveränderung ist jedoch auch noch weiter oben möglich. Bei Tänzern gibt es durch Überbeanspruchung im Tarsaltunnel Sehnenveränderungen, die von Verdickungen bis zur Knotenbildung reichen. Man tastet dabei die Schmerzstelle hinter dem In-nenknöchel; zusätzlich ist dort ein Schnappgeräusch zu fühlen. Die Großzehe selbst kann in Neutralposition des Fußes jedoch gebeugt werden. Nur bei weiterer Sohlenwärtsbeugung des gesamten Fußes kommt es zu diesem Arretierungsphänomen der Großzehe. Verschiedentlich wird die Tarsaltunnelvariante auch als Trigger-Hallux bezeichnet. Das gleiche Verhalten der Großzehe, nur in umgekehrtem Sinne, findet man auch bei dorsalen Exostosen über dem Grundgelenk, wenn sie den Verlauf des langen Großzehenstreckers irritieren (Abb. 113). Dauer-

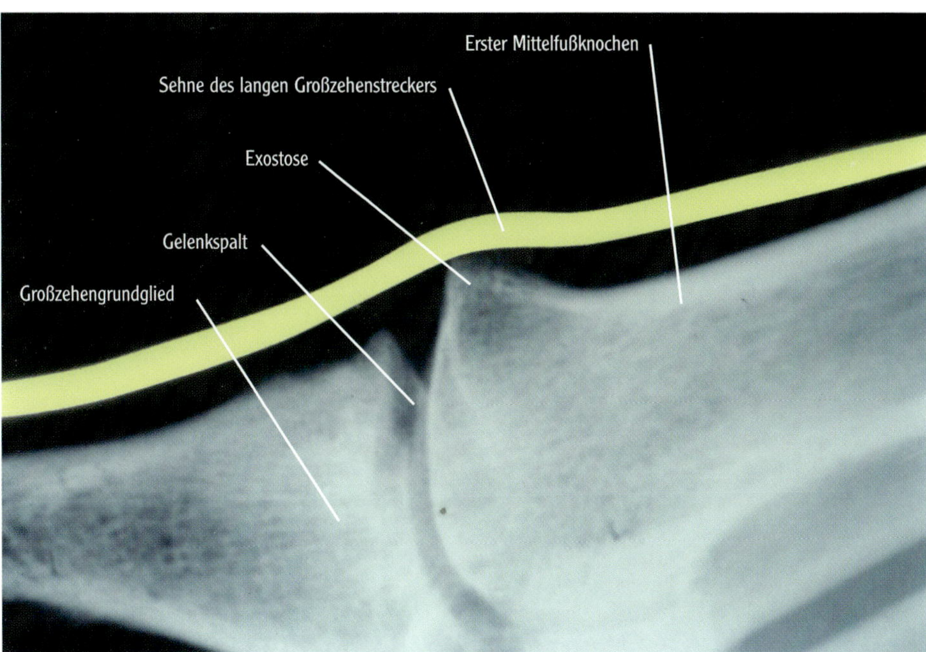

Abb. 113: Exostose über dem Großzehengrundgelenk.

druck und Reibung an der Exostose führen zur Verdickung, Auftreibung der Sehne und die entzündlichen Vernarbungen an der Sehnenscheide zur Verengung, die so die Symptomatik der schnellenden Großzehe verursacht.

Die Therapie der Wahl ist neben dem kurzfristigen Versuch abschwellender Maßnahmen mit Ruhigstellung, Eis und Antiphlogistika die Freilegung der Sehnen und Beseitigung der, falls vorhanden, knöchernen Hindernisse. Lange konservative Therapieversuche sind abzulehnen, da die Sehne mit der Zeit degeneriert, auffasert und reißt. Als weitere Komplikation können auch Verklebungen der Sehne des langen Großzehenbeugers entstehen, was wiederum zu einer sogenannten Zügelzehe führt.

Schleimbeutel (Bursae)

Die wohl wichtigsten und am häufigsten entzündeten Schleimbeutel am Fuß sind die am Großzehenballen, zwischen den Metatarsalköpfchen, an der Kleinzehe und die zwei der Achillessehne am Fersenbein. Des weiteren findet man noch entzündete Schleimbeutel an der Unterseite des Fersenbeines und an der Basis des Metatarsale V. Bei Rheumatikern können sämtliche Schleimbeutel betroffen sein.

Großzehenbursitis

Viele Fußtherapeuten haben schon jene schmerzhaften Entzündungen über dem Großzehenballen gesehen, die der dortige Schleimbeutel verursacht (Abb. 114 und 115). Gerade beim Hallux valgus mit seiner vorspringenden Knochenauftreibung (Ballenexostose) kommt es zur Ausbildung eines Schleimbeutels, der Gallerte enthält und durch Schuhdruck immer größer wird. Bei längerer Belastung entstehen Entzündungen, manchmal auch Eiterungen, sofern die Haut verletzt wird. Nicht immer handelt es sich dabei um Entzündungen des Gelenks wie bei einer Gicht, sind dieser aber täuschend ähnlich.

Im Volksmund hat sich für diesen Schleimbeutel an der Großzehe der Name „Frostbeule" erhalten. Der Name ist irreführend, da die starke Vorwölbung nicht durch Frost entsteht; im Gegenteil. Früher durchbohrten jene vorspringenden Ballen bei armen Leuten das Oberleder der Schuhe und waren deswegen bevorzugte Stellen örtlicher Erfrierungen (siehe auch Hallux valgus).

Interdigitalbursitis

Beim ausgeprägten Spreizfuß kommt es nicht selten zu schmerzhaften Entzündungen der Schleimbeutel zwischen den Mittelfußköpfchen.

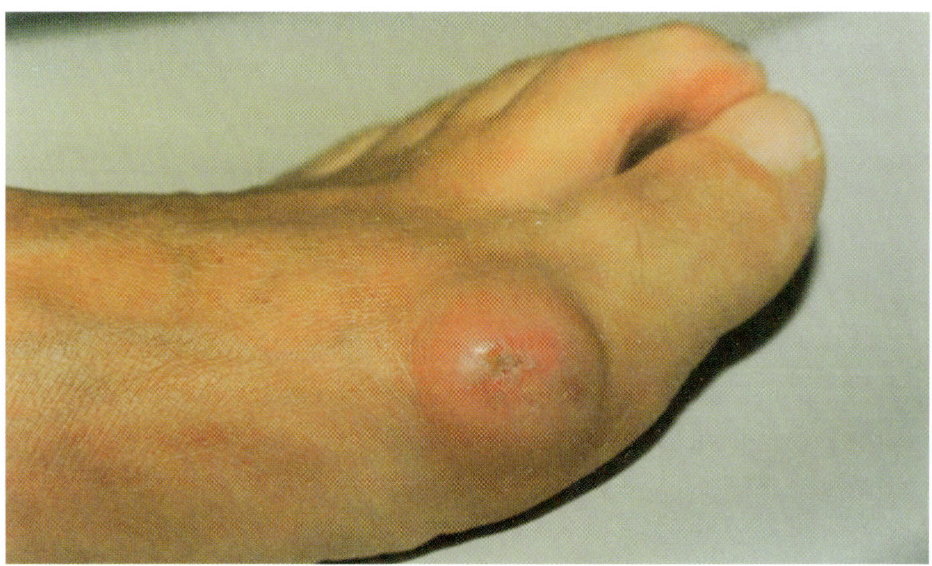

Abb. 114:
Großzehenbursitis. Prall gefüllter Schleimbeutel.

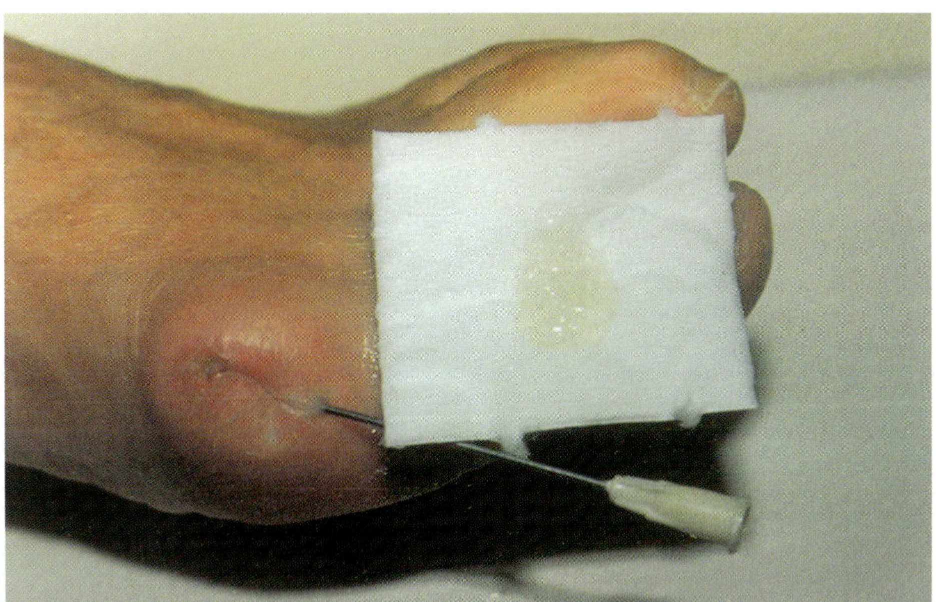

Abb. 115:
Gallertartiger Inhalt des Schleimbeutels, der durch Punktion abgesaugt wurde.

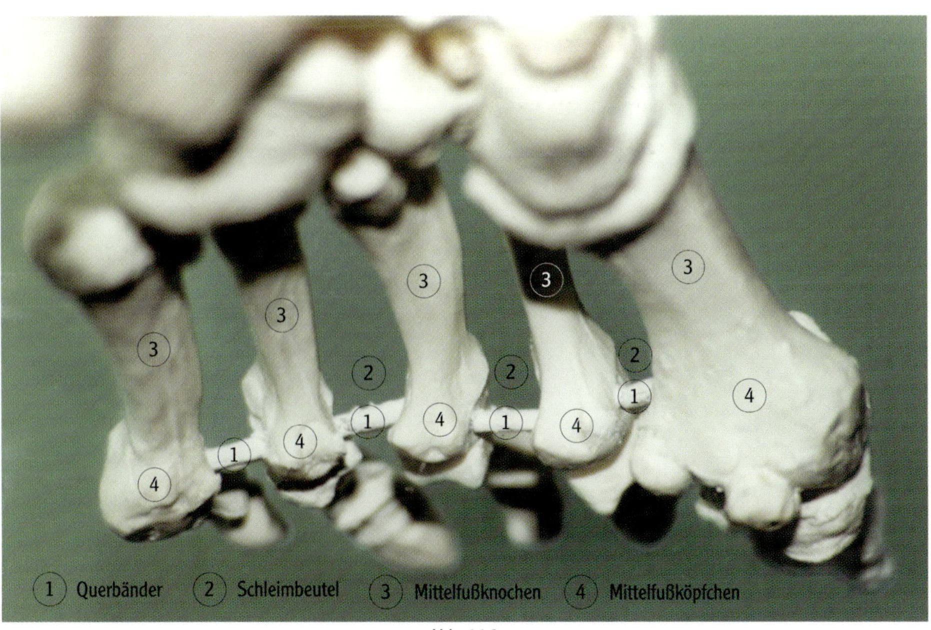

Abb. 116:
Interdigitalbursitis (Schema). Lage der am häufigsten entzündeten Schleimbeutel über dem plantaren Querband.

Diese Schleimbeutel liegen fußrückenwärts im oberen Bereich der Knochenzwischenräume und entzünden sich insbesondere zwischen den II. und III. sowie dem III. und IV. Mittelfußstrahl (Abb. 116). Verursacher sind in der Regel zu hohe Absätze, die das Quergewölbe einsinken lassen und damit den Abstand der Mittelfußköpfchen verringern. Aber auch degenerativ verkürzte und geschrumpfte quere Fußbänder verengen den Raum zwischen den Köpfchen und erzeugen einen Druckreiz auf die interdigitalen Schleimbeutel. Zur reaktiven Entzündung der Schleimbeutel gesellen sich noch Reizzustände der Nerven und der Blutgefäße, auch der Knochenhaut, woraus eine Schwellung im gesamten Vorfußbereich resultiert. Der Druckschmerz ist meist streng lokalisiert, zwischen den Mittelfußköpfchen II, III und IV, was üblicherweise zur Diagnose „Metatarsalgie" führt. In der Tat ist die Abgrenzung zu anderen Ursachen wie beispielsweise der Mortonschen Neuralgie zunächst nicht möglich. Die starken Schmerzen und die erhebliche Beeinträchtigung der Gehfähigkeit erfordern eine sofortige Therapie mit abschwellenden Umschlägen, Spreizfußverbänden, wobei eine zusätzliche Infiltration mit einem schmerzstillenden Medikament gute Dienste leistet. Langfristig ist eine orthopädische Versorgung durchzuführen. Chirurgische Maßnahmen wie Durchtrennung der queren Bänder und Entfernung der Schleimbeutel sind weitere Therapiemöglichkeiten.

Kleinzehenbursitis

Insbesondere bei verbreitertem Vorfuß, auch beim durchgetretenen Spreizfuß, kommt es zu einer örtlichen Druckstelle am Kleinzehenballen mit Ausbildung eines Schleimbeutels. Dieser erscheint zunächst nicht so wichtig, kann jedoch erhebliche Beschwerden bereiten. Kühlende Umschläge und Entlastung sind die ersten therapeutischen Maßnahmen.

Achillobursitis

In nicht wenigen Fällen verbirgt sich hinter einer hartnäckigen Entzündung des Achillessehnenansatzes eine Achillobursitis. Es gibt zwei Varianten (Abb. 117). Die eine ist die klassische Bursa subachillaea, die unter der Achillessehne liegt (Abb. 118). Dieser Schleimbeutel wird auch Bursa praeachillaea (prea = vor) genannt und entzündet sich gelegentlich im Zusammenhang mit einer Haglundferse, häufig jedoch durch statische Überlastung und Erkrankungen wie Gicht.

Die zweite Variante, die Bursa postachillaea, liegt hinter der Achillessehne in den Weichteilen unter der Haut und reagiert auf lokale Druck- oder Reibevorgänge durch den Schuh, auch durch die Weichteilreaktionen der Haglundferse. (Abb. 119).

Behandlungserfolge versprechen bei diesen beiden Fußübeln Druckschutzentlastungen, Schuhzurichtungen, statische Umstellungen mit Einlagen, lokale Umschläge, Infiltrationen oder

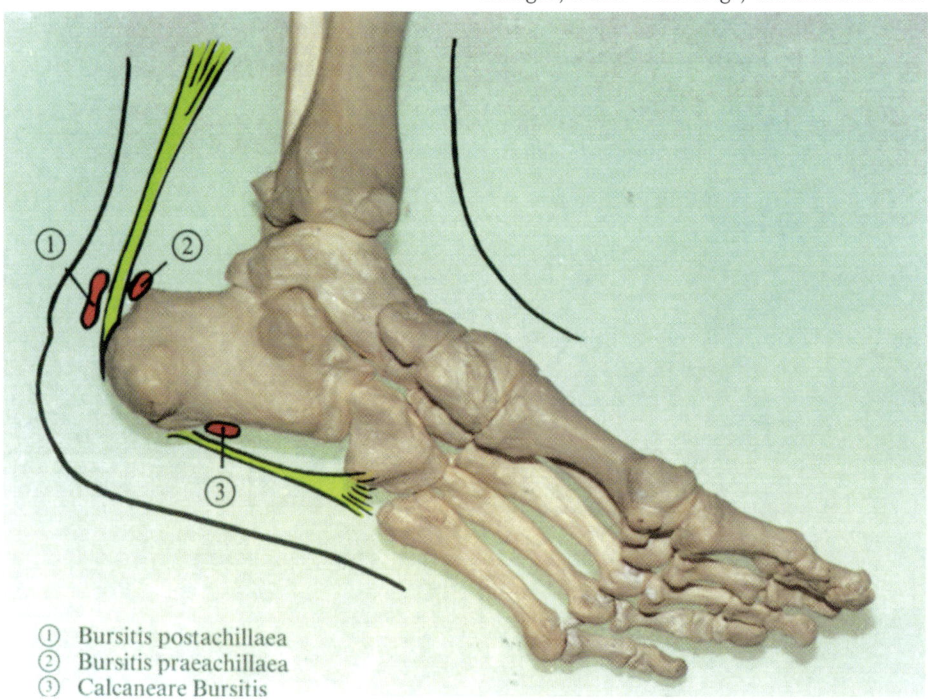

Abb. 117: Schleimbeutelentzündung im Bereich der Ferse

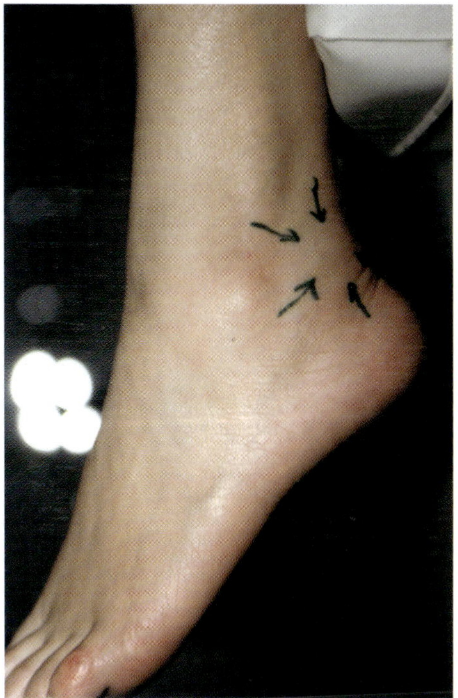

Abb. 118

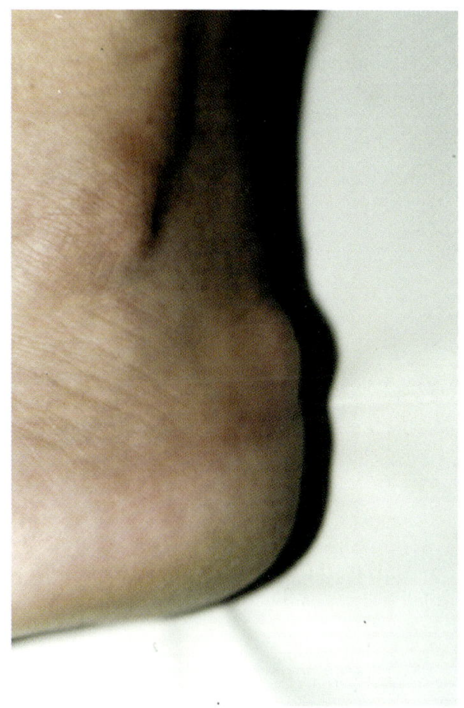

Abb. 119

operative Entlastungen, wie sie bei der Haglundferse durchgeführt werden.

Calcaneare Bursitis

Fersenschmerzen an der Unterfläche des Calcaneus sind nicht immer automatisch die Folge einer Spornbildung. An den Fersenbeinhöckern auf der Unterfläche des Fersenbeinknorrens sind gelegentlich ein oder zwei Schleimbeutel vorhanden, die den Ansatzbereich der Plantaraponeurose und der kurzen Zehenbeuger abpolstern (Abb.117). Die Entzündung dieser Schleimbeutel ist ein frühes Warnzeichen für eine Überbelastung, einer Fehlstatik und der später mehr oder weniger möglichen Ausbildung eines Fersenbeinsporns. Die Therapie besteht in abschwellenden Maßnahmen, Fersenpolsterung und Überhöhung des Längsgewölbes. Als schmerzlindernde Alternative kann man eine lokale Infiltration durchführen.

Bursitis an der Basis des Metatarsale V

Analog der Schleimbeutelbildung an anderen Knochenvorsprüngen und Sehnenansätzen findet man gelegentlich einen entzündeten Schleimbeutel an der Basis des V. Mittelfußknochens. Dort setzt die Sehne des kurzen Wadenbeinmuskels an, was ein zusätzlicher Irritationsfaktor ist.

Therapeutisch sind Druckschutzmaßnahmen anzuraten sowie lokale Infiltrationen.

Ermüdungsreaktionen der Knochen

Mittelfußknochen

(Os metatarsale = Einzahl, Ossa metatarsalia = Mehrzahl)

Die häufigsten Ermüdungszeichen an den Knochen treten im Bereich des Fußes an den Mittelfußknochen auf. Man nennt sie im allgemeinen Marschfrakturen, da sie zunächst bei Soldaten beobachtet wurden. Heutzutage findet man sie jedoch auch bei Sportlern wie Tennisspielern, Langläufern und Wanderern, manchmal auch bei Hausfrauen, die mit schlechtem Schuhwerk zu lange in der Stadt auf hartem Pflaster unterwegs waren.

Die Ermüdungserscheinungen, meist des II. und III., weniger des IV. Mittelfußknochens, beginnen zunächst mit einer Knochenhautentzündung. Dann entsteht eine Umbauzone, der ein Ermüdungsbruch, auch Stressfraktur genannt, folgt. In der Regel tritt zuerst ein erheblicher Schmerz auf, dann eine deutliche Schwellung über der Stelle, wo der Ermüdungsbruch beginnt, so dass diese Erkrankung nach ihrem Erstbeschreiber MOMBERG, auch Mombergsche Fußgeschwulst heißt. Im Anfangsstadium muss man die Diagnose durch Betrachten und Betasten stellen, da im Röntgenbild zunächst kein krankhafter Befund zu sehen ist. Erst nach Tagen sieht man dann auf der Röntgenaufnahme eine umschriebene Reaktion, manchmal auch den Bruch selbst, sofern der Betroffene beim Auftreten der Schmerzen keine Entlastung durchgeführt hat. Die Ermüdungszonen und ihre Frakturen an den Mittelfußknochen heilen zumeist unter Schonung ohne Gipsruhigstellung aus, da sie eine gute Tendenz zur Kallusbildung aufweisen. Es sind Fälle bekannt, wo bei Auftreten von Mittelfußbeschwerden zunächst Einlagen verordnet wurden und dann das Beschwerdebild von selbst verschwand, die Röntgenkontrolle nach Wochen aber als Ursache einen Ermüdungsbruch auswies.

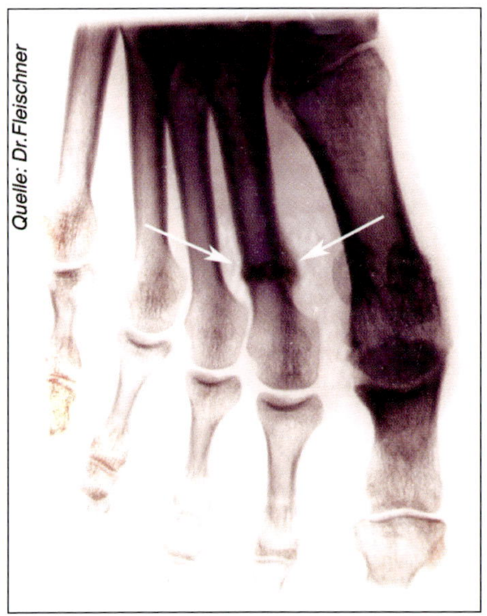

Abb. 120:
Ermüdungszone am Mittelfußknochen II.

Fersenbein

(Kalkaneus, lateinisch geschrieben Calcaneus)
Neben den Ermüdungsbrüchen und den durch Überlastungsstress bedingten Umbauzonen an den Mittelfußknochen spielt die Marschfraktur des Kalkaneus am Fuß die zweithäufigste Rolle. Sie tritt bogenförmig im hinteren Teil des Fersenbeines auf und führt zunächst zu Fersenschmerzen beim Gehen, jedoch auch zu deutlichen Schwellungen um die Knöchelgabel herum. Viele dieser Fersenbeinermüdungszonen, die ja nicht nur bei Soldaten auftreten, sondern auch bei Langläufern, Wanderern und Leistungssportlern, werden zunächst nicht erkannt und als Bänder- oder Kapselreizung, manchmal auch als Folgen einer Sehnenzerrung gedeutet. Nachdem die Schmerzen beim Auftreten sehr stark sind, vermeidet der Betroffene sowieso jede weitere Überbelastung und die Ermüdungszone heilt unter Schonung in drei bis fünf Wochen folgenlos aus. Vollständige Brüche beobachtet man nur noch in Extremsituationen, beispielsweise beim militärischen Marschdienst, auf dem Rückzug, bei Flüchtlingen mangels Schonungsmöglichkeit.

Auch bei den Fersenbeinermüdungszonen sieht man erst ab der zweiten Woche im Röntgenbild eine kallöse Verdichtung.

Es sind Fälle beschrieben, wo die Ermü-dungszone bereits durch Einlagenversorgung oder reduzierte Belastung ausheilte. Eine Gipsruhigstellung ist auch hier nicht erforderlich. Schonung sowie eine abschwellende Therapie sind jedoch absolut notwendig. Die Versorgung mit dämpfenden Einlagen ist grundlegende Voraussetzung, zusätzlich einwandfrei passendes Schuhwerk, womöglich ohne harte Ledersohlen und mit guter Fußbettung.

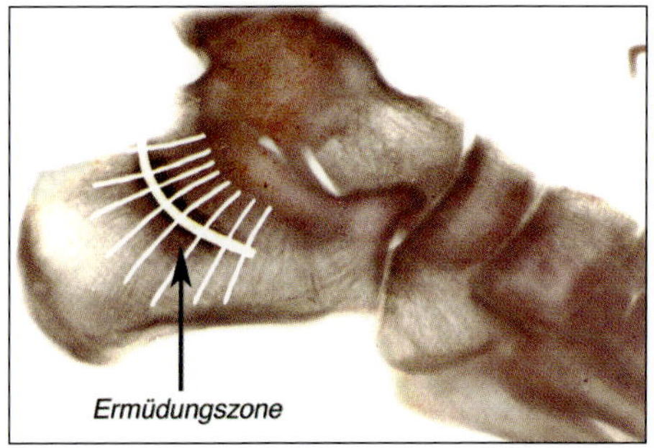

Abb. 121:
Ermüdungszone am Fersenbein.

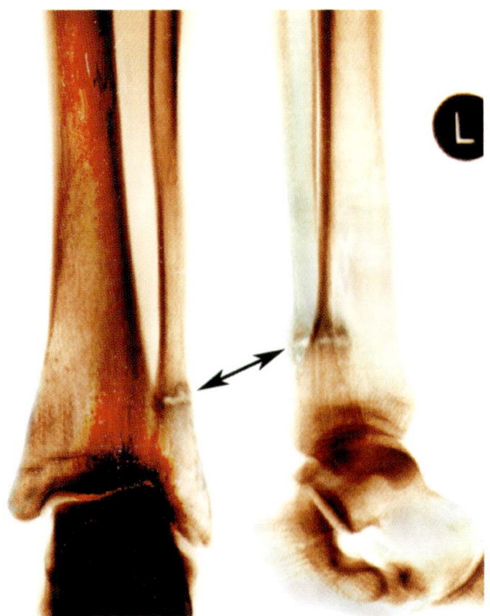

Abb. 122:
Wadenbeinermüdungszone.

Wadenbein (Fibula)

In seltenen Fällen kommt es am Wadenbein zu Ermüdungszonen und Ermüdungsbrüchen. (Abb. 122).

Ursache hierfür ist mangelnde Gewöhnung, eine falsche Beinachse oder auch Fehlstellungen im Fußbereich, wie Spreizfuß, Hohlfuß oder Einsteifungen. In der Vorgeschichte ist kein Unfall erinnerlich, lediglich eine länger dauernde Überlastung, meist auf hartem Boden. Nicht verwechselt werden dürfen Ermüdungsbrüche am Wadenbein mit den sogenannten Schuhrandbrüchen, wie sie bei Skifahrern auftreten. Bei letzteren handelt es sich stets um lokale Gewalteinwirkung. Bei den typischen Ermüdungsbrüchen am Wadenbein sind örtliche Stress-Ereignisse durch falsche Zugkräfte an der Membrana interossea cruris (Bindegewebemembran, die zwischen Schienbein und Wadenbein ausgespannt ist) oder der Muskelansätze die Ursache.

Erwähnenswert ist, dass auch am Schienbein, und zwar bevorzugt im oberen Drittel, Ermüdungsbrüche durch Muskelzug und Fehlbelastung auftreten können.

Nachdem die Ursache für vorgenannte Ermüdungsbrüche meist eine Fehlstellung, Überlastung oder eine angeborene Schwäche des Knochens ist, sollte zunächst einmal die Grunderkrankung angegangen werden. Es handelt sich in den meisten Fällen um keine Stoffwechselerkrankung oder einen Mangel an Kalksalz, sondern um eine Achsenfehlstellung, einen Knick-Spreizfuß oder Trainingsmangel. In der Praxis gilt, einen Patienten, der mit Schwellungen und starken Belastungsschmerzen vorspricht, zunächst über mögliche Ursachen zu befragen und auch an eine Ermüdungszone zu denken. Die Überweisung zum Arzt ist bei Verdacht auf eine Ermüdungszone selbstverständlich. Sollte der Patient dies ablehnen, ist ein aufklärendes Gespräch über Ursachen solcher Schmerzsyndrome und Schwellungen und die notwendige Therapie zu führen.

Gelenküberlastungen

Großzehengrundgelenk

Im Fachbereich Podologie sind wohl die häufigsten Beschwerden am Fuß Ruhe- und Belastungsschmerzen im Großzehengrundgelenk. Neben verschiedenen anderen Ursachen (Schleimbeutelentzündungen, Gichtanfälle) kommen Überlastungserscheinungen des Grundgelenks in Frage.

Die Ursache dafür ist überwiegend eine Spreizfußveranlagung und die dadurch schon bereits entstandene Fehlstellung, der Hallux valgus. Im Gefolge dieser statisch bedingten Erkrankung, jedoch auch beim Hallux rigides, kommt es zu Ausziehengen am Knochen, Kapselverdickungen, Verhärtungen und Zerstörungen des Gelenkknorpels (Abb. 123 und 75). Bei längerer Überlastung, auch beim Tragen von Schuhen mit hohen Absätzen, entstehen Überreizungen im Gelenk. Diese führen zur Ansammlung der Gelenkflüssigkeit, Überwärmung, Schwellung und damit zu starkem Schmerzreiz in der Kapsel und der Knochenhaut. Auch Einlagenträger, insbesondere solche, die starre Metall- oder Plastikeinlagen tragen und den gesamten Rück- und Mittelfuß ruhigstellen, überlasten das Großzehengrundgelenk. Es ist beim Gehen und Abrollen Hauptauflastungspunkt. Bei Veränderungen an der Großzehe, insbesondere Stellungsabweichungen, wandern mit der Zeit auch die Sesambeinchen aus ihrer normalen Position zum I. Metatarsalraum hin und bilden zusätzliche Reizpunkte für das Gelenk.

Die Behandlung von Entzündungen im Großzehengrundgelenk besteht in abschwellenden Umschlägen, Verbänden, insbesondere Tapings,

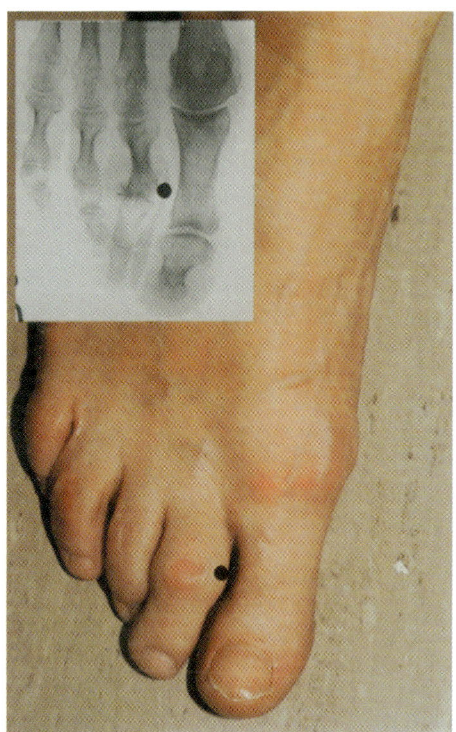

Abb. 123:
Entzündliche Schwellung des Großzehengrundgelenks und des Mittelgelenks der II. Zehe durch eine Arthrose mit Gelenkzerstörung.

die die Zehe teilweise ruhigstellen. Die Versorgung mit einer langen Kork-Leder-Einlage und vorgezogener Quergewölbe-Pelotte, auch eine starre Einlage, die vorne unter der Großzehe eine Metallblattfeder zur Beweglichkeitshemmung hat, ist grundsätzlich zu erwägen. Natürlich ist auch an eine Entzündung durch Gicht oder an eine rheumatische Schleimbeutelentzündung usw. zu denken. In seltenen Fällen findet man auch Überreizungen der Sehnengleitlager, wenn durch degenerative Knochenauswüchse am Großzehengrundgelenk die Sehnenscheide eingeengt wird. Sind konservative Behandlungsmethoden einschließlich Gelenkinfiltrationen erfolglos, bringt die operative Korrektur in der Regel Besserung.

Zehengrundgelenke

(Metatarsophalangealgelenke)

Neben dem überlasteten Großzehengrundgelenk, welches das größte Metatarsophalangealgelenk ist, sieht man auch Überlastungsreaktionen an sämtlichen anderen Gelenken. Sie sind jedoch dort weniger häufig, da die Hauptbelastung beim Gehen, speziell beim Abrollen, das Großzehengrundgelenk übernimmt. Bei starkem Spreizfuß, eingesteiften oder in Fehlstellung befindlichen Zehengrundgelenken fallen arthrogene (gelenkbedingte) Reizzustände auf. Fördernd sind dabei Ausnahmebelastungen wie Bergansteigen, wo die Überstreckung überwiegt. Überlastungsreaktionen an den Grundgelenken der Zehen II bis IV sind abzugrenzen von Schleimbeutelentzündungen oder Druckreaktionen, auch Schwielenbeschwerden, die mit Gelenkreaktionen nichts zu tun haben. Man findet sie jedoch in Begleitung des Morbus Köhler II, einer aseptischen Knochennekrose, die zu Wachstumsstörung und Deformierung der Mittelfußköpfchen führt. Mit zunehmendem Alter kommt es dann durch diese Deformierung zur frühzeitigen Arthrose und Gelenkentzündung, wobei die II. und V. Zehe relativ selten betroffen sind (Abb. 124).

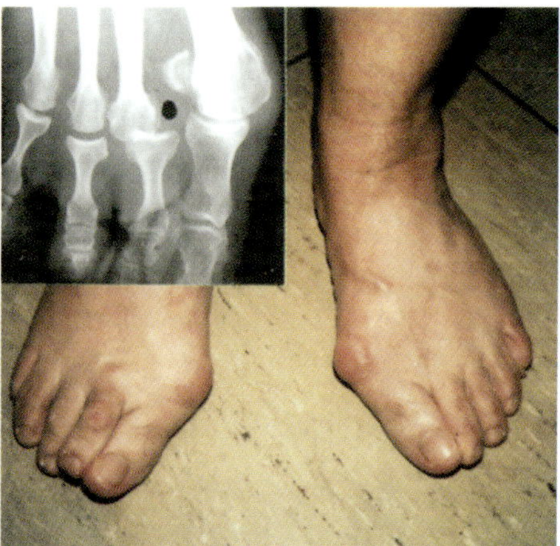

Abb. 124:
Morbus Köhler II. Man sieht am Fußrücken eine Delle über dem Grundglied der II. Zehe. Im Röntgenbild ist deutlich die Verbreiterung des Mittelfußköpfchens II sowie das Herausgleiten aus dem Grundgelenk erkennbar.

Fußwurzel-Mittelfußgelenke, Lisfrancsche Gelenklinie

(Tarso-Metatarsalgelenke)

Die bekannteste Schmerzstelle im Bereich dieser Gelenke ist das I. und II. Tarso-Metatarsalgelenk. Im Gelenk zwischen dem I. und II. Keilbein sowie des gegenüberliegenden I. und II. Mittelfußknochens führt die Gelenküberlastung zu

Entzündungen und Arthrosen. Es entstehen dort nicht selten spornartige Knochenanbauten als Ursache der dorsalen Fußhöcker. Statische Ursache ist oft ein Hohl-Spreizfuß mit schwachen Bändern, weniger ein Plattfuß. Minimalbewegungen mit Abscheren der Gelenkflächen gegeneinander, also Mikrotraumen, führen zu Arthrosen, die röntgenologisch nachweisbar sind (Abb. 125).

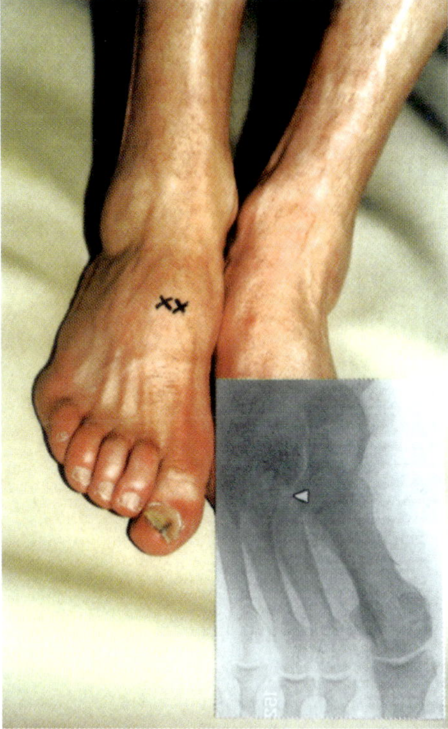

Abb. 125:
Unbehandelter dorsaler Fußhöcker.
Durch Dauerüberlastung kam es zu einer Knochennekrose an der Basis des II. Metatarsale.

Für manche Patienten ist es schwierig, die genaue Schmerzlokalisation anzugeben. Bei den Angaben ist jedoch typisch, dass Schmerzen beim Auftreten und Abrollen entstehen. Bei der klinischen Untersuchung sind ein lokaler Druckschmerz am Gelenkspalt und ein Torsions- oder Verwringungsschmerz festzustellen.

Der Hauptansatzpunkt in der Therapie besteht hier darin, das Längsgewölbe sinnvoll zu unterstützen und die Abrollfähigkeit der Fußsohle mittels Schuhzurichtung zu verbessern. Dadurch werden die Tarso-Metatarsalgelenke weniger beansprucht. Der Schmerzzustand bessert sich mit Hilfe lokal abschwellender Maßnahmen. Das Anlegen eines Zinkleimverbands oder eines Gipses zur vollkommenen Ruhigstellung ist nur in seltenen Fällen notwendig.

Wichtig ist auch, zu unterscheiden, ob diese Gelenkentzündungen nicht zusätzlich etwa durch einen Druck durch die Schuhschnürung etc. entstehen und somit eine Abpolsterung notwendig ist. Ist nachweislich eine Arthrose vorhanden und sind die Schmerzen nicht nur vorübergehender Art, sollte man eine starre Einlage verordnen, die den Fuß im Längsgewölbe ruhigstellt.

Oberes und unteres Sprunggelenk

Reizerscheinungen an diesen Gelenken haben vielfältige Ursachen. So kommt es im Verlauf des Lebens durch den normalen Verschleiß mit Degeneration des Gelenkknorpels zur Einengung der Gelenkspalten. Schon bei normaler Belastung führt dies zu vermehrter Reibung, Gelenkwasserbildung und Entzündung.

Die Ursache einer Gelenküberlastung im oberen Sprunggelenk ist oft die Folge einer Verletzung des Knorpels oder eine Fehlstellung nach einem Bruch mit Stufenbildung in der Gelenkfläche (Abb. 126/127).

Auch gelenkferne Brüche können einen Reizzustand verursachen. Besteht beispielsweise ein O-Bein oder X-Bein nach einem schräg verheilten Unterschenkelbruch, kommt es zur einseitigen Belastung des oberen, aber auch des unteren Sprunggelenks. An den Hauptbelastungsstellen führt dies zum Abrieb des Gelenkknorpels, zu Entzündungen, Absplitterungen des Gelenkknorpels und dadurch zur Bildung von sogenannten „Gelenkmäusen" (Osteochondritis dissecans). Auch Überlastungen durch falsches, abgetretenes Schuhwerk und Schrägstellung der Sohlenauflage über eine längere Zeitdauer, wie beim Gehen im Gebirge auf schrägen Tretpfaden, verursachen punktuelle Reizungen der Sprunggelenke. Sofern die Überlastung keine größeren Schädigungen des Gelenks ausgelöst hat und jenes Gelegenheit zur Schonung und Regenerierung erhält, beruhigen sich diese Zustände wieder. Bei manchen Patienten verschwinden sie über Nacht, weswegen man sie zu den Gelegenheitsbeschwerden zählen kann. Schwierig wird es, wenn die Verschleißerscheinungen ohne Behandlung bleiben und größere

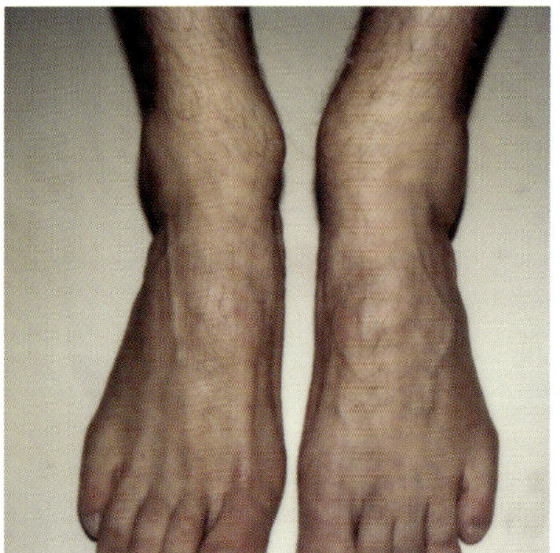

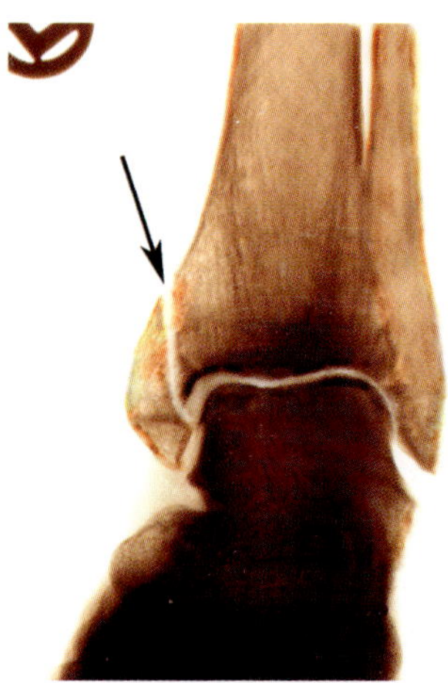

Abb. 126/127:
Die Schwellung des Sprunggelenks links hat als Ursache eine drei Wochen alte Innenknöchelfraktur, die wegen geringer Schmerzen unbehandelt geblieben ist. Erst die Röntgenaufnahme zeigte den Bruch.

Schäden im Gelenk verursachen. Dann kommt es zu gravierenden Arthrosen, Teilsteifen und erheblichen Schmerzzuständen, die letztlich eine operative Versteifung des Gelenks erfordern.

Im unteren Sprunggelenk sind die Ursachen für lokale Überlastungserscheinungen ähnlich wie im oberen Gelenk. Dort spielt jedoch nicht selten ein Trauma (Unfall) – die Fersenbeinfraktur – eine Rolle; sie führt zur Fehlstellung der verschiedenen Teile des unteren Sprunggelenks. Oft findet man dabei eine Arthrose im hinteren Anteil, zumindest was die röntgenologische Beweisbarkeit angeht. Die Schmerzen bei Überlastungssyndromen am unteren Sprunggelenk treten vorzugsweise nicht beim Beugen und Strecken auf, sondern beim Heben des Fußinnen- und Außenrandes. Die Patienten klagen besonders über Schmerzen beim schrägen Aufsetzen des Fußes. Bei der Inspektion ist eine wesentliche Schwellung nicht feststellbar, hin und wieder aber ein lokaler Druckschmerz (Abb. 128).

Bei der Therapie von Entzündungen und Reizzuständen am oberen und unteren Sprunggelenk sind konsequente Schonung und vorübergehende Ruhigstellung erforderlich. Das gilt im übrigen auch für sämtliche anderen Gelenkreizun-

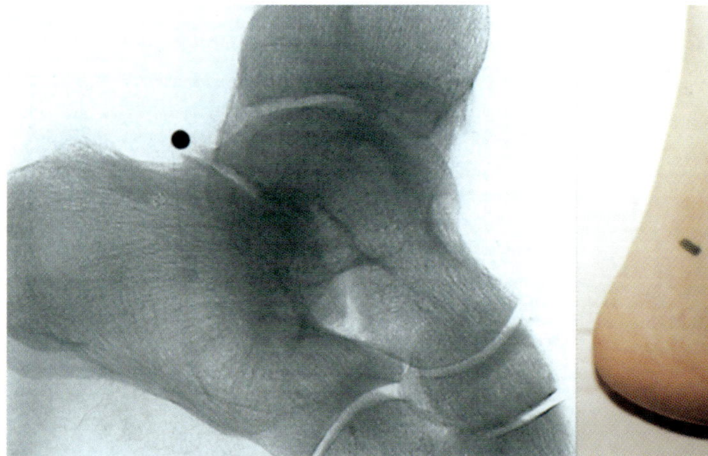

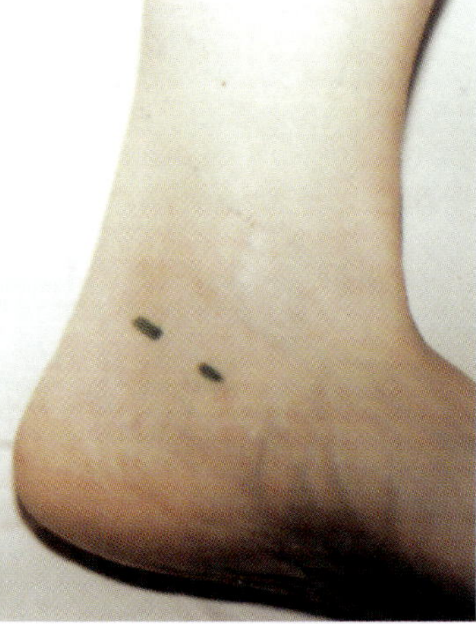

Abb. 128:
Untere Sprunggelenkarthrose. Die angezeichneten Markierungen unterhalb des Innenknöchels zeigen den Hauptschmerzpunkt bei einer posttraumatischen Sprunggelenkarthrose. Im Röntgenbild ist die Verengung des Gelenkspalts am hinteren Ende zwischen Sprungbein und Fersenbein erkennbar (Punkt).

gen. Verletzungsursachen und Systemerkrankungen wie Gicht und Rheuma sollten durch fachärztliche Untersuchung ausgeschlossen werden. Eine Röntgenkontrolle ist in jedem Fall notwendig, um unter anderem keine Osteochondritis dissecans (Bildung freier Gelenkkörper) zu übersehen.

Sprungbein-Kahnbeingelenk

(Talo-Navicular-Gelenk)
Zwischen dem Sprungbein und dem Kahnbein, das einen Teil des Sprunggelenks darstellt, sieht man örtliche Überlastungsarthrosen beim Senkfuß. Auch beim Plattfuß sinkt der Sprungbeinkopf nach unten und bohrt sich, möglicherweise durch Überbelastung, in das Kahnbein oder gleitet aus diesem Widerlager heraus (subluxiert). Ein Reizzustand dieses Gelenks erfasst nicht nur diese beiden beteiligten Knochen, sondern auch noch das Pfannenband zwischen dem Kahnbein und dem Fersenbein. Dieses Band stützt den Sprungbeinkopf und das Längsgewölbe und bildet mit seinem knorpeligen Überzug einen Teil der Gelenkfläche. Wird es durch Gewalt, Überlastung, aber auch bei angeborener Fußschwäche überdehnt, verlässt der Sprungbeinkopf seinen richtigen anatomischen Sitz und es kommt zu Fehlbelastungserscheinungen (Abb. 129).

Schwellungen sind hier kaum zu tasten. Der Patient spürt bei jedem Schritt Schmerzen im Bereich des Fußrückens, die zirkulär und auch nach oben und unten ausstrahlen und den gesamten Fuß wie eine Klammer schmerzhaft umfassen. Neben den sichtbaren Auffälligkeiten eines Senkfußes ist die Röntgendiagnose aufschlussreich und erklärt den Schmerzzustand.

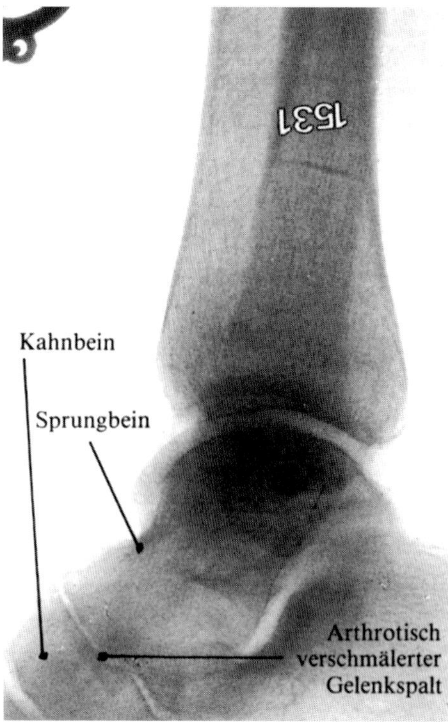

Abb. 129:
Talo-Navicular-Arthrose.
Der Sprungbeinkopf steht nach unten. Die Verschmälerung des Gelenkspalts zum Kahnbein ist erkennbar.

Behandlungsgrundzüge

Wie bei sämtlichen anderen Überlastungserscheinungen der Gelenke sind zunächst Ruhigstellung, abschwellende Maßnahmen mittels Eisbehandlung, lokale Umschläge, ergänzt durch Medikamente (Antiphlogistika und Antirheumatika) indiziert. Starke Beschwerden sind durch intra- und periarticuläre Infiltrationen mit Betäubungsmitteln und Zusätzen von Steroiden oder Antiphlogistika anzugehen. Eine Gipsbehandlung ist meist nicht notwendig und wenn überhaupt, nur kurzfristig gerechtfertigt. Langfristig und nach Abklingen des akuten Reizzustands sind eine Therapie des Grundleidens, Korrektur der Fehlstatik mit orthopädischen Hilfsmitteln, Gabe von Medikamenten gegen Arthrose, physikalische Maßnahmen wie Bäder, Elektrotherapie und gymnastische Beübung angebracht. In hartnäckigen, therapieresistenten Fällen sind operative Korrekturen oder auch eine Einsteifung zur Schmerzausschaltung gerechtfertigt.

Sinus-tarsi-Syndrom

Der Sinus tarsi, eine tunnelförmige Ausbuchtung im Bereich des unteren Sprunggelenks, entsteht durch zwei Rinnen: Die untere wird durch eine Furche des Fersenbeines gebildet, welche die hintere und mittlere Gelenkfläche des Calcaneus trennt. Die obere, das Sinus-Dach, ist eine darüber liegende Einbuchtung an der Unterfläche des Sprungbeines.

Durch seine Lage zwischen dem Sprungbein und dem Fersenbein ist bei Achsenfehlstellungen wie Knickfußbildung, Verletzungsfolgen am Fersenbein und Sehnenscheidenentzündungen des langen gemeinsamen Zehenstreckers eine Reizung möglich. Die Erkrankungen und Fehlbelastungen im Bereich des langen gemeinsamen Zehenstreckers vermehren den Zug auf das Schleuderband (Ligamentum fundiforme), das im Sinus tarsi befestigt ist. Als Abspaltung der Unterschenkelbinde befestigt das Schleuderband zusammen mit dem oberflächlichen Retinaculum die Sehnen des langen Zehenstreckers (Musculus extensor digitorum longus) und verhindert seitliche Verschiebungen. Bei Entzündungen im Sinus tarsi findet man gelegentlich einen vergrößerten Schleimbeutel, der bei Therapieversagen von konservativen Maßnahmen (Einlagenunterstützung, abschwellende Umschläge, Infiltrationen) operativ entfernt werden muss.

Das Sinus-tarsi-Syndrom ist ein seltenes Beschwerdebild. Die Diagnose wird daher mit Zurückhaltung zu stellen sein.

Sohlenbrennen

(Burning feet)
Ein unangenehmes, ja therapeutisch undankbares Beschwerdebild ist das Brennen der Fußsohlen, mit dem uns manche Patienten konfrontieren. Das Brennen ist häufig nicht lokal abzugrenzen, tritt sowohl in Ruhe als auch unter Belastung auf. Diagnostisch und therapeutisch ergeben sich Probleme, da als Krankheitsursache viele Faktoren in Betracht kommen. So können das ausstrahlende Schmerzen aufgrund einer Verminderung des Fußsohlenfetts sein, Schmerzen durch Fehlstatik bei Knickfuß und Plattfuß, Überlastungs- und Dehnungsschmerzen der Sehnen, Bänder und Kapseln sowie ausstrahlende Schmerzen von Knochenhautreizungen.

Eine weitere Möglichkeit ist das Vorliegen einer Gefäßerkrankung mit Durchblutungsstörungen der Kapillargefäße, die Vorboten einer Neuropathie (u. a. bei Diabetes) mit Veränderung der Nervenzweige und ihrer sensiblen Endorgane wie die Tastkörperchen. Auch im Zusammenhang mit starkem Zigarettenkonsum, Alkoholmissbrauch, insbesondere Ethanol und dem Vorliegen von Pantothensäuremangel ist Sohlenbrennen schon beschrieben worden. Gelegentlich tritt es als abnorme Reaktion nach Kälte- oder Hitzeeinwirkung auf. Stellt man Sohlenbrennen in Begleitung von Fußpilzerkrankungen fest, ist an eine Mykoallergose zu denken. Bei Chemiearbeitern und Spezialschuhträgern kann es sich auch um einen chemischen Reiz handeln.

Häufig tritt das Burning-feet-Syndrom im Zusammenhang mit einem chronisch entzündeten Organ auf. Am häufigsten wird die chronische Appendizitis (Blinddarmentzündung) genannt, gefolgt von chronischer Mandelentzündung und eitrigen Zähnen.

Die Therapie besteht in der Behandlung des Grundleidens. Ergänzend sind zur Verbesserung der unangenehmen Missempfindungen Sohlenpolster, sedierende Teilbäder, Wechselbäder, krankengymnastische Beübungen und elektrophysikalische Maßnahmen angebracht. Versuche mit Zweizellenbädern, Jontophorese und Hochvoltreizung bringen mitunter Besserung. Vor Anwendung von Schmerzmitteln und beruhigenden Medikamenten (Sedativa) sind stets die neurologische Abklärung sowie eine Messung der Durchblutung erforderlich.

Falls eine Herdinfektion des Körpers ausscheidet, ist ein medikamentöser, zusätzlicher Therapieversuch gerechtfertigt und zwar mit:

Sulfur-D-6-Tabletten, dreimal täglich eine. Sollte damit kein Erfolg zu erzielen sein: Tegretalsaft, beginnend mit zweimal einen Teelöffel (maximal drei- bis viermal ein Teelöffel). Der Erfolg ist nicht vor einer Woche zu erwarten.

Konservative Behandlung orthopädischer, chronischer nichtoperativer Fußerkrankungen.

Behandlungsschema

Diagnosen und Indikationen:

- **Sinus-Tarsi-Syndrom**
- **Tarsaltunnelsndrom**
- **Interdigitalneuropathien**
- **chronische Metarsalgie**
- **chronische Fascitis plantaris**
- **Periostentzündungen**
- **Burning-Feet-Syndrom**

- **Morbus Sudeck (posttraumatische Reflexdystrophie)**
- **peripherer Herpes Zoster**
- **Podagra (Gichtfuß)**
- **Morbus Köhler II und Morbus Iselin**

Therapiespektrum

physikalische Maßnahmen

- klassische Physiotherapie
- Mobilisierung
- Entstauung

Balneo- und Hydrotherapie

- Zweizellenbäder
- Indikationsbäder
- auf- und absteigende Bäder

Elektrotherapie

- Reizstrom
- Jontophorese

Mobilisierung einschließlich Fußbettung

- Muskuläre Stabilisierung
- Klumpfuß
- Mobilisierungsbehandlung der Gelenke
- Senkfußtraining

Osteoporosepräventation

Antiphlogistische bzw. antiarthrotische Maßnahmen

Behandlung von Formabweichungen: Vorfußveränderungen

- Hallux valgus,
- Hallux rigidus, Hallux flexus etc.
- Gelenkdeformation
- Reiterzehen

Entlastungsmaßnahmen

- Einlegesohlen
- Druck- und Stellungsorthosen
- Polster und Padding
- Druckentlastungsmaßnahmen durch Verbände etc.

Allgemeine Vorsorgemaßnahmen am Fuß

- Pflege und Hygiene
- Schuhe und Strümpfe
- allgemeine Schuh-Beratung
- schuhtechnische Beratung

Biomechanische Ansätze

- Entlastungsschulung
- Gehphasen- und Abrolltraining
- Biomechanische Einstellung und Funktionsanleitung
- Gehschulung

Selbsthilfemaßnahmen

allgemein:

- Selbstgymnastik- und Selbsttraining
- Trainingsberatung
- Anleitung zur Selbstbeobachtung
- Spiegelinspektion der Sohle
- Angehörigenhilfe

Orthopädische Maßnahmen

allgemein orthopädisch:

- Stärkung der Muskulatur
- Sehnenführung
- Gelenkarthrose
- Bänder
- Statisch- biomechanische Maßnahmen

speziell orthopädisch:

- Redression
- punktuelle Stützmaßnahmen
- Entlastung bei Knochendeformationen
- Schienung
- Ruhigstellung
- Teilimmobilisierung

Soforthilfe mit Orthosen oder Druckschutz

Orthopädische Schuhtechnik bei:

- Schweren Deformationen
- Fehlstellungen
- Einsteifungen
- Amputationen
- Fehlmechanik
- Funktionsdefiziten und Abrollbehinderungen
- Gangbilddefiziten

Entlastungen, Fußstützen:

- Einlegesohle,
- Fuß-Stütze,
- orthopädische Einlage
- Schuhzurichtung
- orthopädische Schiene/Gips
- Stützbandagen
- Orthosen

Neuro- orthopädisches Fuß-Sreening

- Sensibilitätsprüfung
- Durchblutungsstatus
- Haut- und Belastungsstatus
- NLG,- EMG-Kontrolle

VIII Haut-, Bindegewebe- und Knochenveränderungen

Haut und Nägel. Veränderungen und Erkrankungen des Nagels

Der Nagel gehört zu den Anhangsgebilden unserer Haut, ebenso wie die Haare. Normabweichungen und krankhafte Veränderungen der Nägel geben Hinweise auf Erkrankungen anderer Organe, Infektionen, Vergiftungen, Allergien, auch auf Hauterkrankungen und Gewohnheiten unserer Patienten.

Anatomische Vorbemerkungen

Der normale Nagel

Am Nagel unterscheidet man die **Nagelplatte** und das **Nagelbett** (Abb. 130).

Die Nagelplatte besteht aus Keratin, einer hornartigen Substanz, die in den Zellen des Nagelbettes und der Matrix entsteht. Die Nagelplatte hat körperfern einen freien Rand, körpernah liegt sie unter dem oberen Teil des Nagelfalzes.

Der **Nagelfalz** begrenzt die beiden seitlichen und den proximalen Rand des Nagels. Es entsteht so die **Nagelfurche**. Das Nagelwachstum geschieht nicht nur in der Matrix sondern auch

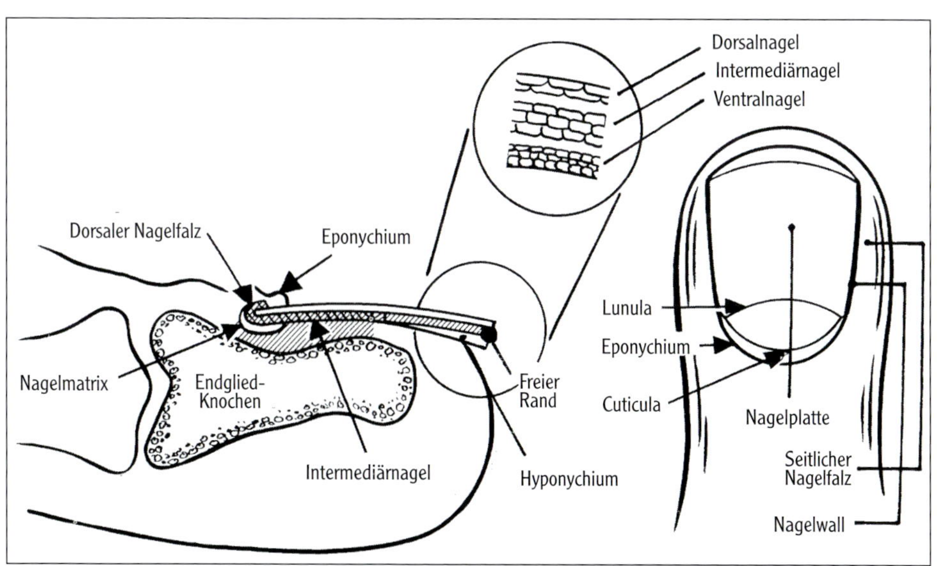

Abb. 130: Anatomisches Schema des Nagels.

in den Zellen der Längsrinnen und Leisten des Nagelbetts. Bei Betrachtung des Nagels fällt eine halbmondförmige weiße Fläche im körpernahen Teil des Nagels auf, die **Lunula**. Die Entstehung des Farbtons ist wissenschaftlich noch nicht einwandfrei geklärt, aber man schreibt die Farbentstehung den Papillen der Lunula zu, die sich nach distal zu Leisten umformen und so die Lichtbrechung ändern. Fest steht jedoch, dass das Fehlen der Lunula teilweise Krankheitswert hat. Am körpernahen Ende des Nagels liegt ein kleines, fast durchsichtiges Häutchen locker auf der Nageloberfläche. Man nennt es **Cuticula**. Am anderen freien Ende des Nagels, unterhalb seines freien Rands, liegt der unbedeckte Hautstreifen des **Hyponychiums**. Beim Nagelwall spricht man auch vom **Perionychium**. Den körpernahen Teil des Nagelwalls, der auf dem Nagel über der Matrix liegt, nennt man **Eponychium**.

Die Nagelplatte selbst gliedert sich in drei Schichten auf.

Als **Dorsalnagel** bezeichnet man die rückenwärts gelegene Schicht der Nagelplatte, die aus flachen, dicht geschichteten und längsgestreckten harten Zellen besteht.

Die darunter liegende innerste Schicht des Nagels nennt man den **Intermediärnagel**. Diese Schicht ist elastischer, dicker und enthält mehr kubische Zellen.

An der Unterseite des Nagels findet man als dritte Schicht den **Ventralnagel**. Seine Hornmasse baut sich aus relativ lockeren und unregelmäßigen Bestandteilen auf, die sich bei Erkrankungen des Nagels stark verdicken und vermehren.

Bereits in der ersten Hälfte der Embryonalzeit ist die Matrix voll ausgebildet. Es handelt sich dabei um ein spezialisiertes Gewebe zur Nagelbildung. Störungen in diesem Bereich ziehen Fehlwachstum nach sich. Der Nagel weist einen hohen Gehalt an Schwefel, Selen, Kalzium und Kalium auf. Bekannt ist, dass zur Bildung des Nagels ein hoher Anteil an Aminosäuren, Zystein, Proteinen, Eisen, Vitamin C, B12 und Magnesium notwendig ist.

Der Nagel wächst unaufhörlich während des ganzen Lebens. Im Alter nimmt dessen Wachstum ab, auch bei Krankheiten, äußeren Einflüssen und Nahrungsmangel. Unterschiedlich ist auch das Wachstum der Fingernägel gegenüber den Zehennägeln. Fingernägel wachsen in der Regel 0,5 bis 1,2 mm pro Woche. Auffällig ist, dass die Nägel an unterschiedlich langen Fingern und Zehen auch unterschiedlich schnell wachsen. Man kann davon ausgehen, dass das Nagelwachstum an der Großzehe, gelegentlich auch an der II. Zehe am größten ist. Als Richtwert ist anzunehmen, dass bei jüngeren Leuten der Nagel von der Lunula bis zum freien Rand in ca. $^1/_4$ Jahr auswächst, bei älteren Personen jedoch etwa $^1/_2$ Jahr braucht. Bei Krankheiten (Durchblutungsstörungen) verlängert sich dieser Zeitraum. Die Blutversorgung des Nagelbetts ist durch rückenwärts und sohlenwärts gelegene Kapillargefäße der Zehen, die Anastomosen (Verbindungen) bilden, gewährleistet.

Untersuchungsregeln

PodologenInnen und Fußtherapeuten sollten sich angewöhnen, schon vor Beginn der Behandlung ihre Patienten genau zu beobachten. Nicht nur ihre äußere Erscheinung, ihr Gangbild und die Art und Weise, wie sie ihre Beschwerden schildern, sind von hohem diagnostischem Wert.

Allein das Aussehen der Füsse, die Fußform, der Pflegezustand und die getragenen Schuhe geben Aufschluss darüber, was den Behandler erwartet.

Kommt ein Patient zur Nagelbehandlung in die Praxis, ist es keinesfalls damit getan, nur den Fuß oder den Unterschenkel der Betrachtung zu unterziehen. Noch bevor man Hand anlegt, hat man sich über den Zustand der Nägel, über auffällige Veränderungen daran, über mögliche Ursachen auch im klaren zu sein. Bedauerlicherweise wird heutzutage nicht nur in Podologie sondern auch in vielen Arztpraxen der Zustand der Nägel kaum in Verbindung mit Krankheiten allgemeiner Art gebracht, so sich diese nicht direkt auf den Nagel beziehen. Leider, denn Nägel sagen oft Wesentliches aus, was der Erhärtung einer Diagnose gediegen dienen könnte. So sind bis auf den Tag nur wenige Nagelveränderungen als aussagekräftige Begleitsymptome geläufig. Zwar erfahren die jungen Mediziner im Zuge ihrer Ausbildung etwas über Trommelschlegelfinger und Uhrglasnägel bei Lungenleiden (Asthmatiker) und Kreislauferkrankungen. Weniger bekannt ist freilich, dass diese auch bei Colitis ulcerosa und Sprue (beides Darmerkrankungen) in Erscheinung treten. Auch die Koppelung von Leberschäden mit Milchglas- und Uhrglasnägeln sowie die typischen Veränderungen der Nagelplatte bei Nierenerkrankungen werden nur von wenigen Ärzten in die Diagnostik miteinbezogen. Dabei gibt es an den Nägeln vielfältige Hinweise auf Störungen im menschlichen Organismus.

Zu Beginn der Nageluntersuchung betrachtet man eingehend die Zehen. Es interessieren ihre Form, Länge und Breite, ihre Farbe und Stellung, der Zustand der Haut, auch deren Temperatur.

Bei der Untersuchung des Nagels ist gutes Licht wichtig, auch das Inspizieren im schräg auffallenden Strahl. Gegebenenfalls bedient man sich einer Lupe. Das Hauptaugenmerk ist dabei auf den Großzehennagel gerichtet. Auf Seitendifferenz ist ebenfalls zu achten. Nachdem der Nagel auch Ausdruck der Persönlichkeit ist, inspizieren wir dessen Form, seinen Pflegezustand, Lackierung und Sauberkeit. Zeichen von Manipulationen an den Nägeln (z. B. Nägelbeißen, krankhaftes Verstümmeln bei der Pediküre) geben Aufschluss über den psychischen Zustand des Patienten. Falsche Schnittführung beim Nägelkürzen und Hautverletzungen sollten dazu veranlassen, der Therapie noch eine ausgiebige Beratung folgen zu lassen, sofern es sich nicht um eine Folge verminderter körperlicher Beweglichkeit, Geschicklichkeit oder auch des Sehvermögens handelt. Ergänzende Untersuchungsmethoden sind der Wassertropfentest oder der Öltest, die beide die Transparenz und die Oberflächenbeschaffenheit des Nagels besser darlegen. Die Elastizität des Nagels ist durch Auf- und Abwärtsbiegen des freien Nagelrands zu prüfen. Bei Uhrglasbildung, im Anfangsstadium der Trommelschlegelveränderung, gelingt es, das typische Nagelwippen auszulösen. Bei Druck auf die Nagelplatte werden die feinen Kapillargefäße ausgedrückt, der Nagel erscheint umgehend weiß und muss sich bei normaler Durchblutung in Sekundenschnelle wieder rosig einfärben. Der Druck auf den seitlichen Nagelrand und die Palpation des Falzes weist auf Schmerzursachen, Entzündungen, Tumore oder andere krankhafte Prozesse hin. Zur Nagelbehandlung zählt bereits dessen kritisches Betrachten; Form, Farbe, Dicke, der Zustand des Falzes, Oberflächenbeschaffenheit, auch eingelagerte Pigmente sind wichtig. Auch das Fehlen typischer Bestandteile wie zum Beispiel der Lunula und der Cuticula sollte dem geschulten Auge nicht entgehen.

So sollte es nicht schwer fallen, die vielfältigen Veränderungen und Erkrankungen des Nagels richtig einzuschätzen und soweit möglich, eine geeignete Therapie einzuschlagen.

Infektionen

Infektionen im Nagelbereich sind häufig. In den meisten Fällen handelt es sich um Pilzinfektionen. Weniger in Frage kommen Bakterien, Viren oder Auswirkungen von allgemeinen infektiösen Erkrankungen.

Nagelpilzerkrankung (Onychomykose)

Die Pilzerkrankung der Nägel ist weltweit verbreitet. Betroffen sind jedoch weniger Naturvölker als höher zivilisierte Rassen. Die Pilze infizieren Nägel an Fingern und Zehen und sind an den Füssen etwa viermal so häufig wie an den Händen anzutreffen. Mit zunehmendem Alter ist der Pilzbefall häufiger, ab dem vierten Lebensjahrzehnt bei der Frau zwei- bis dreimal öfters zu finden als beim Mann. Auffällig, dass man bei Kindern kaum Pilzerkrankungen sieht.

Hierzulande ist der Erreger der Nagelmykose meist ein Dermatophyt, ein Pilz also, den man auch auf der Haut findet. Am häufigsten kommen Trichophyton rubrum und Trichophyton mentagrophytes vor. Im Gegensatz dazu findet man an der Hand überwiegend Candida albicans, einen Sprosspilz. An den Zehen ist mit zusätzlichen Pilzerregern zu rechnen, speziell dann, wenn es sich um Mischinfektionen mit Bakterien und auch um zusätzliche Hautpilzerkrankungen handelt. In diesen Fällen wird der Nagelpilz meist verursacht durch Epidermophyton floccosum, Trichophyton violaceum, Trichophyton schoenleini und Trichophyton verrucosum. Die Pilze befallen bevorzugt die Großzehe, wobei in der Häufigkeit die Kleinzehe und mit deutlichem Abstand die übrigen Zehen folgen. Als Besonderheit gilt zu werten, dass Scopulariopsis brevicaulis, ein Schimmelpilz, gewöhnlich nur die Großzehe befällt (typisch gelbkreidiges Erscheinungsbild).

Die Infektionsgefahr (Nagelpilze) ist bei einem gesunden Nagel praktisch Null. Die natürliche Widerstandskraft des intakten Nagels ist unter seinen normalen und natürlichen Bedingungen so groß, dass die meisten bei uns heimischen Pilze keine Chance haben. Diese steigt jedoch auf Grund von Veränderungen am Nagel, bei Verschlechterung des Allgemeinzustands und auch durch Milieuwechsel, was den Pilz durch vorteilhafte Ernährungs- und Verbreitungsbedingungen begünstigt.

Ursachen, die die Infektionsgefahr durch Pilze vergrößern, sind vielfältig. In der Regel liegen sogenannte „Basisläsionen" vor; das sind Schäden, die den Pilzen den Weg bereiten. Der Fußtherapeut muss diese Zusammenhänge kennen, um begleitend zu seiner Therapie die Störungen auszuschalten.

Vorwiegend handelt es sich dabei um mechanische oder verletzungsbedingte Ursachen. Enges Schuhwerk, Schwielen, Scher- und Druckkräfte und unnötiges Schleifen der Nägel führen zu Mikroverletzungen und begünstigen die Pilzinfektion. Zirkulationsstörungen, entweder im arteriellen, venösen und lymphatischen Bereich sind Ursachen verminderter Widerstandskraft gegen Pilze. Auch neurologische, durch Nervenerkrankungen bedingte Nagelveränderungen mit Verdünnung, Verformung, Lösung der Nagelplatte sowie Minderwachstum verschaffen den Pilzen Angriffsvorteile. Nicht zuletzt sind auch chemische Ursachen, Lösungsverdünnungsmittel, Chemikalien und feuchtes Milieu Wegbereiter der Pilze. Gravierende Hormonstörungen, Erbkrankheiten, Stoffwechselveränderungen, Allgemeininfektionen sind weitere Faktoren, die die Widerstandskraft gegen Onychomykosebefall herabsetzen.

Das Befallmuster von Pilzinfektionen hat zwei Formen. In der Regel befällt der Pilz den Nagel vom Hyponychium, also dem freien Rand her. Nur in wenigen Fällen (2 bis 5%) ist das Eponychium der Infektionsort. In der Regel dringen die Pilze vom Hyponychium aus in Richtung Matrix vor, jedoch auch senkrecht zur Oberfläche. Dermatophyten dringen vom freien Rand her und Hefepilze vom Eponychium aus in den Nagel ein. (Abb. 131 und 132).

Im Anfangsstadium ist nur der ventrale Nagel befallen. Die Pilze durchsetzen die Nagelplatte in tunnelartigen Gängen, bilden Fäden, aber auch Zelllager (Myzel). Das führt zu Deformierungen, Auflockerungen und Spaltbildungen im Nagel. Die Nagelplatte splittert am freien Rand auf, dehnt sich, und im Spalt unter dem Nagel finden wir jenes bröcklige Material, das Detritus heißt. In anderen Fällen ist die Nagelplatte erheblich verdickt, trübe, verfärbt und bröckelig. Dringt die Infektion bis in die Matrix vor, kommt es dort zu entzündlichen Reaktionen mit Schwellung, Störung der Mikrozirkulation und möglicherweise Einwirkung von Pilzgiften. Die Folge ist eine mangelhafte, teilweise unregelmäßige Neubildung der Nagelplatte, wobei die Gefahr einer zusätzlichen Infektion durch Bakterien besteht.

In den überwiegenden Fällen sieht man eine mehr oder weniger scharfe Begrenzung des Pilzwachstums (Abb. 133).

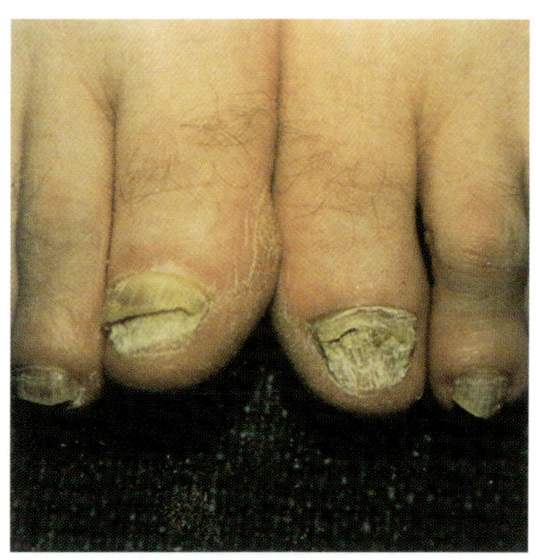

Abb. 133:
Großzehennagelmykose.
Seit Jahren Pilzbefall durch nasse Berufsstiefel.
Terapieversuche sind bislang gescheitert.

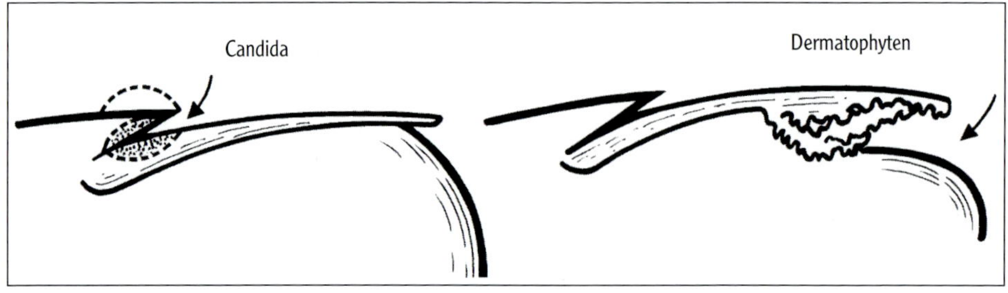

Abb. 131/132: Befallmuster der Nagelpilze

Die Erklärung dafür ist einfach. Beim Vordringen der Pilze vom freien Nagelrand aus kommt es zum gegensinnigen Wachstumsschub. Durch diese Gegenströmung gewinnen die Pilze mehr in querer als in Längsrichtung an Raum. Im Ventralnagel, der aus weichen, kohlenhydratreichen Hornschichten besteht, ist das Pilzwachstum größer als in der Intermediärzone. Letztere ist hart und schwer angreifbar, bildet außerdem zwei Drittel der Nagelplattendecke. Am härtesten ist der Dorsalnagel. So ist es erklärbar, dass die Pilze erst nach längerer Infektionsdauer dorthin vorzudringen vermögen.

Behandlungsgrundzüge

Im wesentlichen gilt bei der Behandlung der Nagelpilze dasselbe wie schon im Kapitel bei der Abhandlung der Interdigitalmykosen beschrieben.

Es sind zunächst alle Faktoren auszuschalten, die das Ausbreiten der Pilze weiter begünstigen könnten. Zu diesen Maßnahmen gehört die Therapie von Stellungsanomalien der Zehen, von Allgemeinerkrankungen, das Abstellen von der Mykose dienlichen Gewohnheiten des Patienten (zum Beispiel regelmäßiger Verzehr von Süßigkeiten). Fußhygiene kann gar nicht penibel genug betrieben werden.

Die medikamentöse Therapie einer Pilzinfektion hat Erfolg, wenn es gelingt, das Medikament so nahe wie möglich an die Erreger heranzubringen. Mit den vielen auf dem Markt befindlichen Pilzsalben ist das nur am Anfang möglich. Im fortgeschrittenen Stadium, wenn die Pilze bereits tiefer eingedrungen sind, ist es notwendig, diesen Pilzsalben penetrierende Trägerstoffe zuzusetzen, wie zum Beispiel Dimethylsulfoxid. Ein durchschlagender Erfolg wurde damit allerdings noch nicht erzielt. Mitte der 90er Jahre hat man die Lokaltherapie des Nagelpilz erneut belebt. Es kamen zwei neue Präparate auf den Markt, Ciclopirox (Loceryl-Lack®) und Amorolfin (Batrafen-Lack®), die bei konsequenter Therapie durchaus Erfolg bringen. Durchgesetzt haben sich die beiden Anwendungen jedoch nicht. Die Compliance der Patienten sowie die Verschreibungshäufigkeit der Ärzte war eben hier nicht erwartungsgemäß. So bleibt als nächste Therapiestufe nur, die Nageloberfläche aufzufräsen oder nagelaufweichende oder lösende Substanzen wie Harnstoffsalben, Präparate mit Kalium, Jod- und Glutaraldehyd-Zusätzen anzuwenden. Diese Behandlung dauert jedoch sehr lange, reizt durch das Aufweichen das Nagelbett und führt, da meist ein Okklusionsverband angelegt werden muss, zu nicht erwünschtem Sekretstau.

Die chirurgische Extraktion des pilzbefallenen Nagels wird in der Arztpraxis immer noch als Therapie der Wahl propagiert. Das kosmetische Ergebnis ist in der Folge häufig unbefriedigend und ein Rezidiv (Rückfall) trotz Gabe von agressiven Griseofulvin oder neueren Antimikotika über sechs bis acht Wochen hin oft nicht zu verhindern.

So bleibt die Fräsbehandlung als echte Alternative. Sie ist eine Domäne des Fußtherapeuten, da selbst der Hautarzt und seine Helferinnen mangels Übung die diesbezüglich erforderlichen Fertigkeiten nicht erlangen. Ungeübte Hände machen den Fräser zum zerstörerischen Instrument, mit dem die subungualen Nagelleisten und Teile des gesunden Nagels sowie der Haut zerstört werden. Trotz Auftragen von Antimykotika (Pilzmittel) kommt es am Behandlungsort durch Basisläsionen zum weiteren Ausbreiten des Pilzes, unter Umständen sogar übergreifend auf die Haut.

Die abgefrästen Stellen sind mit Antimykotika nachzubehandeln. Bevor man in der Folge einen Salbenverband anlegt, kann man gegebenenfalls ein Fußbad verabreichen. Die üblichen Fußbäder mit antimykotischen Zusätzen erfahren eine willkommene Abwechslung durch saure Syndets (z. B. Syndet „sebamed“). Abgestorbene und abgefräste Zellsubstanzen werden mit Wasserstoffperoxyd unter Aufschäumen entfernt und mit physiologischer Kochsalzlösung (Spritzflasche!) nachgespült. Nach mechanischer Säuberung des Infektionsfelds und Entfernen der pilzbefallenen Nagelteile zeigt sich oft ein kosmetisch zunächst erschreckendes Bild, das vom Patienten toleriert werden muss. Vor Aufbringen von Pilz- und Heilsalben kann man noch in verbleibende Spalten oder Ecken, die dem Fräser nicht zugänglich waren, mit einer Knopfkanüle antimykotische Lösungen, Gels oder Salben einbringen (Abb. 134). Viele bevorzugen Kely-Paste, da diese bekanntlich nur mykosebefallene Nagelsubstanz angreift.

Das weitere Vorgehen richtet sich nach dem Ausmaß des Befalls, der freiliegenden Nagelbettfläche und möglicher Begleitinfektionen. Der eigentlichen podologischen Behandlung folgt

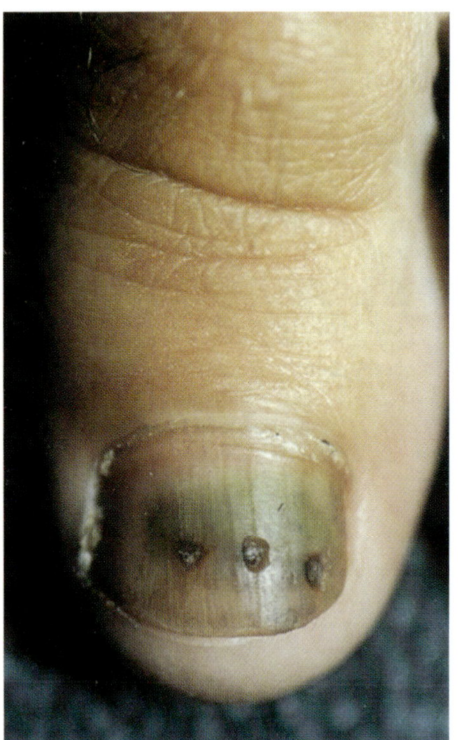

Abb. 134:
Bohrlöcher an einen Großzehennagel zum Einbringen von Medikamenten.

immer ein Verband, wobei die aufgetragenen Salben sich testgemäß nach der Art des Pilzes und dessen Empfindlichkeit richten sollten. Bei chronischen Fällen ist daher eine Austestung und Bestimmung der Pilzart notwendig. Der Verband kann angelegt werden unter Verwendung von Gaze, um keinen Sekretverhalt zu verursachen. Okklusionsverbände müssen am Anfang täglich, dann wöchentlich, im späteren Behandlungsverlauf mindestens alle 14 Tage gewechselt werden. Der Verbandwechsel dient vorrangig der Kontrolle, da in der Regel erst nach zwei bis vier Wochen eine erneute Fräsbehandlung notwendig wird.

Bei der Behandlung mit Okklusionsverbänden unter Verwendung von Lokalmykotika gibt es unterschiedliche Methoden, deren Abhandlung im Rahmen dieser Ausführungen nicht angebracht erscheint.

Bei Therapieresistenz setzt man zusätzlich Tabletten ein. Medikamente wie Itraconozol und Terbinafin sind sehr wirksame Stoffe, die Kurweise eingenommen werden.

Nagelfalzentzündung (Paronychie)

Die akute Entzündung im Bereich des Nagelfalzes ist eines der häufigsten Leiden, das man in der Fußpflegepraxis sieht. Es unterscheidet sich die infektiöse Paronychie, die durch Staphylokokken, Streptokokken, Candida albicans, auch Pseudomonasarten hervorgerufen wird, von der nichtinfektiösen Paronychie, die als Nebenerkrankung nach chemischer Vorschädigung und Gabe von Medikamenten (Retinoide) beobachtet wurde (Abb.135).

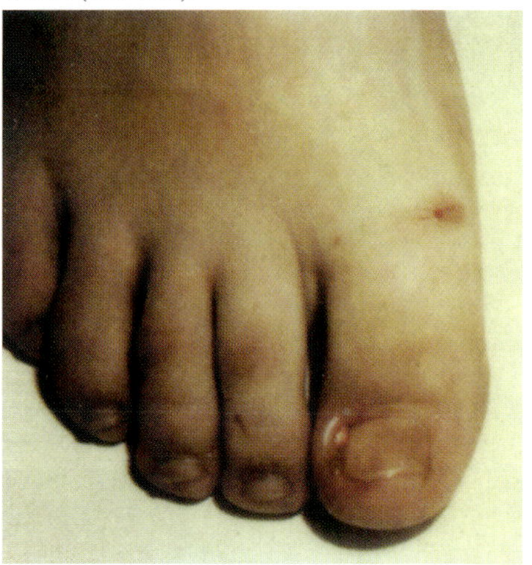

Abb. 135:
Paronychie. In den entzündeten Nagelfalz wurde ein Antibiotikumkegel eingelegt.

Die infektiöse Paronychie, die in seltenen Fällen auch durch einen Herpes (Viruserkrankung) hervorgerufen wird, ist mitunter die Folge eines Unguis incarnatus (eingewachsener Nagel oder Nageldorn). In vielen Fällen imponiert die chronische Form der Paronychie, weswegen als begünstigende Mitursache die reduzierte körperliche Widerstandskraft durch Diabetes mellitus, Alkoholismus oder andere chronische Erkrankungen diskutiert wird. Gehäuft entstehen Paronychien bei Leuten, die beruflich Infektionsquellen und ungünstigen Umständen vermehrt ausgesetzt sind wie Kellnerinnen, Wäschereiarbeiterinnen, Köche, Metzger und Landwirte (Gummistiefelträger).

Die akute Paronychie heilt nach kurzem Krankheitsbefall ab. Sie beginnt mit dem Eindringen der Erreger am proximalen Nagelfalz. Entlang des Nagelfalzes gelangen die Bakterien nicht nur in den Matrixbereich, sondern auch unter die Nagelplatte. Somit entsteht ein Panaritium. (Abb. 136). Sind die Keime erst einmal in die Tiefe des Gewebes vorgedrungen, sind sie für Lokalantibiotika kaum erreichbar. Es folgt die Schwellung des Nagelwalls, oft des gesamten Endglieds, letztlich kommt es zur Bildung eines Geschwürs in der Haut mit granulomatösen Wucherungen (wildes Fleisch). Die Entzündung der Matrix und des Nagelbetts führt zu Veränderungen des Nagelwachstums, gelegentlich auch zu erheblichen Verfärbungen (Grünfärbung des Nagels bei Pseudomonasinfektion).

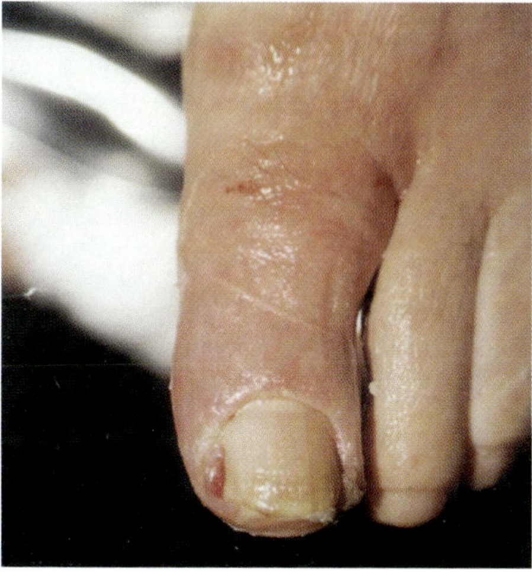

Abb. 136:
Panaritium der Großzehe. Infektion mit Pyocyaneus. Man sieht das wuchernde Granulationsgewebe am inneren Nagelrand sowie die Schwellung und Entzündung der gesamten Zehe.

Therapie der Paronychie

Therapeutisch bieten sich zunächst abschwellende und entzündungshemmende Bäder an z. B. mit Kaliumpermanganat und Kamillosan, dann lokales Desinfizieren der befallenen Zehen. Über die Nacht sind Fermentsalben und lokale Antibiotikaanwendungen indiziert. Eine Eiterverhaltung darf auf keinen Fall hingenommen werden. Mechanische Ursachen, ein Röhren- oder Zangennagel, ein Nageldorn oder gar ein eingewachsener Nagel müssen unbedingt mitbehandelt werden. Bei Einsatz von Nageltamponaden, korrigierenden Spangen und anderen lokalen Hilfsmitteln ist darauf zu achten, dass keine weitere mechanische Schädigung auftritt und durch etwaige Fremdkörper die Infektion womöglich weiter unterhalten wird. Bei Sekretverhaltung kann der Nagel mit einem Antibiotikum unterspült werden. Manche Therapeuten fräsen auch winzige Öffnungen in den Nagel, um Entlastung (Eiterabfluss) und damit auch einen Zugang zwecks Spülung zu schaffen.

Diese Methode ist jedoch nur dann gerechtfertigt, wenn es bereits zur subungualen Spaltbildung und teilweisen Lösung des Nagels durch Eiteransammlung gekommen ist. Die überschießenden Granulationsgewebe behandelt man zunächst konstringierend, d. h. mit Medikamenten, die austrocknen und das Gewebe zusammenziehen. Es gibt vorzügliche Präparate wie Mercuchrom, Sinfokal, Vuldolen, Fokalex etc. Sie sind nach Säuberung der Wunde (angebracht sind Bäder oder auch Spülungen mit Rivanol, H_2O_2, antibiotischen Lösungen) gut anzuwenden.

Gelingt es unter dieser allerdings regelmäßig durchzuführenden Therapie nicht, die Paronychie auszuheilen, kommen agressivere Stoffe wie Ätzstifte (Höllenstein) oder Lösungen mit Silber- oder Bleinitrat zur Anwendung. Dabei ist jedoch zu beachten, dass Ätzvorgänge Abraummaterial schaffen, das regelmäßig zu entfernen ist.

Manche Ärzte klären beim entzündeten Nagelbett ab, ob beispielsweise gleichzeitig eine chronische Obstipation (Stuhlverstopfung) besteht. In der Annahme, dass es sich um ein Defizit an Magensäure handelt, werden Patienten mit chronischen Nagelbettentzündungen Säurebestandteile zugeführt. So wird empfohlen:

Acid. Muriaticum dilutum	40,0
Tct. Chinae comp.	20,0
Tct. Amara	2,0
Spiritus dilutus ad	100,0

Diese Tropfen, dreimal täglich zehn, sollen mit Wasser verdünnt schluckweise zum Essen gegeben werden. Wir empfehlen diese Behandlung nicht als Therapie der Wahl.

Ein anderer Therapievorschlag sieht vor, einen Wattebausch mit Albothylkonzentrat zu tränken, auf die entzündete Stelle zu legen und mit einem breiten Pflasterverband zu fixieren. Der Patient ist am zweiten Tag meist schmerzfrei. Strumpfhosen (Perlon) halten diese Prozedur allerdings nicht aus. Eine weitere Rezeptur zur Salbenbehandlung der Nagelbettentzündung nachstehend:

Rp.	
Achromycine	0,25
Acid. salicyl.	1,50
Sulf. praec.	2,50
Ol. Ricini	2,00
Vasel. alb. ad.	50,00

Regelmäßiges Einmassieren dieser Salbe soll in 14 Tagen bis drei Wochen den gewünschten Erfolg bringen.

Weitere therapeutische Möglichkeiten sind die Kryotherapie mit flüssigem Stickstoff und die Anwendung von Phenol.

Kryotherapie:
Bei der Vereisungstherapie verwendet man flüssigen Stickstoff. Unter örtlicher Betäubung lassen sich so Warzen und auch überschießendes Granulationsgewebe entfernen. Das Gewebe wird durch die Vereisung rasch zerstört und kann dann abgeschabt werden. Verzögerte Wundheilung ist manchmal der Fall.

Phenolbehandlung:
Die Nagelwurzel wird dabei streifenförmig verödet. Man betupft mit einem Watteträger, der mit Phenol-Liquefactum getränkt ist, drei Minuten lang das Matrixhorn. Anschließend reibt man das verödete beziehungsweise das verätzte Areal mit Alkohol ab, um das Phenol zu entfernen. Als Vorbehandlung ist jedoch notwendig, den Nagel in einer Breite von drei bis fünf Millimeter zu entfernen, um an das Nagelbett und Matrixhorn heranzukommen. Einen Tag nach der Behandlung badet man unter Zusatz von Kaliumpermanganat im Wechsel mit Kamillosan. In der Podologenpraxis ist dieser Eingriff problematisch, da in der Regel eine örtliche Betäubung notwendig ist.

Bei der Behandlung von Paronychien benötigt man Geduld und das Verständnis des betroffenen Patienten für Hygiene sowie die Notwendigkeit einer konsequenten Anwendung der vorgeschlagenen Maßnahmen. Führt die konservative Behandlung nicht zum gewünschten Erfolg, ist als letztes Mittel der Wahl operatives Vorgehen indiziert (siehe Kapitel XIV). Die Extraktion des Nagels insgesamt, wie sie leider noch vielerorts geübt wird, ist nur bei absolut desolaten Fällen angebracht.

Der eingewachsene Nagel (Unguis incarnatus)

Der Nageldorn, wie man den Unguis incarnatus auch nennt, führt zunächst nicht zur Infektion. Vergrößert sich jedoch der dornartige Auswuchs am seitlichen Nagelwall (Abb. 137), kommt es zur Verletzung der Haut und anschließend zur Infektion, in der Regel zu einer Paronychie.

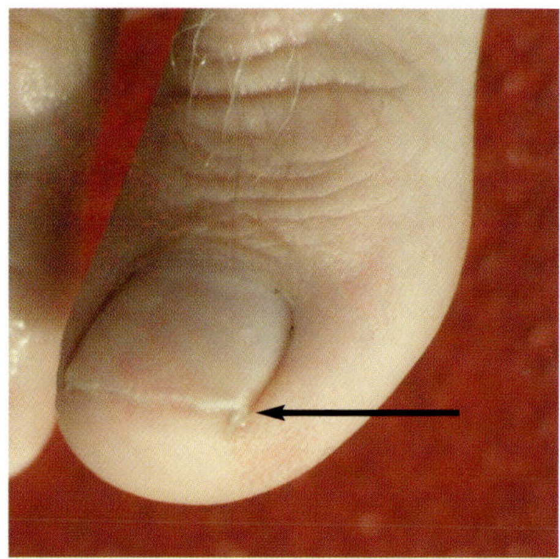

Abb. 137: Nageldorn

SAEGESSER teilt daher in zwei verschieden Möglichkeiten ein.

1. Den eingewachsenen Nagel ohne Infektion
2. Den eingewachsenen Nagel mit Infektion

Die Indikation für die podologische Behandlung ist nur beim nicht infizierten Unguis incarnatus gegeben. Der infizierte eingewachsene Nagel gehört in die Hand des Arztes.

Ursachen für einen Unguis incarnatus sind ein schlecht geschnittener Nagel, vermehrte Nagelwölbung, permanenter Schuhdruck oder Stellungsanomalien des Nagels. Die nachfolgende Paronychie wird begünstigt durch vermehrten Fußschweiß, mangelhafte Fußhygiene, aber auch durch Immunschwächen und Stoffwechselerkrankungen wie Diabetes.

Die Therapie des Nageldorns sollte einsetzen, bevor es zum typischen eingewachsenen Nagel mit Infektion kommt.

Die Selbstbehandlung der Patienten besteht im richtigen Schneiden der Nägel. Sie werden im seitlichen Nagelfalz nicht tief zurückgeschnitten. Der vordere freie Nagelrand soll eher einen geraden als einen gebogenen Verlauf haben (Abb. 138) und eben über das noch vorhandene Sohlenhorn hinausstehen. Der Nagelbettrand sollte auf jeden Fall abgedeckt (und damit geschützt) sein. Die Nagelecken dürfen leicht abgerundet werden, womit Nagelverletzungen, Splitterung oder Hängenbleiben im Strumpf vermieden wird. Das gleiche gilt für Nägel, die zu lange überstehen. Damit wird zwar die Nageldornbildung vermieden, aber eine mechanische Schädigung des Nagels oder auch die Verletzung benachbarter Zehen riskiert. Gelegentlich wird dem Patienten geraten, den Nagel an seiner höchsten Wölbung mit der Feile zu verdünnen (Abb. 139).

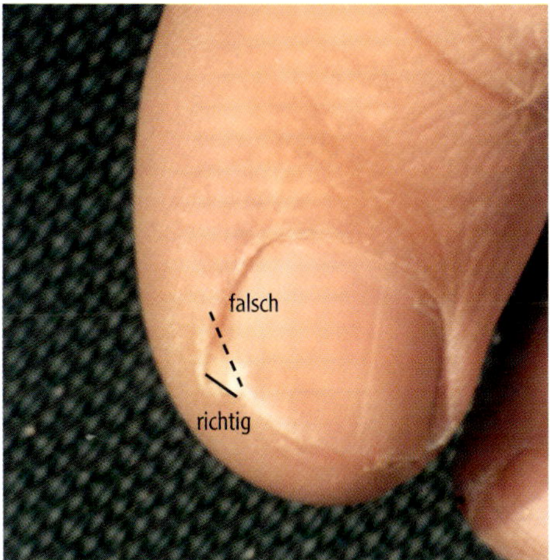

Abb. 138: Nagelschneiden

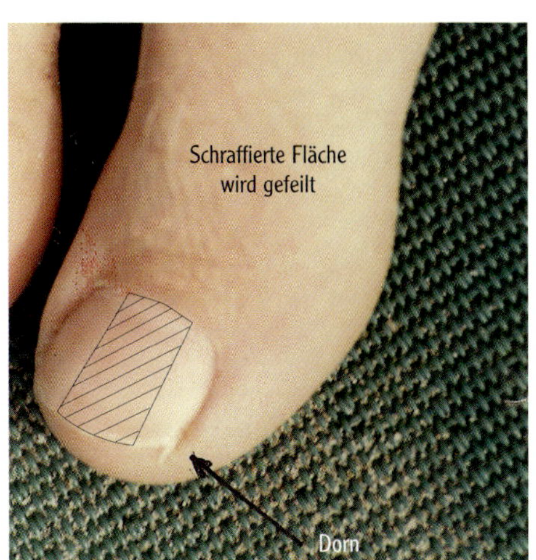

Abb. 139: Nagelverdünnen

Das Eröffnen der Nageloberfläche mit Feile oder Schleifer erhöht jedoch die Gefahr der Pilzinfektion. Besser ist, das Scheitelareal mit Nagelerweichern geschmeidig zu halten und damit den seitlichen Druck im Falz zu verringern.

Führen diese Maßnahmen, die der Patient selbst treffen kann, nicht zum Erfolg, ist der Fußtherapeut einzuschalten. Ihm stehen probate Möglichkeiten (Spangenbehandlung, Fräsbehandlung, Falztamponade und Randleistenentfernung) offen. Im Normalfall, unter Beachtung steriler Grundsätze, wird sich eine operative Behandlung vermeiden lassen.

Warzen

Der Warzenbildung im Nagelbereich kommt keine wesentliche Bedeutung zu. Fußwarzen sind eine sehr verbreitete Erscheinung, die aber weniger häufig den Nagelfalz oder sein Bett betrifft, sondern mehr die Auflastungszonen unter den Metatarsalköpfchen oder an den Fersen. Warzen unter dem Nagelrand oder auch subunguale (unter dem Nagel) können nur dann angegangen werden, wenn der Nagel zumindest teilweise entfernt wird. Eine Warzentherapie ist dann, wie üblich, möglich, führt jedoch oft zu Formveränderungen des Nagels durch Wachstumsbeeinflussung.

Herpes

Neben den Warzen als manifeste Virusinfektion ist auch die Infektion mit Herpesviren am Nagel möglich; sie ist jedoch selten, mitunter aber sehr schmerzhaft. In der Regel tritt sie als Paronychie auf.

Allgemeine Infektionen

Neben begrenzten lokalen Infektionen sieht man den Mitbefall der Nägel auch bei anderen Infektionen, insbesondere bei Candida, Lues, Lepra und der hämatogenen Osteomyelitis (Knochenmarkeiterung), wobei der Knochen unter dem Nagel betroffen ist, und das Nagelbett nur sekundär vereitert.

Infektionskrankheiten

Akute Infektionskrankheiten führen schubweise zu querrillenartigen Veränderungen der Nägel. Auch ein schlechter Allgemeinzustand führt zur Bildung von typischen Querfurchen (Beau-Reilsche Linien), die dann an allen Nägeln auftreten. Auch Nagelablösungen sind Folgen von Infektionskrankheiten. Weiße Querbänder (Meessche Streifen) sind nach Fleckfieberinfektionen beschrieben.

Allgemeine und Systemerkrankungen mit Nagelbeteiligung

Schuppenflechte (Psoriasis)

Die relativ häufig vorkommende Psoriasis führt neben den üblichen Hauterscheinungen auch zu Gelenkerkrankungen und Veränderungen des Nagels. Die Nägel sehen aus wie bei einem Pilzbefall, was oft das erste Symptom ist. Meist tritt die Folgeerkrankung der Psoriasis nicht nur an einem einzigen, sondern an mehreren Nägeln auf, wobei gelegentlich ein gelblicher Rand zwischen dem normalen Restnagel und dem befallenen Nagelteil sichtbar wird. Die typischen psoriatischen Nagelveränderungen äußern sich in sogenannter „Ölfleckbildung", Tüpfelbildung (Grübchen), Verdickung des Nagelbetts, fleckiger Weißfärbung, vermehrter Verhornung und Nagellösung (Abb. 140).

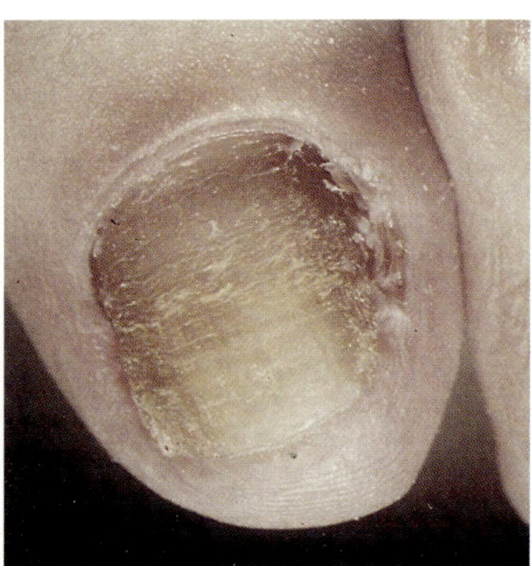

Abb. 140: Nagel bei Schuppenflechte.

Die Behandlung dieser Nagelerkrankung ist meist nur im Rahmen einer Gesamttherapie möglich. Die Psoriasis spricht außerordentlich gut auf Sonnenbestrahlung (UV-Licht) an, wobei man diese Therapie mit „lichtempfindlichen Medikamenten" und Mitosehemmern unterstützt. Vitamin D- Salben, Etrinate wie Tigason werden eingesetzt oder man versucht, den erkrankten Nagel mit Triamcinolon zu unterspritzen (siehe auch akropustulöse Psoriasis und Behandlungsgrundzüge).

Glanzhaut

Die Glanzhaut ist eine teils erworbene, meist jedoch veranlagungsbedingte Hauterkrankung. Die Haut schimmert bläulich glänzend und ist einer Fischhaut ähnlich. Im Gefolge dieser Erkrankung kommt es zu Veränderungen an den Nägeln. Diese dünnen aus, werden brüchig, schimmern ebenfalls bläulich. Auch das verfärbte Nagelbett wirkt bläulich unterlegt.

Stoffwechselerkrankungen

Sämtliche Erkrankungen, die Veränderungen im Nahrungsangebot und somit auf das Wachstum des Nagels mit sich bringen, führen zu Nagelveränderungen. Krankheitsursachen sind: Störungen des Elektrolythaushaltes, im Zuckerstoffwechsel, Störungen im Leberstoffwechsel oder auch eine Mangelerkrankung wie Anämie.

So kommt es bei Amyloidose zur Hohlkehlenbildung der Nägel, bei Hypalbuminämie (Eiweißmangelerkrankung) zu weißen Querbändern sowie zu Nagelverfärbungen und Aufsplitterung bei Schilddrüsenerkrankungen.

Krankheiten des Blutes

Bei Anämien finden sich gespaltene Nägel und Löffelnägel. Auch Uhrglasnägel sind beschrieben worden. Sie sind jedoch eigentlich typisch für Erkrankungen mit Beteiligung der Lunge und des Herz-Kreislaufsystems.

PCP

Auch im Gefolge der primär-chronischen Polyarthritis (PcP oder auch cP), die als rheumatische Erkrankung gefürchtet ist, kommt es neben Veränderungen der Gelenke auch zu trophischen Veränderungen an den Nägeln. Die Veränderungen sind nicht immer charakteristisch, sondern eher vielschichtig. Möglich sind folglich Holznägel, rissige Nägel, Spaltnägel und Nagelatrophien.

Bezüglich möglicher Nagelveränderungen bei Systemerkrankungen bleibt festzustellen, dass fast jede gröbere Störung im Allgemeinbefinden des Menschen Auswirkungen auf das Nagelwachstum haben kann. Daher ist es ratsam, bei generalisierten Nagelveränderungen nicht nur an isolierte Nagelerkrankungen, sondern auch an allgemeine Erkrankungen zu denken.

Alopecia areata

Es handelt sich bei der Alopecia areata um einen krankhaften Haarausfall, der fleckförmig auftritt und an den Fingernägeln zu Begleiterscheinungen mit feinen Grübchen, Längsrillen und aufgerauhten Strukturen führt.

Anlageanomalien

Zu diesen Krankheitsbildern gehören nicht nur Fehlanlagen an den Zehen, wie geburtsbedingte Verwachsungen, Mehrgliedrigkeit, doppelt angelegte Nägel, sondern auch Erbkrankheiten wie Monosomie und Trisomie mit Störungen in der Chromosomenaufteilung.

Man findet bei diesen Krankheitsbildern verkleinerte Nägel (Mikroonychie), verdrehte und verkürzte Finger, kurze und zusammengewachsene Nägel, auch fehlende Lunulae. Periodisches Abstoßen von Nägeln, auffällige Leistenbildung und atypische Formen mehrerer Nägel geben zusätzliche Hinweise auf kongenitale Erkrankungen.

Sklerodermie

Bei dieser Allgemeinerkrankung, die zur Verhärtung der Haut insgesamt führt, kommt es an den Zehenkuppen zur Rückbildung der Weichteilpolster. Die Nagelplatte wölbt sich krallenartig vor. Das Zehenendglied ändert mit der Zeit seine Form; es läuft spitz zu. Die Nagelplatte selbst wird trüb, weist Längsstreifen auf, wird spitz und verjüngt sich desgleichen.

Nierenerkrankungen

Zahlreiche Nierenerkrankungen sind von Nagelveränderungen begleitet. Charakteristisch ist das doppelt weiße Band beim nephrotischen Syndrom. Dabei ist der körperwärts gelegene Nagelteil weißlich verfärbt, so dass die Lunula nicht mehr zu erkennen ist. Im körperfernen Abschnitt des Nagels kommt es zu rötlichen Verfärbungen. Der Nagel ist also halb weiß, halb rötlich verfärbt. Man spricht deswegen vom „Halb-und-Halb-Nagel".

Nagel-Patella-Syndrom

Es handelt sich dabei um eine Nagelveränderung, die mit Verkleinerung der Nägel, manchmal auch mit deren Fehlen einhergeht und die gelegentlich zur Ausbildung einer dreieckigen Lunula führt. Vergesellschaftet ist diese Erkrankung mit einer Kniescheibenfehlanlage (verkleinerte oder auch fehlende Kniescheibe), wobei zusätzlich auch noch andere Wachstumsstörungen, zum Beispiel am Speichenköpfchen, an den Hüftknochen und den Nieren möglich sind.

Zirkulationsstörungen

Arterielle Zirkulationsstörungen

(Glossy skin, Morbus Raynaud)

Bei allen arteriellen Durchblutungsstörungen können Veränderungen im Bereich der Haut und ihren Anhangsgebilden, also den Nägeln, auftreten. Lange bevor diese Durchblutungsstörungen den Patienten in seinem Allgemeinbefinden beeinträchtigen, erscheinen lokalisierte Veränderungen an den Füssen und Nägeln. Es kommt im Vorfeld zu Veränderungen an der Haut selbst und auch an den Nägeln. An der Haut erscheint das Fettgewebe vermindert. Insgesamt wird die Haut trockener und die kleinen Kapillargefäße scheinen durch, was man als „Glossy skin" bezeichnet. Die Nägel werden dicker, deformiert; es treten Längs- und Querfurchen auf sowie Verfärbungen (gelblich bis bräunlich). Der Fußtherapeut sollte beobachten, ob nicht auf einer Seite, wo die Durchblutung schlechter ist, sich auch das Nagelwachstum langsamer vollzieht. Eine hartnäckige einseitige Nagelmykose ist oft das erste Anzeichen einer Durchblutungsstörung an der Zehe. Nicht selten heilen therapieresistente Nagelmykosen oder Ulcera nach Gabe von durchblutungsfördernden Medikamenten problemlos aus.

Eine spezielle Veränderung der Nägel wurde beim Raynaud-Syndrom beobachtet. Es handelt sich dabei um eine anlagebedingte Gefäßstörung, die bei Kälte zu Gefäßkrämpfen führt. Beim Raynaud-Syndrom wird der Nagel dünn, ausgeprägt längsgefurcht mit Spaltbildung; optisch entsteht eine Längsstreifung. Die Nägel werden dadurch leicht brüchig und anfällig für weitere Erkrankungen wie Mykosen oder bakterielle Infektionen.

Formveränderungen der Nägel, ja auch der Finger insgesamt, finden sich beispielsweise bei angeborenen Herzerkrankungen. Dabei ist hauptsächlich an den Händen eine Formveränderung mit starker Auftreibung der Fingerendglieder und Vergrößerung der Nagelflächen zu sehen. Man nennt diesen Befund „Trommelschlegelfinger".

Bei sämtlichen arteriellen Durchblutungsstörungen ist auf ihre Ursachen (z. B. Arteriosklerose, Diabetes usw.) zu achten. Die dadurch entstehenden Nagelveränderungen sind dann immer als Folge und nicht als eigenständige Erkrankung zu betrachten.

Venöse Zirkulationsstörungen

Wie im Kapitel IX (Zirkulationsstörungen) ausgeführt, kommt es auch bei Venenerkrankungen an den Füßen zu Folgeerscheinungen. Zunächst findet man bei leichten Venenerkrankungen abends eine Schwellung im Bereich der Knöchelregion (Bisgaardsches Kulissenödem), zudem bläuliche Verfärbung an den Zehen und später rötliche, fleckige Verfärbungen am Fußrücken und an den Zehen. Es handelt sich dabei um ein Stauungserythem. Später entstehen an den Knöchelrändern, auch an den Fuß- und Außenrändern, starke Venenzeichnungen und Verformungen, als Corona phlebectatica bezeichnet. Die Folge ist eine Verhärtung der Haut (Dermatosklerose), wobei jene weißlich bis rötlich geschuppt, teilweise auch derb und glatt wird. Es kommt zusätzlich zu Störungen der Pigmentierung am Fußrücken, an den Zehen und auch unterhalb der Nagelplatten. Solche trophischen (ernährungsbedingten) Störungen an der Haut verschonen auch die Nägel nicht. Es folgen dort Verhornung, Rissbildung, teilweises Nagelabheben und Holznagelbildung. Insbesondere bei periodisch auftretenden Störungen im venösen Bereich, so während einer Venenentzündung, kann eine schubweise Veränderung der Mikrozirkulation am Nagel zur Querrillenbildung (Beau-Reil) führen.

Lymphatische Störungen

Yellow-nail-Syndrom

Grundsätzlich kann es bei allen Zirkulationsstörungen, ganz gleich welcher Art, zu Nagelveränderungen kommen. Ein Spezialfall der Störungen im Lymphbereich ist das „Yellow-nail-Syndrom". Der Lymphstau verursacht einen Wachstumsstillstand der Nägel, die sich gelblich verfärben. Die Behandlung hat natürlich nicht am Nagel, sondern im Bereich der Lymphabflusswege anzusetzen.

Spezielle Veränderungen am Nagel und im Nagelbereich

Tumore

Man unterscheidet gutartige von bösartigen Tumoren.

Gutartige Tumore im Nagelbereich

Fibrome

Es sind vor allem subunguale Fibrome, Weichteilgeschwülste zu nennen, die sichtbare Veränderungen ab einer gewissen Größe verursachen. Bei ihrem gutartigen Wachstum durchstoßen sie zwar meist nicht die Nagelplatte, sondern verdrängen diese und den Nagelfalz und können somit Beschwerden bereiten. Operatives Abtragen erscheint dann sinnvoll.

Ein weiterer Tumor, bei dem im Zehen-, aber auch im Nagelbereich Schmerzen auftreten, ist der Glomustumor. Er sitzt bevorzugt im Zehennagelbett und führt zu einer umschriebenen Nagelverdickung. Manchmal schimmert dieser Tumor auch rötlichbläulich durch den Nagel durch und meldet sich auch mit stichartigen Schmerzen, insbesondere bei Druck durch den Schuh.

Eine Veränderung der Zehenhaut, auch des Nagels, wird durch das digitale Fibrokeratom hervorgerufen. Man spricht von einem „Knoblauchzehen-Tumor", da das Fibrokeratom breitbasig an der Endphalanx aufsitzt, fleischfarben aussieht und von derber Konsistenz ist. Wegen seiner charakteristischen Position wird es auch Höckerfibrom genannt (Abb. 141).

Lokalisiert ist es öfters an der Kleinzehe, hinter dem Zehennagel, den es beim größer werden verdrängt. Der Tumor ist gutartig; sein Entstehen wird vermehrtem Druck zugeschrieben.

Erwähnt werden müssen auch Zysten oder Schleimbeutel, die im Ansatzbereich der Strecksehnen am Endglied lokalisiert sind, durch Druck größer werden und dann zur Beeinträchtigung der Nageltasche führen. Sie kommen allerdings sehr selten vor.

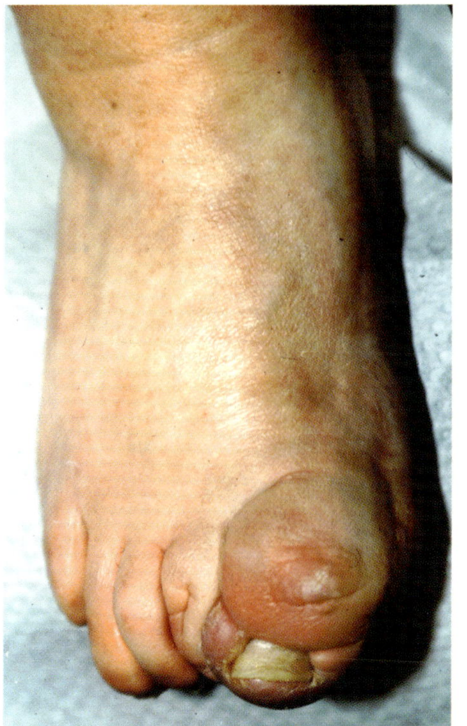

Abb. 141:
Höckerfibrom über der Nagelmatrix.

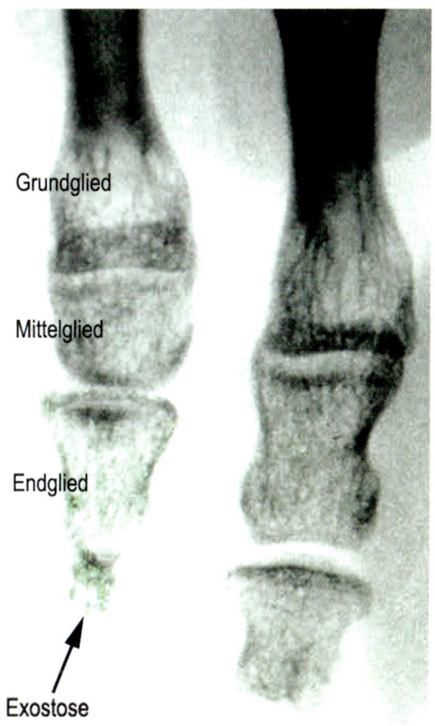

Abb. 142:
Röntgenbild einer subungualen Exostose.

Subunguale Exostose

Sie ist der häufigste subunguale Tumor, sieht man von subungualen Hühnerauge ab, das histologisch auch als Tumor eingeordnet werden kann (siehe befasstes Kapitel). Subunguale Exostosen (Knochenauswüchse aus dem Endglied der Zehenknochen) sind zwar harmlos, führen aber gelegentlich durch Druck auf das Nagelbett zu starken Schmerzen, Blutergüssen, manchmal auch zu Nageldeformierungen (Abb. 142 und 143). Man muss diese gutartigen Knochenauswüchse operativ entfernen, sofern Beschwerden bestehen. Da jeder chirurgische Eingriff am Nagel eine bleibende Deformierung hinterlässt, ist Zurückhaltung geboten.

Bösartige Tumore im Nagelbereich

Wohl mit die häufigste bösartige (sehr gefährliche!) Wucherung im Nagelbereich (tritt aber auch an anderer Stelle auf, beispielsweise am Unterschenkel) ist das maligne Melanom – eigentlich eine bösartige Hautgeschwulst. Es erscheint zunächst „nur“ als brauner Fleck unter dem Nagel, täuschend ähnlich einem Bluterguss.

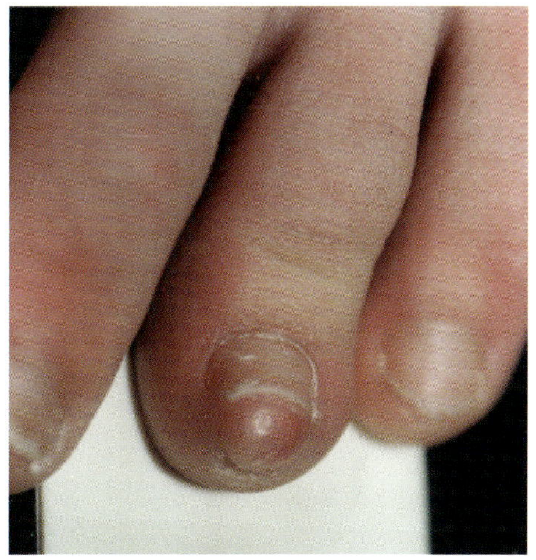

Abb. 143:
Subunguale Exostose. Der Nagel ist durch die Knochenexostose gehoben und verdrängt. Im Röntgenbild ist die Exostose sichtbar

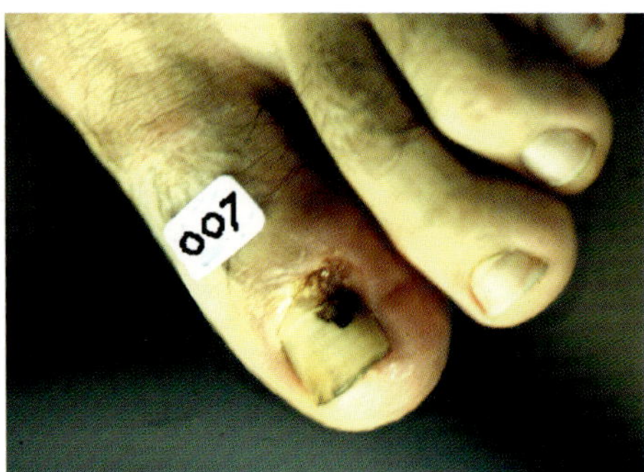

Abb. 144: Subunguale Einblutung.

In solchen Fällen ist dem Podologen äußerste Vorsicht anzuraten! Bevor man selber Beobachtungen hinsichtlich des Wachstums anstellt, sollte man den Patienten umgehend zum Hautarzt schicken. Ein banales Versehen oder zögerndes Zuwarten könnten dem Patienten das Leben kosten.

Eine andere bösartige Wucherung im Nagelbereich ist das Spinaliom, das meist im Nagelbett entsteht und in der Literatur seltener beschrieben wird.

Bei den bösartigen Tumoren des Nagels muss auch das primäre Karzinom des Nagelbetts, das spinocelluläre Karzinom, erwähnt werden. Obwohl es sehr selten ist, sollte man bei hartnäckigen, chronisch-entzündlichen Prozessen im Bereich des Nagelbetts auch an diese Möglichkeit denken. Auffällig ist, dass das Karzinom des Nagelbetts im Gegensatz zu den spinocellulären Karzinomen im übrigen Fußbereich keine so bösartige Verlaufsform zeigt. Es führt selten zu weiterem, zerstörendem Wachstum in das Knochengewebe und führt nie zu Tochtergeschwülsten.

Die Tochtergeschwülste von anderen bösartigen Tumoren wären der Vollständigkeit halber noch anzuführen. Da sie jedoch nur sehr selten in die Endglieder der Zehen gelangen (Veränderungen an den Nägeln wären dann freilich gegeben), kann auf differenziertes Eingehen auf diese möglichen Krankheitsbilder verzichtet werden.

Angeborene Anomalien

Zehenanomalien

Bei den angeborenen Anomalien sind vorrangig Missbildungen an den Zehen zu nennen (siehe auch Kapitel IV). Am häufigsten sind Polydaktylien (Zehenmehrfachbildungen), Aplasien (Fehlen von Zehen oder Zehenteilen), Dysplasien (Verformungen der Zehen) und der partielle Riesenwuchs, bei dem möglicherweise ein Bein oder eine Zehe erheblich größer ist als ihr Pendant (Abb. 145 und 29).

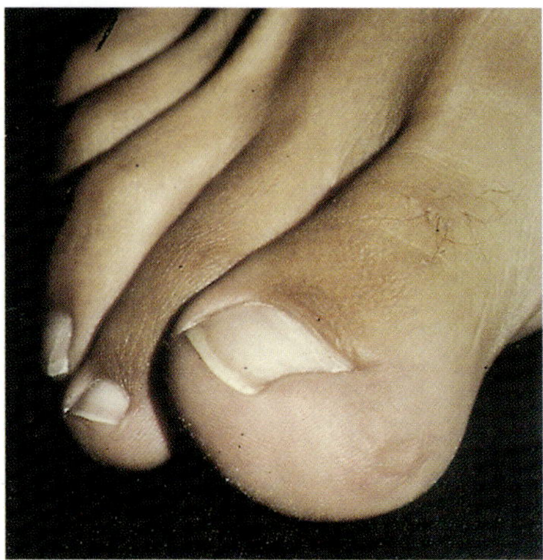

Abb. 145: Verborgene Doppelanlage der Großzehe.

Auffällige Nagelveränderungen findet man zudem beim partiellen Riesenwuchs, wo naturgemäß dann nicht nur die Zehe, sondern auch der Nagel vergrößert ist. Weniger störend, aber auffällig sind beispielsweise Gabelbildungen an einer einzelnen Zehe, wobei oft die Endglieder doppelt angelegt sind und außer einer Verbreiterung der gesamten Zehe nur ein einzelner Nagel angelegt ist (Abb. 145). Die Diagnose einer solchen Missbildung kann man, sofern von außen sichtbar fünf Zehen angelegt sind, nur im Röntgenbild stellen. Diese Anomalien sollte man nur dann operativ angehen, wenn sie für die Statik des Fußes erhebliche Folgen haben. Der/die PodologeIn tritt hier in Aktion, wenn Nagelveränderungen oder Wachstumsstörungen zu beheben sind, ohne dass operative Maßnahmen zum Tragen kommen.

Nagelanomalien

Angeborene kongenitale Nagelanomalien sind selten. Der Vollständigkeit halber soll hier die Paronychia congenita angeführt werden, bei der eine starke Nagelverdickung besteht. Es ist eine harmlose Erkrankung, die keiner medizinischen, sondern eher der kosmetischen Behandlung bedarf.

Eine angeborene Erkrankung ist auch die Onycholysis periodica (erblich übrigens), bei der immer wieder ein oder mehrere Nägel abgestoßen werden. Sie wachsen freilich immer wieder nach, wobei es wie bei anderen Nagelverlusten auch Deformierungen geben kann (siehe auch Band III des Kompendiums, Podologische Dermatologie).

Begleitanomalien
Weitere anlagebedingte Zehennagelveränderungen entstehen im Gefolge von Erbsubstanzstörungen, wie bei den Zehenanomalien beschrieben. Es gibt jedoch auch noch Anlageanomalien bei Menschen wie z. B. der Mongolismus, der angeborene Zwergwuchs und andere erbliche Missbildungen, die neben Veränderungen der Körperform, des Gehirns, der Organe auch zu Veränderungen an der Haut und ihren Anhangsgebilden, nämlich den Nägeln führen können. Man muss nicht auf die einzelnen Krankheitsbilder eingehen. Es genügt zu wissen, dass vererbliche Krankheiten auch zu Veränderungen an den Nägeln führen können. In der Literatur wird die kongenitale ektodermale Dysplasie erwähnt, bei der eine Störung im Haut- und Nagelbereich beschrieben ist. Ursächlich liegt eine Störung am X-Chromosom vor.

Nagelveränderungen durch Traumen

Dabei unterscheidet man direkte Verletzungen, chronisch mechanische Einwirkungen, auch chemische Verletzungen oder Einwirkungen, bedingt durch das umgebende Milieu.

Direkte mechanische Schäden

Gewalteinwirkung führt zur Deformierung der Nägel, auch zur Spaltbildung auf Grund der Schädigung der Matrix. Bei Schnittverletzung, Quetschung, Fremdkörperdurchspießung ist daher eine frühzeitige Versorgung der Wunde erforderlich. Wird diese jedoch vernachlässigt, erscheinen die Veränderungen der Nägel erst viel später. Erst nach Abklingen des Blutergusses fällt der drohende Verlust des alten Nagels und das fehlerhafte Anwachsen des neuen Nagels auf. Zu den direkten mechanischen Schädigungen gehört auch der eingewachsene Nagel.

Chronisch mechanische Einwirkungen

Man findet oft eine Holznagelbildung mit Verdikkung der Nägel und krallenartigen Auswüchsen. Auch das schichtweise Aufsplittern der Nägel ist oft als Folge einer chronischen Traumatisierung zu sehen, insbesondere durch das Tragen von falschem Schuhwerk, falschem Schneiden der Nägel oder mangelnder Nagel- und Fußpflege. Nur gelegentlich findet man Nagelschäden durch zu eifrige und krankhaft häufige Pediküre.

Chemische Schäden

Nagelveränderungen ergeben sich nicht nur durch mechanische Schädigungen, sondern auch durch chemische Einflüsse. Es sind vorrangig Nagellacke zu nennen, die chemisch fragwürdig und nagelunfreundlich sind. Des weiteren ist an berufsbedingte Einwirkung von Chemikalien zu denken, insbesondere bei Arbeitern, die mit undichten Schuhen in verunreinigtem Wasser stehen. Neben solchen chemischen Schädigungen muss man aber auch an Arzneimittelreaktionen (Allergien) denken, in deren Gefolge auf biochemischem Weg Nagelveränderungen entstehen können. Bei Verabreichung mancher Zytostatika (Krebstherapeutika) ist in der Folge der Verlust von Haaren und Nägeln zu erwarten. Nagelveränderungen wurden auch nach der Gabe eines speziellen Antirheumatikums konstatiert; das Bundesgesundheitsamt hatte dann 1983 fragliches Präparat verboten.

Gelbfärbung der Nägel kann durch verabreichte Tetracycline auftreten. Goldpräparate und Verbindungen mit Silber oder Quecksilber sind desgleichen mitunter Verursacher von Nagelverfärbungen.

Biologische Ursachen

Man sollte dabei weniger von Schädigungen, sondern von biologisch schädlichen Einflüssen sprechen. Dazu zählt vermehrte Schweißbildung speziell im Zehenzwischenbereich. Neben ungünstigem Einwirken der im Schweiß sich rasch vermehrenden Bakterien kann auch die gegebene Überfeuchtung zum Erweichen der Nagelsubstanz führen. Das Keratin vermag bis zu 30% seines Trockengewichts an Wasser aufzunehmen. Überwässerung und Übersäuerung des Nagels führen zu dessen Erweichen und damit zur Schädigung.

Biologische Ursachen haben auch nikotinverfärbte Fingernägel von starken Rauchern. An den Zehennägeln sieht man nicht vollständig abgebaute subunguale Hämatome. Hämosiderin, ein

Bestandteil des Blutfarbstoffs, hat in solchen Fällen zur Verfärbung geführt. Biologisch bedingt ist auch die Grünfärbung der Nägel durch Pseudomonasinfektion. Pigmentstörungen findet man bei endokrinen Erkrankungen, bei Behandlung mit Zytostatika, Anti-Malariamitteln, bei Lymphgefäßerkrankungen, Eiweißstörungen und dem Morbus Wilson.

Unspezifische Nagelveränderungen

Bei den vielfältigen Veränderungen der Nägel beurteilt man vorrangig Form, Farbe und Veränderungen in der Nagelplatte und am Nagelwall. Manche Veränderung ist dabei bestimmten Krankheiten zuzuordnen. Man kennt folgende Befunde:

- Ablösung des Nagels vom Nagelbett (Onycholyse) und Ausfall der Nägel (Onychomadese),
- Teilablösung – vom freien, körperfernen Rand her.

Man spricht dann von einer Nagellösung (Onycholyse) im Gegensatz zum Ausfall (Abfallen) der Nägel (Onychomadese). Letzteres beobachtet man immer wieder im Anschluss an Verletzungen oder generell aggressiven Einwirken auf den Nagel. Die am häufigsten vorkommende Teilablösung des Nagels ist die Onycholysis semilunaris. (Abb. 146)

Auch sie vollzieht sich vom freien Rand her.

Allgemeine Ursachen für teilweises oder komplettes Ablösen sind Thyreotoxikose, Psoriasis, Lichen ruber planus, auch zu lange Nägel. An der Großzehe gehören zu den häufigsten Ursachen Verletzungen, durch Druck entstandene Schäden, auch Erfrierungen und chemische Einflüsse.

Holznagelbildung (Onychogrypose)

Kommt es an den Nägeln zur Verdickung der Nagelplatte durch zu starke Verhornung, spricht man von Onychauxis (Abb. 147).

Führen diese Verdickung und weiteres Wachstum des Nagels zur krallenartigen Abweichung, ist der Zustand der Onychogrypose (Abb. 148) gegeben. Diese Holznägel, auch Krallennägel

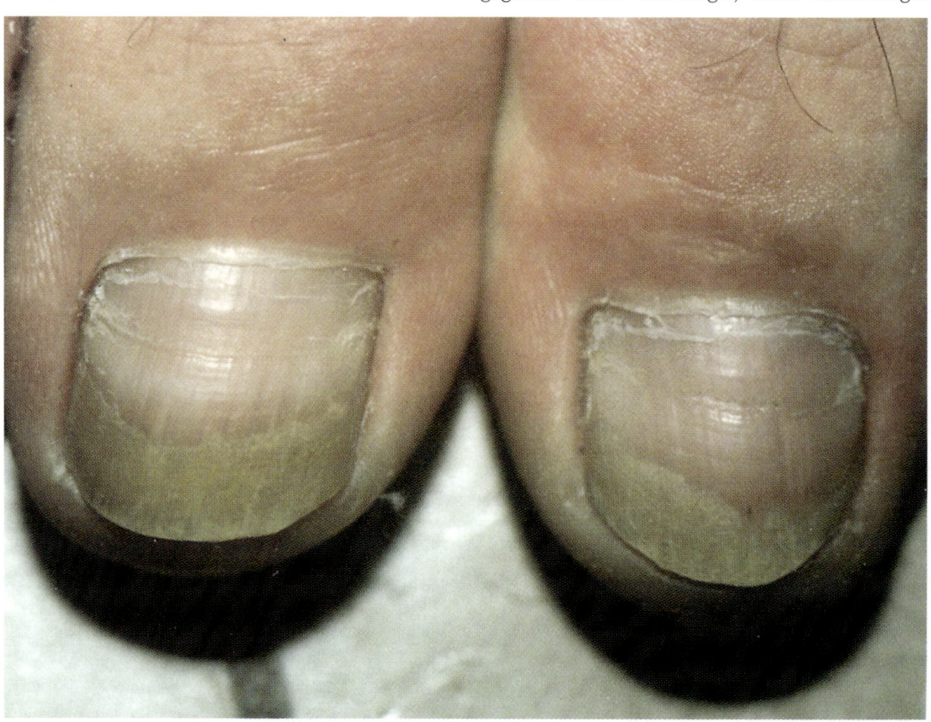

Abb. 146:
Onycholysis semilunaris (halbmondförmige Nagellockerung).

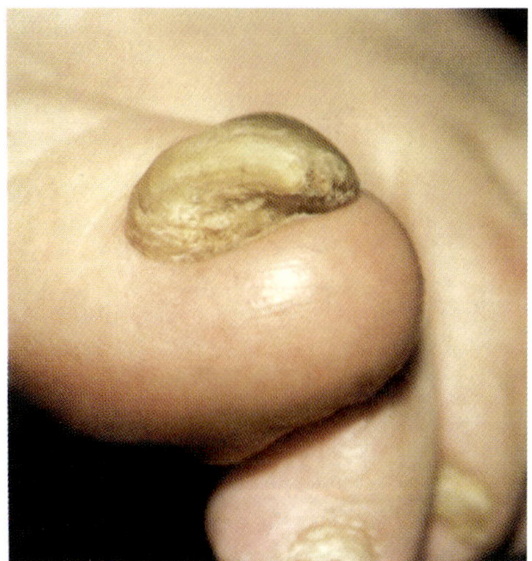
Abb. 147: Onychauxis (Holznagel).

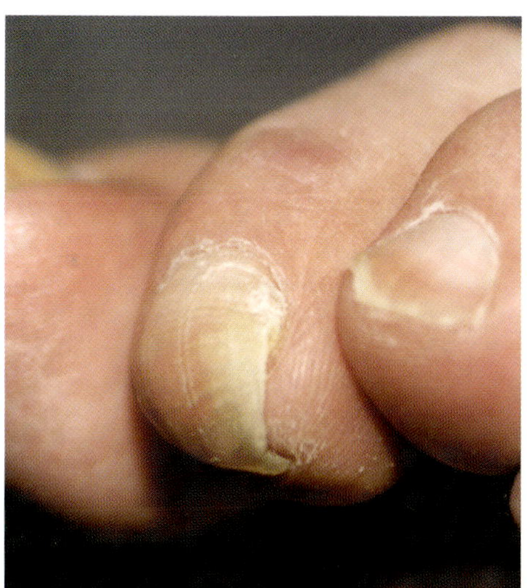
Abb. 148: Onychogrypose (Krallennagel).

Plattnagelbildung (Platonychie)

Es handelt sich um eine Abweichung der Nagelform, wobei der Nagel weder nach oben noch nach unten gebogen ist und die Nagelplatte im zentralen Anteil zur vermehrten Verhornung neigt. Die Ursache dafür ist eine Störung in der Gewebebildung, sowohl in der Nagelwurzel als auch im Nagelbett.

Löffelnagelbildung (Koilonychie)

Diese Erkrankung der Nagelplatte geht mit einer löffelartigen Einsenkung, meist zum freien Rand hin, einher. Die Verformung betrifft in der Regel nicht alle Nägel, sondern nur einige. Die Fingernägel werden gegenüber den Fußnägeln bevorzugt. Das Auftreten der Koilonychie ist gelegentlich mit erblichen Fehlanlagen vergesellschaftet, manchmal auch mit Stoffwechselstörungen und Mangelkrankheiten wie Anämie (Abb. 149).

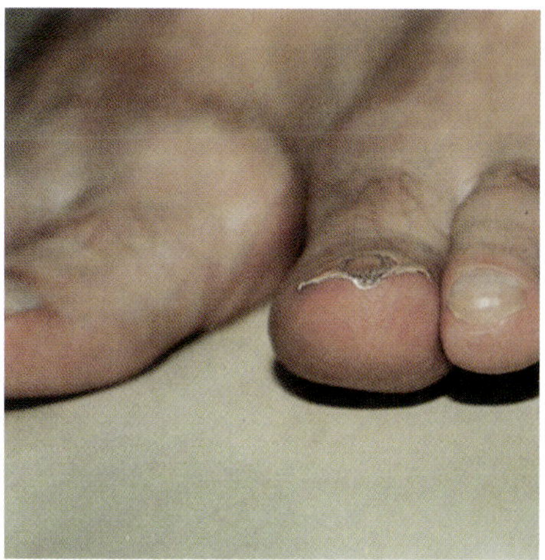
Abb. 149: Koilonychie (Löffelnagel).

oder Papageienschnabelnägel genannt, entstehen meist durch chronische mechanische Einwirkung, auch durch nerven- oder zirkulationsbedingte Wachstumsstörungen. Der grypotische Nagel verliert größtenteils die Haftung zum Nagelbett und nimmt nicht selten eine nachgerade exotische Form an. Die Dicke des Nagels setzt normalen Nagelscheren zu großen Widerstand entgegen. Zusätzlich ist mancher Holznagel schmerzhaft, und somit bleibt er letztlich angeschnitten. Die vermehrten Hornmassen unter der Nagelplatte neigen leicht zum Pilzbefall, was eine grundlegende Therapie schwierig gestaltet.

Kantennagelbildung

Bei dieser Nagelveränderung treten innerhalb der Nagelplatte mehrere Längskanten auf, wodurch verschiedene schräge Flächen entstehen (Abb. 150). Die Nägel verdicken in der Regel und werden grypotisch.

Kurznagelbildung (Brachonychie)

Das Verhältnis der Nagellänge zur Nagelbreite beschreibt man mit dem sogenannten Nagelquotienten. Ist dieser Länge-Breite-Quotient deutlich unter 0,9, spricht man von Brachonychie (Abb. 151).

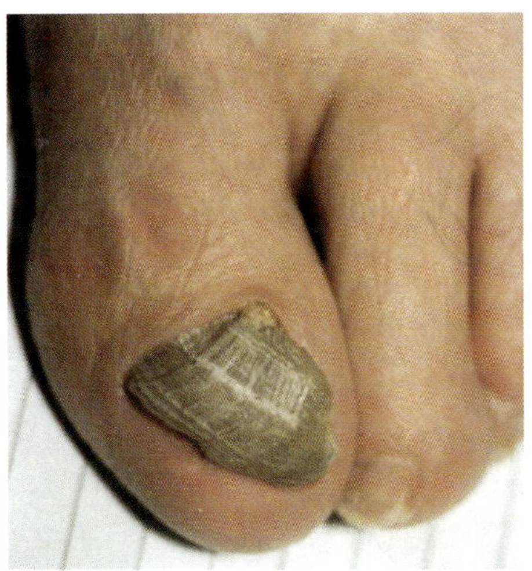

Abb. 150:
Kantennagel.
Dachkante, vergesellschaftet mit Onychogrypose.

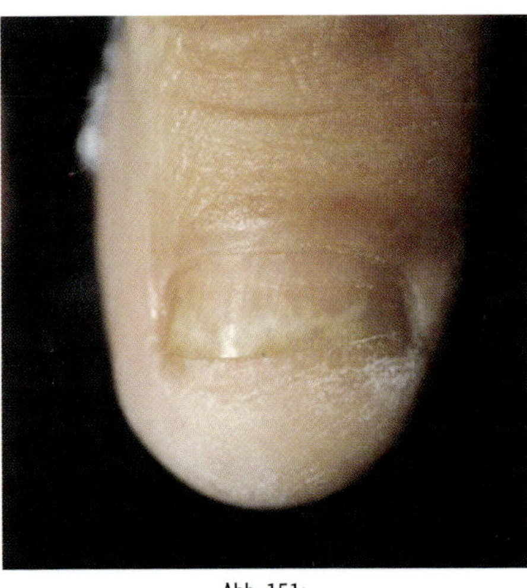

Abb. 151:
Brachonychie bei Psoriasis
(Kurznagel bei Schuppenflechte).

Von einer Mikroonychie spricht man, wenn die Nägel gegenüber der normalen Größe des Zehenendglieds sehr klein geraten sind.

Dagegen nennt man eine starke Vergrößerung der Nagelplatte Makroonychie.

Die häufigste Veränderung von den zwei vorgenannten ist die Brachonychie. Neben einer vererbbaren Entwicklungsstörung sind eine Schilddrüsenerkrankung oder chronisches Nägelbeißen die Ursachen.

Röhren- oder Turmnagel

Es handelt sich um eine röhrenförmige Veränderung der gesamten Nagelplatte, wobei die Verformung vom körpernahen Teil bis zum Nagelrand gegeben ist. Auch hierbei gräbt sich der seitliche Nagelrand in das Bett ein, was zu Schmerzen führt (Abb. 152).

Zangennagel (Pincer-nail-Syndrom)

Diese Verformung des Nagels ist gelegentlich sehr schmerzhaft, da dessen zunehmende Querverbiegung zum freien Rand hin das Nagelbett wie eine Zange oder Pinzette (daher „Pincer“) einzwickt. Man findet diese Veränderung insbesondere am Daumen und am Großzehennagel (Abb. 153 und 154).

Mittelrohrnagel (Onychodystrophia mediana canaliformis)

Selten, aber um so mehr imponierend sind Nagelveränderungen, bei denen in der Mitte der Nagelplatte ein rohrartiger Kanal von der Nagelwurzel bis zum vorderen Nagelrand verläuft. Gelegentlich ist dieser Kanal unvollständig ausgebildet und erscheint nur als Kerbe oder als Grube (Abb. 155). Als Ursache für diese Veränderungen nimmt man eine Störung der Nagelmatrix an, jedoch auch Verletzungen und Verminderung der Durchblutung, die den Stoffwechsel reduzieren.

Spaltnagelbildung (Onychorrhexis und Onychoschisis)

Bei der Spaltbildung im Nagel unterscheidet man dem strukturellen Verlauf der Schädigung: Kommt es zu einer Spaltbildung oder Aufsplitterung des Nagels in Längsrichtung, spricht man von Onychorrhexis (Abb. 156).

Kommt es jedoch zur Spaltbildung in Querrichtung der Nagelplatte, entstehen zwei oder mehrere übereinander geschichtete Nagelteile, die vom freien Rand her gut zu sehen sind und die man Onychoschisis nennt (Abb. 157).

Für das Auftreten dieser Veränderungen werden mechanische und chemische Ursachen verantwortlich gemacht. Gelegentlich ist jedoch kein Zusammenhang mit irgendwelchen Geschehnissen herzustellen.

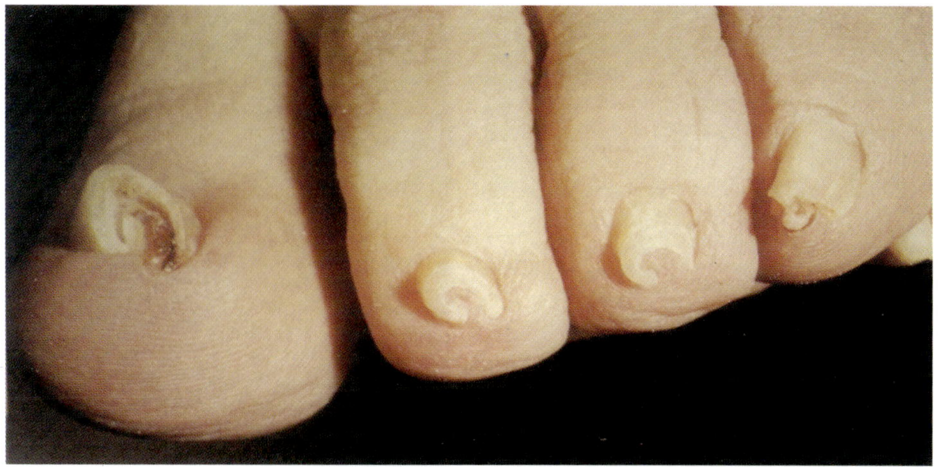

Abb. 152: Röhrennagel mit seitlicher Röhre.

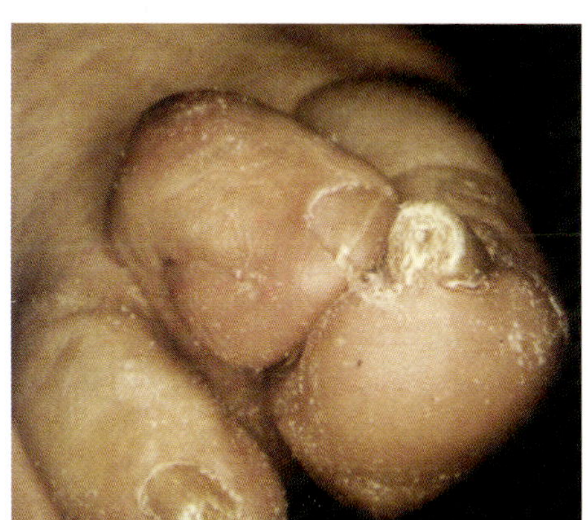

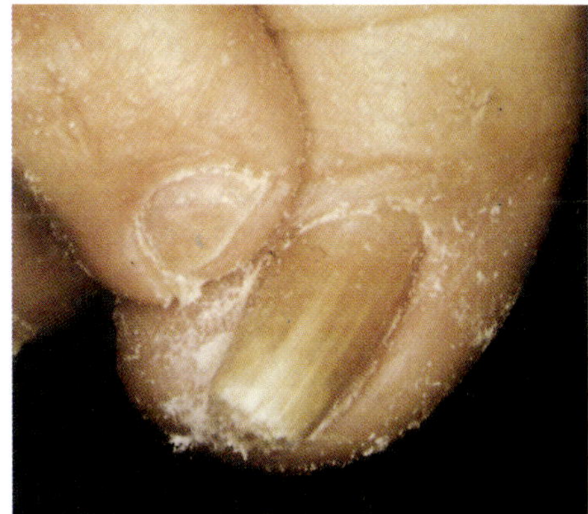

Abb. 153/154: Pincer nail (Pinzettennagel).

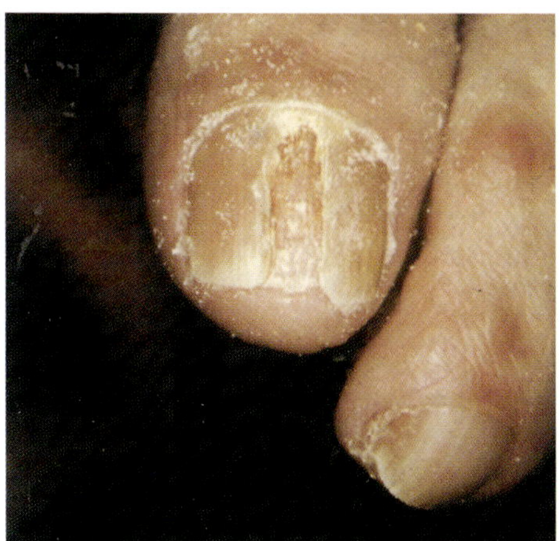

Abb. 155:
Mittelrohrnagel (wegen Pilzbefall Mittelteil gefräst).

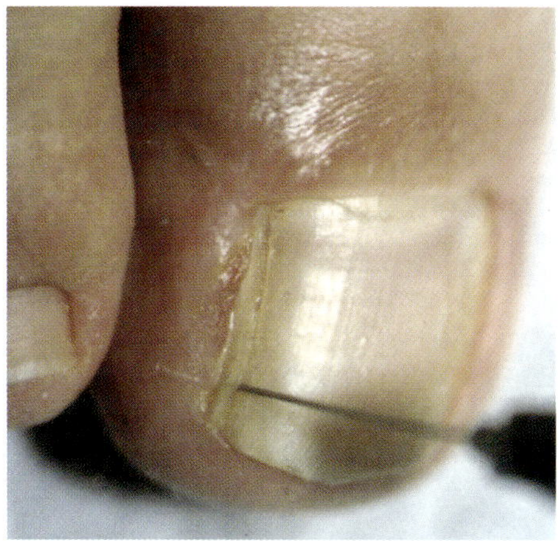

Abb. 156:
Onychorrhexis. Spaltnagel mit Längsspaltung (und Paronychie).

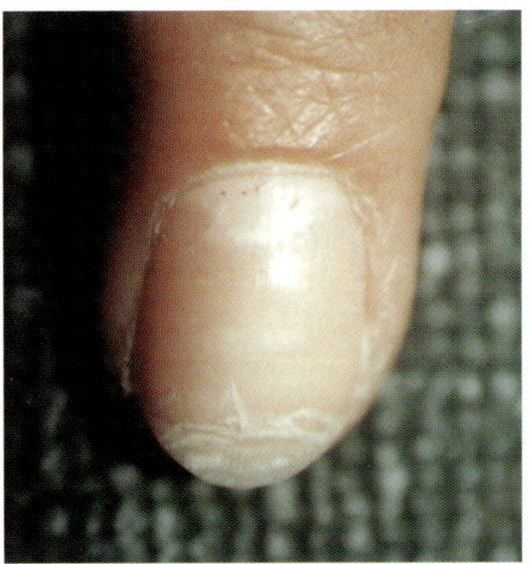

Abb. 157:
Onychoschisis. Spaltnagel mit Querspaltung.

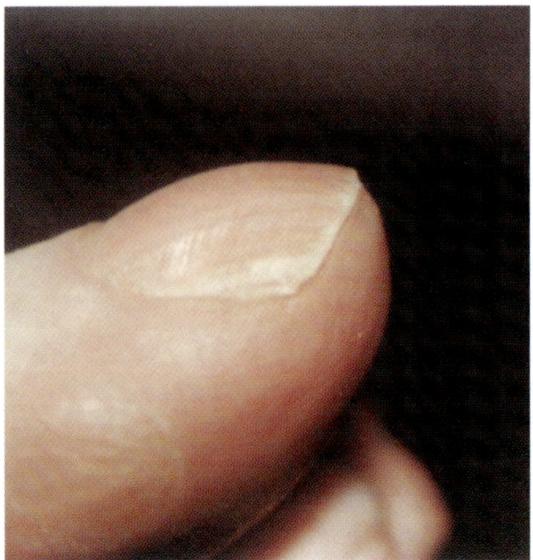

Abb. 158:
Uhrglasnagel.

Uhrglasnagelbildung und Trommelschlegelfinger

Nicht selten kommt es bei Herz-Lungen-Erkrankungen, die mit Sauerstoffmangel einhergehen, zur Ausbildung von Trommelschlegelfingern. Dabei sind die Fingerendglieder stark verdickt und nicht nur im queren, sondern auch im seitlichen Durchmesser verbreitert. Man findet diese typischen Verdickungen der Endglieder auch an den Zehen. Zusätzlich ist dabei die Nagelplatte sowohl seitlich als auch in Längsrichtung verstärkt gekrümmt und insgesamt verdickt (Abb. 158). Diese Nagelform ist als Uhrglasnagel bekannt. Uhrglasnägel können im Zusammenhang mit Trommelschlegelfingern auftreten, sind jedoch nicht selten Vorstadium. Wenn sie als eigenständige Erscheinung zu beobachten sind , ist Anlass zur weiteren Diagnostik gegeben.

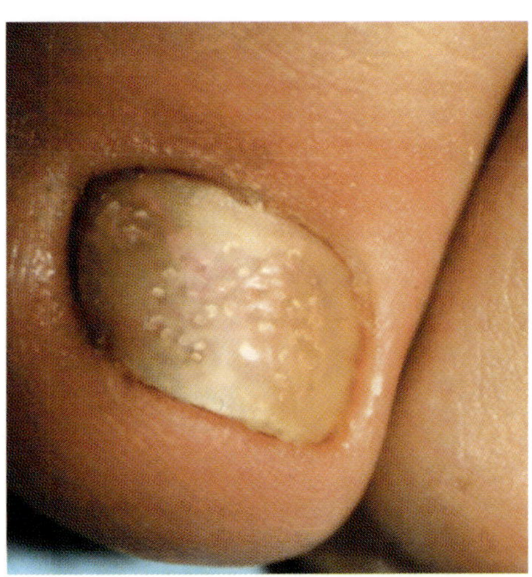

Abb. 159: Tüpfelnagel.

Tüpfelnagel

Eine der bekanntesten Erscheinungsformen der Psoriasis (Schuppenflechte) am Nagel sind kleine Grübchen oder auch Tüpfel. Diese entstehen durch Abstoßung von Zellverbänden an der Oberfläche der Nagelplatte. Die Tüpfel können unregelmäßig auftreten, jedoch auch aufgereiht, meist in Querrichtung und zeugen dann von einem Schub der Krankheit. Vereinzelte Grübchen in der Nagelplatte treten jedoch auch bei Ge-sunden auf (Abb. 159).

Sandpapiernagel (Trachyonychie)

Bei dieser Oberflächenveränderung ist der Nagel aufgerauht, wie geschuppt, wobei sich immer wieder oberflächliche Hornlamellen bilden und abgestoßen werden. Die Trachyonychie ist gelegentlich an allen Nägeln zu sehen und man nennt sie dann 20-Nägel-Dystrophie. Ursachen können eine Psoriasis sein, ein Lichen ruber, ein Ekzem, seltener eine andere Systemerkrankung.

Perlschnurbildung

Typisch für den alternden Nagel ist die Ausbil-

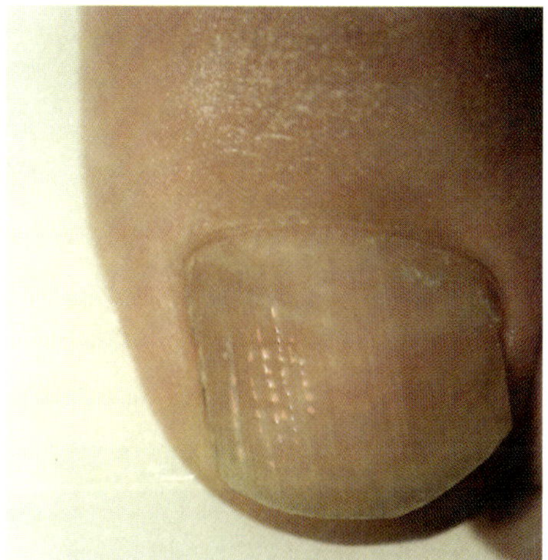

Abb. 160: Perlschnurbildung.

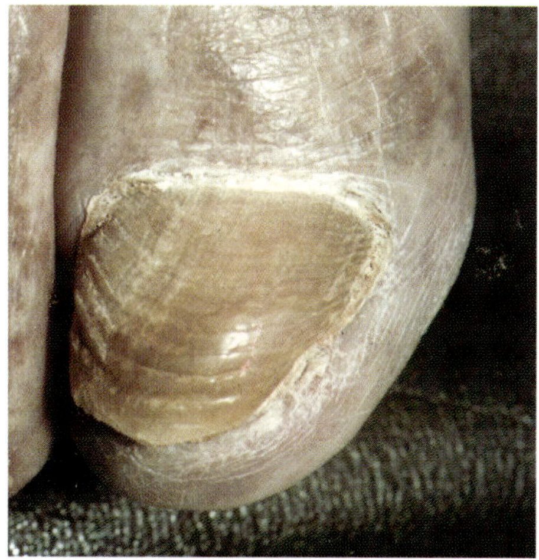

Abb. 161: Beau-Reilsche-Querrillen, beginnende Onychogrypose.

dung von feinen Längsrillen, zwischen denen sich perlschnurartige Erhebungen finden (Abb. 160).

Krankheitswert soll diese Nagelveränderung nicht haben; man diskutiert jedoch, dass sie möglicherweise Anzeichen einer allgemeinen Stoffwechselverzögerung ist. Auch beim Morbus Raynaud (Durchblutungsstörung der Extremitäten) wird im fortgeschrittenen Stadium eine Längsriffelung als typisch angesehen. Die Ursache ist ein periodische Abhebung der Nagelsubstanz entlang der einzelnen Leisten.

Beau-Reilsche Querrillen

Diese querverlaufenden Furchen, die teilweise rauh sind, laufen von Rand zu Rand und entstehen durch Verminderung oder vorübergehenden Stillstand des Nagelwachstums. Auch hierbei gibt es Varianten von der Form her (Furchen, Kerben, Rillen). Man sieht Beau-Reilsche Querrillen im Gefolge von Ernährungsstörungen, auch nach Infektionen, der Anwendung von Medikamenten, chemischen Mitteln, weniger als anlagebedingte Störungen. (Abb. 161). Wichtig ist zu wissen, dass sie einen Hinweis auf zurükkliegende Erkrankungen geben, wobei die Krankheit mehrere Tage gedauert haben musste. Kurzfristige Erkrankungen wie z. B. ein vorübergehender Kreislaufkollaps können solche Veränderungen an den Nägeln nicht hervorrufen. Wenn man davon ausgeht, dass bei einem Zehennagel das Wachstum bis zum freien Rand beim Erwachsenen mindestens etwa vier bis acht Monate dauert, kann man den Zeitpunkt einer abgelaufenen Erkrankung annähernd bestimmen.

Nagelverfärbungen

Der Nagel erscheint im Normalzustand leicht rosa, wobei im Bereich der Lunula die Farbe abgeblasst ist. Der rosige Ton hängt mit dem Zustand der feinen Haargefäße (Kapillaren) zusammen.

Nagelveränderungen bewirken mitunter eine Trübung und der natürliche Glanz lässt nach. Auch Verfärbungen sind möglich. Weißfärbung und Farbänderungen gibt es in allen Nuancen – heller oder dunkler.

Die Verfärbung des Nagels kommt verschiedenartig zu Stande. Oberflächliche Einwirkung wie z. B. durch Farben, chemische Substanzen führt zur Einfärbung von außen. Eine weitere Farbänderung vollzieht sich durch farbige Einlagerung in den Nagel (z. B. durch Blutabbaustoffe) oder durch Strukturveränderung im Nagel selbst. Einlagerungen im Nagelbett oder auch dessen Verfärben insgesamt sind weitere Ursachen für eine Farbveränderung des Nagels. Wichtig ist die diagnostische Feststellung, ob die Veränderungen nur einen einzelnen Nagel oder vielmehr sämtliche Nägel betreffen. Solche Differenzierung erlaubt die Abgrenzung von Systemerkrankungen gegenüber Tumoren (z. B. Melanome), Blutergüssen und lokalen Einflüssen.

Weißfärbung (Leukopathie)

Unter Leukopathien versteht man alle Weißfärbungen, die nicht von einer Nagelzellverhornung ausgehen.

Leukonychie

Bei den Leukonychien unterscheidet man die teilweise Weißfärbung mit kleinen Flecken oder Streifen (Abb. 162) von der kompletten Leukonychie, bei der der Nagel insgesamt betroffen ist. Letztere tritt nach chemischen Einflüssen auf, weniger oft aufgrund von Veranlagung. Die nicht vollständige Weißfärbung des Nagels wie kleine weiße Flecken oder Streifen ist meist eine harmlose Erscheinung, manchmal anlagebedingt, gelegentlich auch die Folge von kleineren Nagelverletzungen. Die Weißfärbung der Nägel kommt dadurch zustande, dass die Lichtreflexion durch gestörte Verhornung verändert wird. So ist erklärbar, dass weiße Flecken nicht nur durch Veränderungen in der Nagelplatte, sondern auch durch Hohlräume unter dem Nagel vorgetäuscht werden können. Eine Abart der teilweisen Weißfärbung (partielle Leukonychie) sind die Halb-und-Halb-Nägel nach TERRY. Man findet sie im Gefolge von Nierenkrankheiten.

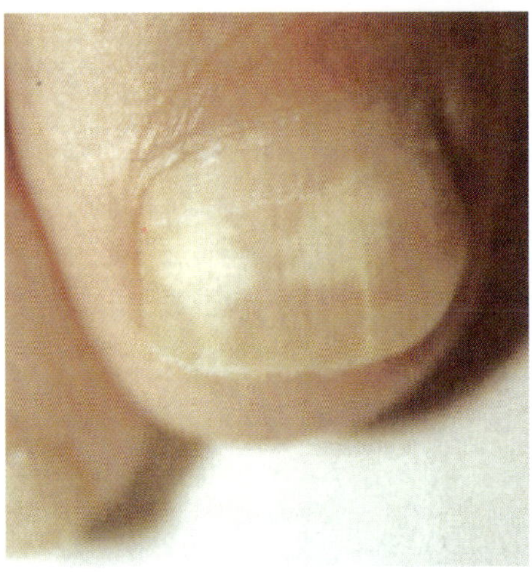

Abb. 162:
Leukonychie. Onycholysis periodica. Der Nagel löst sich in periodischen Abständen und wächst dann wieder nach.

Milchglasnagel

Bis auf einen kleinen Saum am freien Rand sind bei der Leberzirrhose die Nägel trübe und weißlich verfärbt; ihr Vorkommen ist jedoch auch bei anderen Erkrankungen beschrieben worden. (Abb. 163).

Mees-Querstreifen und Muehrke-Bänder

Meessche weiße Querbänder in der Farbe der Lunula entstehen aufgrund schubweiser Schädigung der Nagelwurzel durch Chemikalien und Infektionen wie beim Fleckfieber (Abb. 164). Sie schieben sich im Verlaufe des Wachstums wie die Beau-Reilschen Furchen zum freien Nagelrand vor, verursachen jedoch keine Furchen. Bei Störungen im Eiweißhaushalt, insbesondere bei Verminderung der Albumine, beobachtet man gelegentlich weißliche, paarweise, quer über die Nagelplatte verlaufende Bänder oder Streifen. Man nennt sie Muehrke-Bänder (Abb. 165).

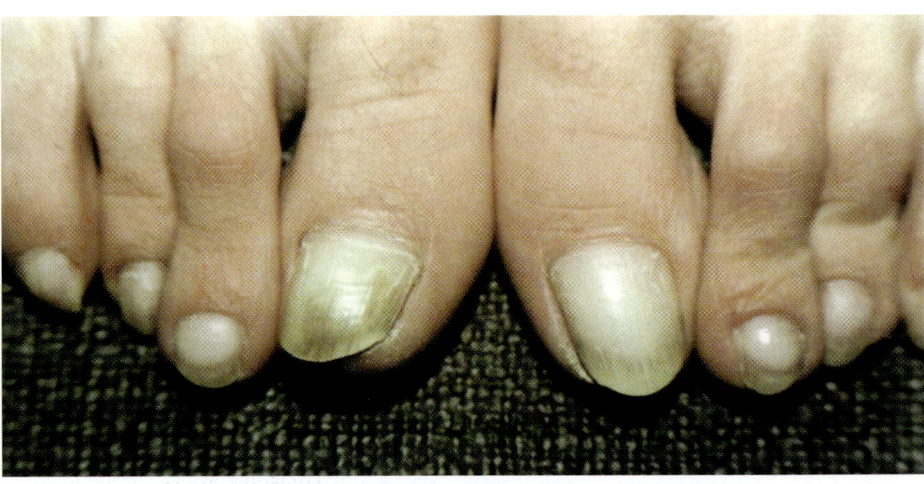

Abb. 163: Milchglasnägel bei Lebererkrankung. Rechts zusätzlich Mykose.

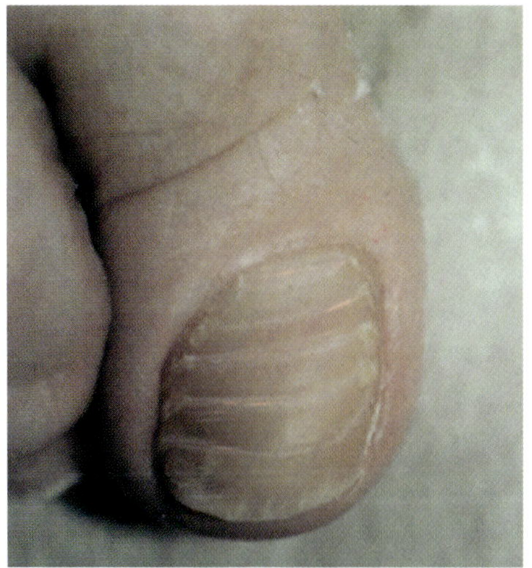

Abb. 164: Meessche Querstreifen in Lunulafarbe mit seitlichen Grübchen.

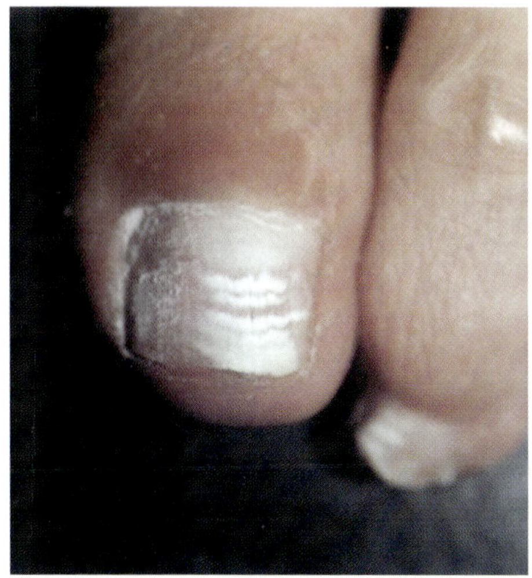

Abb. 165:
Paarige Muehrke-Bänder.

Weiße Längsstreifen (Leukopathia longitudinalis)

Diese Längsstreifen im Nagel entstehen durch Fehlverhornung im Bereich der Matrix, gelegentlich durch Verletzungen, aber auch durch ungeklärte Mechanismen. In der Regel sind die Streifen etwa einen Millimeter breit, können auch gedoppelt sein.

Dunkelverfärbungen des Nagels

Man unterscheidet Farbeinlagerungen auf, im und unterhalb des Nagels. Sie imponieren streifen-, flächen- und fleckförmig. Einfärbungen der Nageloberfläche sieht man bei Anwendung von Farben und Chemikalien (wie Silbernitrat), Kosmetika (Nagellack), Holzpolituren und auch bei oberflächlichen Nagelverletzungen (Abb. 166). Farbeinlagerungen in der Nagelplatte sieht man, wenn Melanin in die Zellen eindringt.

Das kann sich streifenförmig vollziehen und geht dann meist von der Matrix aus. Andere Farbeinlagerungen (Pigmentierung) entstehen durch Hämosiderin. Gelbe Nägel imponieren bei Lymphgefäßerkrankungen (Yellow-nail-Syndrom), bei Stoffwechselstörungen wie Morbus Wilson, bei der Beriberi-Krankheit, bei Gabe von Medikamenten (z. B. Tetracycline, Anti-Malariamittel, Phenothiazine). Auch bei Anwendung von Giften wie Arsen (forensisches Nagelzeichen), Blei und auch bei Silber sind Nagelverfärbungen beschrieben.

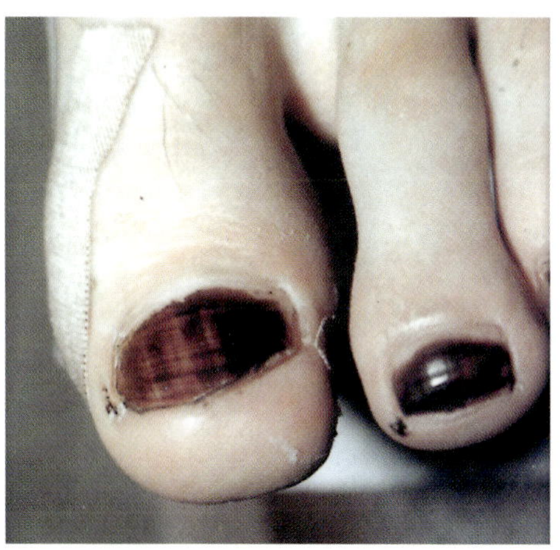

Abb. 166:
Nagelverfärbung an der Oberfläche durch $KMnO_4$.

Die wohl häufigsten Veränderungen der Nagelfarbe entstehen durch Nagelbettverfärbungen. Man kennt z. B. die Verfärbung des Nagelbetts durch einen subungualen Bluterguss nach Verletzung (Abb. 167). Nagelverfärbungen mit gefährlichem Hintergrund entstehen durch bösartige Tumore im Nagelbett. Der bekannteste ist das maligne Melanom. Aber auch gutartige Tumore wie Fibrome, Hämangiome und Glomustumore führen zu Veränderungen des Nagelbilds. Bei solchen Erscheinungen ist dringlich darauf zu achten, ob sich die Veränderungen ausbreiten, Schmerzen und Entzündungen auftreten. Eine Vergrößerung des Farbareals erfordert

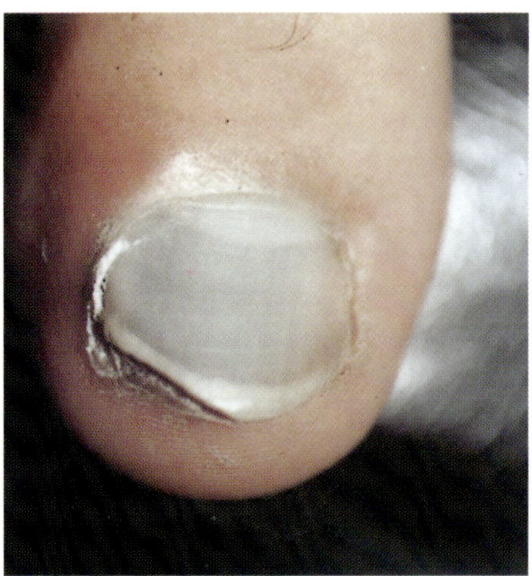

Abb. 167:
Nagelverfärbung durch Bluterguss unter der Nagelplatte.

stets die eingehende ärztliche Abklärung! Wer sich nicht darüber im klaren ist, ob sich ein Gebilde unter dem Nagel vergrößert oder nicht, kann einen simplen Trick anwenden: Man klebt einen Tesafilmstreifen auf den Nagel und zeichnet den Umriss des Gebildes nach. Der Streifen wird dann in die Karteikarte geklebt und nach zwei oder vier Wochen wiederholt man den Vorgang. Wenn man den zweiten Tesafilmstreifen auf den ersten klebt, sieht man, ob eine Größenzunahme erfolgt ist. Man kann diese Methode natürlich auch an der Haut anwenden.

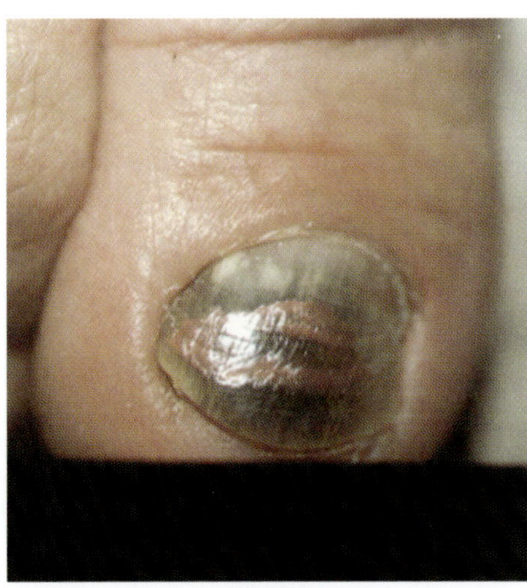

Abb. 168:
Nagelverfärbung nach Infektion im Nagelbett durch Pseudomonas aeruginosa, teilweise mit Nagellack überdeckt.

Außergewöhnliche Verfärbungen des Nagelbetts treten durch Infektionen auf, wobei die grünschwarze Nagelverfärbung auf Grund von Pseudomonas aeruginosa wohl die bekannteste ist (Abb. 168). Der eigenartige „rosa-Nagel" entsteht im Gefolge von Herzerkrankungen. Das ausgedünntee Nagelbett begünstigt zusätzlich das Durchscheinen der Nagelbettdurchblutung. Gelbbraune Nägel sind bei Schilddrüsenüberfunktion beobachtet worden, auch bei Psoriasis, die allerdings überwiegend weißgefärbte Effloreszenzen am Nagel verursacht.

Pterygium

Diese Nagelhäutchen entstehen nach kleinen, teilweise perforierenden Verletzungen in der Nagelwurzel. Ursächlich liegt eine Schädigung der Nagelwurzel (Matrix) in einem kleineren Bereich vor. Es kommt dann zum Auswachsen dieser dünnen, oft unregelmäßig geformten Hautlappen, die gelegentlich sehr störend wirken (Abb. 169).

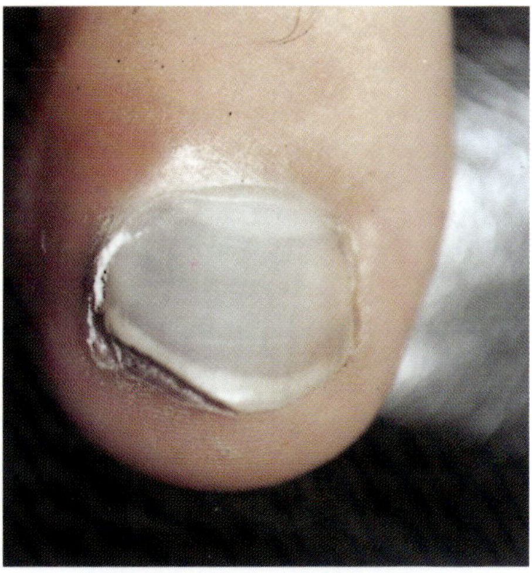

Abb. 169: Pterygium (Nagelhäutchen).

Behandlungsgrundzüge von Nagelkrankheiten

Ausschaltung allgemeiner Ursachen

Nachdem Nagelerkrankungen häufig Anzeichen einer allgemeinen Grunderkrankung sind, muss diese begreiflicherweise zuerst behandelt werden. Man weiß, dass Infektionskrankheiten wie Scharlach, Grippe, Pneumonie zu Nagelveränderungen und Nagelablösungen führen (siehe die weißen Mees-Streifen nach Fleckfieberinfektion). Zudem sind Nagelerkrankungen infolge von Kreislaufstörungen, Atemwegsentzündungen wie Bronchitis, Pleuritis oder auch eine Lungenfibrose zu sehen. Chronische Nierenerkrankungen, Stoffwechselstörungen, Bluterkrankungen wie Anämie und Leberschäden müssen ebenfalls ins Kalkül gezogen werden.

Nagelsymptome bei Hautkrankheiten wie Ekzemen, Lichen ruber, Morbus Darier, Mykosen, Pemphiguskrankheiten, Psoriasis, der Reiter-Krankheit sowie Sklerodermie gehören dazu.

Nagelveränderungen als Zeichen einer Arzneimittelschädigung erfordern das Fahnden nach Unverträglichkeiten gegen Vitamine, insbesondere Vitamin A, Schwermetalle, Salizylsäure-Derivate, Penicillinamin, Zytostatika, Antikoagulantien sowie Antiphlogistika und Antibiotika, z. T. auch Barbiturate (Schlafmittel). Auch auf Betablocker, die zur Behandlung von Herzrhythmusstörungen und Blutdruckanomalien eingesetzt werden, muss dabei geachtet werden.

Kosmetische Fußpflege und podologische Behandlung

Bei der Nagelpflege unterscheidet man solche Maßnahmen, die der Patient selbst treffen kann, von jenen, die der Mitwirkung des geschulten Fußtherapeuten bedürfen. Letzterer ist seit dem 1. Januar 2002 der Podologe oder die Podologin mit staatlicher gesetzlicher Titelerlaubnis. Was kann der Patient eigenhändig tun? So noch genügend beweglich, kann er seine Füsse pflegen, die Zehennägel korrekt schneiden und für einwandfreie Hygiene sorgen, was seine Schuhe und Wäsche, auch sein häusliches Milieu betrifft. Derlei ist die Basis der Selbstbehandlung.

Dazu kommen die vielfältigen Möglichkeiten der Podologie: Das Arbeiten mit Skalpell, Hautzange, Pinzette, Fräser und Lösungsverbänden gehört fraglos nur in geübte Hände. Es ist kaum anzunehmen, dass Ärzte und Kosmetikerinnen, die nur gelegentlich am Nagel arbeiten, Techniken wie Nagelfalztamponade, Protektorenbehandlung, Nagelplattenergänzungen, Prothesenanfertigung, Spangenbehandlung, Schleif- und Verdünnungstechnik in ausreichendem Maße beherrschen. Diese Arbeit sollte man dem podologischen Spezialisten überlassen.

Medikamente

Im Zusammenhang mit der medikamentösen Behandlung unterscheidet man zwischen Substanzen, die freiverkäuflich sind und Präparaten, die der ärztlichen Verordnung bedürfen. Zu den freiverkäuflichen zählen beispielsweise Hornhautlöser, Ätzmittel, Heilsalben, Puder, Tinkturen, entzündungshemmende Mittel, Antiseptika und adstringierende Substanzen. Auch die typischen Fußpflegeartikel wie Einreibungen, Sprays, Balsame und Pflaster gehören dazu.

Zu den Medikamenten, die vom Arzt verordnet werden müssen, gehören Antimykotika, enzymatische Wundreinigungsmittel, Medikamente gegen Viren und Bakterien (Virostatika und Antibiotika). Umstritten sind jene Mittel, die angeblich ein gesundes Nagelwachstum gewährleisten. Sie sind ebenso wirksam oder unwirksam wie die bekannten Präparate, die den Haarwuchs anregen sollen. Ein Teil der Medikamente leistet jedoch zweifelsohne gute Dienste. So sind Zusätze mit schwefelhaltigen Aminosäuren vorteilhaft bei der Behandlung von brüchigen und splitternden Nägeln. Auch Vitamine, verschiedene Öle sowie Methionin und Zystein steigern die Quellfähigkeit der Nagelsubstanz und sind deswegen bei brüchigen Nägeln einen Therapieversuch wert. Ratsamer ist jedoch, vor dem Einsatz von Medikamenten einfachere Anwendungen zumindest zu versuchen, so z. B. die Tauchbehandlung mit Olivenöl.

Spezielle Anwendungen

Aus der großen Palette nageltherapeutischer Maßnahmen sind nachfolgende wegen nachgewiesener Therapieerfolge zu empfehlen:

So wirkt sich bei der Therapie des Yellow-nail-Syndroms die Anwendung von Vitamin E günstig aus. Bis zu 1200 mg/Tag führen dabei zur Normalisierung der Farbe und des Nagelwachstums. Auch zur Therapie der Skleronychie (alle Nägel sind im Wachstum verlangsamt), ist Vitamin E geeignet.

Neben der Behandlung mit zysteinhaltigen Medikamenten ist die Behandlung der Onychorrhexis mit Triamcinolon erfolgreich gewesen. Dabei wird mit einer Impfpistole (Dermojet) 0,5%ige Triam-Lösung in den Nagelfalz verabreicht. Diese, zum Teil schmerzhafte, Therapie muss im Abstand von zwei bis vier Wochen wiederholt werden. Therapieerfolge wurden bei der

Behandlung der Trachyonychie und der Psoriasisdeformierung der Nagelplatte registriert.

Bei sämtlichen Nagelerkrankungen, die mit chronischen Entzündungen einhergehen, ist der Versuch gerechtfertigt, unter den Nagel und in die Nageltaschen alkoholische Cortisonlösungen entweder einzuträufeln oder einzuspritzen. Ganz Mutige fräsen vorsichtig kleine Öffnungen in die Nagelplatte, um so einen besseren Zugang zu haben.

Eine ausgeprägte Nagelpsoriasis kann auch mit „weichen" Röntgenstrahlen angegangen werden; das Für und Wider ist kritisch abzuwägen.

Nicht unerwähnt soll bleiben, dass bei teilweisen Nagellösungen das abgestoßene Keratin samt Schmutz entfernt werden muss, um möglichen Infektionsherden vorzubeugen. Anschließend bedient man sich eines Antiseptikums (Einträufeln oder Unterspritzen vom freien Nagelrand her!). Auch das Aufbohren mittels Hohlfräse, sofern die Nagelplatte an dieser Stelle bereits gelöst ist, bietet sich an.

Das Anfräsen ist eine elegante Methode zur Behebung von Schmerzen beim subungualen Hämatom (Abb. 170 und 171), jenem oft schmerzhaft pochenden Bluterguss nach Zehenverletzungen. Überhaupt spielt die Druckentlastung bei der Behandlung schmerzhafter Nagelerkrankungen eine entscheidende Rolle. Die jeweiligen Techniken beherrscht heutzutage jeder gut ausgebildete Fußtherapeut.

Eine spezielle Therapie ist auch die Anwendung der „feuchten Kammer". Dabei wird ein bestimmtes Medikament, das möglichst tief in den Nagel eindringen soll, auf einen Mull- oder Watteträger aufgebracht, auf das vorbehandelte oder auch angefräste Nagelbett gelegt und ein Fingerling darüber gestülpt. Am besten eignen sich dafür Tinkturen und Lösungen, weniger Salben und Cremes. Die Penetration des Medikaments in Richtung Nagelbett ist dabei erheblich stärker als bei einem normalen Verband und die Erfolge sind besser als bei einem wasserdichten Klebeverband.

Beim Psoriasisnagel hat nachweislich zu Erfolgen geführt, wenn man nachstehende Salbenzubereitung auf die angefrästen Nagelbezirke aufträgt oder gar in die eingefrästen Öffnungen an der Befallsgrenze einbringt. Die Rezeptur lautet:

Vioform	à 1,0
Dermoxin-Creme	à 60,0
Unguentum emulsivum ad quos	à 200,0

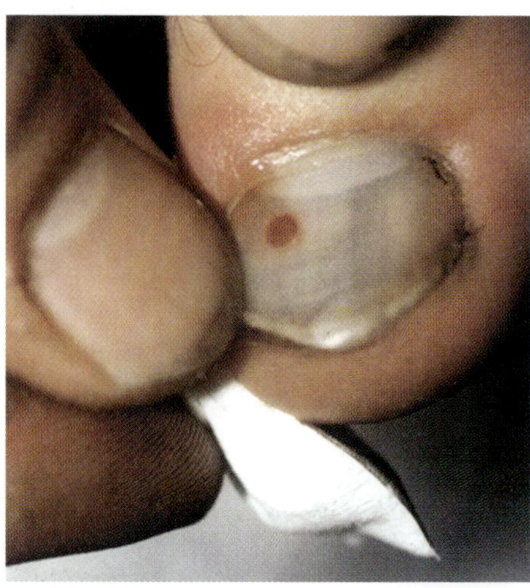

Abb. 170: Subunguales Hämatom mit Entlastungsbohrung.

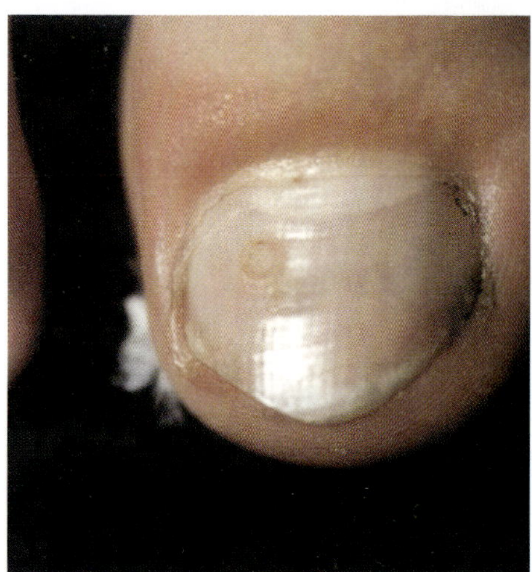

Abb. 171: Nagel nach Entlastung.

Ärztliche Eingriffe und Operationen

Der häufigste ärztliche Eingriff am Nagel ist die Extraktion, das Nagelreißen. Leider ist dieser Eingriff, der in örtlicher Betäubung durchgeführt wird, immer noch weit verbreitet. Dabei wird an der Basis der Zehe außen und innen ein örtliches Betäubungsmittel eingespritzt und dabei die Zehennerven betäubt. Nach wenigen Minuten kann dann mit einer speziellen Nagelextraktionszange der Nagel abgezogen werden. Nicht selten werden dabei Nagelbett und Nagelwurzel verletzt, was eine Wachstumsstörung des neuen Nagels zur Folge hat. Die Nagelextraktion sollte nur in Ausnahmefällen durchgeführt werden. Das seitliche Veröden des Nagelbetts ist jedoch manchmal notwendig.

Die wohl bekannteste chirurgische Intervention am Nagel ist die Operation nach EMMERT mit Keilentnahme aus der Matrix unter Mitnahme des meist vorhandenen Granulationsgewebes (siehe auch Kapitel „Operationen"). Auch die Emmertsche Operation wird zu häufig durchgeführt und sollte durch weniger aggressive Eingriffe ersetzt werden. Optische und funktionelle Missergebnisse sind häufig (Abb. 172). Bevorzugt wird neuerdings (allein schon ob des kosmetischen Effekts) die streifenförmige Verödung des Nagelbetts, die bereits beschrieben ist und ebenfalls in örtlicher Betäubung durchgeführt wird.

Kosmetische Operationen am Nagelbett sind heutzutage nicht mehr wegzudenken. Ist bei deformierenden Spaltbildungen eine fußpflegerische Korrektur nicht mehr ausreichend, kann mikrochirurgisch ein schmaler Keil aus der Matrix und dem Nagelbett entnommen werden. Das Eponychium wird dabei zurückgeklappt, die Schnittränder in der Matrix wieder exakt aneinandergefügt und mit sehr dünnem, resorbierbarem Nahtmaterial vernäht. Das Eponychium wird dann wieder an seinen alten Platz geheftet. Erstaunlich ist, dass bei diesen Eingriffen der Nagel zwar schmäler, aber meist ohne größere Störungen nachwächst.

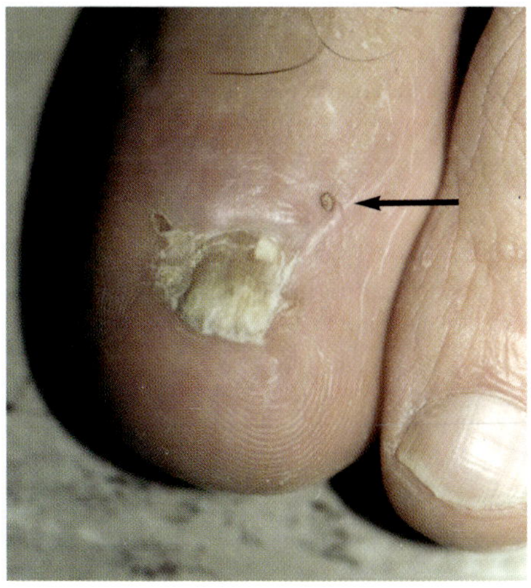

Abb. 172:
Missergebnisse nach Emmertscher Operation. Die Nagelmatrix wurde nicht sauber reseziert, so dass am inneren Matrixhorn noch ein Nagelsporn durch die Haut wächst (Pfeil).

Knochenveränderungen

Tumore und Zysten

Es gibt verschiedene Tumorarten. Sie werden nicht nur in unterschiedliche Organtumore eingeteilt (beispielsweise Weichteiltumore und Knochentumore), sondern in drei große Gruppen, ihrem Wachstum entsprechend. So unterscheidet man voneinander gutartige, semimaligne („halb"-bösartige) und maligne (bösartige) Tumore, auch Geschwülste genannt.

Gutartige Geschwülste

Hauptmerkmal ist, dass gutartige Tumore (Geschwülste) sich zwar vergrößern, jedoch in kein anderes Gewebe eindringen und auch keine Tochtergeschwülste (Metastasen) im Körper streuen. Das bedeutet für den Patienten, dass nach Entfernung eines gutartigen Tumors in der Regel eine vollkommene Heilung erfolgt.

Semimaligne Geschwülste

Diese Tumore sind als lokal zerstörend und in andere Gewebe hineinwachsend zu betrachten. Sie tendieren hochgradig dazu, nach operativer Entfernung wieder aufzutreten, bilden jedoch keine Metastasen. Eine spezielle Form dieser semimalignen Geschwülste sind solche, die normal als gutartig klassifiziert werden, aber unter gegebenen Umständen (im Alter oder auch durch dauernde Reize) entarten und somit auch lebensbedrohliche Tochtergeschwülste bilden.

Bösartige (maligne) Geschwülste

Die gefährlichsten Tumore sind zwangsläufig die bösartigen (malignen). Sie wachsen meist schnell, sind unscharf begrenzt, brechen leicht in Gefäße ein, wachsen infiltrativ, zerstörend und metastasierend. Es gibt bösartige Tumore, die in den Weichteilen ihre Tochtergeschwülste absetzen und in Lymphknoten und Knochen eindringen. Zerstören sie lebenswichtige Organe, tritt der Tod ein.

Spezielle Formen am Fuß

Am Fuß finden sich Tumore in den Weichteilen und in den Knochen, manchmal sogar unter den Nägeln, die bekanntlich zu den Anhangsgebilden der Haut zählen.

Knochentumore

Die wichtigsten Knochentumore sind der Übersicht halber hier aufgeführt. Sie alle zu benennen muss begreiflicherweise der speziellen Fachliteratur vorbehalten bleiben. Was die, in der Podologie üblichen, gutartigen Formveränderungen und Auswüchse betrifft, sei auf das Kapitel, das sich mit den Fußübeln beschäftigt, verwiesen.

Gutartige (benigne) Knochentumore

Glücklicherweise sind Tumore am Fuß selten. Treten sie dennoch am Knochen auf, handelt es sich meist um tumorvortäuschende Auswüchse, um benigne (gutartige) Knochenexostosen. Die häufigsten gutartigen Knochentumore sind das Osteoidosteom, das Osteoblastom, das Osteochondrom, das eigentliche Chondrom, der Riesenzelltumor, das Chondromyxoidfibrom sowie seltenere Tumore, wie das Hämangiom. Auf die Benennung weiterer seltener Erscheinungsformen sei an dieser Stelle verzichtet.

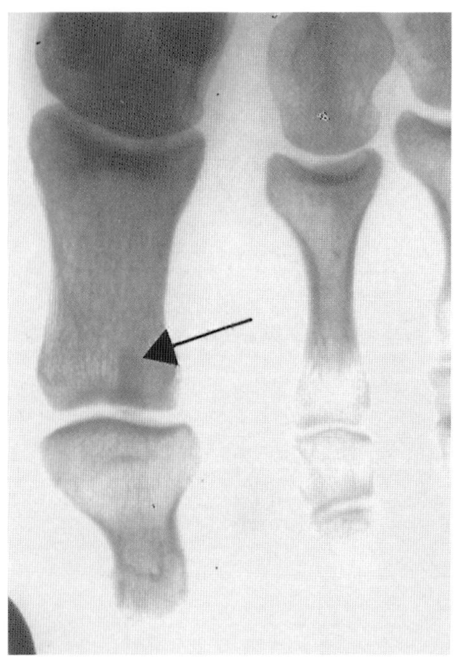

Abb. 173:
Osteoidosteom im Großzehengrundglied. Das Osteom ist durch ein Sesambein überlagert.

Osteoidosteom

Als relativ häufiger Vertreter sei das Osteoidosteom angeführt, eine gutartige Knochenerkrankung, von der Größe her meist unter einem Zentimeter liegend. Im Röntgenbild ist es als scharf begrenzte Zone einer reaktiven Knochenbildung sichtbar. Es besteht aus zellreichem Gewebe von unreifen Knochen und wird meist in Sprung- und Fersenbein gefunden. Von den Symptomen her bleiben die Osteoidosteome überwiegend unauffällig, äußern sich – wenn überhaupt – durch belastungsunabhängigen Schmerz, weniger durch Schwellung des umgebenden Gewebes. Selten bricht der Knochen auf Grund der dort möglichen Instabilität (Abb. 173).

Die Therapie besteht in der operativen Ausräumung.

Osteoblastom

Das Osteoblastom ist ein weiterer, mit am häufigsten am Fuß vorkommender, benigner Knochentumor. Er besteht aus knochenbildendem Gewebe mit zahlreichen Osteoblasten (Knochenbildnern), was ihm seinen Namen gab. Nicht selten wächst das Osteoblastom über die Knochenkonturen hinaus und bevorzugt als Lokalisation den Sprungbeinhals. Im Röntgenbild stellt sich das gutartige Verhalten in einer klaren Abgrenzung gegenüber dem Knochen dar, wobei Verkalkungen sichtbar werden und die Verdachtsdiagnose erhärten. Obwohl das Osteoblastom zu den gutartigen Tumoren gehört, wächst es oft sehr schnell und deformiert den Knochen. Deswegen muss eine operative Ausräumung des Tumors erfolgen. In nicht wenigen Fällen muss der vorhandene Hohlraum mit Knochenmaterial aufgefüllt werden, das an anderer Stelle (Beckenkamm, Tibiakopf) entnommen wird.

Kartilaginäre Exostose

Ein gutartiger Knochentumor ist auch die kartilaginäre Exostose, auch Osteochondrom genannt (Abb. 174).

Es sind meist Auswüchse des Skeletts, die man nicht nur am Fuß findet. Anlagebedingt tragen diese Osteochondrome zunächst eine Knorpelkappe, die später verschwindet. Da sie als Reste des knorpeligen Knochenwachstums einzustufen sind, findet man sie meist im Bereich der ehemaligen Epiphysenfugen an den Mittelfußknochen und den Grundgliedern. Sie sind gut tastbar und entzünden sich nur, wenn sie durch Druck oder Reibung irritiert werden. Es empfiehlt sich dann eine Therapie mittels Druck-

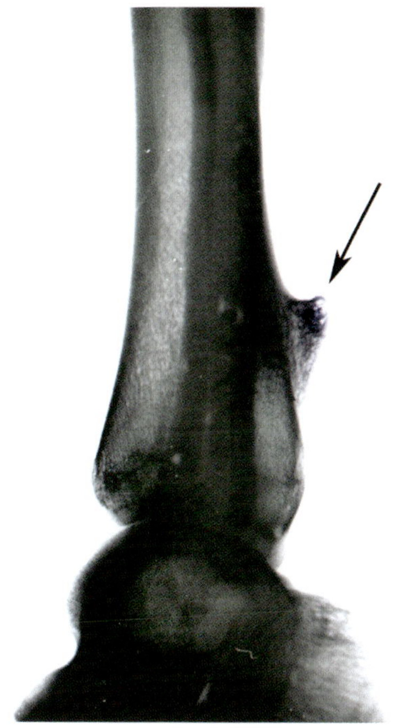

Abb. 174:
Kartilaginäre Exostose.
Der Knochenauswuchs am Schienbein ist im Röntgenbild deutlich erkennbar. Die Exostose ist auch am Unterschenkel sichtbar und tastbar (Abb. 175).

schutz. Bei Beschwerderesistenz ist eine operative Entfernung indiziert (Abb. 175).

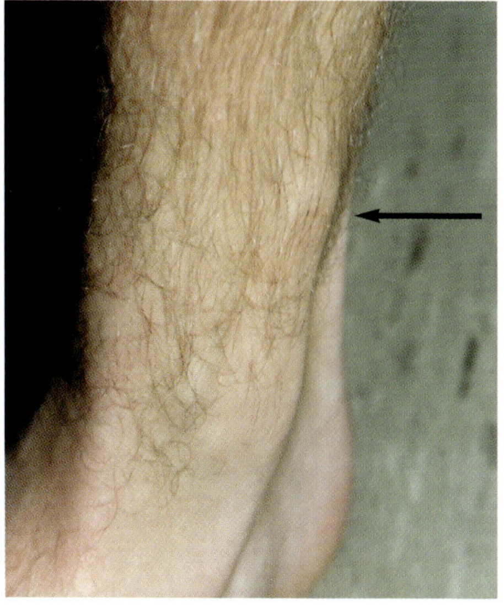

Abb. 175

Eine seltene, in das Fachgebiet des Fußtherapeuten fallende gutartige Knochengeschwulst ist die subunguale Exostose. Es handelt sich dabei um Auswüchse an den Endgliedern von Zehen und Fingern. Am Fuß ist hauptsächlich die Großzehe betroffen, weniger die anderen Zehenendglieder (Abb. 143).

Die Auswüchse verursachen Schmerzen und auch Entzündungen am Endglied, wobei in der Regel der Nagel äußerst druckschmerzhaft ist. Häufig liegt auch bereits eine Wachstumsstörung mit Nagelbettentzündung vor. Im Röntgenbild sieht man den typischen Knochenhöcker, im mikroskopischen Bild oft den Rest der Knorpelkappe aus Faserknorpel. Die Therapie kann nicht im leider üblichen und auch üblen Nagelreißen bestehen, sondern in differenzierter und vorsichtiger Spaltung des Nagels sowie in vorsichtiger und gefühlvoller Abmeißelung der Exostose, die häufig auf einem Stiel sitzt. Wird ungenau gearbeitet und die Knorpelkappe nicht vollständig entfernt, kommt es zu einem Rezidiv mit Nachwachsen des Tumors.

Semimaligne Knochentumore

Sie sind eigentlich definiert als Tumore, die infiltrierend wachsen, aber keine Metatasen bilden. Man rechnet aber auch Tumore dazu, die zunächst gutartig sind und später entarten können. Ein häufiger Vertreter der letzteren ist der Riesenzelltumor.

Der Riesenzelltumor

Der Riesenzelltumor ist eine aggressive Geschwulst, die aus einem gefäßreichen Gewebe besteht und zahlreiche Riesenzellen (Osteoklasten, Knochenabbauzellen), enthält. Der Tumor tritt vorwiegend im Sprungbein, weniger häufig im Fersenbein und in den Mittelfußknochen auf. Er äußert sich durch Schmerz, tritt aber meist im Gefolge eines Ermüdungsbruches auf. Im Röntgenbild sieht man als benignes Zeichen des Riesenzelltumors eine klare Abgrenzung, überraschend oft jedoch eine ziemlich große Ausdehnung. Erhebliche Verdichtungen und Verkalkungen, wie man sie beim Enostom findet, fehlen; auch sind keine fleckigen, reiskornartigen Verdichtungen, wie beim Enchondrom vorhanden. Die Form des Knochens ist beim Riesenzelltumor in der Regel unverändert. Allerdings ist die Riesenzellgeschwulst auch in der Lage, die harte

Knochenschale zu durchbrechen, den Knochen aufzutreiben und zu deformieren. So dringt er bei weiterem Wachstum in benachbarte Gelenke und Weichteile vor, verdrängt jedoch kaum seinen benachbarten Knochen. Nachdem bei unbehandeltem Wachstum Spontan- und Ermüdungsbrüche sowie Deformationen auftreten, ist eine operative Ausräumung des Tumors mit anschließender Verpflanzung von gesundem Knochen in den ausgeräumten Bezirk kaum zu vermeiden. Wegen der möglichen Entartung ist eine langfristige Kontrolle des Patienten unbedingt erforderlich! Leider sieht man immer wieder bösartige Tochtergeschwülste des Riesenzelltumors in der Lunge und in anderen Regionen des Körpers. Deswegen werden heute Riesenzelltumore (trotz ihrer zunächst gutartigen Klassifizierung) radikal entfernt.

Bösartige (maligne) Knochentumore

Bei den bösartigen Tumoren des Fußes ist das Chondrosarkom das häufigste, gefolgt vom Ewing-Sarkom (benannt nach dem amerikanischen Pathologen James Ewing, 1866 – 1943), dem Fibrosarkom und dem Osteosarkom. Der Vollständigkeit halber seien erwähnt:

- die Metastasen (Tochtergeschwülste) von Karzinomen,
- die Metastasen von Sarkomen des übrigen Körpers,
- bösartige Gefäßtumore des Fußes,
- Reticulumzellsarkome und Tumore im Gefolge einer lymphatischen Leukämie.

Chondrosarkom

Das Chondrosarkom ist ein bösartiger Tumor, der hauptsächlich durch die Neubildung von Knorpelmasse charakterisiert ist. Er tritt bevorzugt am Fersenbein auf, weniger häufig im Mittelfußbereich und an den Zehen. Der Tumor äußert sich zunächst durch Schwellungen, weniger durch Schmerzen. Im Röntgenbild finden sich die typischen Zeichen der Bösartigkeit, die unregelmäßige Begrenzung nämlich mit sichtbarem Übergreifen des Tumors in benachbarte Knochen und Weichteile. Die Therapie besteht in radikalem Ausräumen des Tumors, gelegentlicher Amputation der Zehen und in Röntgenbestrahlung. Die Bildung von Tochtergeschwülsten, die oft bis in die Lunge reichen, kann nicht ausgeschlossen werden. Das Chondrosarkom ist also ein äußerst gefährlicher Tumor.

Fibrosarkom

Der zweithäufigste bösartige Tumor am Fuß ist das Fibrosarkom, dessen Zellen Faserbündel produzieren, die sich unaufhaltsam in die benachbarten Gewebe bohren und Tochtergeschwülste setzen. Dieses Sarkom tritt bevorzugt an Fersenbein, Sprungbein und an den Basen der Mittelfußknochen auf; es verursacht zunächst Schmerzen, später dann Schwellungen. Im Röntgenbild ist der Tumor erst spät erkennbar. Man sieht fleckige und bälkchenartige Strukturen, vermischt mit erheblichen Entkalkungen. Die Grenzen des Tumors sind, wie bei allen bösartigen Wucherungen, kaum erkennbar. Bei Vorliegen eines nicht ganz eindeutigen Röntgenbefundes ist der Verdacht zu äußern und weiter abzuklären. Lässt sich der Tumor nachweisen, so kommt als Therapie in Frage:

- radikales operatives Ausräumen;
- Unterschenkelamputation, meist durch die Lokalisation im Fersenbein bedingt;
- Chemotherapie;
- Bestrahlung.

Insgesamt ist die Heilungstendenz des Fibrosarkoms am Fuß sehr schlecht. Durch die Bildung von Metastasen und die Zerstörung lebenswichtiger Organe wie der Lunge, führt dieses Leiden in wenigen Jahren zum Tod.

Ewing-Sarkom

Dieser sehr bösartige Tumor bildet frühzeitig Tochtergeschwülste. Sein Aufbau ist gekennzeichnet durch viele kleine, dicht aneinanderliegende Zellen, wobei die Entstehungsursache dieser Wucherung nicht geklärt ist. Lokalisiert ist sie meist in der Markhöhle des Fersenbeines und (oder) des Sprungbeines, weniger in den Mittelfußknochen. Die Patienten klagen über Schmerzen, die oft schon seit Monaten bestehen. Nur selten tritt eine pathologische Fraktur auf, d. h. ein Bruch durch die vom Tumor verursachte Schwäche des Knochens. Im Frühstadium ist das Röntgenbild ohne typischen Befund. Erst später sieht man fleckige Veränderungen in der Knochenstruktur und Unterbrechungen der äußeren Knochenschale als Ausdruck einer bösartigen

Wucherung. Bei der Therapie ist zu beachten, dass das Ewing-Sarkom sehr strahlenempfindlich ist und somit der Strahlentherapie der Vorzug gegeben werden sollte. Dies um so mehr, als zum Zeitpunkt der Diagnosestellung in den meisten Fällen bereits Tochtergeschwülste manifest sind. Ergänzend kommen die Teilamputation der betroffenen Extremität und die Chemotherapie in Frage. Auch beim Ewing-Sarkom sind die Aussichten auf Heilung schlecht.

Grundsätze ärztlichen Handelns sollen auch in der Fußpflegepraxis oberstes Gebot sein. Jede unklare und länger andauernde Schwellung oder Entzündung ist abzuklären! Hierzu sind die eingehende ärztliche Untersuchung, Blutstatus, Röntgenaufnahmen und weitere ergänzende diagnostische Maßnahmen einschließlich operativer Gewebsprobe (Exzision) erforderlich.

Zysten

Zysten gehören zu den gutartigen Gebilden. Sie stellen Hohlräume in den Knochen dar, weniger in den Weichteilen. Zysten selbst werden nicht bösartig, gelegentlich aber ihre Wandauskleidung oder ihr Inhalt. Im Bereich des Fußes imponieren drei nennenswerte Zysten:

- die Kalkaneuszyste;
- die solitäre Knochenzyste;
- die aneurysmatische Knochenzyste.

Sie werden nachfolgend besprochen:

Kalkaneuszyste

Sie wird gelegentlich als Zufallsbefund entdeckt, meist als Hohlraum im Übergang vom vorderen zum mittleren Drittel des Fersenbeines. In diesem Areal ist letzteres durch eine annähernd dreiecksförmige Kontur seiner Knochentragebälkchen gekennzeichnet, was zu einer Verminderung der Kalksalzdichte und Knochenstruktur führt. Nicht selten werden dadurch echte Hohlräume röntgenologisch mit Pseudozysten verwechselt (Abb. 176).

Die typische Kalkaneuszyste enthält Flüssigkeit. Es sind jedoch auch Fälle beschrieben, wo der Hohlraum mit Fett ausgefüllt war. Dem Patienten bereiten solche Zysten Belastungsbeschwerden; gelegentlich kommt es zum Ermüdungsbruch. Im Röntgenbild ist die Zyste oval, gut begrenzt. Sie weist gelegentlich noch Trabekelfiguren auf. Man entdeckt den Befund meist bei der Suche nach der Ursache von unklaren Fußschwellungen oder auch bei der röntgenologischen Abklärung von Verletzungen. Eine Therapie erübrigt sich, sofern die Zyste keine Beschwerden macht und nicht die Gefahr eines Zusammenbruchs des Fersenbeines besteht. Ist die Diagnose röntgenologisch nicht eindeutig zu verifizieren, muss eine Probeentnahme aus dem Knochen folgen, wobei man dann gleichzeitig Knochenspäne einpflanzt. Dass eine Kalkaneuszyste von selber ausheilt oder im Lauf der Zeit „eintrocknet“, wie man Patienten immer wieder fragen hört, ist nicht zu erwarten. Man beschränkt sich auf gelegentliche Röntgenkontrollen.

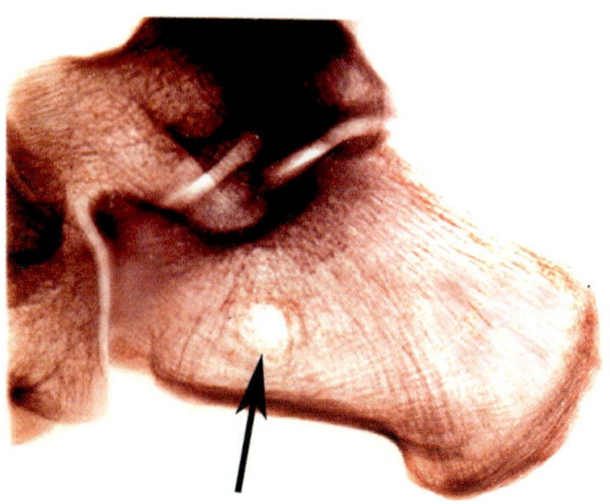

Abb. 176:
Pseudozyste des Fersenbeines.

Solitäre Knochenzyste

Im Gegensatz zur Kalkaneuszyste kann eine solitäre Knochenzyste in sämtlichen Fußknochen auftreten. Sie bevorzugt jedoch die Lage im Sprungbein, auch im Fersenbein, weniger in den anderen Fußknochen. Solitäre Knochenzysten sind einkammerige Höhlen, gefüllt mit klarer oder blutig tingierter Flüssigkeit, die mit einer festen Haut ausgekleidet sind. Gelegentlich findet man Trennwände und somit weitere Kammern in der Höhle. Es handelt sich um gutartige Gebilde, die in der Mehrzahl der Fälle nur zufällig bei Röntgenuntersuchungen entdeckt werden (Abb. 177).

Solitäre Knochenzysten machen keine Beschwerden, es sei denn, ihre Ausdehnung vermindert die Stabilität des Knochens, so dass Ermüdungsbrüche und Überbelastungsbeschwerden entstehen. Im Röntgenbild sind sie als Ausdruck ihrer Gutartigkeit glatt begrenzt, in der

Struktur unauffällig. Die Prognose ist gut, eine Entartung nicht zu erwarten. Bei großen Zysten, die die Stabilität gefährden, ist ein operatives Auffüllen mit Knochenspänen anzuraten.

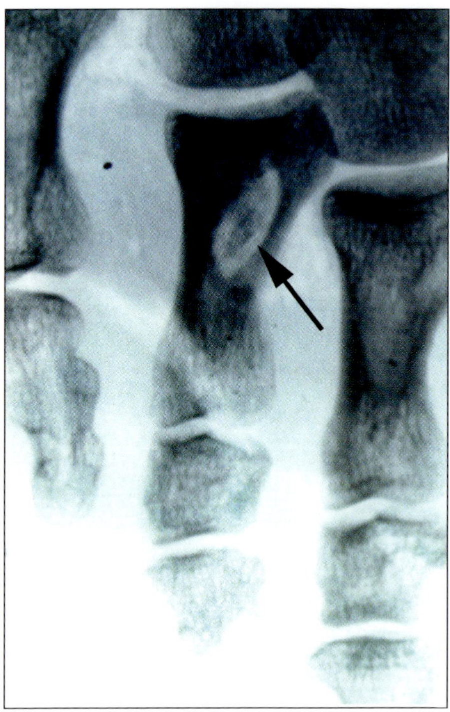

Abb. 177:
Knochenzyste. Betroffen ist das Grundglied der IV. Zehe. Das Röntgenbild zeigt den Zustand nach operativer Auffüllung mit spongiösem Knochen.

Aneurysmatische Knochenzyste

Diese Zyste hat die Tendenz, sich zu vergrößern. Sie besteht meist aus blutgefüllten Hohlräumen unterschiedlicher Größe, die durch Bindegewebe voneinander getrennt sind. Man findet sie vorzugsweise im jugendlichen Alter und zwar im Sprungbein, im Fersenbein, weniger häufig in den anderen Fußknochen. Leitsymptom bei der Erstellung der Diagnose ist der Schmerz, der sowohl in Ruhe als auch bei Belastung auftritt. Im Röntgenbild sieht man glatt begrenzte Hohlräume, nicht selten aber zusätzlich eine Auftreibung des gesamten Knochens, der jedoch scharf begrenzt bleibt. Die aneurysmatische Knochenzyste ist mit Blut, gelegentlich mit blutig-seröser Flüssigkeit gefüllt. Inhalt und Trennwände unterscheiden die aneurysmatischen Knochenzysten von den übrigen Hohlräumen in den Fußknochen. Hinzu kommt, dass diese Knochenzysten häufig weiterwachsen, wobei im ungünstigsten Fall mit einem Zusammenbrechen des Knochens zu rechnen ist. Eine bösartige (maligne) Entartung wurde bisher noch nicht beobachtet. Wegen des fortschreitenden Wachstums sind jedoch mitunter operatives Ausräumen, gelegentlich auch die Teilamputation unumgänglich.

Weichteiltumore

Gutartige Weichteiltumore

Gutartige Tumore am Fuß sind das Weichteilchondrom, der Riesenzelltumor und das Myxofibrom. Eine eingehende Beschreibung dazu findet sich in der einschlägigen Fachliteratur. Genau betrachtet muss man auch Warzen und Hyperkeratosen zu den Tumoren der Weichteile rechnen, ebenso Fibrome und Lipome (Fettgeschwülste) als harmlose Gewebskonzentrationen sowie das Ganglion. Einzelne Fibrome treten häufig auf (siehe Abb. 141). Selten ist, dass Fibrome scharenweise den Fuß bevölkern. Dies ist der Fall bei einer generalisierten Dermatose, die man Fibromatose nennt.

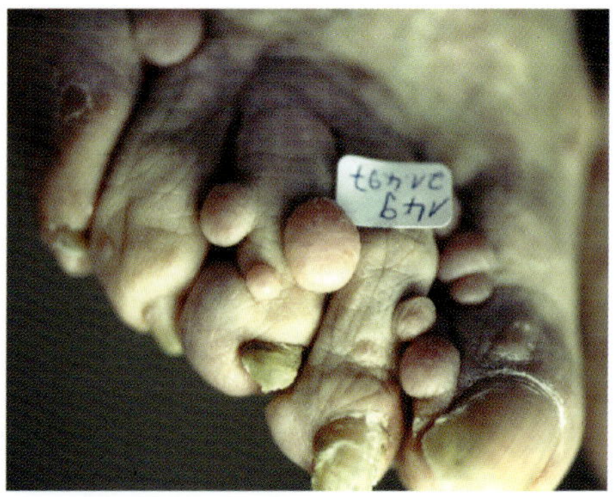

Abb. 178:
Fibromatose am Fuß.

Das Ganglion

Zu den kleineren Fußübeln (dort genauer beschrieben), aber den Weichteiltumoren zugehörig, zählt das Ganglion (Überbein). Es handelt sich dabei um schleimige Umwandlungen eines umschriebenen Gewebebezirks, beispielsweise einer Sehnenscheide oder einer Gelenkkapsel. In der Regel imponiert es als zystisch gallertig-praller Hohlraum und sitzt meist am Fußrücken oder seitlich. (siehe Abb. 102).

Andere Lokalisationen sind jedoch ebenfalls beschrieben. Das Ganglion des Fußes ist nicht zu verwechseln mit dem dorsalen Fußhöcker (siehe auch Kapitel „Gelegenheitsursachen und Fußübel“).

Bösartige Weichteiltumore

Zu den gefürchtetsten Tumoren am Fuß gehören die Melanome, die man als dunkle Pigmentflächen auf der Haut, aber auch unter den Nägeln findet. Für den Fußtherapeuten ist wichtig, zu wissen, dass jeder dunkle, pigmentierte Fleck, der sich am Fuß vergrößert, höchst verdächtig auf ein Melanom ist und der Patient umgehend zur Abklärung durch den Arzt geschickt werden muß. Ein subungualer, unter dem Nagel manifester Bluterguss sollte mit einem Melanom nicht verwechselt werden. Weitere bösartige Weichteiltumore am Fuß sind das maligne Synovialom, das von der Gelenkinnenhaut ausgeht sowie das Sarkom, eine äußerst schnell wachsende und zerstörende Geschwulst.

IX Zirkulationsstörungen

Die häufigste Erkrankung der unteren Extremitäten mit Folgeerscheinungen an den Füssen ist die Zirkulationsstörung. Es kommt zu Schmerzen, Ernährungsstörungen, Hautveränderungen, im weiteren Verlauf zum Absterben von einzelnen Zehen. Geschwüre treten auf, dazu Kontrakturen mit Fehlstellungen. Man unterscheidet arterielle Zirkulationsstörungen von solchen venöser Genese. Lymphwegerkrankungen sind dagegen selten.

Kompliziert wird die Arteriosklerose als Erkrankung der größeren Gefäße (Makroangiopathie) in der Peripherie oft noch durch eine Erkrankung, die nur die kleinen Gefäße (Mikroangiopathie) betrifft.

Arterielle Durchblutungsstörungen

Man unterscheidet organisch bedingte Durchblutungsstörungen und Verschlusskrankheiten (Arteriosklerose, Embolien, Thrombosen usw.) von funktionellen Formen. Bei letzteren beruhen die Durchblutungsstörungen auf Fehlsteuerung wie beispielsweise nervöse Überlastung, die Gefäßverengungen verursachen können. Eine subtile Abgrenzung gegenüber „echten" Gefäßerkrankungen muss in jedem Fall erfolgen.

Arteriosklerose

Diese Erkrankung ist als eine Sklerosierung (krankhafte Verhärtung) der Gefäße mit deren Innenwand-Verkalkung als Spätfolge zu werten. Nach den neuesten Forschungsergebnissen ist die Arteriosklerose als lokaler unspezifischer entzündlicher Prozess zu werten. Den Anhalt dafür gibt das C-reaktive Protein, das als systemischer Biomarker zumindest in der Akutphase nachweisbar ist. Die Ablagerungen in den Gefäßen (ein Vorgang, der sich allmählich vollzieht und fortschreitenden Charakter hat) führen zur Verengung des Gefäßlumens und damit zu den gefürchteten Durchblutungsstörungen. Solche Gefäßablagerungen entstehen durch Grunderkrankungen wie Diabetes, hohen Blutdruck und Erhöhung der Blutfette. Hauptsächlich befallen sind Teilbereiche der Bauchschlagader, der Becken-, Oberschenkel- und Unterschenkelarterien. Am Fuß, der das letzte Versorgungsgebiet ist, sieht am die Auswirkungen mangelnder Blutzufuhr zuerst.

Der Patient klagt über Schmerzen im Bereich der Füsse, auch des Unterschenkels, die meist nach einer bestimmten Gehstrecke auftreten. Man spricht in diesem Fall vom Krankheitsbild der Claudicatio intermittens, im volkstümlichen Sprachgebrauch auch „Schaufensterkrankheit" genannt, weil die Patienten beim Spazierengehen wegen der Schmerzen häufig vor Schaufenstern stehen bleiben und pausieren müssen. Der Schmerz verschwindet kurz darauf und tritt bei erneuter Belastung wieder auf. Im Anfangsstadium sieht man am Fuß selbst keine Veränderungen. Wer jedoch gelernt hat, Fußpulse zu tasten, findet auf einer Seite einen fehlenden Puls, entweder im Bereich der Fußrückenarterie (Arteria dorsalis pedis) oder der hinteren Schienbeinarterie, hinter dem Innenknöchel (Arteria tibialis posterior). Je ausgeprägter solche Durchblutungsstörungen sind, um so mehr entsteht ein krankhaftes klinisches Bild. Es wird vorrangig erhärtet durch die Aussage des Patienten, wonach er bereits in der Ruhe Schmerzen habe, insbesondere auch in der Nacht. Die Füsse sind meist blass, oft bläulich verfärbt, und weisen zunehmend lokale Veränderungen auf. Oft gibt es an den Zehenspitzen zunächst unbemerkte Geschwüre, besonders bei Diabetikern, die kein Gefühl mehr haben.

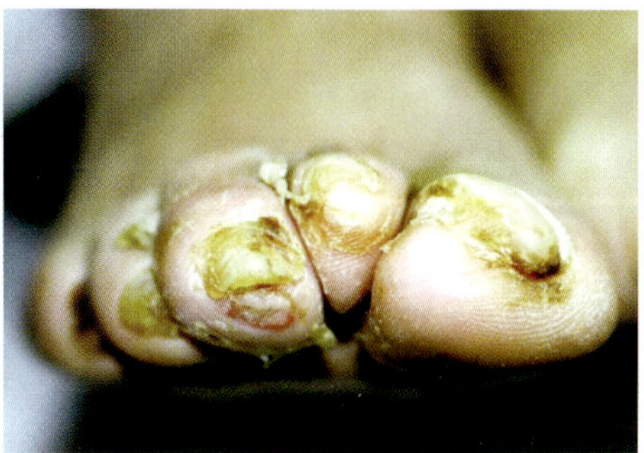

Abb. 179:
Apex-Ulkus bei einem Diabetiker.

Später treten tiefe, nicht heilende Geschwüre oder dunkle bis schwarze Hautverfärbungen auf, die sich letztendlich als Nekrosen demarkieren. (Abb. 180).

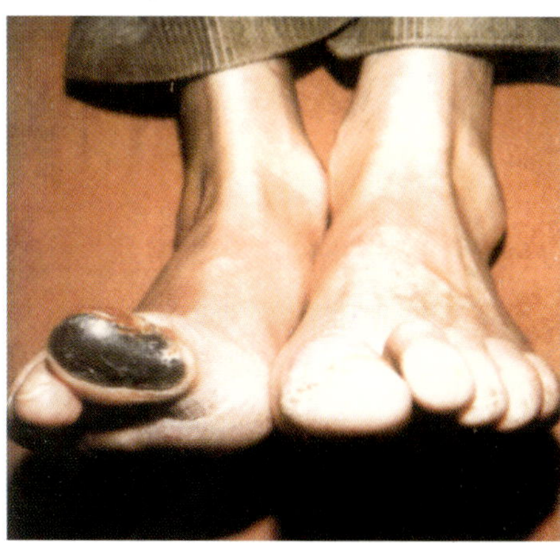

Abb. 180:
Nekrose der rechten Großzehenspitze. Arterielle Durchblutungsstörungen. Der schwarze Bezirk rechts ist bereits abgestorben. An der linken Großzehe ist desgleichen eine Durchblutungsstörung erkennbar.

Wichtig ist für den Fußtherapeuten, dass er keine Verletzungen setzt, die nicht mehr heilen. Fußpflegerische Eingriffe bei schweren Durchblutungsstörungen mit Hautveränderungen führen leicht zu einem Fiasko. Setzt man beispielsweise eine Wunde, so kann man ein Geschwür verursachen, das nicht mehr heilt. Auch sieht man nach dem Abheilen solcher Geschwüre grässliche Narben und Kontrakturen, die nicht nur schmerzen, sondern auch Fehlstellungen bewirken.

Arterielle Embolie

Von einer arteriellen Embolie spricht man, wenn es an beliebiger Stelle in der Arterie durch ein fortgeschlepptes Blutgerinnsel zu einem Verschluss kommt. Ein solches Blutgerinnsel (Embolus) kann durch Verletzungen entstehen, aber auch bei verschiedenen Erkrankungen in der Blutbahn. Eine Embolie ist dadurch gekennzeichnet, dass der Patient einen jähen Schmerz in einer unteren Extremität verspürt und fortan Ruhe- und Belastungsschmerzen hat. Man sieht bei genauer Betrachtung beider Füße den Unterschied auf Grund divergierender Hautfarbe. Wichtig ist, dass man einen Patienten mit Embolieverdacht nicht mit durchblutungsfördernden Bädern behandelt, sondern ihn umgehend der ärztlichen Behandlung zuführt. Es wird je nach Fall mit Hilfe einer zum Teil aufwändigen Diagnostik entschieden, ob man medikamentös (mit embolus-auflösenden Substanzen) vorgeht, oder ob ein gefäßchirurgischer Eingriff indiziert ist.

Thrombotischer, arterieller Verschluss

Von einer Thrombose spricht man dann, wenn der Verschluss nicht durch ein verschlepptes Blutgerinnsel, sondern an Ort und Stelle allmählich entstanden ist. Die Ursachen sind oft Verkalkungen, lokale Gefäßerkrankungen (Abb. 181), teilweise auch Verletzungen. Die Hauptursache der lokalen thrombotischen, arteriellen Verschlüsse ist aber wohl in einer Grundkrankheit wie Diabetes, Arteriosklerose (Gefäßverkalkung), Hyperlipidämie (Blutverfettung) sowie in äußeren Einflüssen (starker Nikotingenuss) zu suchen.

Gefäßverengende Krankheiten sind neben den Krebsleiden mit die häufigste Todesursache in den westlichen Industrienationen.

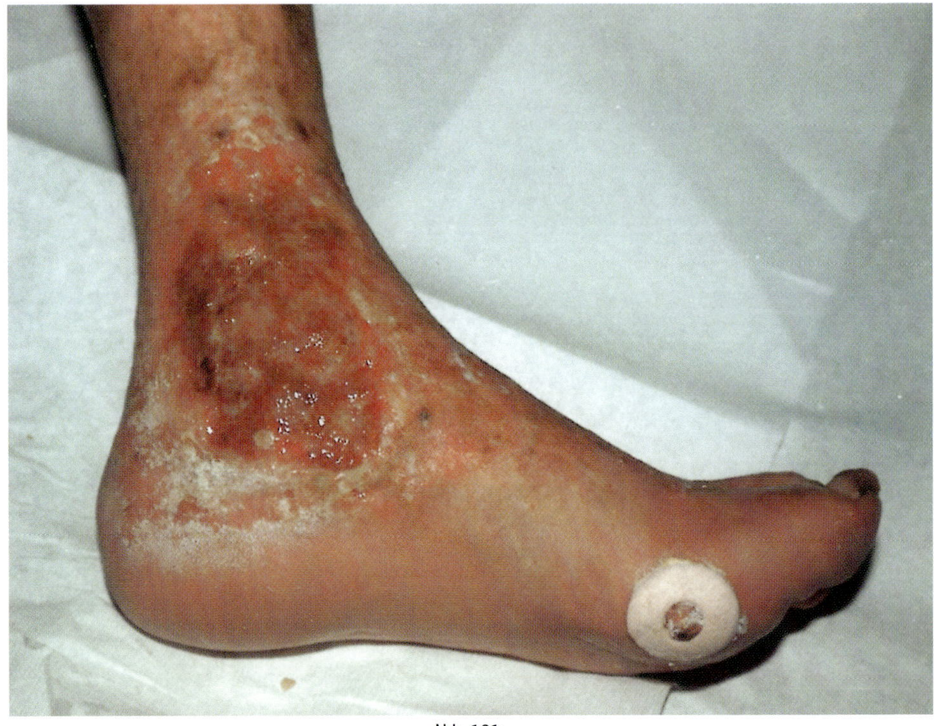

Abb. 181:
Arterielle Verschlusskrankheit. Ausgedehnte Geschwürbildung im Bereich des Innenknöchels mit Ödem des Fußes und Clavus am Großzehenballen.

Arteriitis

Unter dem Begriff der Arteriitis lassen sich verschiedene Erkrankungen der Arterien zusammenfassen, die letztendlich alle zur Verengung führen. Es handelt sich dabei um die Entzündung einer Arterie, entweder hervorgerufen durch deren Umgebung (Beispiele: Tbc, Abszess), oder auch um eine eigenständige Erkrankung, wie bei der Endangitis obliterans (Morbus Winiwarter-Buerger). Man kennt noch verschiedene andere Erkrankungen, wie die Arteriitis temporalis Norton oder die Mesaortitis luetica (Lues-Arterienerkrankung). Die rheumatische Arteriitis ist durch die weitverbreitete Verursacherkrankheit, Rheuma eben, gar nicht so selten. Eine eingehendere Beschreibung dieser Krankheiten muss der einschlägigen Fachliteratur überlassen bleiben.

Organische Arterienerkrankungen ohne Verschlüsse

Es handelt sich dabei um arterielle Gefäßausbuchtungen (Aneurysmen), die durch morsche Gefäßwände entstehen oder auch durch unfallbedingte Schädigungen der dreischichtigen Gefäßwand. Eine andere Form dieser organischen Arterienerkrankungen ohne Verschluss sind arteriovenöse Fisteln, also „Kurzschlüsse" zwischen Arterien und Venen, beispielsweise im Oberschenkel- und Unterschenkelbereich, wobei ein beträchtlicher Teil des mit Sauerstoff angereicherten Blutes den Fuß nicht mehr erreicht. Entstehungsursache kann unter anderem eine Stichverletzung (typisch für den Beruf des Metzgers) im Leisten- beziehungsweise Oberschenkelbereich sein.

Behandlungsgrundsätze

Bei allen arteriellen Durchblutungsstörungen sollten allgemeine Maßnahmen durchgeführt werden. Das beginnt mit einer kalorienarmen und vitaminreichen Ernährung bei Einschränkung von Fetten. Vernünftige Lebensweise und regelmäßige Bewegung ohne Überlastungen sind unumgänglich. Verboten: Gifte (Noxen) wie Alkohol, Nikotin. Auch die Suche nach entzündlichen Ursachen (vereiterte Zähne, Mandeln, chronische Organentzündungen) gehört dazu. Des weiteren müssen Grundkrankheiten wie hoher Blutdruck, Blutzucker, Herzleistungsminderung, Gicht und so weiter behandelt werden. Zusätzlich empfehlen sich Vitamine.

Der Fußtherapeut empfiehlt vor allem richtiges Verhalten und gesunde Lebensweise, das Tragen von zweckmäßigem, gepolstertem und warmem Schuhwerk. Barfußlaufen nicht gestattet! Vom Sitzen mit übereinandergeschlagenen Beinen ist dem Patienten desgleichen abzuraten. Zudem muss man vorsichtig sein beim Schneiden von Nägeln und Entfernen von Hühneraugen, um keine Verletzungen zu setzen. Die regelmäßige, sorgfältige Reinigung der Füsse und die Behandlung von Fußmykosen gehören ebenfalls zu den fußpflegerischen Maßnahmen. Nicht nur Kälte- und Nässeexpositionen sind zu vermeiden, sondern auch die Zufuhr von lokaler Wärme (beispielsweise durch Bettflaschen mit direktem Hautkontakt).

An physikalischen Maßnahmen kommen systematische Bewegungsübungen zur wünschenswerten Muskeldurchblutung in Frage; die dabei entstehenden Stoffwechselprodukte wirken gefäßerweiternd. Zudem wird man zu einem aktiven Gefäßtraining raten, so zu einer Terrainkur mit Rollübungen im Liegen, zu Zehenstandübungen und Gefäßübungen mit Wechsel von Hochlagern und Hängenlassen der Beine. Auch Bindegewebsmassage in Kombination mit schonenden Wechselbädern ist angebracht.

Bei Geschwüren, insbesondere bei schmierig belegten Ulcera, sind die physiologischen Grundlagen der Wundheilung zu beachten (siehe auch Kapitel XII, Wiederherstellung und Heilung). Unter einfachen Bedingungen verabreicht man kurzzeitig Fußbäder mit Zusatz von stark verdünntem Kaliumpermanganat, legt feuchte Kompressen mit Borwasser, Sauerstoffperoxyd oder physiologischer Kochsalzlösung auf. Modern sind heute interaktive Wundauflagen. Bei einer einfachen, spartanisch-preiswerten Behandlung, die ebenfalls recht erfolgreich sein kann, ist erst nach Reinigung und Austrocknung der schmierigen Beläge eine Freiluftbehandlung mit Sonneneinwirkung. Von UV-Licht und Trocknen durch Fön ist man inzwischen abgerückt.

Die grundsätzliche Entscheidung ist zu treffen zwischen klassischer trockener Therapie oder der Therapie mit feuchten interaktiven Wundauflagen. Die Therapie hängt allerdings oft von der finanziellen Ausstattung des Behandlers und den Versicherungsverhältnissen des Patienten ab.

Bei eitrigen Prozessen muss eine ärztliche Lokal- und Allgemeinbehandlung (Antibiotika) durchgeführt werden. Wichtig erscheint darauf hinzuweisen, dass Salbenverbände sehr problematisch sind, da die schmierigen Stellen nicht spontan abheilen und sich das Wundsekret staut.

Zur kompletten Therapie der arteriellen Durchblutungsstörungen gehört selbstverständlich auch die medikamentöse Behandlung. Es gibt verschiedene Medikamente, die unterschiedlich ansetzen. Eine Gruppe wirkt auf die glatten Muskelfasern der Gefäßwand, eine andere verändert die vegetativ-sympathischen, gefäßkontrahierenden Nervenimpulse. Auch äußerliche medikamentöse Therapie ist möglich – mit Nikotinsäurederivaten, die man in die Haut einreibt. Nicht selten sind chirurgische Maßnahmen angezeigt, so die Durchtrennung oder Blockade von Sympathikusnerven (deren Funktion ist bekanntlich die Gefäßkontraktion). Ein anderer invasiver Eingriff bezieht sich auf das operative Entfernen (neuerdings auch Aufdehnen) von Verschlussgewebe (arteriosklerotische Plaques) in den Arterien. Die Bypass-Operation ist fast schon ein Klassiker, bei der im Verlauf zum nicht mehr oder fast nicht mehr durchgängigen Gefäß eine Nebenstrombahn aus Kunststoff oder aus einer körpereigenen Vene geschaffen wird. Die gravierendsten operativen Eingriffe bei Durchblutungsstörungen und deren Folgezuständen sind Amputationen. Oft sind sie notwendig, weil ein nekrotisches, also abgestorbenes Glied zur Selbstvergiftung und auch zur Infektion des gesamten Organismus führen würde.

Venöse Durchblutungsstörungen

Beinleiden im venösen Bereich führen zu mannigfaltigen krankhaften Erscheinungsbildern. Die meisten Patienten haben bei Venenerkrankungen Stauungsbeschwerden. Ulzera entstehen als Spätfolgen, dazu erhebliche Narbenbildungen am Fuß und im Bereich des Unterschenkels meist knapp oberhalb des Knöchels. Venenerkrankungen zeigen sich in der Praxis des Fußtherapeuten variabel. Es lassen sich vier unterschiedliche Formen abgrenzen, nämlich die Varizen, die Entzündungen, die Thrombosen und die postthrombotischen Zustandsbilder.

Krampfadern (Varizen)

Im deutschen Sprachgebrauch leitet sich der Begriff „Krampfader" von der Tatsache ab, dass im Gefolge eines krankhaften Venensystems an den Beinen vermehrt Krämpfe auftreten. Die Krampfbereitschaft der Musklen, besonders nachts, resultiert aus der schlechten Zirkulation in den Unterschenkeln. Stoffwechselprodukte und Gewebswasser verursachen eine Übersäuerung des Muskels. Auch eine Elektrolytverschiebung, zu beobachten bei Venenstauungen, fördert die Krampfbereitschaft der Muskulatur.

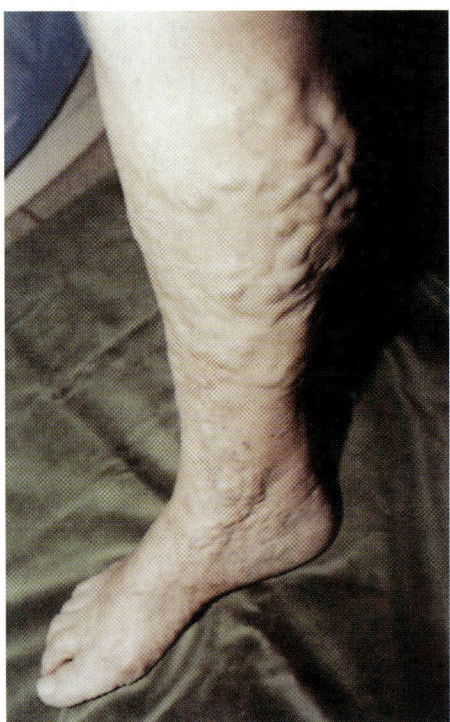

Abb. 182:
Ausgeprägte Varikosis des rechten Unterschenkels.

Für den medizinischen Laien sind Krampfadern sichtbare, erweiterte und gestaute Venen. (Abb. 182).

Nur wenigen ist bewusst, dass es auch tiefe Venen gibt, die erkranken können.

Man nennt Krampfadern auch Varizen.

Bei der Darstellung von Venenerkrankungen sind anatomische Vorbemerkungen notwendig.

Man unterscheidet der Lage nach (Abb. 183)

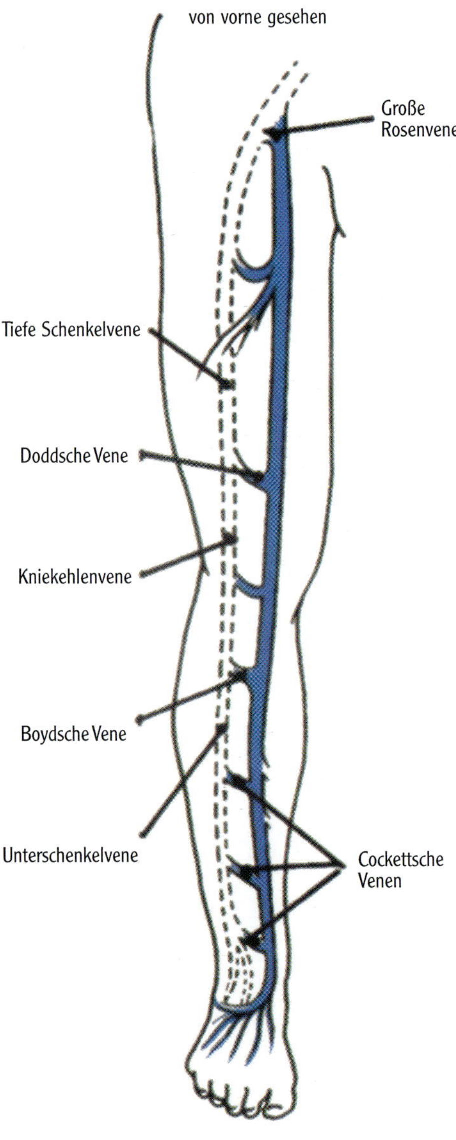

Abb. 183:
Die wichtigsten Beinvenen (vereinfachtes Schema).

- tiefe Beinvenen,
- oberflächliche Beinvenen,
- Verbindungsvenen.

Tiefe Beinvenen

Die wichtigsten sollte der Fußtherapeut kennen, so die Vena femoralis (Oberschenkelvene), die Vena poplitea (Kniekehlenvene) und die Vena tibialis (Unterschenkelvene). Die tiefen Venen sind selten Sitz von krankhaften, varikösen Veränderungen, da sie sich, von Muskulatur und Faszie geschützt, nur ausnahmsweise erweitern. Gefährlich werden sie nur dann, wenn Thrombosen auftreten und damit ein Rückstau nach unten entsteht. Auch kann von den tiefen Venen eine Embolie ausgehen.

Oberflächliche Beinvenen

Die wichtigste der oberflächlichen Beinvenen ist die große Rosenvene (Vena saphena magna), die in der Fossa ovalis (ovale Grube) unterhalb des Leistenbandes in die Schenkelvene (Vena femoralis) einmündet. In der Kniekehle leitet die kleine Rosenvene (Vena saphena parva) in die Kniekehlenvene (Vena poplitea) über.

Verbindungsvenen

In der Podologie sind die Verbindungsvenen im Unterschenkel die wichtigsten. Deren Defekt führt zu den allseits bekannten Geschwüren mit ihren Stauungserscheinungen am Fuß. Die oberflächlichen und tiefen Venen sind durch eine starre Barriere, die Fascia cruris (Unterschenkelbinde) getrennt. Die Verbindung sind die Venae perforantes, auch Venae communicantes genannt.

Bei den meisten Patienten, die uns mit venösen Erkrankungen am Fuß in der Praxis unterkommen, sind auffälligerweise immer nur einige dieser Verbindunsgsvenen defekt. Die bekanntesten sind die Cockettschen Venen im unteren Drittel des Unterschenkels. Davon liegt die unterste etwa sechs bis sieben Zentimeter über dem Boden, die mittlere etwa 13,5 cm und die oberste 18,5 cm. Diese Venen zweigen nicht vom Hauptstrahl der Vena saphena ab, sondern von einem ihrer Seitenäste, der hinteren Bogenvene. Die oberste Cockettsche Vene ist die wichtigste, weil sie im insuffizienten (nicht ausreichenden) Zustand die meisten Seitenzweige der Saphena magna im Bereich des Innenknöchels speist. Bei den meisten Venae perforantes, also auch den Cockettschen Venen, sind zwei Paar Klappen vorhanden; ein Paar an der Stelle, von der sie ausgehen; das andere an jener, wo sie enden. Allerdings gibt es auch Venen, die klappen-

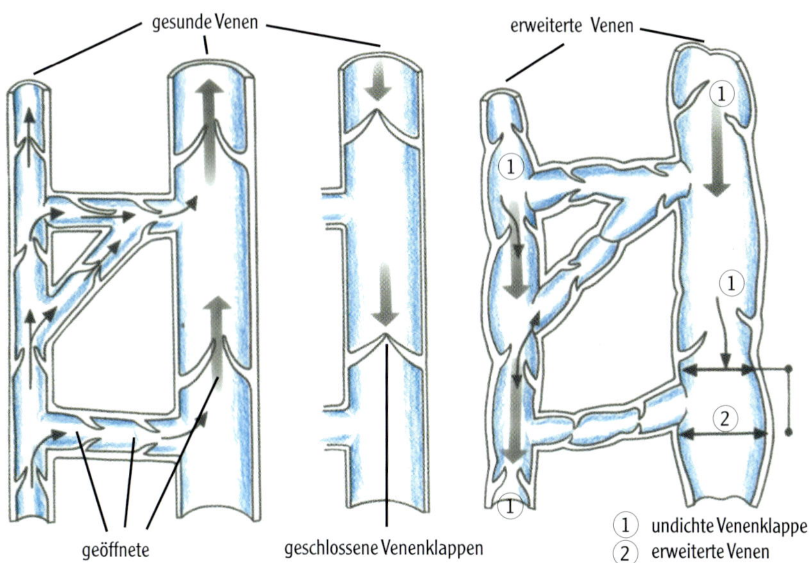

Abb. 184: Venöser Blutfluss und Venenerkrankungen.

los sind. Man findet sie hauptsächlich über dem inneren Knöchel, was die Anfälligkeit dieses Areals für Geschwüre erklärt.

Für den Rücktransport des Blutes von der Peripherie in die Herzgegend spielen die Venenklappen eine entscheidende Rolle. Sie sind um so zahlreicher, je weiter sie unten am Bein liegen.

Venenklappen (Abb. 184), die intakt sind, schließen sich nach dem Vorbeistrom des Blutes und berühren sich mit ihren Lippen und zwar so, dass sie dicht sind und den Rückstrom des Blutes nach unten verhindern. Durch Entzündungen, Verletzungen oder andere Einflüsse können sie ihre Form, ihre Konsistenz und ihre Elastizität verändern und werden dadurch undicht. Die Lippenränder schließen sich nicht mehr exakt und das Blut sackt wieder nach unten. Das gleiche geschieht, wenn sich die Vene erweitert und dadurch gegenüberliegende Klappen keinen Kontakt mehr haben.

Neben den vorgenannten großlumigen Venen (bei deren Erkrankung Varizen genannt) sei auch noch eine andere Gruppe angeführt, die Besenreiservarizen. Sie imponieren häufig als kleine, feine, in der Haut liegende, strahlenförmig auseinanderlaufende Venen, die aus einiger Entfernung wie blaue, fleckige Hautveränderungen aussehen. Sie sind klinisch bedeutungslos, stellen aber nicht selten ein erhebliches kosmetisches Problem dar (Abb. 185).

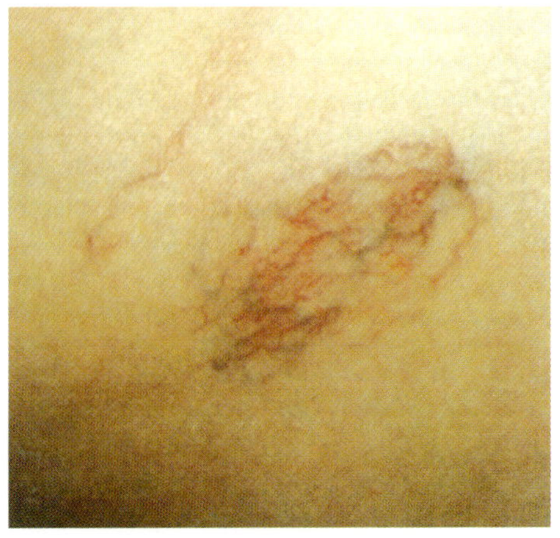

Abb. 185:
Besenreiservarikosis am Oberschenkel.

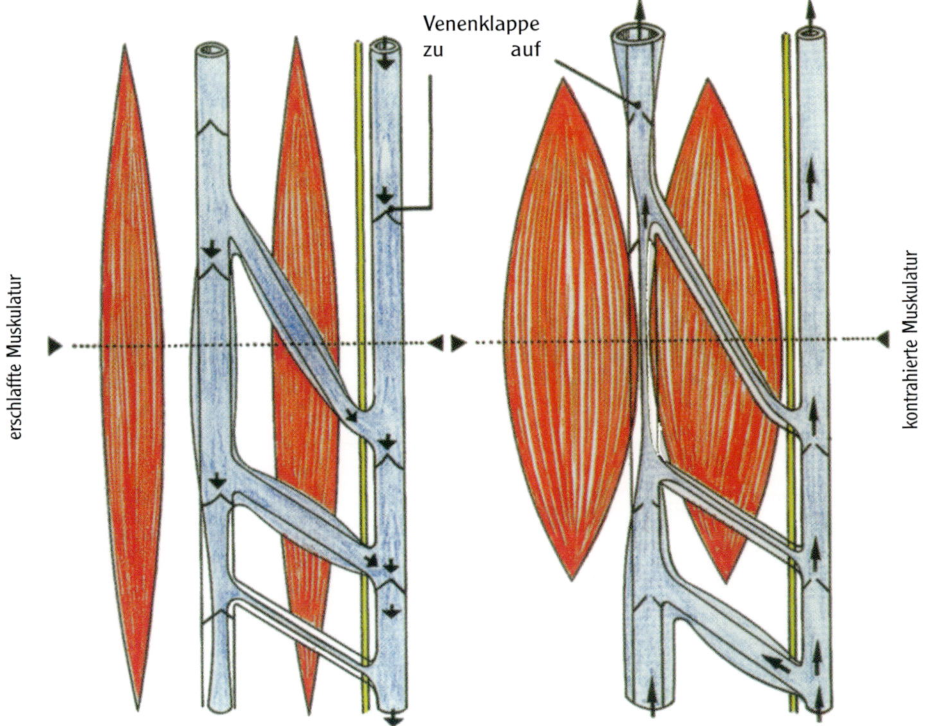

Abb. 186: Die Muskulatur als Venenpumpe.

Der Rückfluss des Blutes erfolgt überwiegend mittels der Venenpumpe. Darunter versteht man, dass die Muskulatur die Venen zusammenpresst, wodurch das Blut nach oben gedrückt und der Rückfluss durch die Venenklappen verhindert wird (Abb. 186). Allerdings verbleibt auch ohne die Muskelpumpe ein Rest an Rückstromkraft, die man Vis-a-tergo nennt. Dies ist der Anteil des von der linken Herzkammer erzeugten arteriellen Blutdrucks.

Symptome und Folgen der Varikosis (Krampfadernkrankheit)

Gelegentlich kommt es auch bei einer starken Varikosis kaum zu Beschwerden. Diese nehmen erst zu, wenn abends Ödeme (Schwellungen) auftreten. Die Patienten klagen dann über Schwere und Spannungsgefühl in den Beinen, besonders nach stehender Arbeit. Schon bei geringgradigen Ödemen können nachts Beinkrämpfe auftreten, die von der Wadenmuskulatur ausgehen und bei Therapie mit Kompressionsverbänden in der Regel ausbleiben. Im Gegensatz zu arteriellen Gefäßstörungen verursachen Venenveränderungen bei längerem Gehen meist keine Beschwerden. Schwerwiegende Folgen hat jedoch ganztägiges Stehen bei ausgeprägten Varizen, insbesondere bei erblich disponierten Patienten. Neben Ödemen und Beinkrämpfen kommt es im späteren Verlauf zu Hautveränderungen, lokalen Entzündungen, Pigmentierungen (Farbeinlagerungen), Juckreiz, Ekzemen, Verhärtungen, Thrombosen und Geschwüren.

Das wichtigste und erste Symptom einer Varikosis ist das Ödem. Dieses hat freilich auch andere Ursachen:

- Herz- oder Nierenerkrankungen,
- Lympherkrankungen,
- Tumore,
- Hungerödeme oder
- Ödeme bei Hautentzündungen und Ekzemen.

Beim Ödempatienten ist nicht einfach die Diagnose „Varikosis“ stellen. Wenn keine Krampfadern sichtbar sind, ist eine weitere Abklärung durchzuführen.

Venenentzündungen

Die Entzündungen bei Venenerkrankungen entstehen in der Regel durch Ödeme. Als erstes Zeichen sieht man Hautveränderungen, z. B. dunkelbraun pigmentierte Flecken (Abb. 187). Nach einiger Zeit entsteht an diesen Stellen ein Ekzem, oft kombiniert mit einer Verhärtung der Haut, und als Folge dann ein Ulcus cruris (Unterschenkelgeschwür). Cutane oder subcutane Sklerosen (Haut- und Unterhautverhärtungen) sind meist dort manifest, wo seit längerer Zeit eine Venenerweiterung oder eine undichte Vena perforans besteht. Vergesellschaftet mit diesen Hautentzündungen ist oft auch eine Mykose, die sich bei der wenig widerstandsfähigen Haut der Varizenträger gerne auf dem Unterschenkel ausbreitet. Durch Mischinfektion bilden sich nässende Beinekzeme, die sehr schwer auszuheilen sind.

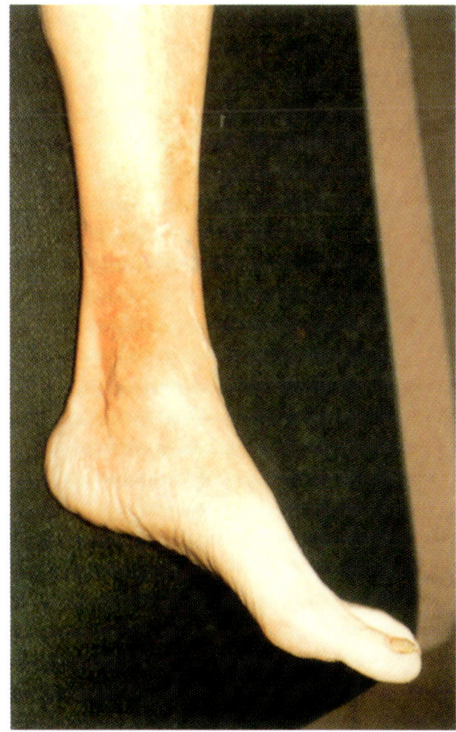

Abb. 187:
Braune Pigmentierung bei Varikosis.

Thrombosen

Im Gefolge einer Venenerkrankung entstehen Thrombosen oft dadurch, dass es zu einer Schädigung der Gefäßwand kommt, zusätzlich zu einer Stromverlangsamung, meist kombiniert mit einer Veränderung des Blutes im Sinne einer Gerinnungsstörung.

Bei oberflächlichen Thrombosen registriert man Entzündungen der Haut, die gewöhnlich über dem Venenstrang gerötet und druckempfindlich ist. Auch eine Temperaturerhöhung kann auftreten. Diese Entzündungen schreiten unbehandelt meist fort und können gefährlich werden, wenn sich ein Thrombus löst und zu einer Embolie führt. Bei Totalverschlüssen durch Thrombosen entstehen beim Gehen Wadenschmerz und Schwellung, die, soweit sie den Unterschenkelbereich betreffen, meist einseitig sind. Daher immer prüfen, ob ein Bein oder ein Fuß dicker ist als sein Pendant, was man leicht mit einem Maßband feststellen kann. Bei tiefen Thrombosen zeigt sich als ein sehr wichtiges Symptom die Blauverfärbung des Beines. Die Schmerzen sind in der Regel erheblich stärker als bei einer oberflächlichen Thrombose, die tastbar und sichtbar ist.

In der Podologie findet man bei einer Varizenerkrankung mit tiefer Beinvenenthrombose nachstehende frühklinische Symptome:

- die Prattschen Warnvenen an der Vorderseite des Schienbeines, knapp unterhalb der Kniescheibe, sind angeschwollen;
- die Meyerschen Druckpunkte an der Innenseite des oberen Unterschenkels sind schmerzhaft;
- Druckschmerz speziell im Fußsohlenbereich;
- schmerzhafte Zehenwärtsbeugung;
- Spontanschmerz unter dem Mittelfußköpfchen;
- Kulissendruckschmerz (Bisgaard-Zeichen) um die Knöchelgabel herum;
- im Oberschenkelbereich Druckschmerz im Adduktorenkanal sowie Leistenschmerzen;
- beim Husten möglicherweise Schmerzen im Bein, die auf eine massive Ausdehnung der tiefen Thrombose hinweisen.

Postthrombotisches Syndrom

Von einem postthrombotischen Syndrom (Zustandsbild nach einer Thrombose) spricht man, wenn nach einer abgelaufenen Thrombose Dauerschäden zurückbleiben. Auslöser sind vor allem die Venenklappen, die meist irreparabel geschädigt sind. Die Venen bleiben dabei zum Teil erweitert, auch narbig verändert und verhärtet, so dass keine Elastizität mehr gegeben ist. Dies führt zu einer chronischen Insuffizienz und Überlastung. Es entsteht eine girlandenförmige Venenerweiterung am Fuß; sie heißt Corona phlebectatica paraplantaris VAN DER MOLEN. Diese kronenförmige Venengirlande sieht man immer wieder als typischen Befund mit kranzartigen, weit verzweigten, gestauten Venenbündeln, wobei auch im Knöchel- und Fußbereich die Haut verändert ist (Abb. 188). Kommt es nach einer Thrombose nicht mehr zur völligen Wiederherstellung, bilden sich diese charakteristischen Befunde. Als Folge einer nicht mehr genügenden Funktionsfähigkeit des Venensystems kommt es

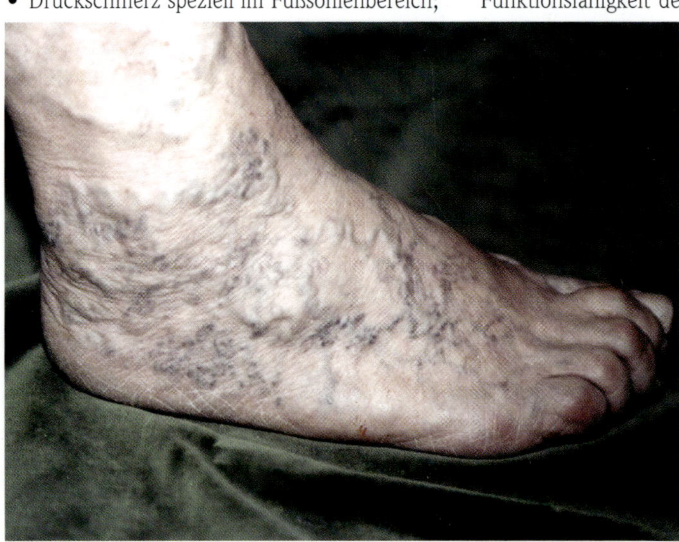

Abb. 188:
Corona phlebectatica.
Die girlandenförmige Venenkrone umfasst die Knöchelgabel und den Fußrücken.

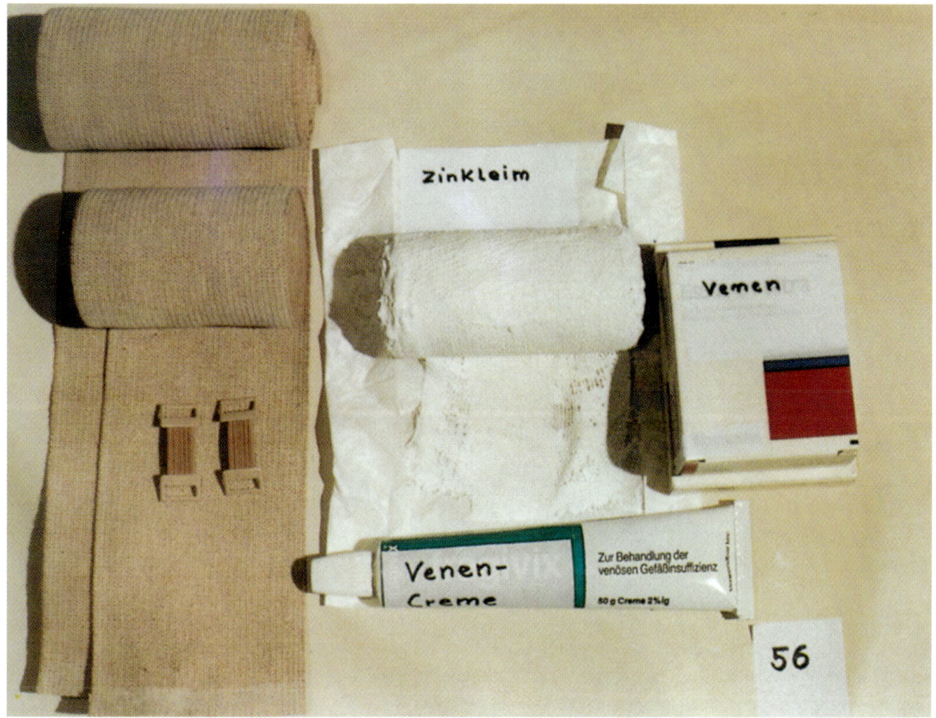

Abb. 189: Basisausrüstung zur Venentherapie.

zur Veränderung des hydrostatischen (Gewebswasser) und hämodynamischen (Blutfluß) Druckes. Es verändert sich die Konzentration der Elektrolyte. Ein erhöhter Druck im Gefäßsystem durch mangelnden Rückfluss führt zu einem Flüssigkeitsaustritt in das Unterschenkel- und Fußgewebe, der zunächst ein chronisches Ödem verursacht. Es folgt die Verhärtung der Haut, die Dermatose, das Ekzem, die Verfärbung und am Ende der Kette das Unterschenkelgeschwür (Ulcus cruris).

Behandlungsgrundsätze

Der wesentlichste therapeutische Ansatzpunkt bei der venösen Zirkulationsstörung sind der **Kompressionsverband** und die **aktive** Bewegung (Abb. 189). Bei arteriellen Geschwüren (Diabetes, Arteriosklerose) besteht dafür die Kompressionsbehandlung strikte Kontraindikation.

Andere Schwächen des Gefäßsystems, beispielsweise Verletzungen und mechanische Verengungen, sind vorher abzuklären. Für den Fußtherapeuten sind nachstehende Ratschläge von besonderer Bedeutung:

Neben der Kompression, die von den Zehengrundgliedern bis in den Oberschenkel hinaufreichen sollte, muss der Patient langes Stehen vermeiden! Dazu kommen allgemein physikalische Anwendungen, Kneippkuren, Lehmumschläge, Hochlagerung, Salbenbehandlung und so weiter. Bei Venenerkrankungen sind heiße Bäder auf keinen Fall erlaubt, auch keine Massagen, die die Gefäßwand zusätzlich schädigen oder einen Thrombus lösen könnten. Wichtig für den Fußtherapeuten: Bei leichten Varizen bereits eine Vorsorgeberatung durchführen! Dazu gehört der Hinweis auf eine nicht zu fette Ernährung, auf Ovulationshemmer (Antibabypillen) und ihre Gefahren, auf falsche Lebensgewohnheiten und auf die Notwendigkeit der Therapie, insbesondere bei bereits vorhandenen Ödemen und Entzündungen. Leichte Bürstenmassagen, Kaltbäder, Wassertreten, gefäßstraffende Bäder sollen dem Patienten als Selbsthilfe angeraten und allgemeinverständlich erläutert werden.

Neben diesen einfachen Therapiemöglichkeiten stehen ärztliche Maßnahmen zur Debatte, so die **Verödung**. Dazu sollte geraten werden, wenn die Venenstränge nicht zu sehr ausgeweitet sind und nur lokale Venenerweiterungen bestehen. Man muss wissen, dass die Verödungsmittel de facto eine Verklebung der Venen herbeiführen.

Auch **Operationen** kommen in Frage: erweiterte, krankhafte Venen werden entfernt oder auch nur unterbunden.

Früher praktizierte man die **Blutegelbehandlung**. Das Tier gibt dabei mit seinem Zubiss eine blutverdünnende Substanz in die Blutbahn ab. Obwohl Blutegel immer noch zu kaufen sind, kann man diese Therapie heutzutage durch Medikamente ersetzen, die die Blutgerinnung verhindern.

Venentonisierende Mittel erhöhen die Spannkraft der Venenmuskulatur. Indiziert sind auch abschwellende Mittel, die sowohl als Tabletten als auch in Salben angewendet werden.

In der Praxis kann man folgende unterstützende Maßnahmen durchführen:

Bei Ödemen Anwendung von Sauerstoff- oder Kohlendioxydsprudelbädern (nicht mehr als höchstens 30° Wassertemperatur), danach leichtes Ausfrottieren und Streichmassage von den Zehengrundgelenken bis über die Knöchel reichend. Das Ganze ist als leichte Streichmassage erlaubt. Die Wadengegend sollte wegen der Thrombosegefahr nicht massiert werden. Sind Rötungen und Hautüberwärmungen vorhanden, lässt man besser die Finger davon. Unterstützend kann man Salben anwenden, die Salicylsäure, Rosskastanienextrakte und andere tonisierende und adstringierende Substanzen enthalten. Solche Salben können mit leichten Streichungen eingerieben werden. Günstig ist, wenn der Patient dabei verschiedene Muskelgruppen anspannt. Eine bessere Wirkung der Fußrückenstreichmassage erzielt man, wenn der Patient den Fuß hochzieht, also extendiert, während bei Streichmassagen der Fußsohle und der Fessel der Fuß plantarflektiert, also sohlenwärts stark angespannt wird. Diese Bewegungen kann der Patient selbst einüben, indem er an zwei vorderen Stuhlbeinen jeweils die Füsse in Dorsalflexion verhakt und wechselweise in Plantarflexion (Beugung sohlenwärts) gegen die Stuhlbeine presst. Auch soll man den Patienten motivieren, zu Hause einen sogenannten Venenpumpengang der Sprunggelenke zu üben; abwechselnd Fersengang/ Fußspitzengang.

Bei der Patientenberatung ist zu erläutern, wie eine elastische Binde fachgemäß angelegt werden muss. Vor allem ist darauf hinzuweisen, dass die Bandagierung nicht bereits an der Fessel enden darf, sondern womöglich mit einer zweiten elastischen Binde bis mindestens in die Kniekehle aufwärts geführt werden muss. Bei Krampfadern, die sich bis in den Oberschenkel ausdehnen, ist erforderlich, die Bandage sogar bis in die Leistengegend hochzuziehen. Dabei empfiehlt es sich allerdings, dem Patienten zu maßgefertigten Kompressionsstrümpfen und Strumpfhosen zu raten. Es gibt verschiedene Kompressionsstufen. In jedem Fall sollte unten am Fuß ein Mindestdruck von 110 bis 130 mm/ Hg gegeben sein. Für die Kontrolle gibt es bereits Messgeräte. Der Fußtherapeut kann noch zusätzlich Gutes tun, indem er um den Knöchel herum Schaumgummipolster ausschneidet und den Anpressdruck der Strümpfe weiter verbessert.

Bei nässenden Ekzemen können unter dermatologischer Aufsicht adstringierende, auch abschwellende Bäder verordnet werden. Manchmal sind kortisonhaltige Salben notwendig. Kamillenbäder, danach Fönen (Stufe lauwarm) und anschließend Einreibungen mit Heilsalben sind ergänzende Anwendungen. Wichtig ist bei Ekzemen, dass der Patient unter Binden und Strümpfen nicht schwitzt, und es keinen Sekretstau gibt. Es entstehen sonst unweigerlich Ulzera (Geschwüre).

Ist es bereits zu Geschwüren gekommen, ist je nach Situation die Entscheidung zu treffen, ob nach herkömmlicher Art die trockene Wundbehandlung durchgeführt wird oder neue Materialien mit feuchter Wundbehandlung (interaktive Wundauflagen) zum Einsatz kommen.

Der Patient muss auf jeden Fall einen Arzt aufsuchen. Jener hat zu entscheiden, ob eine Infektion vorliegt, welche Keime das Wundbett besiedeln oder ob gar operiert werden muss. Bakterienbefall lässt sich mit einem Abstrich klären, mit einer Testung auch das wirksamste Antibiotikum.

Arbeitet man mit der herkömmlichen Methode, ist folgendes zu beachten:

Dick aufgetragene Salben wirken nicht nur heilend, sondern führen möglicherweise zu einem unerwünschten Stau des vom Geschwür abgesonderten Hautsekrets. Die bereits zarten, aus neugebildeter Haut bestehenden Wundränder werden durch das Sekret wieder zerstört; es kann dann zu keiner Heilung kommen. Das Sekret selbst ist oft ein idealer Nährboden für Bakterien. Die Wundränder, von denen die Heilung und der Wundschluss ausgehen, sollten mit Zinksalbe abgedeckt werden. Der Wundboden ist immer wieder zu reinigen und auch zu lüften. Es empfehlen sich zur Erhaltung der Keimfreiheit Kaliumpermanganat-Bäder, auch adstringierende Bäder: auch wundreinigende Salben, die eitrige und abgestorbene Zellen entfernen, sind angezeigt. Wichtig ist, die Salben immer wieder einmal zu wechseln, also nicht wochenlang dieselbe Salbe aufzutragen. Wundzucker und neuere Zuckerersatzpräparate, die aus winzigen, sterilen Kunststoffkügelchen bestehen, fördern die Granulation. Alle diese Präparate dürfen nur auf einen sauberen, also nicht mehr schmierig belegten Wundgrund kommen. Eine zusätzliche Säuberung der Wunde ist mit Wasserstoffperoxyd möglich. Anschließend muss mit sterilem Kochsalz der zurückgebliebene Schaum, der Zellgewebe enthält, entfernt werden. Die Zinksalbenauflage, die die Wunde außen geschützt hat, entfernt man am besten mit Wundbenzin. Nach Reinigen der Wunde und kurzer Fönanwendung muss das Geschwür steril abgedeckt werden (Abb. 190). Leider findet man immer noch Patienten, die unsterile Mullauflagen verwenden.

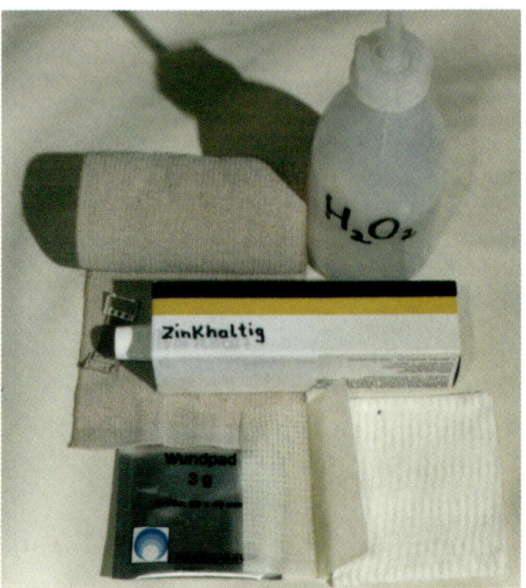

Abb. 190:
Pfeiler der Uleusbehandlung.

Der Paradigmenwechsel in der Ulkusbehandlung erfolgt neuerdings unter Verwendung der neuen interaktiven Wundauflagen, die eine feuchte Wundbehandlung gestatten. Umfangreiche Studien belegen, dass diese Behandlung im Endeffekt nicht teurer ist. Zunächst preiswerter als interaktive Wundauflagen erscheinen aber Metallive-Kompressen oder auch sterile Gittergaze, die auf der Haut nicht kleben und die neue, frisch entstandene, noch zarte Wundhaut schützen.

Wer sich in der Podolgiepraxis an die Behandlung von Geschwüren heranwagt, der sollte wissen, dass durch die vielen Schleifvorgänge an den Nägeln die Raumluft eine erhöhte Keimzahl aufweist. Der Frässtaub in der Fußpflegepraxis gefährdet die Sterilität mehr als in einem ärztlichen oder in einem Verbandraum einer Klinik. Auf peinliche Sauberkeit und hygienische Verhältnisse einschließlich subtiler Desinfektion ist daher dringlich zu achten.

Lymphödeme

Erscheinungsformen und Ursachen

Lymphödeme sind Schwellungen infolge von Lymphstauungen.

Ein akutes Unterschenkel- oder Fußrückenödem kann auch nach einer Verletzung entstehen, insbesondere dann, wenn durch abschnürende Bandagen im Knie oder am Unterschenkel die Lymphzirkulation am Fuß gestört ist.

Viele unserer Patienten können keinen akuten Anlass angeben, bemerken ein Lymphödem mitunter sogar relativ spät. Wir unterscheiden akute Stauungen von der chronischen Form.

Der Ausgangspunkt einer akuten Lymphangitis kann ein Abszess sein, eine Hautverletzung, aber auch eine Interdigitalmykose (Abb. 191).

Beim Lymphödem unterscheidet man auch zwischen einer primären und einer sekundären Form. Während die primäre (idiopathische) Erscheinungsform eher familiär bedingt, also erblich vorprogrammiert scheint, tritt das sekundäre Lymphödem meist nach bakteriellen Infektionen, aber auch parasitären Erkrankungen (z. B. Filiaris) (Abb. 192), oder im Gefolge einer Thrombose am Unterschenkel auf (Abb. 193).

Weitere Ursachen sind:

- mechanische Unterbrechung der Lymphbahn (nach Entfernung von Lymphknoten oder Durchtrennung von Lymphgefäßen bei Operationen);

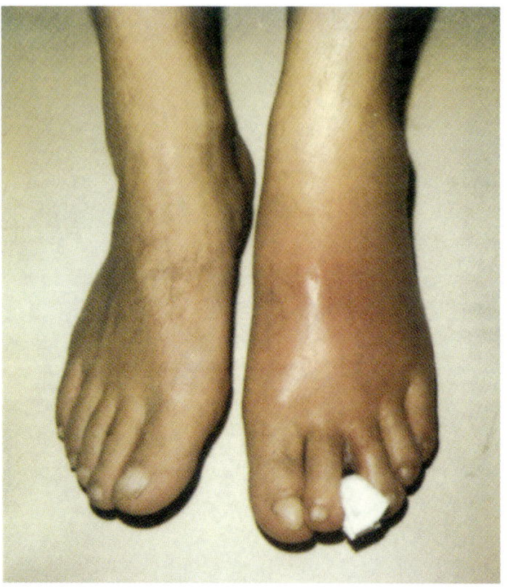

Abb. 191:
Infektioöse Lymphangitis des linken Fußrückens, ausgehend von einer Pilzerkrankung.

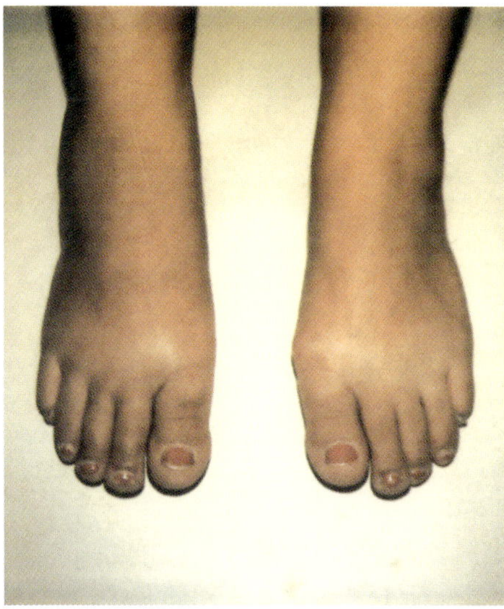

Abb. 192:
Lymphödem des rechten Fußes nach parasitärer Infektionskrankheit.

- Bestrahlungen, die die Lymphbahn zerstören und in der Folge zu einem Stau führen;
- Tumore und Systemerkrankungen der Lymphwege.

Nicht nur bei anlagebedingten, idiopathischen Lymphödemen, sondern auch bei den erworbenen lymphatischen Zirkulationsstörungen

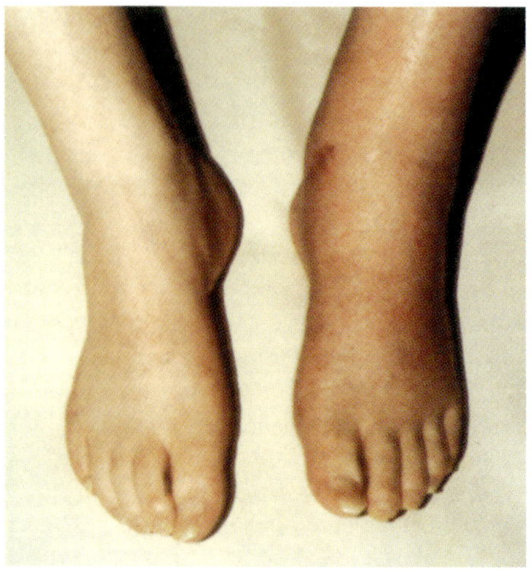

Abb. 193:
Elepantiasis des linken Beines.

kommt es im fortgeschrittenen Stadium zu irreversiblen Schäden. Die Haut wird hart, das Ödem erscheint blass und nicht eindrückbar. Im Endzustand sieht man Deformationen, die bis zur grotesken Entstellung durch Anschwellen der unteren Extremität führen. Es entsteht eine Elephantiasis.

Obwohl auch zirkuläre Unterschenkelgeschwüre zu Lymphödemen führen können, ist die Abgrenzung venöser von lymphatischen Stauungen zumeist leicht. Zum einen fehlen in der Regel die typischen Varizen mit ihren Hautveränderungen, zum anderen ist die Konsistenz erheblich derber und die Dellensymptome nicht so ausgeprägt. Bei der varikösen Schwellung ist eine Kompressionsbehandlung oft schon über Nacht erfolgreich, beim Lymphödem nicht.

Therapie

Begreiflicherweise muss bei entzündlichen Ursachen wie Pilzbefall, Abszessen oder auch Verletzungsödemen zunächst die Grunderkrankung behandelt werden. Es reicht bei leichteren Lymphödemen, die in der Knöchelgabel oder am Vorfuß beginnen, eine gezielte Kompressionstherapie. Langfristig ist eine Kompression mit elastischen Stützstrümpfen nach Maß angezeigt. Ergänzend bietet sich an: manuelle Lymphdrainage, auch pneumatische, apparative Druckbehandlung. Versuchsweise kann man das Ödem auch mit einem Schlauch oder einem breiten Gummiband auswickeln. Unterstützend wirken die Hochlagerung des Unterschenkels und eine sinnvolle Bewegungstherapie zur Betätigung der venösen Muskelpumpe.

Ein verantwortungsbewusster Fußtherapeut behandelt nicht eigenmächtig Ödeme, bevor die Ursache einer Lymphstauung ärztlicherseits nicht abgeklärt ist. Häufig sind nämlich ärztliche Maßnahmen dringend erforderlich, so eine nicht ganz gefahrlose Entwässerung (Elektrolytverlust) mittels hochwirksamer Medikamente. Auch eine Therapie in Richtung Blutverdünnung könnte erforderlich sein, die Verordnung von Antibiotika, Antimykotika und Kortison. Es gibt lokal anzuwendende Substanzen, wie Rutin und Aeszin, die abschwellend und gefäßzusammenziehend (kontrahierend) wirken. Verschiedentlich wird auch der Versuch unternommen, mittels Jontophorese Medikamente in die Haut einzuschleusen. Sie sollen den Säurestatus der Stoffwechselprodukte verändern und zusätzlich Verdünnung bewirken.

Eine Heilung des Lymphödems ist im fortgeschrittenen Stadium kaum möglich. Deshalb ist eine Frühbehandlung unbedingt erforderlich, um ein weiteres Fortschreiten der Krankheit bis zur Entstellung zu vermeiden. Ist es erst einmal dazu gekommen, stellt sie für den Patienten eine schwere Behinderung dar. Diese Fälle erfordern letztendlich eine operative Entfernung des krankhaft ödematösen Gewebes. Patienten, die sich aus verschiedensten Erwägungen heraus nicht mehr in ärztliche Behandlung begeben wollen, erscheinen immer wieder in der Podologiepraxis. Man muss sich aber darüber im klaren sein, dass solche Fälle auch beim Fußtherapeuten nicht an der richtigen Stelle sind, es sei denn, fußpflegerische Behandlungsmaßnahmen würden ausschließlich im Vordergrund stehen.

X Neurologische Erkrankungen

Die Erkrankungen des Nervensystems betreffen aus orthopädischer Sicht nicht nur die peripheren Nerven sondern auch Störungen des Bewegungssystems durch Auswirkungen cerebraler Krankheiten. Auf diese soll im Rahmen dieses Buches nur in speziellen Fällen eingegangen werden (siehe auch Kapitel Entwicklungsstörungen beim Kind). Im Fachgebiet Podologie überwiegen die Erkrankungen des peripheren Nervensystems.

Die peripheren Nerven des Fusses haben ihren Ursprung in den einzelnen Etagen bzw. Segmenten des Rückenmarks mit Wurzeln, die sich in der Lendenwirbelsäule und dem Kreuzbein zu Nervenstämmen vereinen und dort durch jeweils bestimmte „Wirbellöcher“ austreten. Das gestattet oft die relativ schnelle Diagnose, in welcher Höhe ein Bandscheibenvorfall liegt. Man sollte immer beachten, dass bei Schädigung eines peripheren Nerven auch meist die Haut mitbetroffen ist: Diese wird atrophisch, rissig, dünn, glänzend, zum Teil auch teigig-ödematös und faltenlos. Man findet nicht selten eine Hyperkeratose.

Bei den Schädigungen der peripheren Nerven unterscheidet man im wesentlichen:

Mechanische Schäden

Hervorgerufen durch Druck, stumpfe Gewalteinwirkungen oder offene Nervenverletzungen.

Infektiöse und toxische Schäden

- Hervorgerufen durch Infektionen
- Überleitungsentzündungen aus der Nachbarschaft
- Bakteriengifte
- Stoffwechselgifte bei Diabetes, Gicht etc.
- körperfremde Gifte wie Blei, Arsen, Alkohol etc.
- Medikamente wie Salvarsan, Goldpräparate, Sulfonamide, Heilsera etc.
- Mangelernährung z. B. bei Beriberi (Vitamin-B1-Mangel)
- Erkältungen (örtliche Abkühlung und Nässe).

Idiopathische Ursachen

Neuritiden mit unbekannter Ursache, wobei genetische Faktoren mit hereinspielen können (Idiopathische Polyneuritis).

Grob unterscheiden wir auch nach folgender Systematik:

Neuralgie

Anfallsweise auftretende Schmerzen im Ausbreitungsgebiet eines sensiblen oder gemischten Nerven, wobei keine Sensibilitätsausfälle oder anatomischen Veränderungen nachweisbar sind.

Neuritis
Meist entzündliche akute oder traumatische und/oder degenerative Erkrankung eines Nerven mit nachweisbaren Störungen in seinem Ausbreitungsgebiet (Mononeuritis).

Polyneuritis
Meist entzündliche oder degenerative Entzündung mehrerer oder aller Nerven im Rahmen einer Allgemeinerkrankung.

Neuropathie
Zunehmend degenerative Erkrankung eines Nerven auf Grund von degenerativer, toxischer, stoffwechselbedingter oder ischämischer Ursachen.

Polyneuropathie
Zunehmend degenerative Erkrankung mehrerer Nerven auf Grund von degenerativer, toxischer, stoffwechselbedingter oder ischämischer Ursachen.

Lähmungen

Bei den Lähmungen unterschieden wir im Wesentlichen nach folgenden Gesichtspunkten:

Funktionelle Einteilung:

- die schlaffe Lähmung
- die spastische Lähmung.

Ätiologische Einteilung:

- angeborene Lähmung
- infektiöse Lähmung
- erworbene Lähmung.

Angeborene Lähmungen

Ursache dafür sind Keimfehler und Gehirnanomalien, wobei es bei Störungen im Bereich der Großhirnrinde hauptsächlich zu spastischen Lähmungen kommt. Die Muskeln verharren bei einer spastischen Lähmung in einer eigentümlichen Starre, die insbesondere an den unteren Extremitäten zur Spitzfußstellung führt. Beim Versuch, solche Füsse durchzubewegen, spürt man oft einen stufenweise federnden Widerstand. Gelegentlich sind solche Lähmungen vollständig, betreffen sämtliche Extremitäten. Es gibt jedoch auch Fälle, wo nur eine untere Extremität betroffen ist. Man nennt diese angeborenen Schäden „zerebrale Kinderlähmung“, im Gegensatz zur „spinalen Kinderlähmung“, die durch eine Infektion hervorgerufen wird. Die angeborenen Gehirnschädigungen sind jedoch nicht nur Keimfehler, sondern auch pränatal (vor der Geburt) erworben, etwa durch Erkrankungen der Mutter, durch Blutgruppenunverträglichkeit, durch Strahlenschädigung in der Frühschwangerschaft oder Medikamenteneinwirkung.

Zu den angeborenen Gehirnschädigungen gehören aber auch Störungen der Gehirndurch-blutung während des Geburtsvorganges, wie Blutungen in Hirnhaut und Gehirn und Gewalteinwirkungen durch die Geburtszange.

Infektiöse Lähmungen

Man zählt dazu die spinale Kinderlähmung, die jedoch auch Erwachsene befallen kann. Sie entsteht durch ein Virus und führt zu einer schlaffen Lähmung vieler oder auch nur einzelner Muskeln. Es kommt zu charakteristischen Funktionsausfällen mit Gangstörungen und Haltungsfehlern, Verschmächtigung der betroffenen Muskelgruppen, Achsenfehler der Ober- und Unterschenkel sowie Gelenkfehlstellungen mit Einsteifungen, Beugekontrakturen, so beispielsweise Beugesteifen im Hüftgelenk. In unserem Fachbereich sieht man dann als Folge Spitzfüße, Klump- und Plattfüße, jedoch auch Hackenfüße, je nach Stadium und Behandlungserfolg. (Abb. 194).

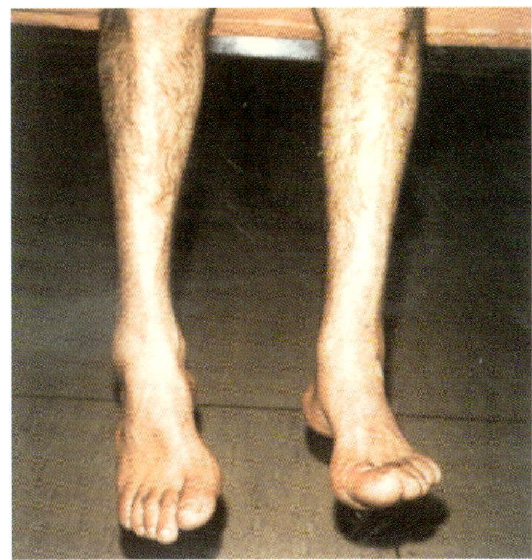

Abb. 194:
Polio-Fuß. Lähmungsspitzfuß rechts. Der rechte Vorfuß kann nicht gehoben werden.

Erworbene Lähmungen

Es sind im wesentlichen die traumatischen (unfallbedingten) Lähmungen zu nennen, aber auch solche, die durch verschleißbedingte Bandscheibenschäden oder auch Nervendegeneration (wie bei der progressiven Muskeldystrophie) hervorgerufen werden. Häufig finden sich jedoch in der Praxis des Fußtherapeuten Lähmungen, wie sie durch Frakturen von Wirbelkörpern und Becken- und Nervenverletzungen am Ober- oder Unterschenkel entstehen. Sie betreffen meist nur eine untere Extremität, oft nur eine Muskelgruppe, selten nur einen Muskel selbst. Das Ausmaß des Funktionsausfalls richtet sich danach, welcher Nerv wo geschädigt ist. Bei Wirbelbrüchen im Lendenwirbelsäulenbereich ist in bezug auf die Folgen kaum ein Unterschied, ob es sich hier ursächlich um eine Verletzung, eine Nervenwurzelschädigung durch einen Bandscheibenschaden oder eine andere degenerative Veränderung im Bereich der Wirbelsäule handelt. Im Bereich des Fußes finden wir typische Sensibilitätsausfälle, die einen Hinweis auf die Lokalisation geben können. Es zeigen sich Muskelschwächen, so im Wadenbereich mit Einschränkung des Vorfußhebens, Hebung des Fußaußenrandes, teilweise mit typischer Spitzfußhaltung. Bei Schädigung der V. Nervenwurzel im LWS-Bereich oder des Wadenbeinnervs in seinem Verlauf ist für den Fußtherapeuten leicht eine Großzehenheberschwäche zu erkennen. Lähmungen dieser peripheren Nerven führen zu Folgeerscheinungen wie Gelenksteife, Spitzfuß-, jedoch auch Klump- oder Senkfußstellungen, Muskelverschmächtigungen und Fehlstellungen im Zehenbereich. Wenn der Fußheber ausfällt, erhält der Beuger ein Übergewicht und durch diese Dauerfehlhaltung entstehen Atrophien, Schrumpfungen und Überdehnungen. Gelegentlich ist auch die Durchblutung und die gesamte Ernährung im Fußbereich herabgesetzt. Eine bläuliche Verfärbung der Haut, deutlich erniedrigte Hauttemperatur und Verschmächtigung des Fußes (einschließlich der Knochenentkalkung) sind oft die Folge. Man nennt diese weitere Folgeerkrankung auch eine trophische Störung, die Dystrophie.

Neuralgien

Im Vordergrund steht hier der Schmerz. Am Bein finden wir eine typische Neuralgie am Oberschenkel. Sie wird auch Roth-Bernhardtsche Krankheit genannt.

Meralgia paraesthetika

Diese Neuralgie des Nervus cutaneus femoris lateralis führt an der Außenseite des Oberschenkels zu schmerzhaften Paraesthesien, die besonders beim Gehen auftreten.

Ischiadikusschäden

Die Schädigung des Nervus ischiadicus wird meist durch einen Bandscheibenvorfall ausgelöst, kann jedoch auch durch Beckenbrüche, Injektionen, Tumore oder andere mechanische Traumen geschehen.

Im Gefolge finden wir lokale Schmerzen am Unterschenkel und am Fuß, auch Taubheitsgefühle. Oft kommt es zur Funktionsminderung oder dem Ausfall von Muskeln. Betroffen sind zumeist der Wadenbeinmuskel, der vordere Schienbeinmuskel sowie die Zehenheber.

Peroneuslähmung (Lähmung des Wadenbeinnerven)

Die Schädigung des Wadenbeinmuskels führt zum Ausfall der Hilfsstrecker an der Außenseite des Fußes und zu Sensibilitätsausfällen. Ursache ist oft eine falsche Lagerung oder eine Druckschädigung durch einen engen, ungepolsterten Gipsverband.

Neuritiden

Neben den Nervenreizungen verschiedener Ursachen gibt es auch echte Entzündungen, ausgelöst durch Infektionen. Meist ist nicht nur der motorische sondern auch der sensible und vegetative Teil der peripheren Nerven betroffen. Im Vordergrund steht in der Regel die motorische Funktionsminderung mit mehr oder weniger starker Lähmung, Atrophie der Muskulatur und Ausfall von Reflexen. Bei Kindern kommt es anlässlich bestimmter Infektionskrankheiten oft zu flüchtigen Begleitneuritiden; so zum Beispiel bei Diphterie, Mumps, Influenza und Meningitis.

Zu den Neuritiden gehört auch die Herpes-Infektion der Nerven, vor allen Dingen am Rumpf bei Herpes zoster. Aber auch Fälle von Herpes an der Fußsohle im Ausbreitungsgebiet der zugehörigen Nerven sind beschrieben.

Entzündungen und Schäden durch Infektionen

Spinale Kinderlähmung (Poliomyelitis)

Diese Infektionskrankheit mit Hauptangriffspunkt am Rückenmark betrifft auch bei leichteren Fällen bevorzugt die Beine. Heutzutage ist die Erkrankung bei uns durch Schutzimpfungen fast ausgerottet. Durch die erhöhte Migration und Zuwanderung kann aber die spinale Kinderlähmung nicht mehr völlig ausgeschlossen werden..

Lepra

Bei uns findet man sie nur bei Gastarbeitern, vorwiegend aus dem Orient. Die neuritische Entzündung breitet sich zunächst entlang der Nerven aus. Die Hauptverästelungen der sensorischen Nerven sind zuerst betroffen. Es beginnt mit einem kleinen unempfindlichen Fleck, an dem später wegen der sekundären Beteiligung der autonomen Fasern die Schweißsekretion aufhört. Schreitet die Erkrankung fort, kommt es zu Sensibilitätsausfällen am Fuß (und der Hand). Bei weiterem Verlauf fallen auch die motorischen Fasern aus und wir sehen Muskelschwächen und Lähmungen.

Die dickeren Nerven schwellen entlang ihres Verlaufs an und es kann zu Kompressionssyndromen kommen (z. B. Tarsaltunnelsyndrom).

Herpes zoster (Gürtelrose)

Es ist eigentlich eine typische virale und schmerzhafte Erkrankung der Hautnerven am Rumpf. Doch können die Zosterviren auch die Nerven bis hinunter zum Fuß befallen und an der Fußsohle Hauteffloreszenzen hervorrufen (siehe auch Band III, Podologische Dermatologie).

Angeborene und vererbbare Nervenkrankheiten

Diese sind selten. Sie beeinflussen die Funktionsfähigkeit und die Entwicklung der Füße hauptsächlich über die Veränderungen an der Muskulatur und den Blutgefäßen.

Charcot-Marie-Tooth-Erkrankung

Am Unterschenkel manifestiert sich gelegentlich die familiär gehäufte Peronealmuskelatrophie (Charcot-Marie-Tooth-Hoffmann-Erkrankung), welche eine Erkrankung des Rückenmarks und der spinalen Nervenwurzeln ist. Sie beginnt zwischen dem fünften und 20. Lebensjahr und ist charakterisiert durch die Atrophie der Peronealmuskulatur sowie der kleinen Fußmuskulatur. Der Betroffene bekommt Vogelbeine, wobei ab dem Knie nach aufwärts „fast" normale Verhältnisse herrschen. Im Bereich des Fußes kommt es zu Kontrakturen mit Krallenzehen, Hohlfuß- und Klumpfußstellung.

Andere Beispiele angeborener oder vererbbarer Erkrankungen sind:

Guillon-Barré-Syndrom

Es handelt sich um eine akute, meist symmetrisch auftretende Polyneuritis mit Befall der Nervenwurzeln. Sie führt zur Lähmung (Landry`s Paralyse) der peripheren Muskulatur, beginnend an den oberen Extremitäten. Der Körperstamm ist nur manchmal betroffen. Am Fuß kommt es zu Reflexausfällen und Gefühlsstörungen bis hin zur kompletten Lähmung der Fußmuskulatur.

Morbus von Recklinghausen (Neurofibromatose)

Diese angeborene Krankheit, deren Ursache unbekannt ist, befällt während der menschlichen intrauterinen Entwicklung das Neuroektoderm, welches für die Differenzierung des Nervensystems zuständig ist. Es ist vergesellschaftet mit Veränderungen der Haut, der Weichteile und des Skeletts.

An den Hautnerven findet man sichtbare und tastbare perlschnurartig angeordnete harte Knötchen. Daneben treten auch zum Teil gestielte Hautfibrome auf. Die typischen hellbräunlichen Flecken (Cafe au Lait) sieht man auch an der Haut der unteren Extremitäten. An den Beinen und den Zehen wird gelegentlich ein Riesenwachstum beobachtet. Weiterhin sind folgende Nebenerscheinungen bekannt: Pseudarthrosen, Knochenverbiegungen, Zysten, und Neurofribrome. Die Neurofibrome können so massiv sein, dass Drucklähmungen an den Nerven ausgelöst werden.

Die Neuropathie am Fuß

Neuropathien am Fuß haben verschiedene Ursachen. In der Podologie ist wohl häufigste Ursache die diabetische Neuropathie. Aber es gibt auch noch die Neuropathien bei Urämie, Lipidspeicherkrankheiten, Lipoproteinmangel, Amyloidkrankheiten und Hereditäre Neuropathien. Hin und wieder sehen wir in der Praxis:

Die alkoholische Neuropathie

Zu den weitverbreiteten Neuropathien gehört die alkoholische Neuropathie. Sie ist besonders bei der chronischen Alkoholkrankheit meist voll ausgeprägt und ähnelt mit ihren Symptomen der diabetischen Neuropathie. Da auch bei dieser Neuropathie die langen und sensiblen peripheren Nerven zuerst betroffen sind, findet man die neurologischen Störungen wie Paraesthesien zuerst an Hand und Fuß. An den Händen fällt diese Neuropathie wegen des oft deutlichen sichtbaren Tremors (Zittern) jedoch meist zuerst auf.

Die ischämische Neuropathie

Man unterscheidet am Fuß die diabetische von der ischämischen Neuropathie. Letztere entsteht auch ohne Diabetes und zwar bei Arteriosklerose (Ursache: Bluthochdruck, Nikotin, Blutfetterhöhung etc.) der größeren Blutgefäße. Das Leitsymptom ist der Schmerz.

Grob klinisch differentialdiagnostisch ist somit von einem ischämisch-neuropathischen und einem diabetisch-neuropathischen Fuß auszugehen. Beim Diabetiker ist oft eine Mischform vorhanden.

Die Amerikaner haben versucht, die neuropathisch verursachte Mangeldurchblutung durch Blockade der Tibialisnerven zu verbessern. Eine Anästhesie des Nervs neutralisiert die sympathischen und sensorischen Fasern der Arteria tibialis und führt tatsächlich zur Verbesserung der Durchblutung. Die Ergebnisse waren unterschiedlich, trotz einiger Nebenwirkungen (Schmerzen), aber erfolgreich. Ist der Gefäßstamm jedoch schon sklerotisch verändert, bewirkt die Nervenblockade wenig (DONATELLI).

Die diabetische Neuropathie

Im Fachbereich Podologie ist dies die häufigste Neuropathie. Sie führt bei Diabetes mellitus zur Degeneration der Nerven und den entsprechenden Symptomen an den Füssen:

- Kribbelgefühl oder Ameisenlaufen
- Schmerzanfälle mit einschießenden Schmerzen
- Krämpfe an den Füssen
- nächtliches Sohlenbrennen
- Verminderung der Oberflächensensibilität
- Verminderung der Wärmeempfindung
- Verlust der Tiefensensibilität und des Vibrationsempfinden

Man unterscheidet neurologisch :

Sensorische Neuropathie

Gefühlsstörungen im Temperaturempfinden und in der Tiefensensibilität.

Motorische Neuropathie

Paresen (Lähmungen, z. B der kleinen Fußmuskulatur).

Autonome Neuropathie

z. B. Herzrythmusstörungen, Magenträgheit, Gefäßnervenausfall.

Schädigungsmechanismus

Die Schädigung der Nerven geschieht über mehrere Mechanismen:

- Gefäßschädigung
- Myelinschädigung
- Axonschädigung

Durch die Gefäßschädigung nimmt die Versorgung der Nerven mit Nährstoffen und Sauerstoff ab. Der Nerv leidet an „Hungeratrophie."

Diabetes schädigt auch das „Fett", das die Nervenhüllen umgibt. Die Myelinscheiden erleiden dadurch einen scholligen Zerfall und verschwinden. Die Axone degenerieren. Dünne, meist zum sensorischen Teil des Nervensystems gehörende Nerven „erwischt" es meistens eher, was den Verlauf der Neuropathie erklärt.

Die Schäden werden ausgelöst durch diabetische Veränderungen im Stoffwechsel und den physiologischen Parametern: Vermehrung freier Radikale, Anhäufung von Sorbitol mit Ödembildung in den Zellen und im Endoneurium, Myo-

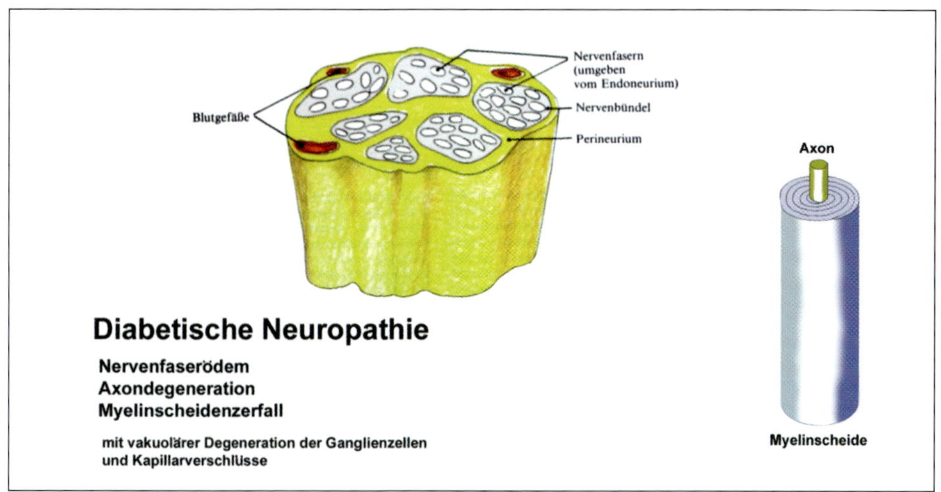

Abb. 195:
Betroffene Strukturen am Nerv bei der diabetischen Neuropathie.

inositmangel sowie gesteigerte Glykosylierung der Myelinscheiden und der Lipide.

Dies betrifft nicht nur die peripheren Nerven am Fuß, sondern auch die Nerven der inneren Organe z. B. Darm und Magen. Folge: Magen-Darmträgheit. Auch Herzrythmusstörungen durch Schädigung der Reizleitung können auftreten.

Sensorisches System

Die Veränderungen am sensorischen Nerven des Diabetikers treten frühzeitig auf. Sie sind bereits histologisch nachweisbar, wenn per Stimmgabel und Neurographie noch keine Minderung der Nervenleitgeschwindigkeit nachweisbar ist.

Als erstes ist beim Diabetiker die Temperaturempfindung und die Tiefensensibilität herabgesetzt.

Ist die Temperaturempfindung herabgesetzt, spricht man von einer Thermanaesthesie.

Die Tiefensensibilität umfasst die Empfindungen aller unter der Haut befindlichen Körperteile: Muskeln, Sehnen, untere Hautschichten, Knochen und Gelenke.

Merke. Durch Schädigung der Haut wird die Tiefensensibilität nicht beeinflusst. Die Vater-Pacinischen Körperchen registrieren Vibrationsreize von 250 bis 350 Herz. Die Meissner-Tast-Körperchen erfassen Reize von 30 bis 40 Hertz. Die Stimmgabel misst mit einer Frequenz von 64 oder 128 Hertz und liegt damit mit ihrem typischen Messbereich außerhalb der Reizerfassung der Hautsensoren. In der Podologie, die im „Lizenzgebiet" Haut arbeitet, ist daher der Einsatz des TIP-Term zur Messing der Temperaturempfindung wichtiger als die Stimmgabel. Die Wahrnehmung der Tastempfindung (bei Manipulation und Skalpelleinsatz) sowie der Temperaturempfindung (Hitzeentwicklung bei Schleifen, Fräsen etc.) ist für die Behandlungssicherheit wichtiger als die Wahrnehmung der Vibration des Schleifers oder Fräsers. Für den Patienten ist die Temperatur- und Tastempfindung als Warnmedium wichtiger: Ohne Schmerzwahrnehmung hat er keinen natürlichen Selbstschutz.

Das Vibrationsempfinden, das man mit der Stimmgabel misst, ist nur ein Teil der Tiefensensibilität und wird Pallaesthesie genannt. Ist das Vibrationsempfinden herabgesetzt, spricht man von einer Pallhypaesthesie und fehlt es, bezeichnet man dies als Pallanaesthesie.

Ist die Berührungsempfindung herabgesetzt, spricht man von einer Hypaesthesie; ist sie verschwunden, von einer Anaesthesie.

Die exakten Termini technici sind oft nur noch in Neurologenpraxen gängig.

Die Schmerzempfindung, die man ganz einfach mit spitzer Nadel oder ähnlichen Dingen, auch durch Kneifen mit dem Finger (durchaus praktisch und nicht altmodisch) messen kann, bezeichnet man als Hypalgesie wenn vermindert, als Analgesie wenn aufgehoben und als Hyperalgesie wenn gesteigert.

Man muss zur Prüfung des Sensoriums nicht unbedingt aufwendige Verfahren einsetzen. Ganz einfach ist der Test auf Berührungs- oder Tastempfindung mit einem Wattebausch oder einen Gegenstand, notfalls mit der Fingerkuppe, der schon entscheidende Hinweise auf eine Neuropathie gibt. Allerdings werden heutzutage technische Hilfsmittel wie das Monofilament und der Tip-Term-Pen schon fast überall eingesetzt.

Autonomes Nervensystem

Die Veränderungen im autonomen Nervensystem betreffen zwei Gebiete:

1. Die Haut mit Anhydrosis oder Hyperhydrosis, daraus resultierend trockene Haut, Rhagaden und Fissuren. Letztere müssen auf jeden Fall verhindert werden, um Infektionen und Ulzera zu vermeiden. Mykosen und bakterielle Infekte drohen.

2. Das Gefäßsystem wird irritiert, wobei hier neben der Vasokonstriktion auch eine Erweiterung der Gefäße vorkommt. Die Gefäßverengung ist zu Beginn jedoch häufiger. Man sieht sogenannte Landkartenphänomene und eine bläulich verfärbte Haut.

Motorisches System

Hier kommt es zunehmend zur Myopathie durch Störung des Glukose- und auch des Eiweißstoffwechsels. Dies bedeutet eine Degeneration der Muskelfasern mit Abnahme von Masse und Anzahl. Die beiden Typen der Muskelfasern der Typ I und der Typ II werden unterschiedlich betroffen (siehe unter Stoffwechselstörungen).

Im Endergebnis kommt es zur zunehmenden Atrophie und Schwächung der Muskulatur.

Untersuchung

Die Podologenpraxis ist in der Regel nicht der Ort, an dem aufwendige medizinische Untersuchungen durchgeführt werden. Allerdings begeben sich nicht alle Diabetiker regelmäßig in ärztliche Behandlung, sodass ein sogenanntes Screening empfehlenswert ist.

Vorgehen in der Podologenpraxis:
Die Untersuchung kann in der Podologenpraxis mit TIP-Term, Monofilament und der Stimm-

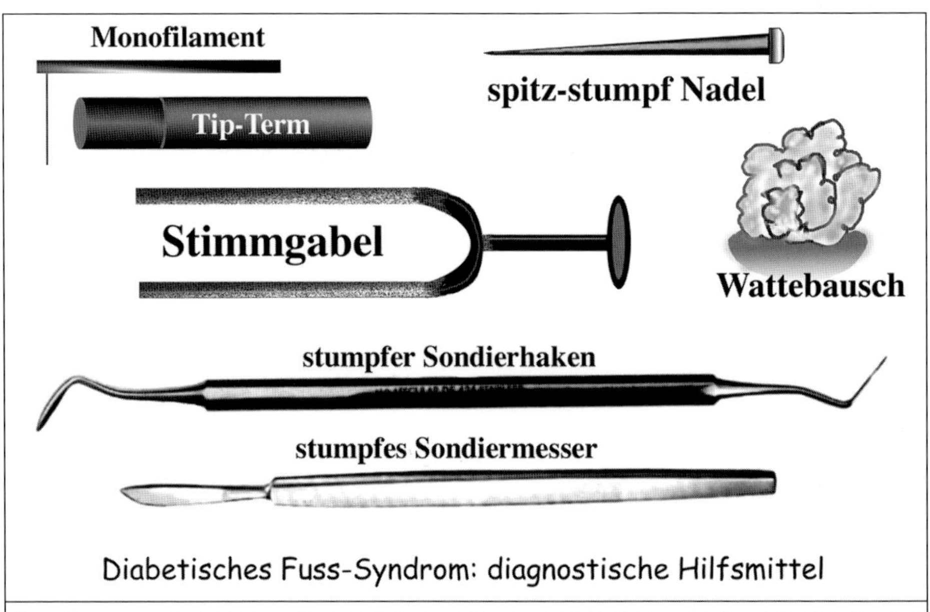

Abb. 196:
Einfache diagnostische Hilfsmittel bei der neurologischen Untersuchung.

gabel durchgeführt werden. Ganz einfach aber ist der Test mit einem Wattebausch und einem spitzen Gegenstand, der schon entscheidende Hinweise auf einen Neuropathie gibt, wenn die Gefühlswahrnehmung herabgesetzt ist.

Nicht zu vergessen ist auch, dass man zuerst einmal grob die Sensibilität durch einfaches Betasten testen kann und auch per palpierender Hand festzustellen ist, wie weit die strumpfförmige Gefühlsstörung schon unterhalb oder oberhalb der Knöchelgabel objektivierbar ist.

Wer schon meint, er müsse die Stimmgabel beherrschen, der sollte auch den Reflexhammer gebrauchen können.

Vorgehen in der Hausarztpraxis:
Neben den einfachen Untersuchungen mit Reflexhammer und vorgenannter Ausrüstung dienen aufwendige Laboruntersuchungen vor allem dazu, Diabetes, Alkoholmissbrauch, Magen-Darmstörungen, Mangelsyndrome, entzündliche, nierenbedingte und hormonelle Ursachen voneinander abzugrenzen.

Vorgehen in der Neurologenpraxis:
Im 21. Jahrhundert ist es selbstverständlich, dass Patienten mit dem Verdacht auf eine Neuropathie zum Neurologen überwiesen werden. Nur er kann auf Grund seines Equipments exakt unterscheiden, um welche Art von Neuropathie es sich handelt. Die Eigenheiten der Kassenmedizin verleiten jedoch oft dazu, dem Diabetiker diese Untersuchung vorzuenthalten.

Neurologische Untersuchungen müssen auf jeden Fall die apparative Messung der motorischen und sensiblen Nervenleitgeschwindigkeit umfassen. Ergänzend dazu sollte elektromyographisch der Zustand der Muskulatur (Denervierungsgrad, Myopathiegrad) bestimmt werden.

Eine neue Methode ist die elektromechanische Untersuchung der sensiblen Endorgane in der Haut. Die Vater-Pacinischen Körperchen registrieren Vibrationsreize, die Meissner-Körperchen vor allem Tast-Reize. Für die dazugehörenden afferenten A-Betafasern gibt es feststehende Normwerte.

Weitere, sehr spezielle Untersuchungsmethoden sind der SSR (Sympathetic Skin Response) sowie der PAP (Peripher Autonomes Potential) für die autonomen, sympathischen, marklosen C-Fasern (Näheres siehe Fachliteratur).

Behandlungsgrundsätze bei Neuropathie

Grundvoraussetzung ist die richtige Blutzuckereinstellung.
Ergänzend stehen zur Verfügung:

- Elektrotherapie
- Reiztherapie
- Medikamente und Vitamine
- Bäder
- Einreibungen
- Manuelle Therapie
- Mentales Training
- Hypnose, Meditation, Visualisierung

Die einzelnen Therapiemaßnahmen sind Fachthemen, deren Umfang den Rahmen dieses Buches sprengen würden.

XI Verletzungen am Bewegungssystem

Die menschlichen Gehwerkzeuge meistern die Belastungen und Gefahren des täglichen Lebens überraschend gut. Zudem tragen sie das gesamte Körpergewicht, sind daher Überbelastung und plötzlichen Krafteinwirkungen ausgesetzt. Auch ihre „geographische" Lage am Fußboden liefert sie plötzlichen Gewalteinwirkungen aus, im Gegensatz zu den oberen Extremitäten. Bei der nachfolgenden Wertung von Verletzungen an den unteren Extremitäten wird auf besondere Situationen und anatomische Verhältnisse eingegangen:

Am Fuß unterscheidet man drei Gruppen wichtiger Bauteile, bei denen Verletzungen typische Symptome, Folgen und therapeutische Notwendigkeiten hervorrufen. Man unterteilt in Muskel- und Sehnenverletzungen, Bandverletzungen und Luxationen sowie Knochenverletzungen.

Muskel- und Sehnenverletzungen

Durch Gewalteinwirkung an Unterschenkel und Fuß sieht man die mannigfaltigsten Formen von Muskel- und Sehnenverletzungen auf Grund von Durchtrennung, Quetschung oder spontaner Überdehnung. Zusätzliche Schädigungen von Nerven und Blutgefäßen komplizieren das Trauma und dessen Folgen. Auf Grund der Erkenntnisse der Sportmedizin weiß man, dass es für einzelne Muskeln und Sehnen typische Verletzungen und Schadensmuster gibt:

Beim Zwillingswadenmuskel (Musculus gastrocnemius) reißt der Muskel am Übergang zu seinem Sehnenspiegel, unterhalb des inneren Zwillingswadenmuskels ein (Abb. 197). Moderne Autoren nennen diesen Riss „Tennisleg" (Tennisbein). Die Verletzung erfolgt beim Start, äußert sich mit einem stechenden, plötzlichen Schmerz und besteht in einem kleineren oder größeren Einriss vom inneren Rand her. Natürlich ist die Verletzungsursache nicht allein dem

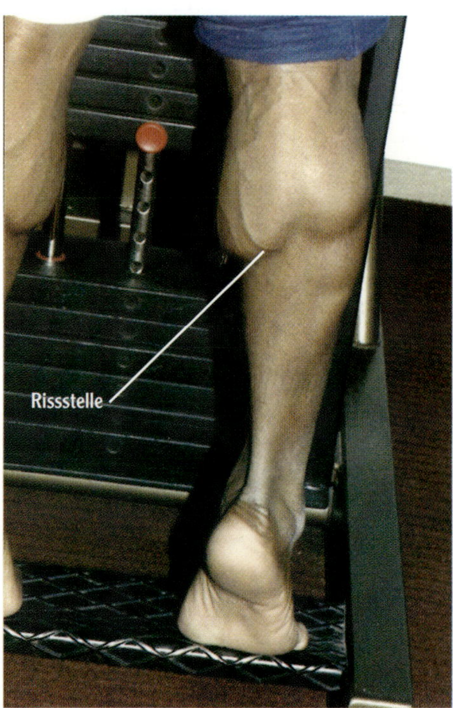

Abb. 197:
Tennisleg. Einriss des inneren Zwillingswadenmuskels am Übergang zu seinem Sehnenspiel.

Tennissport zuzuschreiben; vielmehr haben auch tägliche Überlastungen wie Treppensteigen, Abrutschen oder Abstoßen des Unterschenkels Anteil daran. Diese Muskelverletzung der Wadenmuskulatur muss sofort stabilisiert werden; kühlende, abschwellende lokale Maßnahmen sind mit einem Kompressionsverband über ein bis zwei Wochen zu ergänzen. Derzeit sind Tapeverbände aktuell. Operative Eingriffe mit dem Ziel, Nähte zu setzen, bringen kaum bessere Erfolge als die konservative Therapie. Nach genügend langer Schonung und Ausheilungszeit ist die Wiederherstellung der Funktion wichtig. Leichte Dehnübungen, vorsichtige Massagen und elektrophysikalische Therapie sind also zweckmäßig. Ein Trainingsbeginn ist oft nach 14 Tagen möglich, Vollbelastung sollte aber nicht vor vier Wochen erlaubt werden.

Achillessehne

Meist durch degenerative Vorschäden verursacht, reißt bei manchen Menschen die Achillessehne mit einem peitschenartigen Schlag, oft ohne äußerliche Unfallursache. Dies geschieht in der Regel beim Start, bei momentanen starken Belastungen der Achillessehne wie beispielsweise beim Autoanschieben. Die Sehne reißt dabei im mittleren bis distalen Drittel (Abb. 198).

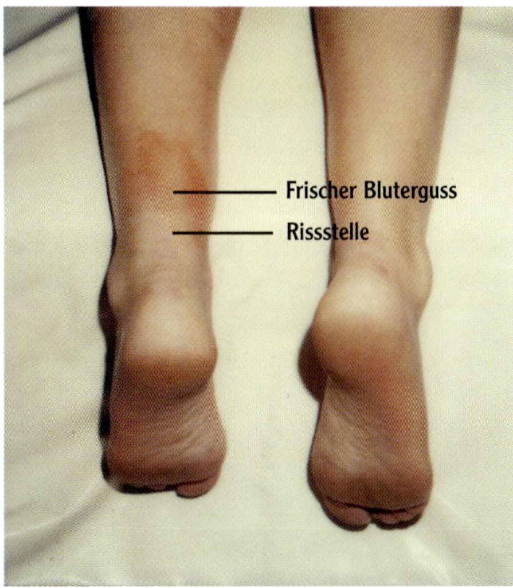

Abb. 198:
Achillessehnenriss links. Man sieht die Verdickung im Bereich der linken Achillessehne. Eine Delle ist tastbar, der Zehenspitzenstand nicht mehr möglich.

Ein Zehenstand ist nicht mehr möglich; die Untersuchung lässt eine Schwellung mit einer tastbaren Lücke oberhalb des Fersenbeines erkennen. Interessant, dass die aktive Beugung des Sprunggelenks dabei nicht völlig aufgehoben ist, da der Sohlenspanner (Musculus plantaris) in der Regel noch intakt ist und eine Restfunktion gewährleistet. Größere Kraftentfaltung ist allerdings nicht mehr möglich. Die Therapie des Achillessehnenrisses besteht in der Operation mit anschließender Gipsruhigstellung. Der Gips wird zunächst in Spitzfußstellung angelegt und innerhalb von sechs Wochen mehrmals bis zur Rechtwinkelstellung umgegipst. Eine anschließende Einlagenversorgung mit Absatzerhöhung ist unbedingt erforderlich, um die Dehnbarkeit des Wadenmuskels (Musculus triceps surae) und die Elastizität der Sehne wiederherzustellen. Über die Dauer der Gipsbehandlung gehen die Meinungen auseinander; unter vier Wochen Ruhigstellung wird jedoch keine Achillessehnenruptur richtig ausheilen.

Ischämische Muskelkontraktur

Immer wieder findet man eine ischämische Muskelkontraktur bei Patienten, die beim Sport überbelastet, stumpfe Verletzungen gegen den Unterschenkel erlitten haben oder auch mechanische Irritationen (beispielsweise Druckschäden durch Skistiefel) erkennen lassen.

Ischämischen Kontrakturen sind Schädigungen des Muskels, die hauptsächlich am Unterschenkel durch Durchblutungsstörungen ausgelöst werden. Letztere entstehen im Gefolge von mechanischen akuten Einwirkungen und führen zum Anschwellen der Muskeln in den Muskelbinden, die stabile, wenig elastische Röhren darstellen. Kommt es durch Überbelastung beim Sport (Jogging, Fußball, Bergsteigen) zu einem Anschwellen des Muskels in seiner Muskelloge (Muskelbinde), wird die Durchblutung vermindert. Je nach Fall werden auch Druckschäden an Nerven, Gefäßen und am Muskel selbst gesetzt. Aber auch Verletzungen (möglicherweise ein Schlag gegen den Unterschenkel beim Fußball mit nachfolgender Schwellung oder einem Hämatom) können zu akuter Raumnot mit einer nachfolgenden Durchblutungsstörung in der Muskelbinde führen. Starke Schmerzen, Gefühlsstörungen, Durchblutungsstörungen mit

Verfärbung der Zehen sind die Folgen. Die Fortdauer des Krankheitszustandes führt zum Absterben der Muskulatur. Ist jene erst einmal gravierend geschädigt, kommt es zur Kontraktur, im Unterschenkel- und im Fußbereich meist zum Spitzfuß.

Die wichtigste ischämische Muskelkontraktur am Unterschenkel ist das Tibialis-anterior-Syndrom (auch Kompartment-Syndrom genannt). Der Musculus tibialis anterior (vorderer Schienbeinmuskel), oft auch noch der Musculus extensor hallucis longus (langer Großzehenstrecker) und der Musculus digitorum longus (gemeinsamer Zehenstrecken) erleiden durch die Kompression einen irreversiblen Schaden, wenn nicht sehr rasch gehandelt wird. Die Therapie besteht darin, die Muskelbinde des vorderen Schienbeinmuskels und auch jene der anderen Muskeln, sofern sie betroffen sind, aufzuschneiden, um die komprimierten Muskeln, Gefäße und Nerven zu entlasten.

Die Muskelloge des Wadenbeines kann ebenfalls betroffen sein. Man nennt dies dann das Peronaeal-Syndrom, das allerdings viel seltener vorkommt. Als Ursache dafür sind militärische Übungen, Fußballspielen, Tanzen beschrieben. Das Peronaeal-Syndrom darf nicht mit einer Peronaeuslähmung im Gefolge von Bandscheibenschäden, direkten Nervenverletzungen und ähnlichen Traumen verwechselt werden. Auch hierbei ist die operative Eröffnung der Muskelbinde kurzfristig durchzuführen, um ein Absterben des Muskels mit nachfolgender Lähmung und Kontraktur zu vermeiden.

Die ischämische Muskelkontraktur ist deswegen so gefürchtet, weil die Diagnosestellung am Anfang sehr schwierig ist und eine konsequente Behandlung dadurch relativ spät einsetzt.

Ausriss der kurzen Wadenmuskelsehne

Eine häufige Verletzung, ausgelöst durch Umknicken, Fehltritten auf Treppen oder auf unebenem Gelände ist die Ausrissverletzung der Sehne des kurzen Wadenmuskels (Musculus peronaeus brevis) an der Basis des V. Mittelfußknochens. Der Verletzte spürt beim Umknicken des äußeren Fußrandes einen heftigen Schmerz an der Außenseite; Schwellung mit Druckschmerz und Einschränkung der Fußrandhebung folgt. (Abb. 199). Die Sehne reißt in den meisten Fällen ein Stück der Knochenbasis mit ab, was im Röntgenbild leicht zu erkennen ist. Diese Verletzungen bleiben in der Regel unerkannt, sofern sie nicht zu starker Gehbehinderung führen. Bei komplettem Abriss der Sehne oder gar einer Fraktur muss eine Gipsruhigstellung über sechs Wochen, möglicherweise auch eine operative Fixierung der Sehne oder ihres abgerissenen Knochenansatzes erfolgen.

Peronaealsehnenluxation

Bei Drehverletzungen im Sprunggelenk mit starker Beugung oder Streckung können die Sehnen der Wadenbeinmuskeln aus ihrer Verankerung beziehungsweise den Sehnenscheiden hinter dem Außenknöchel herausgerissen werden. Vergesellschaftet ist diese Verletzung mit einem Zerreißen der Retinacula musculorum fibularum (Verstärkungszüge der Unterschenkelfaszie). Unbehandelt führt die Verletzung, die im geschwollenen Zustand mit einem Außenbandriss verwechselt werden kann, zu einer chronischen Instabilität. Dann luxieren bei extremen Bewegungsausschlägen des Sprunggelenks die Peronaealsehnen immer wieder über den Außenknö-

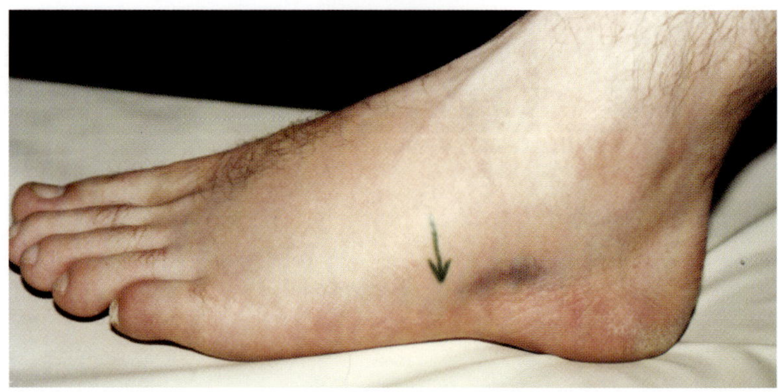

Abb. 199: Abrissbruch der Basis des V. Mittelfußknochenens links. Der Bruch ist fünf Tage alt, der Senkungsbluterguss von der Bruchstelle (Pfeil) in Richtung Ferse gewandert. Der gesamte Vorfuß ist geschwollen.

chel nach vorne (Abb. 200). Die Therapie besteht in straffer Bandagierung oder Operation.

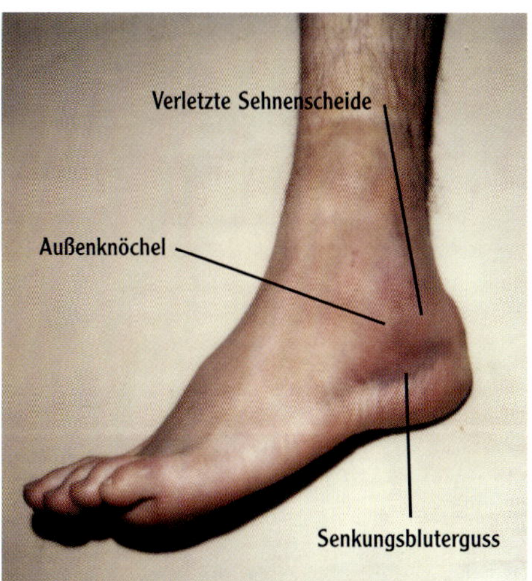

Abb. 200:
Peronaealsehnenluxation. Die Schwellung hinter dem Außenknöchel kennzeichnet jene Stelle, an der die Sehnen der Wadenbeinmuskulatur aus der Verankerung gerissen wurden. Unterhalb des Außenknöchels ist bereits der Senkungsbluterguss erkennbar.

Direkte Muskelverletzungen

Direkte Muskelverletzungen durch Schläge, Schnittverletzungen oder Quetschungen führen zu mehr oder weniger ausgeprägten Verlusten der Muskelsubstanz. Meist besteht ein umschriebener Schmerz, im Anfangsstadium eine oft erhebliche Funktionsstörung. Beschwerden zeigen sich vor allem beim Anspannen des Muskels. Ein Bluterguss ist nicht selten tastbar, allerdings nur, wenn die Verletzungsstelle oberflächlich liegt. Ein umschriebener Tastschmerz bei einer Muskelschädigung weist auf einen ausgeprägten Befund hin; stärkere Muskeleinrisse lassen beim Abtasten eine Lücke erkennen. Bei ausgedehnten Muskelverletzungen, insbesondere bei Prellungen, Schnittverletzungen und dergleichen mehr, darf eine zusätzliche Nerven- und Gefäßschädigung nicht übersehen werden!

Muskelverletzungen mit ausgedehnten Blutergüssen, die nicht konsequent genug behandelt wurden oder im Frühstadium gar fälschlicherweise mittels Massagen, können eine Myositis ossificans hervorrufen. Diese Verkalkung ganzer Muskelabschnitte tritt immer wieder als Komplikation von Muskelschäden auf (Abb. 201).

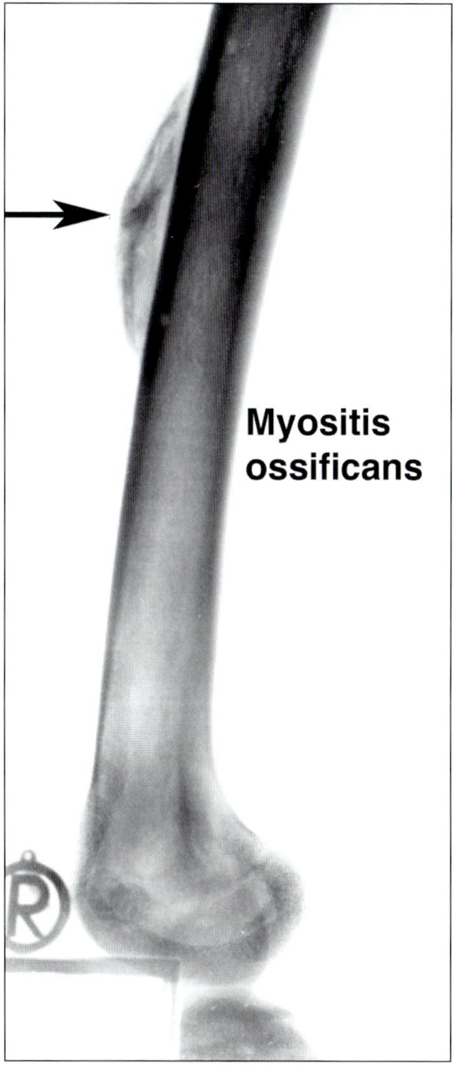

Abb. 201:
Myositis ossificans. Röntgenbild eines Oberschenkels von der Seite: Verkalkungsherd sechs Monate nach der Muskelverletzung.

Die Behandlung von Muskelverletzungen basiert vorrangig auf einer Ruhigstellung unter mäßiger Kompression. Bei kompletter oder fast völliger Durchtrennung eines Muskels ist die operative Versorgung angezeigt. Weniger starke Verletzungen bedürfen der Ruhigstellung unter Entlastungshaltung des Muskels, einer abschwellenden, hochlagernden Behandlung und auch der Schonung. Frische Muskelverletzungen dürfen keinesfalls massiert werden! Nach Ruhigstellung unter abschwellenden und komprimierenden Verbänden ist eine vorsichtige Übungstherapie nach 14 Tagen wieder erlaubt, eine Belastung jedoch nicht vor vier Wochen, sofern die Läsion nicht gravierend war.

Isolierte Sehnenverletzungen

Bei jeder äußeren Gewalteinwirkung und Überdehnung des Fußes kann es zu isolierten Abrissen von Sehnen kommen. Neben der Achillessehnenverletzung an typischer Stelle kann diese Sehne auch am Knochen abreißen, ja sogar ein Stück Knochen mitnehmen (Entenschnabelverletzung).

Seltener sind direkte Verletzungen der Sehne des vorderen Schienbeinmuskels, wobei diese reißt, wenn der Fuß plötzlich überbeugt wird. Die typische Rissstelle liegt in der Nähe des Unterschenkelkreuzbandes.

Nicht selten kommt eine Verletzung der Strecksehnen am Fußrücken zustande (durch scharfkantige Gegenstände wie Messer, Glasscherben usw.). Meist werden die Sehnen dabei durchtrennt; ein operativer Eingriff ist dann erforderlich. Spätere Bewegungsstörungen und Kontrakturen (Abb. 202) sind häufig und bedingt durch Vernarbung.

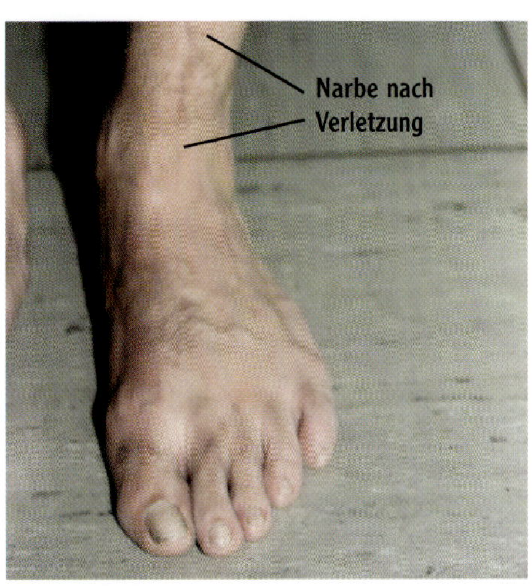

Abb. 202:
Schnittverletzung. Zustand nach Naht des langen Schienbeinmuskels und des langen gemeinsamen Zehenstreckers knapp oberhalb der Knöchelgabel. Im Gefolge Knickfußbildung und Verbreiterung des Vorfußes durch muskuläre Schwäche.

Bandverletzungen und Luxationen

Eine Luxation ist eine Verrenkung eines Gelenks, der die Schädigung eines Bandes oder Knochens vorangeht. Distorsionen hingegen sind der Oberbegriff für kleinere Verletzungen von Bändern und Weichteilen am Fuß. Eine exakte Diagnose wird durch die Bezeichnung „Distorsion" nicht gestellt. Bei der Diagnose „Luxation" und „Bandverletzung", sind das betroffene Gelenk oder eine Funktionseinheit anzugeben.

Bandverletzungen

Bei Verletzungen am Fuß sind die Bänder die am häufigsten betroffenen Strukturen. In der Regel zerreißen sie nicht vollständig, sondern nur teilweise. Möglich sind auch „nur" Überdehnungen (ebenfalls sehr schmerzhaft). Auch sie führen zu Schwellungen und Funktionsstörungen. Nicht ausreichend behandelt, sind Vernarbungen und Schrumpfungen die Folge. Spätfolgen sind Funktionsstörungen bis hin zur Gelenksteife.

Außenbandverletzung am Sprunggelenk

Das Außenband, dreifach gegliedert, ist von den Bändern am Fuß bei Verletzungen am häufigsten betroffen. In den meisten Fällen sind die Verletzungen im Bereich des Ligamentum fibulotalare anterius (Vorderteil des Bandes zwischen Wadenbein und Sprungbein) lokalisiert. Man sieht meist eine starke Schwellung an der Vorderseite des Wadenbeinknöchels (Abb. 203), begleitet von starkem Druck- und Bewegungsschmerz. Die Supinationsbewegung in Kombination mit der Bodenwärtsbeugung ist schmerzhaft. Bei größerer Krafteinwirkung ist ein Durchreißen des Bandes möglich. Das führt zum Aufklappen des äußeren Sprunggelenkspaltes, was erfahrene Behandler schon bei der manuellen Untersuchung feststellen können. Eine Röntgenaufnahme dokumentiert den Sachverhalt einwandfrei (Abb. 204). Solche Fälle bedürfen in der Regel einer operativen Versorgung. Ansonsten genügen bei einer Teilverletzung des Bandes eine Gipsruhigstellung über 14 Tage und die Weiterbehandlung im schonenden Zinkleim- oder Tapeverband, ergänzt durch stabile Schuhversorgung. Bei leichteren Verletzungen, bei denen nur eine

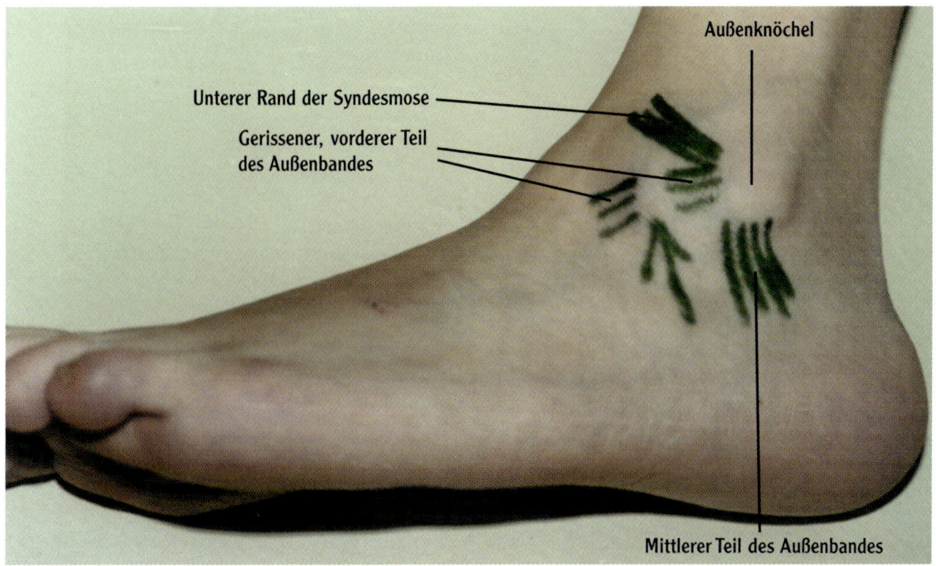

Abb. 203:
Der Pfeil markiert die Rissstelle des vorderen Anteils des Außenbands. Bereits 20 Minuten nach der Verletzung ist die Schwellung zu sehen.

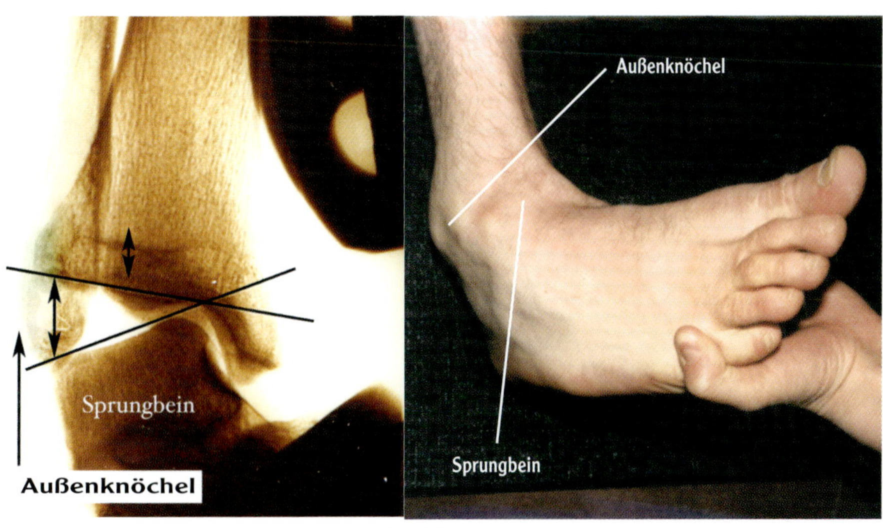

Abb. 204:
Alter Außenbandschaden des rechten Sprunggelenks. Bei starker Supination lässt sich der äußere Gelenkspalt aufklappen (im Röntgenbild deutlich sichtbar).

Überdehnung des vorderen Anteils gegeben ist, genügt ein stabilisierender Verband über 14 Tage hinweg zur Ausheilung.

Innenbandverletzung am Sprunggelenk

Das Innenband des Sprunggelenks wird auch Deltaband genannt (Ligamentum deltoideum), da es eine dreieckige Form wie der griechische Buchstabe (∅= Delta) hat.

Bei massiven direkten und indirekten Verletzungen reißt dieses Band ein, oft vergesellschaftet mit Begleitverletzungen am Außenband oder Begleitfrakturen. Ist das Innenband komplett durchgerissen, kommt es zu einem Aufklappen des inneren Sprunggelenkspaltes, bei zusätz-

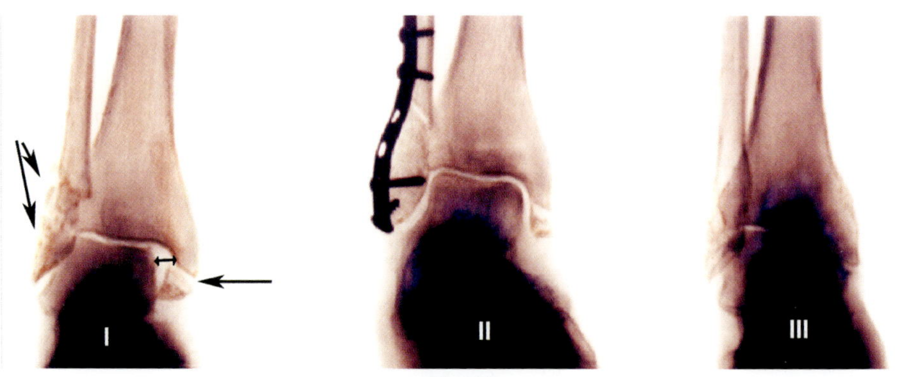

Abb. 205:
Verrenkungsbruch des rechten Sprunggelenks mit knöchernem Bandausriss am Innenknöchel.

licher Schädigung des Außenbandes zur Verrenkung (Luxation) im oberen Sprunggelenk. Dann muss auch angenommen werden, dass die Gelenkkapsel, das Wadenbein, die verstärkenden Faserzüge der Unterschenkelfaszie, teilweise auch Muskelsehnen, Gefäße und Nerven mitbetroffen sind. Eine Ruhigstellung über sechs Wochen hinweg im Gipsverband reicht meist nicht aus, so dass einer operativen Naht der Vorzug gegeben werden sollte (Abb. 205)

Syndesmose

Diese straffe Verbindung zwischen Wadenbein und Schienbein oberhalb des Sprunggelenks ist wichtig für die Stabilität der Knöchelgabel. Zerreißt die Syndesmose, wird die Knöchelgabel instabil und es kann zur Luxation kommen. Bei den meisten Sprunggelenksverletzungen sind der vordere Teil des Außenbandes und der untere Teil der Syndesmose überdehnt, was noch eine ausreichende Stabilität gewährleistet. Bei völligem Zerreißen der Syndesmose muss nach Zusatzverletzungen der Knochen gefahndet werden. Eine Ruhigstellung im Verband gefährdet die stabile Ausheilung, so dass mindestens ein Gipsverband (besser eine operative Fixierung mittels einer Schraube) angelegt werden sollte. Verheilt eine Syndesmosenverletzung nicht mit genügendem Gelenkschluss, ist ein Wackelgelenk mit vorzeitigem Verschleiß und frühzeitiger Einsteifung die Folge (Abb. 206).

Gabelband

Wenig bekannt ist die Anfälligkeit des Gabelbandes (Ligamentum bifurcatum oder bipartitum), das auf der Fußrückenseite eine Verstrebung im Bereich des Chopartschen Gelenks darstellt. Es verbindet das Fersenbein mit dem Würfelbein einerseits und dem Kahnbein andererseits. Seine Verletzung wird oft als Distorsion fehlgedeutet und mit einer vorderen Außenbandläsion verwechselt. Charakteristisch für die Verletzung des Gabelbandes sind die Schwellung am äußeren Fußrücken sowie ein starker Schmerz beim Auftreten und der Sohlenwärtsbeugung des Fußes. Auch diese Verletzung bedarf einer konsequenten Therapie (Ruhigstellung mittels Gipsverband) über zwei bis vier Wochen hinweg und anschließender unterstützender Einlagenversorgung (Abb. 207).

Pfannenband

Im Fußlängsgewölbe, und zwar an seinem höchsten Punkt unter dem Sprungbeinkopf, liegt das Pfannenband (Ligamentum calcaneo- naviculare). Es ist knorpelig überzogen, pfannenförmig ausgebildet, relativ kurz, aber sehr stark und verbindet das Fersenbein mit dem Kahnbein. Bei Verletzungen dieses wichtigen Bandes, das auch Plattfußband genannt wird, kommt es zu starken Schmerzen beim Auftreten, ohne dass zunächst röntgenologisch oder klinisch eine Auffälligkeit bestünde. Die Diagnosefindung ist nicht leicht. Sie gelingt jedoch anhand der Unfallanamnese, die meist eine Stauchung oder Prellung der Fußsohle durch einen nicht geglückten Aufsprung ergibt. Wird das Pfannenband gesprengt und der knorpelige Überzug verletzt, sind hartnäckige Schmerzen in der Tiefe des Fußes die unangenehme Folge. Mancher einseitige Plattfuß mit

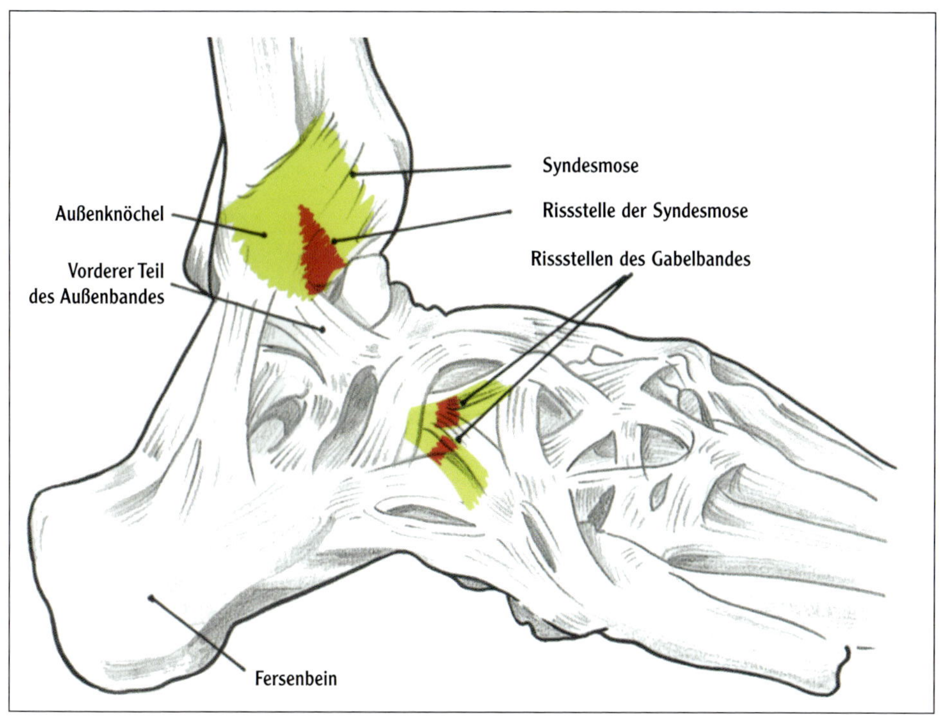

Abb. 206:
Syndesmosenverletzung. Die typische Verletzungsstelle imponiert vom unteren Rand der Syndesmose her und ist mit einer Sprengung der Knöchelgabel vergesellschaftet.

diesen uncharakteristischen Beschwerden hat als Ursache einen Pfannenbandschaden. Deshalb muss man schon bei dem Verdacht auf eine Pfannenbandruptur für mindestens vier Wochen einen unterstützenden Gipsverband anzulegen. Anschließend bedarf das Längsgewölbe einer wirksamen Stütze; starre Plastik- oder Metalleinlagen bieten sich dafür an.

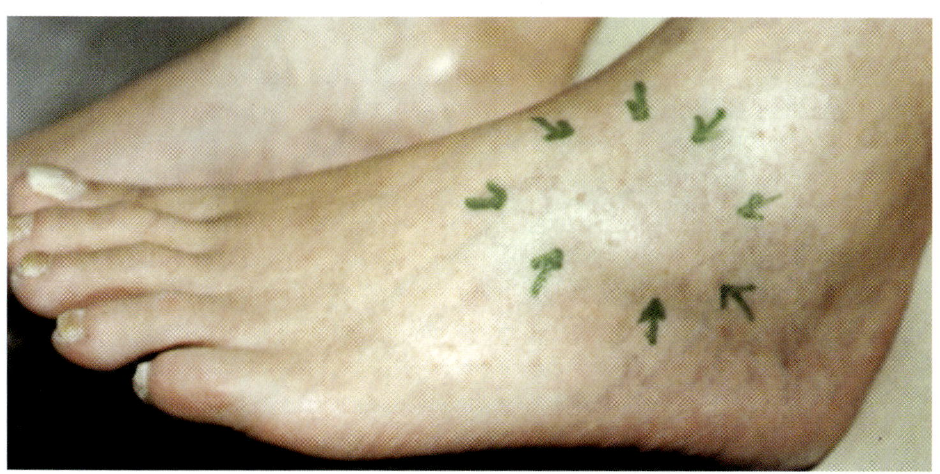

Abb. 207:
Verletzung des Gabelbands. Das Foto zeigt eine massive Schwellung über dem stärksten Fußrückenrand. Die Pfeile markieren das typische Schmerzareal.

Unspezifische Bandverletzungen

Neben den angeführten wichtigsten Bändern, deren Schädigungen gravierende Folgen für den Fuß haben, sieht man in selteneren Fällen auch Verletzungen der übrigen Bänder. Es handelt sich dabei meist um straffe Bandverbindungen zwischen den Fußwurzel- oder Mittelfußknochen. Bei Vorfußkontusionen oder Distorsionen imponieren gelegentlich stark schmerzhafte, druck- und dehnungsempfindliche Bandverbindungen an der Basis, häufiger an den Köpfchen der Mittelfußknochen. Selten sind Verletzungen der dorsalen und plantaren Fußbänder (Ligamenta tarsi dorsalia und plantaria), ebenso die Verletzung des wichtigsten Bandes am Fuß, dem langen Sohlenband (Ligamentum plantare longum). Meist kommt es nur zur Überdehnung mit Verletzung der tieferen, unelastischeren Bänder des Fußgewölbes.

Luxationen

Oberes Sprunggelenk

Eine Verrenkung im oberen Sprunggelenk kann nur dann erfolgen, wenn der Kapselbandapparat zerreißt. Dabei kommt es auch zur Schädigung der Gelenkinnenhaut und der um die Knöchelgabel verlaufenden Sehnen, Nerven und Gefäße. Die Luxation muss schnellstens behoben werden, um Durchblutungsstörungen oder Nervenüberdehnungen vorzubeugen.

Unteres Sprunggelenk

Wird der Fuß insgesamt nach hinten verrissen, entsteht eine seltene, aber in der Literatur oft beschriebene Verrenkung des unteren Sprunggelenks (Luxatio subtalo). Dabei bleibt das Sprungbein in der Knöchelgabel, während der übrige Fuß nach hinten innen verrenkt ist. Auch diese Luxation ist mit schwerwiegenden Folgen behaftet, da der Band- und Kapselapparat im unteren Sprunggelenk zerstört ist. Spätfolgen mit Schmerzen, Verschleißerscheinungen und Einsteifungen sind zu erwarten.

Chopartsches und Lisfrancsches Gelenk

Verrenkungen im Chopartschen Gelenk finden zwischen dem Fersenbein und Sprungbein und zwischen dem Kahnbein und Würfelbein statt. Sie sind relativ selten, ebenso wie Verrenkungen im Lisfrancschen Gelenk. Letztere betreffen die Knochenreihe zwischen dem Würfelbein und den drei Keilbeinen einerseits sowie den fünf Mittelfußknochen andererseits. Das Einrenken muss in Narkose erfolgen. Danach ist eine Ruhigstellung im Gipsverband über mindestens sechs Wochen erforderlich, ebenso die Versorgung mit Einlagen und geeignetem Schuhwerk.

Isolierte Verrenkungen

Neben den vorbeschriebenen Luxationen der wichtigsten Fußgelenke kommen isolierte Verletzungen aller Einzelgelenke am Fuß vor. Man sieht beispielsweise Verrenkungen von Zehen oder ihrer einzelnen Glieder. Das Einrenken gelingt manchem Patienten spontan von selbst durch Zug; gelegentlich ist auch eine örtliche Betäubung erforderlich. Verrenkte Zehen behandelt man mit stabilisierenden Pflasterverbänden, nur in Ausnahmefällen (bei Verletzungen der Großzehe) mit einem Gipsschuh. Begleitverletzungen wie Sehnenrupturen, Knochenabsprengungen und dergleichen Unliebsamkeiten mehr sollten dabei nicht übersehen werden. Nach erfolgtem Einrenken empfiehlt sich stets eine Röntgenkontrolle, um die Gefahr einer Ausheilung in Fehlstellung auszuschalten.

Knochenverletzungen

Knochenbrüche am Unterschenkel, speziell am Fuß, sind neben Verletzungen an den oberen Extremitäten beim Menschen dominierend. Sie entstehen nicht nur durch Gewalteinwirkung, sondern auch durch Verdrehungen, ja sogar durch Überbelastungen als Ermüdungsbrüche.

Brüche an der Knöchelgabel

Der Außenknöchel ist am häufigsten betroffen. Auf Grund des Unfallmechanismus kommt es je nachdem, wo der Außenknöchel abgebrochen ist, zu Begleitverletzungen. So unterscheidet man einen Bruch des Wadenbeines in verschiedenen Etagen. Bricht das Wadenbein unterhalb der Syndesmose (Bruchtyp Weber A), handelt es sich um einen isolierten Spitzenabriss, bei dem es meist nicht zur Verrenkung kommt, und nur in Ausnahmefällen der Innenknöchel mitbetroffen ist.

Bricht das Wadenbein in Höhe der Syndesmose, ist diese häufig mitbetroffen; eine Verrenkung oder Lockerung in der Knöchelgabel ist zu

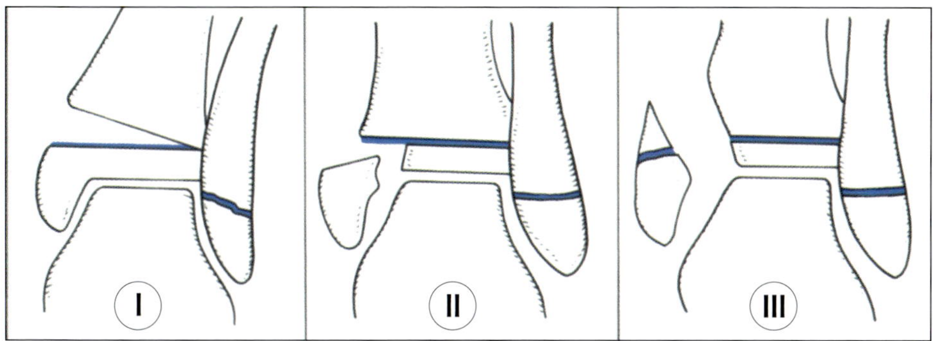

Abb. 208:
Verletzungen der Wachstumsfuge Typ Aitken I: Lösung der Wachstumsfuge.
Typ Aitken II: Teillösung der Wachstumsfuge mit Bruch.
Typ Aitken III: Bruch durch die Wachstumsfuge mit Knochenkeil der Metaphyse.

erwarten (Frakturtyp Weber B). Bei diesem Außenknöchelbruch sind möglicherweise der Innenknöchel mit abgeschert und das Innenband gerissen. Bricht das Wadenbein oberhalb der Syndesmose (Frakturtyp Weber C), ist meist auch ein Riss der Syndesmose gegeben, wobei eine Schädigung des Deltabandes zusätzlich anzunehmen ist.

Frakturen an der Knöchelgabel sind deshalb von Bedeutung, weil sie bei nicht stufenloser Ausheilung zu vorzeitiger Arthrose mit Einsteifung führen können.

Sind bei Kindern noch Wachstumsfugen vorhanden, ist bei gelenknahen Frakturen immer auf eine Mitverletzung der Epiphysenfugen zu achten. Bei Kindern kommt es mitunter nicht zur Fragmentierung des Knochens selbst, sondern zu dessen Auseinanderreißen in der Wachstumsfuge. Eine inkomplette Verletzung ist selbst im Röntgenbild schwer zu erkennen. Man spricht dann von einer Epiphysenfraktur Typ Aitken I. Wird bei der Verletzung die Epiphysenfuge auseinandergerissen und zusätzlich noch der Knochen verletzt, ist die Heilungsaussicht herabgesetzt, da es durch die Verschiebung der Fragmente zu einem Fehlwachstum in der Wachstumsfuge kommen kann (Fraktur Typ Aitken II). Noch ungünstiger ist die Heilungstendenz, wenn bei Brüchen neben der Wachstumsfuge auch der obere (metaphysäre) und der untere (diaphysäre) Knochenanteil verletzt wurden (Bruch Typ Aitken III) (Abb. 208).

Daher ist es äußerst wichtig, dass bei Knochenfrakturen mit Gelenkbeteiligung und Verschiebung von Fragmenten das Einrenken keine Stufe im Gelenk hinterlässt. Notfalls reicht die Gipsbehandlung nicht aus und muss durch operative Maßnahmen ergänzt werden. Schrauben, Bohrdrähte, Platten usw. halten in der Folge die Bruchstücke in fester Position.

Knochenbrüche mit Gelenkbeteiligung erfordern immer eine Ruhigstellung! Dies geschieht vorrangig durch ausreichend lange Gipsbehandlung, im Knöchelbereich etwa drei Monate, auch durch operative Stabilisierung. Letztere gestattet, wenn die Fragmente durch Schrauben oder Drähte genügend fixiert sind, frühzeitige Bewegung der Gelenke, allerdings ohne Belastung. Das ist der beachtlichste Vorteil der operativen Knochenbruchbehandlung, wenn man von den Operationsrisiken (Narkose, Infektionsgefahr usw.) absieht. Sind die Wundverhältnisse gut, kann zunächst mit leichten Bewegungsübungen begonnen werden. Je nach Röntgenbefund und zunehmender Durchbauung der Fraktur sind später zunehmende Belastung, Übung gegen Widerstand und teilweises Aufsetzen des Fußes am Boden erlaubt (Abb. 228). Bewusstes Auftreten (mit vollem Gewicht) sollte nach einem Knöchelbruch nur dann riskiert werden, wenn das Röntgenbild Kallusbildung erkennen lässt. Ansonsten besteht die Gefahr, dass der Bruch nicht heilt und eine Pseudarthrose (Falschgelenkbildung) entsteht.

Schlecht heilende Frakturen sind nicht selten die Folge von Systemerkrankungen wie Durchblutungsstörungen, Blutzuckerkrankheit oder auch Fehlern in der Lebensführung, wie bei starken Rauchern, Vielessern und Alkoholikern. Die Heilung von Knochenbrüchen wird fraglos durch vernünftige Lebensweise, Hochlagerung der Extremitäten, Bewegungsübungen (jedoch keine massiven therapeutischen Handhabungen wie Massagen, heiße Bäder und dergleichen mehr) günstig beeinflusst. Normale, aber ausreichende Kalziumzufuhr, wie sie durch den Verzehr von Milchprodukten und anderen kalkhaltigen Nahrungsmitteln gewährleistet wird, ist zu beachten. Zusätzliche medikamentöse Kalziumgaben sollten wirklich nur ausnahmsweise verabreicht werden, da – je nach Veranlagung – die Gefahr der Nierensteinbildung gegeben ist. Kalkablagerungen sind zudem in allen Organen möglich. Umgehendes Handeln ist allerdings angezeigt, wenn Anzeichen für einen Morbus Sudeck auftreten.

Pilon-Tibialfraktur

So wird jeder Knochenbruch genannt, bei dem der untere Teil des Schienbeines einbricht, gestaucht wird, und zwar so, dass mehrere Trümmer entstehen. Zusätzlich ist das Wadenbein mitbeteiligt. Die Pilon-Tibialfraktur führt durch Zerstörung der unteren Gelenkfläche des Schienbeines zu Problemen bei der Wiederherstellung und Heilung. Meist bleiben narbige Spalten, Stufen und Knochendefekte am unteren Schienbeinende, so dass die darunter liegende Sprungbeingelenkrolle keinen glatten Knochenkontakt mehr hat und durch vermehrte Reibung ein frühzeitiger Verschleiß des oberen Sprunggelenks entsteht. Bei der Versorgung dieses Bruches ist vorrangig die Wiederherstellung der Gelenkfläche zu verfolgen, was nur operativ durch Verschraubung, Verplattung oder auch Verpflanzung von Knochen möglich ist.

Volkmannsches Dreieck

Eine Sonderform des Knochenbruches am unteren Schienbeinende stellt das Volkmannsche Dreieck dar. Wird im Zuge dieser Knochenverletzung ein dreieckiges Knochenstück abgesprengt (meist an der hinteren Schienbeinkante), nennt man dies das Volkmannsche Dreieck. Es ist oft als Begleitverletzung einer Knöchelfraktur erkennbar. Ist dieses Dreieck größer als ein Drittel der oberen Sprunggelenkfläche, kann das Sprungbein leicht nach oben wandern und luxieren. Dann ist ein operativer Eingriff erforderlich, um das Volkmannsche Knochendreieck zu fixieren. Bei kleineren Absprengungen gelingt es in der Regel, durch Herabziehen des Fersenbeines und der dadurch erzeugten Spannung von Kapseln und Bändern das Bruchstück wieder in die richtige Position zu bringen und einzugipsen (Abb. 209).

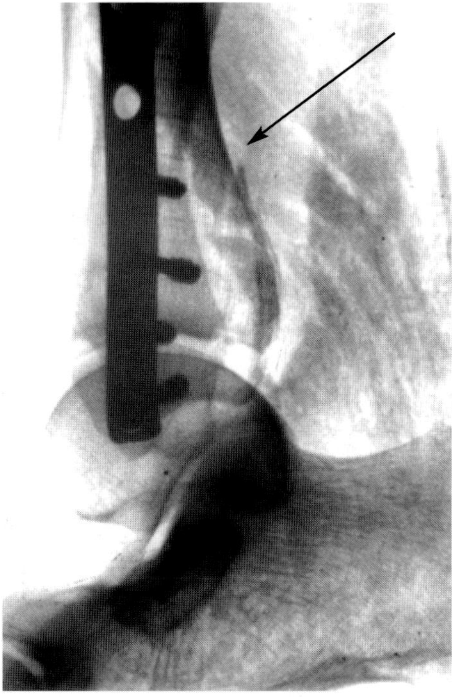

Abb. 209:
Volkmann-Dreieck. Man sieht im seitlichen Bild die Absprengung am unteren Teil des Schienbeins, die sich nach oben hinten verschoben hat.

Epiphysenverletzungen

Solche Verletzungen betreffen die Wachstumsfugen, kommen also nur bei Kindern oder Adoleszenten vor (Abb. 208). Da das Längenwachstum der Knochen hauptsächlich in den Epiphysenfugen vor sich geht, sind diese Brüche mit teilweise unangenehmen Folgen behaftet, wenn sie nicht ausreichend behandelt werden. Als Vorstufe einer kompletten Fraktur durch eine Wachstumsfuge (Epiphysenfuge) steht die Epiphysenlockerung, die oft im Röntgenbild nicht sichtbar ist, da die Wachstumsfuge einem, wenn auch unscharfen, Bruchspalt ähnelt. Die reine Form einer Epiphysenverletzung ist die komplette Epiphysenfraktur, bei der es zu einer vollständigen Lösung der Knochen entlang der Wachstumsfuge kommt. Man nennt diese Fraktur den Typ Aitken I. Nach gut gelungenem Einrenken und Ruhigstellung in der Folge heilt dieser Bruch zufriedenstellend aus.

Ist jedoch nicht nur ein Teil der Wachstumsfuge auseinandergerissen, sondern möglicherweise auch noch der Innenknöchel abgerissen, spricht man bei diesem, von der Heilungsaussicht her ungünstigeren Bruch, vom Typ Aitken II (Abb. 208).

Bruchtyp Aitken III liegt dann vor, wenn die Fraktur nicht nur durch die Wachstumsfuge geht, sondern auch noch die beiden angrenzenden Knochenteile, die Metaphyse (körperferner Teil) und die Diaphyse (körpernaher Teil), betrifft.

Werden Epiphysenverletzungen nicht korrekt eingerichtet, kommt es zu Störungen des Knochenwachstums mit teilweisem Wachstumsstop, Achsenfehlstellungen und Verkürzungen (siehe auch Frakturen der Knöchelgabel).

Sprungbeinfraktur

Eine Fraktur des Sprungbeines (Talusfraktur) basiert meist auf Gewalteinwirkung. Dabei kommt es durch Stufenbildungen, Knochenstauchungen und Störung der Blutzirkulation in nicht seltenen Fällen zu einer frühzeitigen Arthrose des Gelenks. Die größte Gefahr bei einer Komprimierung des Sprungbeines ist die Nekrose, das Absterben ganzer Knochenteile. Wegen der wichtigen Talusrolle, die als kontaktierender Gelenkteil zum unteren Schienbeinende eine unverzichtbare Gleitfunktion hat, ist eine stufenlose Reposition unbedingt erforderlich. Das ist praktisch nur mit operativen Maßnahmen durchzuführen. Zudem benötigt das Sprungbein eine lange Zeit, in der Regel zwölf Wochen, bis zur Ausheilung. In der Nachbehandlung ist eine stufenweise Zunahme der Belastung angezeigt. Eine Versorgung mit orthopädischen Hilfsmitteln wie Einlagen und Schuhzurichtung sollte selbstverständlich sein.

Fersenbeinfraktur

Die Fraktur des Fersenbeines (Kalkaneus, lateinisch Calcaneus) sieht man ebenfalls bei Gewalteinwirkung auf die Längsachse des Unterschenkels, beispielsweise bei Stürzen von der Leiter, Verkehrsunfällen, Explosionen vom Boden her. Wenn das Fersenbein bricht, ist auch das untere Sprunggelenk mitbetroffen. Bei Trümmerbrüchen, Stauchungen oder Achsenknickungen ändert sich der Tubergelenkwinkel (Abb. 210). Es kommt dadurch zur Abflachung des Längsgewölbes. Zudem passen die Gelenkflächen im unteren Sprunggelenk zwischen Fersenbein und Sprungbein nicht mehr aufeinander. Es entsteht der traumatische (verletzungsbedingte) Plattfuß und eine Arthrose im unteren Sprunggelenk. Um diese Verletzungsfolgen (wenigstens den Plattfuß mit seiner nachfolgenden Verplumpung und Varusstellung der Ferse) zu vermeiden, muss die Fersenstellung soweit normalisiert werden, dass der Tubergelenkwinkel wieder annähernd normal ist (etwa 30° beim Erwachsenen). Der Tubergelenkswinkel ist der nach hinten offene Winkel zweier Linien: Die eine Linie verläuft im unteren Sprunggelenk bis zum höchsten Punkt der Calcaneusgelenkfläche, wo sie sich mit jener kreuzt, die von dort zum höchsten Punkt des Fersenbeinknorrens führt (Abb. 211).

Die Reposition (das Einrichten) der Fersenbeinfraktur geschieht durch einen kräftigen Zug an der Ferse nach unten mit Ausübung seitlichen Drucks; bei ausgedehnten Frakturen auch durch Stabilisierung mittels Bohrdrähten, Nägeln, Schrauben und Platten. Leider gibt es bei den Fersenbeinfrakturen trotz guter Operateure, ausreichend langer Ruhigstellung und gezielter Nachbehandlung viele Missergebnisse. Es bleibt dann lediglich die Versorgung mit Einlagen und orthopädischen Schuhen mit entsprechender Fußbettung. Bei schmerzhaften Arthrosen im unteren Sprunggelenk ist die operative Versteifung der letzte Ausweg.

Würfelbeinfraktur

Das Würfelbein (Os cuboideum) bricht, außer bei direkten Verletzungen, selten völlig durch. Meist kommt es durch Verdrehung, auch Distorsionen des Fußes zur Absprengung oder zum knöchernen Ausriss von Bändern und Gelenkkapseln. In der Regel ist die Verletzung des Würfelbeines eine Begleitverletzung. So genügt bei den meisten Würfelbeinbrüchen die Ruhigstellung im Gipsverband und anschließende Versorgung mit orthopädischen Einlagen. Durch die starre Einbindung des Würfelbeines in die Umgebung kommen Fehlheilungen nicht so stark zum Tragen wie bei Fersenbein- und Sprungbeinbrüchen.

Kahnbeinfraktur

Diesen Bruch sieht man bei Stauchungsverletzungen, wobei der Kopf des Sprungbeines auf den gebogenen Körper des Kahnbeines (Os navi-

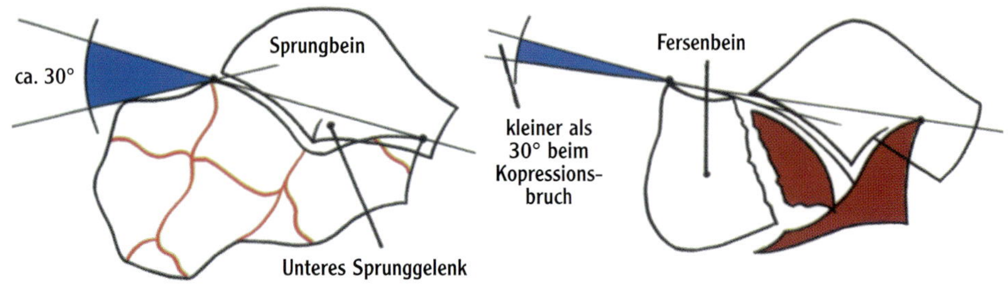

Abb. 210:
Fersenbeinbruch, Bruchlinien und Verkleinerung des Tubergelenkwinkels.

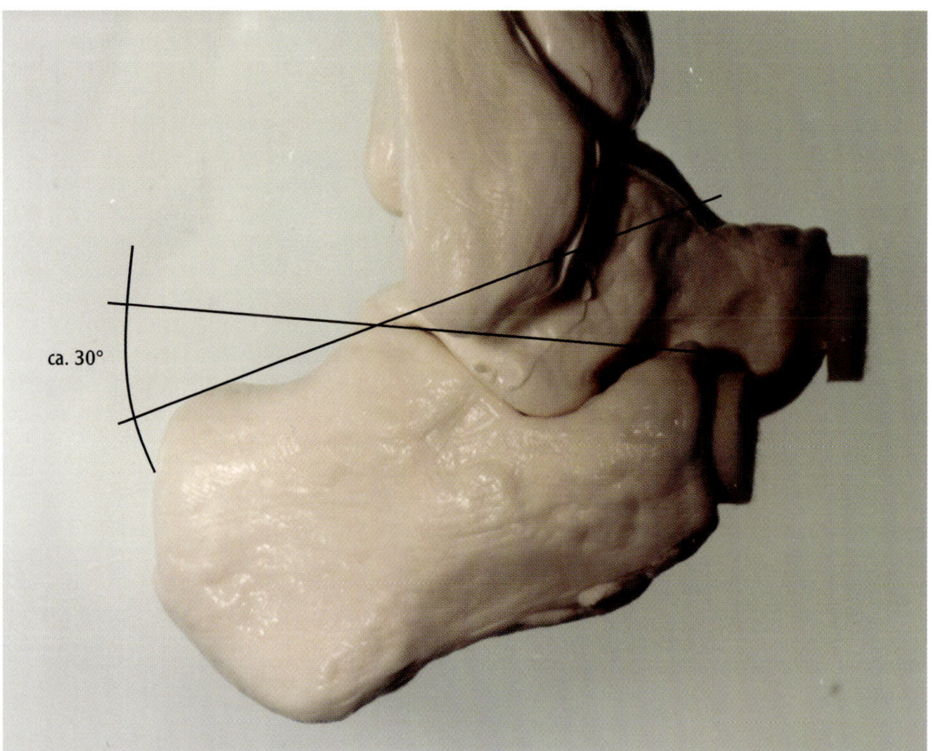

Abb. 211: Tubergelenkwinkel.

culare) trifft. Dann kommt es zum Bersten des Kahnbeines in mehrere Stücke, zusätzlich zum Auseinanderweichen dieser Fragmente. Begleitet ist diese Verletzung nicht selten von einer Schädigung des Pfannenbandes, was unbehandelt unweigerlich zum Plattfuß führt. Aber auch relativ unverschobene Brüche des Kahnbeines führen zu schmerzhaften Bewegungsstörungen, insbesondere bei Abrollen und langem Stehen. Bereits kleinere Absprengungen am Kahnbein durch Kapselausrisse und Abrissfrakturen der Sehne des hinteren Schienbeinmuskels ziehen unangenehme mechanische Störungen und Arthrosen nach sich (Abb. 212).

Die zentrale Lage des Kahnbeines, auch im Hinblick auf die Kraftverteilung vom Sprungbein zu den drei Keilbeinen, erfordert konsequente Behandlung, insbesondere ausreichend lange Ruhigstellung. Operative Eingriffe, wie Verschraubungen, Nagelungen usw. sind wegen der Kleinflächigkeit der Kahnbeinfragmente kritisch zu würdigen. Bei schmerzhaften Funktionsstörun-

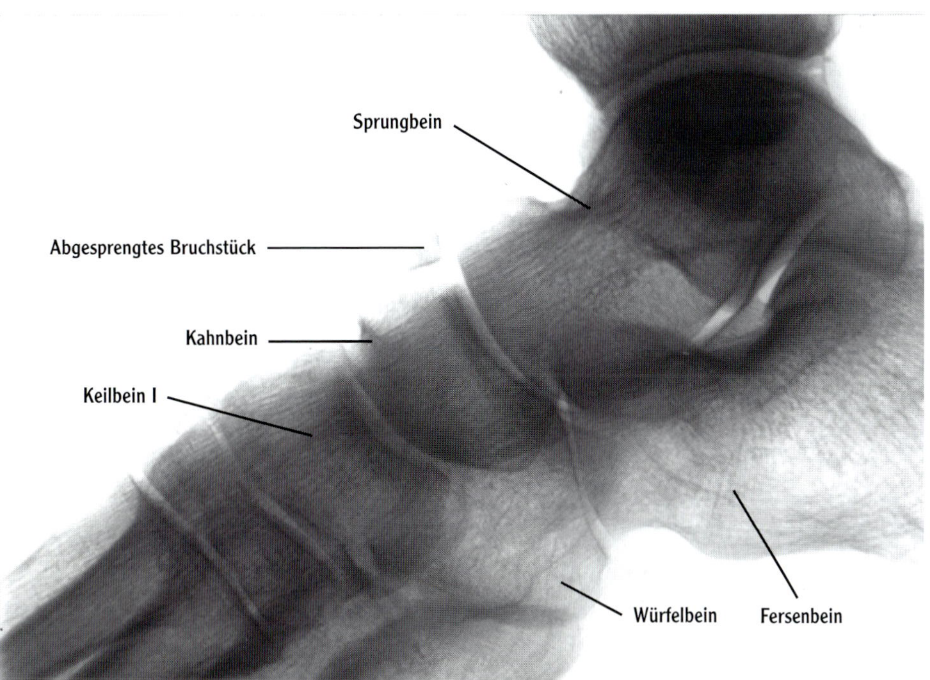

Abb. 212: Kahnbeinbruch.

gen

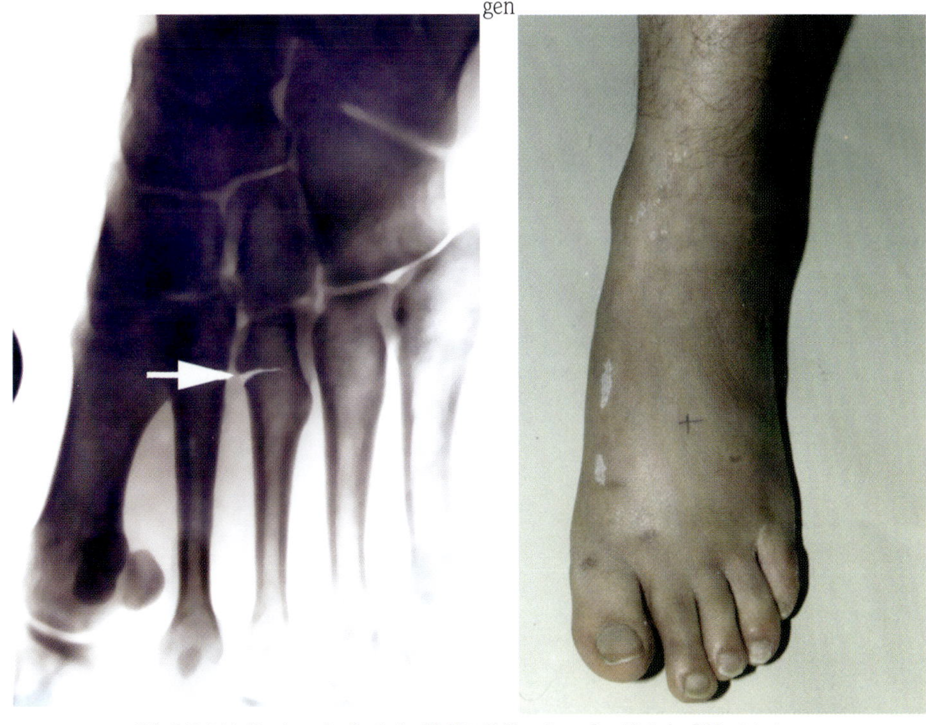

Abb. 213/214: Bruch an der Basis des III. Mittelfußknochens. Das klinische Bild zeigt eine erhebliche Schwellung und den Hauptschmerzpunkt.

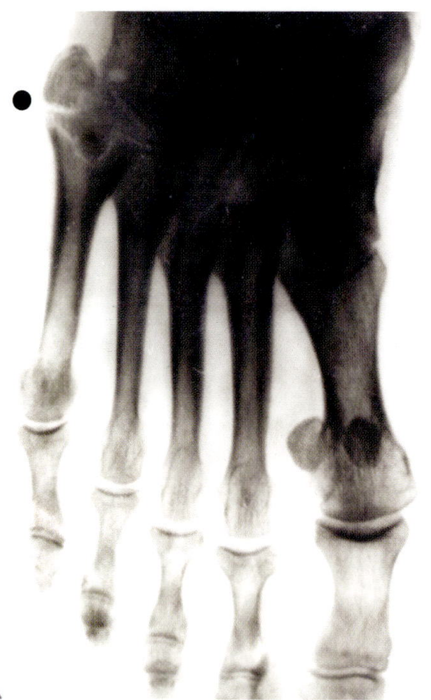

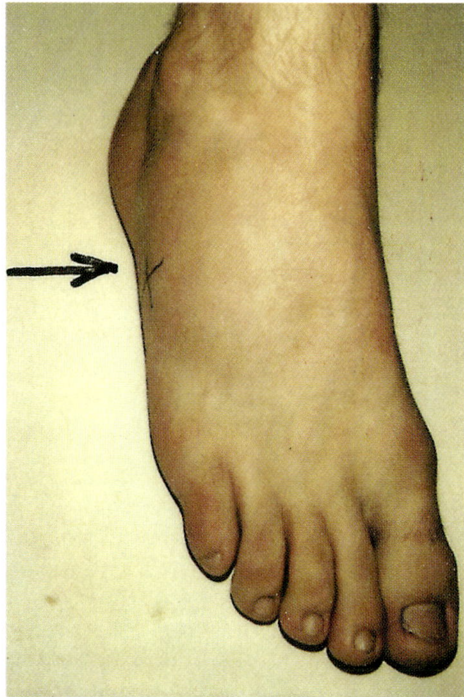

Abb. 215:
Abrissbruch der Basis des V. Mittelfußknochens.

bleibt oft nur die Versteifung, wenn eine orthopädische Versorgung mit unterstützenden Einlagen und Abrollhilfen nicht ausreicht.

Brüche der Keilbeine

Keilbeinfrakturen sind relativ selten, meist Begleitverletzungen bei schweren Quetschungen oder Brüchen anderer Fußknochen. Die Ursache dafür liegt in Form und Stabilität der Keilbeine begründet; sie sind dadurch wenig prädestiniert für Ausriss- oder Abscherfrakturen. Kommt es dennoch zur Fraktur eines oder mehrerer Keilbeine, sind es meist Abscherfrakturen und Kapselausrisse, wobei Knochenverbund und Statik wenig irritiert werden. Trotzdem sind verletzte Keilbeine nicht selten die Ursache von Schmerzen im Fußrückenbereich, auch Auslösefaktoren für die Bildung von dorsalen Fußhöckern. Daher sind Brüche der Keilbeine auf jeden Fall mittels Ruhigstellung im Gipsverband (anschließend Einlagenversorgung) zu behandeln.

Brüche der Mittelfußknochen

In den Krankenblättern von Unfallabteilungen in Krankenhäusern ist die Diagnose Mittelfußbruch häufig. Neben den Marschfrakturen oder Ermüdungsbrüchen sieht man Mittelfußbrüche (auf Grund exponierter Stelle) als Folge von direkten Schlageinwirkungen, Quetschungen, Distorsionen, wobei häufig Sport- und Berufsunfälle als Ursache angegeben werden (Abb. 213/214).

Die wohl häufigste Fraktur erleidet der V. Mittelfußknochen durch seinen Abriss an der Basis, meist im Gefolge einer Distorsion mit Umknicken nach außen. Dabei nimmt die Sehne des kurzen Wadenbeinmuskels die verbreiterte Basis des V. Mittelfußknochens mit und reißt diese in einer Länge von einem halben bis einem Zentimeter ab.

Nicht selten wird die Fraktur übersehen, da sich der Patient nicht vorstellen kann, dass auf Grund nur einer Distorsion oder eines „Vertretens“ ein Bruch möglich sein sollte. Schwellung, Druck- und Belastungsschmerz kennzeichnen die Symptome; das Röntgenbild sichert die Diagnose. Die Behandlung dieser speziellen Fraktur erfolgt mindestens sechs Wochen lang durch Ruhigstellung im Gipsverband bei anschließender Weiterbehandlung im Stützverband (Zinkleim oder Tape). Aufgrund der Gegebenheit, dass bei diesem speziellen Bruch der Sehnenansatz eine große Rolle spielt, wird in vielen Kliniken das abgerissene Bruchstück mit einer Schraube oder einem anderen Osteosynthesematerial wieder befestigt. Dann sind vorzeitige Mobilisierung und Bewegungstherapie möglich. Die Ergebnisse sind bei frühzeitiger Diagnosestellung und konsequenter Behandlung jedoch gleich – ob man nun operiert oder dem Gipsverband den Vorzug gibt. Zur letzteren Methode bleibt anzumerken, dass in manchen Fällen eine Pseudarthrose (Falschgelenkbildung) bestehen bleibt, die jedoch von der Funktion her keine wesentliche Behinderung darstellt. Ein Nachteil des operativen Vorgehens ist, dass anschließend das Metall wieder entfernt werden soll und störende Narben entstehen können. Narkoserisiken bestehen desgleichen immer!

Bei Brüchen anderer Mittelfußknochen gibt es keine Besonderheiten. Je nach Unfallmechanismus sind es meist Schrägfrakturen, Querfrakturen oder offene Verletzungen. Aufgrund der statischen Einbindung der Mittelfußknochen in das Fußgewölbe ist ein Einrichten (Reposition) in jedem Fall anzustreben. Die Achsenstellung ist mindestens soweit wieder herzustellen, so dass keine erhebliche Knickbildung und auch keine Verkürzung auftreten können. Brüche an der Basis verheilen meist gut und sind kaum verschoben. Brüche im Bereich des Schaftes und der Köpfchen bedürfen mitunter der operativen Versorgung; Bohrdrähte oder auch Platten sind dann angesagt. Die meisten Mittelfußknochenbrüche heilen in etwa vier bis sechs Wochen soweit aus, dass sie belastungsfähig sind.

Die Nachbehandlung ist ebenso wichtig wie die Gipsruhigstellung oder die operative Bruchbehandlung. Störungen in der Blutzirkulation, Verdrängung und Verschmächtigung von Muskeln sowie die meist bei einer Fraktur auftretenden leichten Fehlstellungen oder Formabweichungen durch die Kallusbildung, können starke Irritationen von Gefäßen, Nerven und der Knochenhaut auslösen. Bei allen Nachbehandlungsmethoden ist stets eine Einlagenversorgung notwendig, um vorübergehend die durch Verletzung und anschließende Ruhigstellung geschwächte Muskulatur wenigstens zeitweise zu entlasten.

Brüche der Zehen

In der Unfallchirurgie werden Brüche der Zehen nicht mit jener Gewichtung behandelt, wie sie der Fußtherapeut, der die Fehlstellungen und Beschwerden hinterher zu Gesicht bekommt, gerne eingestuft wüsste.

Die Wahl der Therapie wird dadurch bestimmt, welche Zehe und welches Glied gebrochen sind. Kleinzehen werden oft kaum beachtet. Nicht selten verbirgt sich hinter einer angestoßenen, stark geschwollenen und bläulich verfärbten Zehe ein Bruch, der unbehandelt in Fehlstellung versteift und dadurch zu Komplikationen, nämlich Druckstellen, Hühneraugen, Schwielen und anderen Folgeerscheinungen führt. Bei einem Bruch der Großzehe ist die Therapie eine andere als bei den übrigen Zehen.

Bricht bei der Großzehe das Endglied und der Bruch ist nicht offen, muss der entstandene Bluterguss unter dem Nagel eröffnet werden. Nach sterilem Verschluss polstert man das Endglied und legt es mittels Pflasterstreifen ruhig. Liegen mehrere Trümmer vor, ist es ratsam, im Fersenschuh oder auch im Gips für wenige Tage zu entlasten, da sonst beim Abrollen über die Großzehe die Bruchstücke auseinanderweichen könnten (Abb. 216). Bei einfachen Brüchen reicht es, wenn die Zehe insgesamt mit einer dicken Lage Pflasterstreifen ruhiggestellt wird.

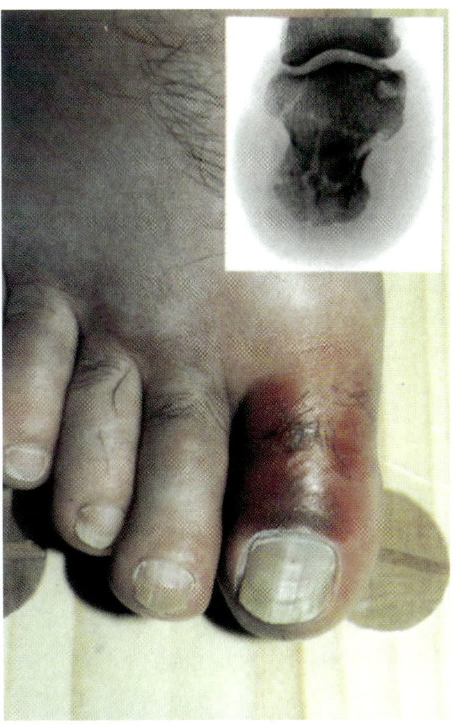

Abb. 216: Großzehenendgliedbruch.

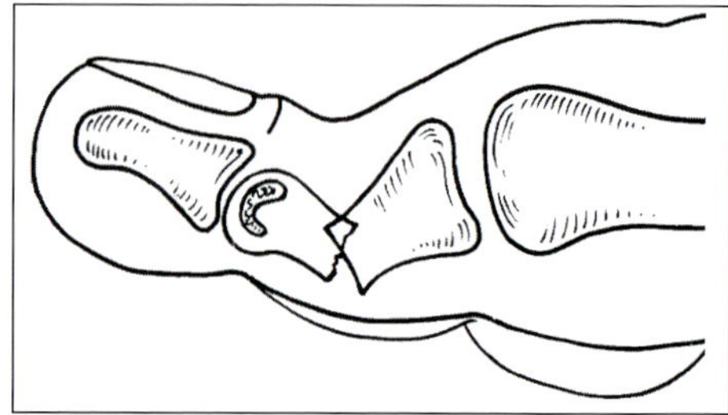

Abb. 217:
Großzehengrundgliedbruch. Beim Bruch eines Großzehengrundglieds besteht die Gefahr, dass die Bruchstellen in eine Knickfußstellung geraten, wobei an der Sohlenfläche dann ein schmerzhafter Sporn entsteht.

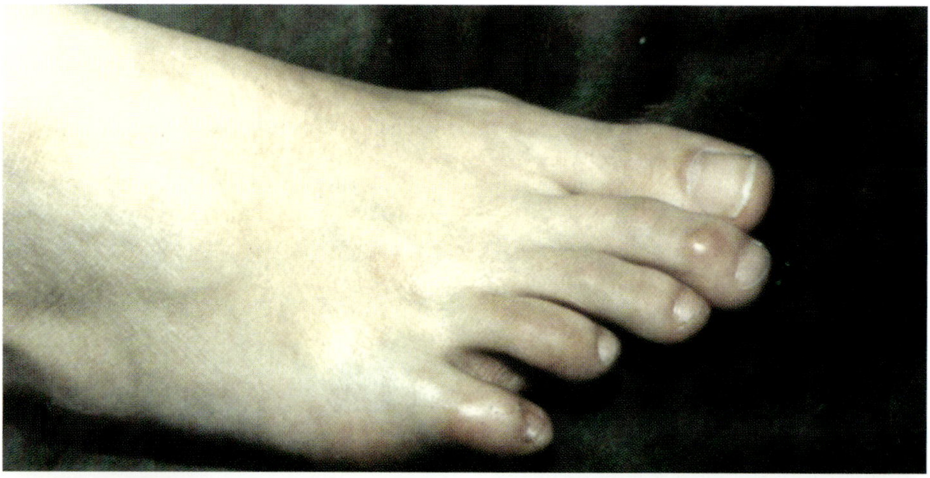

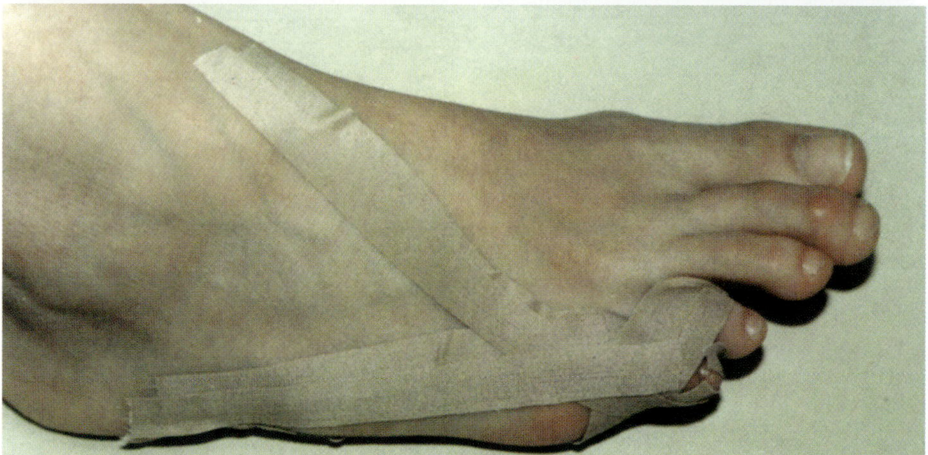

Beim Bruch des Grundglieds kommt es durch die Zugwirkung der Muskeln, insbesondere der Fußspulmuskeln (Musculi lumbricales) und der Zwischenknochenmuskeln (Musculi interossei) zum Achsenknick mit einem nach zum Zehenrücken hin offenen Winkel. Daher ist unbedingt eine Röntgenaufnahme erforderlich, um eine einwandfreie Stellung zu sichern. Wird ein Achsenknick nicht behoben, kann an der Sohlenfläche der Großzehe ein Sporn entstehen, der schmerzhaft ist, zudem die Mechanik und Abrollfähigkeit stark behindert (Abb. 217). Gelingen das Einrichten des Grundgliedbruchs (örtliche Betäubung) und die sich anschließende Dauerzugbehandlung nicht, sollte man die operative Stabilisierung mit einer Kleinfragmentplatte vornehmen. Bei konservativem Vorgehen ist eine Gipsbehandlung über mindestens zwei bis drei

Abb. 218/219: Kleinzehenfraktur. Der Bruch ist kaum erkennbar. Die Therapie: Anlegen eines Hohmannschen Achterverbands und Schienung an die IV. Zehe mittels Heftpflasterstreifen.

Wochen zu empfehlen. Anschließend kann man auf Pflasterbandagen, Tape usw. übergehen.

Am Großzehengrundglied kommt es oft nur zur Absprengung. Solche Verletzungen werden meist gut toleriert. Sie sollten jedoch trotzdem über mindestens 14 Tage hinweg entlastet oder ruhiggestellt werden, wobei ein Tape-Verband Mindestforderung ist. Unbehandelte Absprengungen der Basis des Großzehengrundglieds hinterlassen oft Stufen im Gelenk und führen später zu vorzeitigem Verschleiß, Arthrose und Einsteifung. Bei einer Stufenbildung im Gelenk empfiehlt sich stets, in örtlicher Betäubung das Einrichten des verschobenen Fragments zumindest zu versuchen. Eine Bohrdrahtspickung ist dabei nicht immer erforderlich, zumal damit die kleinen Bruchstücke schlecht zu fassen sind.

Bei Brüchen im Bereich der Großzehe ist im Zweifelsfall eine Ruhigstellung im Gipsschuh oder Unterschenkelgehgips vorzuziehen, bevor man das Risiko einer Bruchverschiebung im Zinkleimverband oder im Pflasterverband eingeht. Unter abschwellenden Maßnahmen reicht eine Gipsbehandlung von zwei bis drei Wochen aus.

Bei Brüchen der Zehen II bis V reichen die Befestigung und Ruhigstellung der betroffenen Zehe mit dem sogenannten Hohmannschen Pflasterverband oder auch eine einfache Pflasterfixierung der verletzten Zehe an die benachbarte gesunde, soweit es sich um einen Bruch des Mittel- oder des Endglieds handelt (Abb. 218/219). Verrenkungen und kleinere Achsenabweichungen kann man leicht in örtlicher Betäubung einrichten, denn es wäre fatal, nach dem Ausheilen eine Fehlstellung konstatieren zu müssen. Bei den End- und Mittelgliedfrakturen stehen Schmerz und Schwellung im Vordergrund, was eine Entlastung und abschwellende Maßnahmen mit Salben und vorsichtiger Eisbehandlung erfordert. Nach sieben bis vierzehn Tagen bessert sich die Schmerzsituation meist erheblich. Die Gehfähigkeit ist wieder hergestellt. Röntgenologisch sieht man Zehenfrakturen noch Monate, da die Kallusbildung meist nachhängt. Die Funktionsfähigkeit ist jedoch schon früher weitgehend gegeben. Nach Brüchen der Zehen darf nicht übersehen werden, dass auch die Zehengelenke der Wiederherstellung im Sinne ausreichender Beweglichkeit bedürfen. Deswegen sind Bewegungsübungen bei der Nachbehandlung frakturierter Zehen unbedingt erforderlich.

Auch beim Grundgliedbruch der Zehen II bis V stehen die Bruchstücke infolge der Zugwirkung der Fußspulen- und Zwischenknochenmuskeln in einem nach rückwärts offenen Winkel. Es gilt analog dazu, was für das Großzehengrundglied wichtig ist, nämlich Einrichten und Stabilisieren. Auch bei Absprengung an der Basis muss das Einrichten sehr sorgsam und überlegt erfolgen, damit die Zehe im Grundgelenk nicht auswandert – mit allen Konsequenzen für Mechanik und Beweglichkeit. Sollte das Ergebnis des Einrichtens nicht zu halten sein, ist ein Dauerzug an der Zehe notwendig. Pflasterstreifen eignen sich dazu, auch ein Streckverband, bei dem Bohrdrähte durch das Endglied führen. In selteneren Fällen ist operatives Einrichten und Befestigen mit Bohrdrähten oder Kleinfragmentplatten erforderlich.

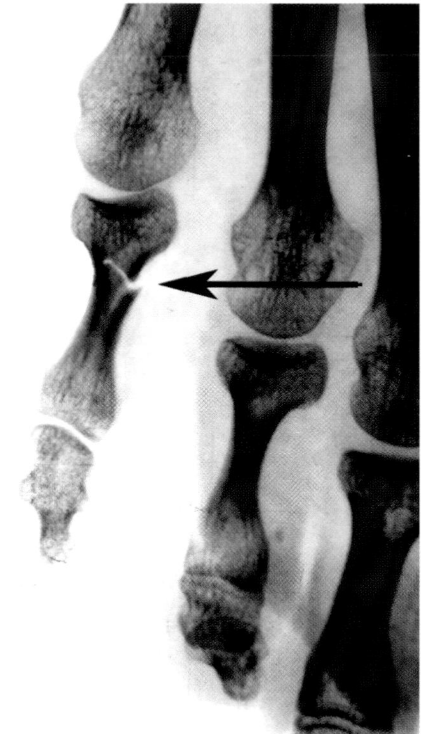

Abb. 220: Zehengrundgliedfraktur.

XII Wiederherstellung und Heilung

Die Wiederherstellung nach einer Verletzung oder Krankheit hat zum Ziel, möglichst wieder die volle Funktionsfähigkeit und Belastungsfähigkeit zu erreichen. Heutzutage werden zudem auch hohe Ansprüche an die verbliebenen, sichtbaren Verletzungs- oder Krankheitsfolgen gestellt.

Voraussetzung für ein gute Wiederherstellung ist natürlich nicht nur eine Schädigung, bei der überhaupt eine aussichtsreiche Heilungschance besteht sondern auch eine ausreichende Heilungstendenz oder das biologische Potential (Immunität, physiologische und psychische Veranlagung), das der Patient als Individuum bereitstellen kann. Dazu gehört auch die sogenannte Compliance, d. h. die Bereitschaft des Patienten, zu seiner Genesung durch entsprechendes Verhalten und Befolgen ärztlicher Anordnungen beizutragen.

Des weiteren spielt bei der Wiederherstellung natürlich auch das Umfeld des Patienten eine Rolle.

Dazu gehören nach einer akuten Verletzung die medizinisch-technischen Möglichkeiten, von der Rettungskette über die Notaufnahme und der notwendigen medikamentösen und apparativen Ausstattung eines Krankenhauses und die personell-fachliche Ausbildung des paramedizinischen Personals und der Ärzte.

So ist für das Endergebnis nicht nur der Patient sondern auch die Verletzungsart und die äußeren Umstände entscheidend. Hat der verletzte Patient das akute Stadium überwunden, sei es nach einer Erstversorgung oder einer größeren Operation, ist der nächste entscheidende Schritt die Nachbehandlung oder/und Rehabilitation. In der Regel folgt daraufhin die soziale Wiedereingliederung und die Eingliederung in den Arbeitsprozess. Nicht selten heilt eine Verletzung mit Defekt aus und es verbleibt eine Behinderung. Eine Behinderung ist folglich nicht einfach mit Krankheit gleichzusetzen.

Anatomisch und pathophysiologisch betrachtet, betrifft die Wiederherstellung das geschädigte oder verlorengegangene Gewebe.

Formen der Wiederherstellung

Wissenschaftlich gesehen, sind nach HAMPERL bei der Wiederherstellung mehrere Formen zu unterscheiden:

Regeneration

Verlorengegangenes Gewebe wird wieder ersetzt. Die Struktur des neu gebildeten Gewebes ist oft nicht mehr gleich wie vorher. Das Ergebnis ist eine Narbe.

Hypertrophie

Das verletzte oder verlorengegangene Gewebe wird nicht ersetzt, sondern das vorhandene Gewebe wird vergrößert, zum Beispiel in der Muskulatur (durch Training). Bei Erwachsenen geschieht dies durch Längen- und Dickenzunahme der Muskelfasern. Nimmt nur die Zahl der Muskelfasern zu und kommt es zur Umfangsvermehrung, spricht man von einer Hyperplasie. In der Regel ist die Muskelregeneration eine Mischung von Hypertrophie und Hyperplasie. So kann der Skelettmuskel des Menschen in der Woche um 5% seines Unfangs zunehmen, wenn er mit mehr als zwei Dritteln seiner Maximalkraft eine Woche lang im Dauertraining belastet wird.

Transplantation

Die chirurgische Wiederherstellung durch Einpflanzung gleichartigen Gewebes unterscheidet in:

Autotransplantation
Das Gewebe (oder Organ) stammt vom selben Menschen.

Homotransplantation
Das Gewebe (oder Organ) stammt von derselben Spezies (Mensch).

Heterotransplantation
Das Gewebe (oder Organ) stammt von einer fremden Art (z. B. Schweineleber).

Funktionelle Anpassung

Regeneriertes Gewebe, das zunächst nicht den Ansprüchen genügt, richtet sich nach der Belastung aus. So kommt es nach einem Knochenbruch in der Regel zunächst zu einer überschießenden Reaktion durch Kallusbildung. Die verdichtete Spongiosa des neugebildeten Knochens wird aber mit der Zeit in eine Bälkchenstruktur umgebaut, die der Belastung entspricht. Dadurch wird der zunächst an der ehemaligen Frakturstelle verdickte Knochen wieder verschlankt.

Metaplasie

Das Regenerationsgewebe wandelt sich bei der Wiederherstellung in ein anderes Gewebe um. In der Bruchheilung beobachten wir die Metaplasie gelegentlich beim Bindgewebe. Faserbildende Bindegewebezellen (Fibrozyten) ändern ihre Funktion nach Umwandlung in ihre aktivierte Form (Fibroblasten) und diese bilden plötzlich Knochengewebe. Ein solcher Prozess liegt der postraumatischen Muskelverkalkung (Myositis ossificans) zu Grunde. Die Bindegewebestrukturen an der Knochenbruchstelle verkalken.

Ablauf der Wiederherstellung

Bei Verletzungen und den nachfolgenden Geschehnissen ist von mehreren Phasen auszugehen, die letztendlich den Ablauf der Wiederherstellung und Heilung bestimmen. Die Reihenfolge wäre wie folgt darzustellen:

- der Unfall oder das Schädigungsereignis
- die Erstversorgung am Schadensort
- der Transport zur ärztlichen Versorgung
- die sogenannte Sekundär- oder endgültige Versorgung
- die kurativen Maßnahmen wie Operationen oder konservative Behandlung.
- die Heilungsphase.
- die Rehabilitationsphase.

Methoden der Wiederherstellung

Chirurgische Maßnahmen

Osteosynthese

Die operative Fixierung bei der Behandlung von Frakturen, Osteotomien und Stellungskorrekturen ist die wohl am meisten angewandte Methode der Wiederherstellung. Verfahren und Materialien sind mannigfaltig. Die früher vorhandene Polypragmasie ist heutzutage durch chirurgische Organisationen (z. B. Arbeitsgemeinschaft für Osteosynthese, AO) vereinheitlicht und die Erfolgsrate dadurch erheblich verbessert worden.

Eine Osteosynthese, am Bein und Fuß heutzutage meist mit Platten oder Schrauben aus Metall und auch aus Kunststoff, weniger oft durch Nägel, Drahtstiften oder Drahtschlingen, muss an den Bruchenden in der Regel einen Druck ausüben, da die natürliche Bruchrandresorption des Knochens bei der Heilung sonst eine Spalt hinterlässt. Man benutzt dabei sogenannte Zugschrauben oder intraoperative Spanner, um die Frakturenden mit Osteosyntheseplatten und Schrauben unter Druck zu setzen. Bei der operativen Nagelung in den Markraum hinein ist aus dem gleichen Grund eine vorzeitige Teilbelastung notwendig, damit die am Nagel aufgefädelten Frakturenden aufeinander gepresst werden.

Auch bei großen Korrektureingriffen, z. B. der operativen Versteifung und Begradigung der Wirbelsäule, arbeitet man mit der Osteosynthese. Sie dient oft nur zur vorübergehenden Ruhigstellung und Fixierung, bis Transplantate von Knochen oder Gewebeersatz eingeheilt sind. Bei ausgedehnten Knochenmetastasen, durch welche eine Instabilität droht, oder die die Ursache für eine sogenannte Spontanfraktur waren, wird oft eine stabilisierende Ostosynthese (Verbundosteosynthese) durchgeführt und das entfernte Tumorgewebe durch Kunststoffe ersetzt.

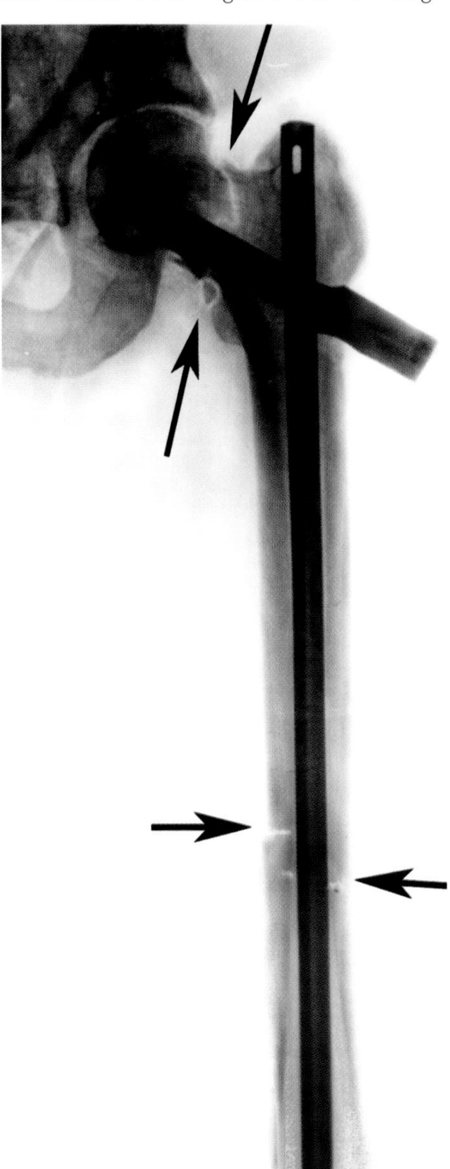

Abb. 221:
Osteosynthese durch Nagelung. Es ist sowohl der Oberschenkelschaft als auch der Schenkelhals mit einem Nagel fixiert. Der kurze Nagel durch den Schenkelhals hat sich gelockert.

Gelenkersatz

Der operative Gelenkersatz ist heutzutage aus der Medizin nicht mehr wegzudenken. Es steht ein ganzes Arsenal von künstlichen Gelenken, zum Teilersatz oder Totalersatz zur Verfügung. Diese Technik wird nicht nur bei Unfällen (meist bei Schenkelhalsfrakturen, aber auch bei Sprunggelenkszertrümmerung etc.) sondern auch bei degenerativen Zerstörungen (Hüftarthose, Kniearthrose, Sprunggelenks und Zehengelenkserkrankungen wie Hallux rigidus) eingesetzt.

Korrigierende und Plastische Chirurgie

Bei angeborenen Fehlstellungen, z. B. Klumpfüßen und Hüftanomalien, ist oft ein korrigierender Eingriff in Form einer Osteotomie oder ein Weichteileingriff angezeigt.

Bei erheblichen Deformierungen und Entstellungen (z. B. Verbrennungsnarben, Kontrakturen), bei Hautdefekten (Verbrennungen, Ulzera) und Kontrakturen (Morbus Dupuytren und Morbus Ledderhose) tritt immer mehr ein spezialisiertes Fach in der Medizin in den Vordergrund: Die plastische Chirurgie. Am Fuß werden nicht nur Hauttransplantate nach Verletzungen, Geschwüren und Amputationen eingesetzt sondern auch Schwimmhäute, überzählige Zehen oder andere Fehlanlagen beseitigt. Streng genommen müsste man auch orthopädische Eingriffe wie Sehnenverpflanzungen beim Klumpfuß und andere Eingriffe bei Sehnenverkürzungen, Verlängerung der Achillessehnen etc. als plastische Chirurgie bezeichnen. Gleiches gilt für Platzhalterprothesen oder Überbrückungsteile, die ein Stück Knochen oder Weichteile ergänzen, wenn wegen eines Tumors oder aus einem anderen Grund Körpergewebe entfernt werden musste.

Ein spezielles Arbeitsgebiet ist auch die Stumpfchirurgie, die Amputationsstümpfen einen Teil der Funktionsfähigkeit zurückgibt. Dazu gehört z. B. auch die Implantation von Elektroden unter die Haut, um Muskelströme für elektrische Prothesen aus noch intakten Muskeln in der Nähe des Amputationsstumpfes für die Steu-

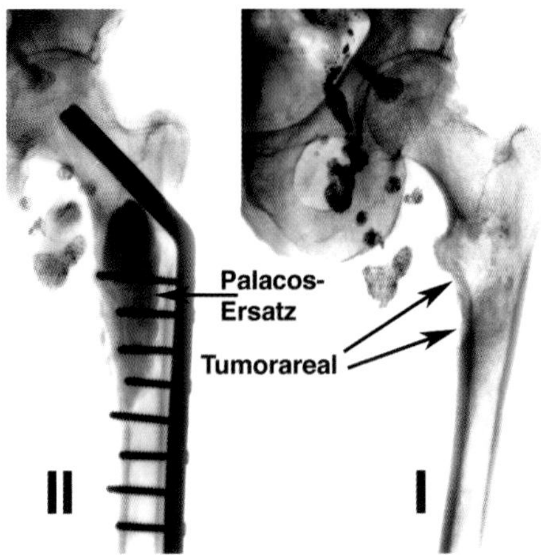

Abb. 222:
Stabilisierende Osteosynthese durch Verschraubung. Die Knochenmetastase am Oberschenkelschaft wurde entfernt und mit Palacos ersetzt. Der bruchgefährdete Schaft des Oberschenkels ist mit einer Platte stabilisiert.

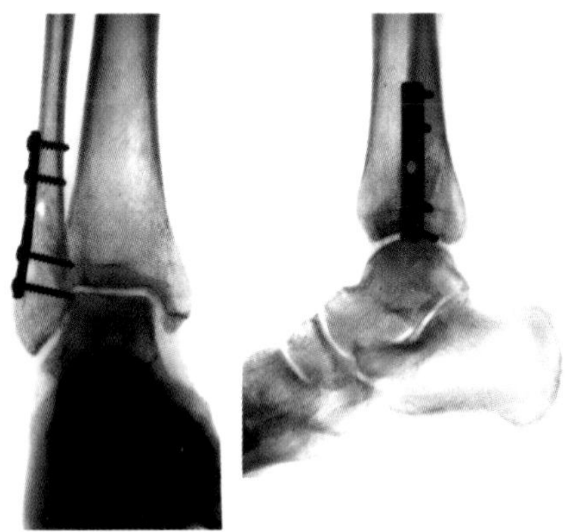

Abb. 223:
Osteosynthese zur Bruchstabilisierung. Der Bruch im unteren Wadenbeindrittel wurde unter Druck auf die Bruchenden mit einer verschraubten Platte stabilisiert.

erung der Prothesenbewegungen abzuleiten (myoelektrische Prothesen). Die Korrektur von Amputationsstümpfen mit dem Ziel, den Stumpf, vor allen Dingen die Narben und die Haut prothesenfähig zu machen, wird heutzutage nicht nur mehr in orthopädisch-chirurgischen sondern auch plastischen Abteilungen von Spezialkliniken durchgeführt.

Transplantationschirurgie

Die Transplantation von Gliedmaßen ist nicht sehr oft indiziert und daher die Fallzahl gering. An der Hand und auch am Fuß werden jedoch

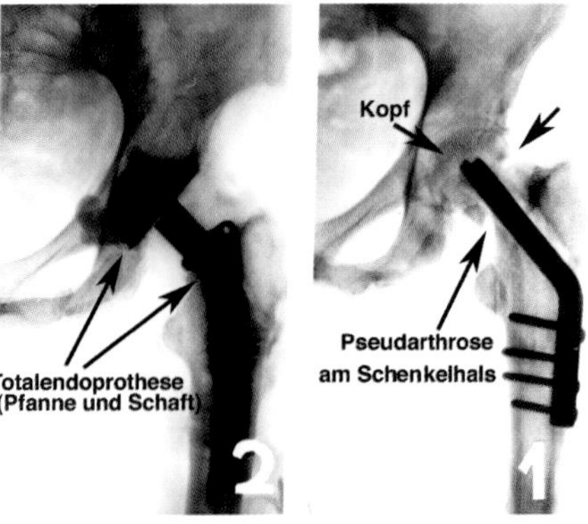

Abb. 224:
Hüftgelenkersatz. Nach einer Schenkelhalsfraktur und anschließender Winkelplattenversorgung kam es zu einer Pseudarthrose (rechtes Bild). Als Lösung wurde ein Totalendoprothese der Hüfte eingesetzt.

zunehmend Fälle beschrieben, bei denen Transplantationen von Phalangen durchgeführt worden sind. Der Haupteinsatz der Transplantationschirurgie wird wohl in der Erhaltung und Rekonstruktion abgetrennter Gliedmaßen und Phalangen (Zehen oder Fingern) sein. Das zentrale Problem ist dabei nicht die chirurgische Kunst sondern die Infektionsgefahr und die Abstoßungsreaktion.

Konservativ-orthopädische Behandlung

Leider werden die konservativen Fertigkeiten in der Orthopädie durch die Dominanz der Chirurgie immer mehr in den Hintergrund gedrängt. Auf Kongressen und in den Medien besteht wenig Interesse, die guten Erfolge konservativer Therapie zu präsentieren.

Dabei ist die konservative Therapie durch Ruhigstellung in Gips, Kunststoff oder Schiene eines Unterschenkelbruchs, eines Fersenbeinbruchs, eines Bruchs der Mittelfuß- oder Zehenknochens noch immer eine Domäne in der Wiederherstellung der Funktion einer geschädigten Extremität. Das gilt auch für die konservative Behandlung von Fehlstellungen an der Wirbelsäule mit dem Korsett oder beim Klumpfuß und Spitzfuß mit Gipsredression, orthopädischen Schuhen oder Korrektureinlagen. Auch bei bleibenden Schäden, zum Beispiel einer Behinderung durch einen Peroneuslähmung nach Bandscheibenschaden erreicht man durch konservative Maß-

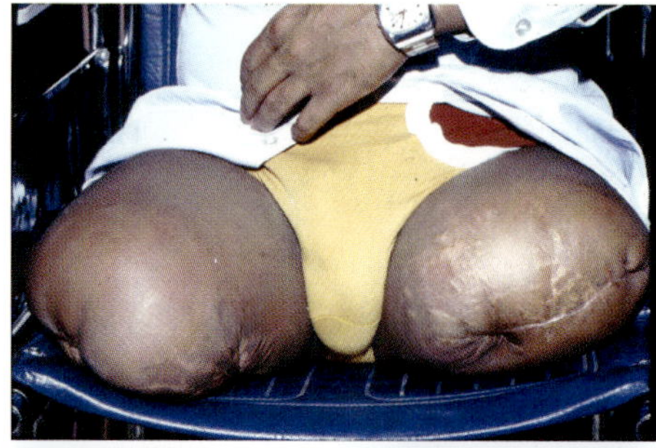

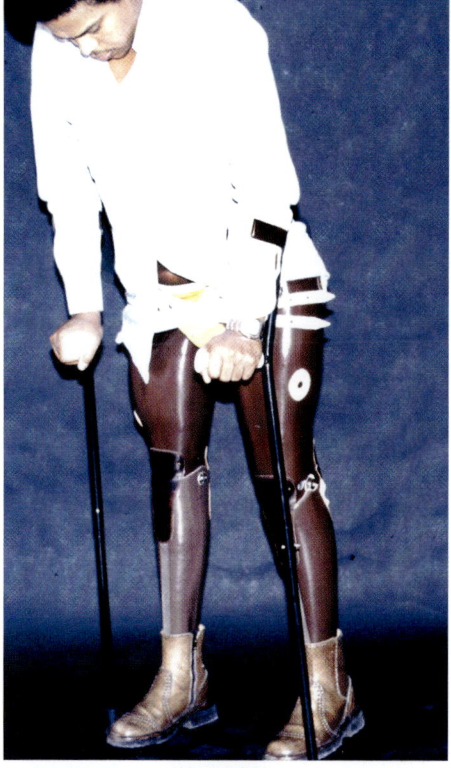

Abb. 225/226:
Doppel-Oberschenkelamputierter mit Prothesen. Die Wiederherstellungschirurgie hatte zwar bei diesem Kriegsopfer begrenzte Möglichkeiten, konnte aber die Mobilität des Patienten und damit seine Situation erheblich verbessern.

nahmen (Peronaeusschiene) zwar nicht die völlige Restitution, aber wenigstens die ausreichende Wiederherstellung der Funktionsfähigkeit.

Physikalische Therapie

Die physikalische Therapie spielt ein große Rolle in der Wiederherstellung der Funktion von Gliedmaßen. Die Historie weist schon seit Jahrtausenden die menschliche Fähigkeit aus, mit physikalischen Mittel Krankheiten zu bekämpfen und auszuheilen. Der Beruf des Baders, gekennzeichnet durch Badestuben für die hygienische und balneologische Anwendung des Wassers beim Bürger, war auch traditionell ein Teil medizinischer Therapie und nur zum Schluss auf die Tätigkeit als Zahnreißer, Friseur und Fußpfleger reduziert.

Masseure, medizinische Bademeister kennen wir schon seit Jahrtausenden aus dem Orient. Der Berufstand ist bei uns fest etabliert und wendet nicht nur die manuelle Therapie und medizinische Badezusätze an sondern auch ein Anzahl anderer Verfahren unter Einsatz von elektrischem Strom, Licht und Wärme. Mit der Einführung des Facharztes für Physikalische Medizin ist diese Therapievariante jetzt akademisiert.

Psychiatrische und psychologische Behandlung

Hier geht es im Wesentlichen darum, eine psychiatrische oder psychologische Begleiterkrankung zu beseitigen, die ein Unfallschaden oder eine Behinderung bei einem Patienten ausgelöst hat.

Soziologische Betreuung

Nicht selten wird ein Unfallverletzter arbeitsunfähig oder kann seine frühere Tätigkeit am Arbeitsplatz nicht mehr ausüben. Die Wiedereingliederung in den Arbeitsprozess (Arbeitsplatzwechsel oder behindertengerechte Zurichtung) ist oft nur durch Mitwirkung speziell geschulter Kräfte möglich. Durch Rollstuhlabhängigkeit, Fahrstuhlbenutzung, Treppenhauszugang, fehlende Rampen oder eigene PKW-Stellplätze können im sozialen Umfeld Spannungen mit Vermieter, Arbeitskollegen und Nachbarn entstehen. Hier sind praktische Einsatzmöglichkeiten der Soziologie erkennbar.

Rehabilitation

Unter Rehabilitation versteht man heute die Wiederherstellung von möglichst normalen Verhältnissen nicht nur auf anatomisch-körperlichem Sektor sondern auch auf dem Gebiet der Psychatrie, Psychologie und Soziologie.

Sicher ist nach erfolgreicher ärztlicher Behandlung einer orthopädischen Erkrankung oft eine Nachbehandlung zur endgültigen Erholung, zur Mobilisierung, Bewegungs- oder Gehschulung und Herstellung der körperlichen Belastungsfähigkeit notwendig. Die rein körperliche Heilung hinterlässt aber oft Defektheilungen und nicht nur Körperbehinderungen, sondern auch Probleme des Betroffenen, die seine Psyche, sein familiäres und häusliches Umfeld, meist auch seinen Beruf (Berufsunfähigkeit) betreffen. Insofern wird in die Rehabilitation heutzutage ein ganzes Team von Spezialisten mit einbezogen: Fachärzte, u. a. Psychiater, Psychologen, Ergotherapeuten und Physiotherapeuten, Diätassistenten, Sozialpädagogen, Arbeitsberater etc. Nicht zuletzt sind auch nun Podologen in diesem Team gefordert. Beispiel ist der Diabetiker, der ulkusgefährdete Füsse hat oder der Vorfußamputierte mit Narbenschwielen. Hier gilt es, nicht nur podologische Veränderungen zu behandeln und Funktion und Schmerzfreiheit herzustellen sondern auch im Rahmen der Prophylaxe mit Beratung in punkto Strümpfe, Schuhe und richtiger Fußpflege mitzuwirken.

Die Wundversorgung

Die klassische Wundversorgung im Alltag ist Desinfektion und Verband sowie Impfschutz. Letzterer ist vor allen Dingen gegen den gefürchteten Wundstarrkrampf gerichtet. Die Vorsorge gegen verletzungsbedingte Infektionen richtet sich jedoch auch gegen Gasbrand und alle anderen Keime, die bei einer Verletzung in die Wunde gelangen können. Lokale Vereiterungen und Allgemeininfektionen sind immer mögliche Komplikationen. Bei größeren Wunden ist daher die prophylaktische Gabe eines Antibiotikums Routine.

Chirurgische Wundversorgung

Bei Schnittverletzungen oder einer anderen traumatischen Eröffnung der Haut bis in die Subcutis (und darunter) ist die chirurgische Wundversorgung angezeigt. Sie besteht in Wundsäuberung und Herstellung günstiger anatomischer Heilungsverhältnisse. Bei unscharfen Wundrändern geschieht dies durch operative Wundanfrischung, in klassischer Weise mit der Friedrichschen Wundausschneidung. Man sorgt damit für glatte Wundränder, die mit Kleber, Pflasterstrip oder Naht gut adaptiert werden können und somit besser anheilen.

Nicht immer kann eine Wunde sofort chirurgisch völlig verschlossen werden. Oft muss zum Ableiten von Blutergüssen oder Sekreten eine Drainage gelegt werden, die man nach ein paar Tagen zieht. Auch bei großen Wunden mit Gewebedefekten ist oft nur ein Teilverschluss möglich.

Man unterscheidet daher in einen primären und in einen sekundären operativen Wundverschluss. Auch bei Sehnenabrissen und Nervenläsionen differenziert man in eine primäre und in eine sekundäre Naht. Bei späteren Eingriffen sind oft die Sehnenstümpfe retrahiert und soweit verkürzt, dass Überbrückungsplastiken gemacht werden müssen.

Die Knochenbruchversorgung

Die Grundprinzipien der Knochenbruchbehandlung sind:

- Beachtung des Allgemeinzustandes, ansprechbar, Schock, bewußtlos?
- Ausschaltung und Vermeidung weiterer Schäden, wie Hautperforationen, Embolien, weitere Dislokation, Druckschäden, Infektionen.
- Ruhigstellung zur Schmerzausschaltung.
- Ruhigstellung nach Reposition, in achsengerechter und funktionsgerechter Stellung.
- Stabilisierung der Fraktur durch Gips, Schiene oder Osteosynthese. Diese Maßnahmen sind ärztlicher Kunst vorbehalten.
- Kontrolle des Heilungsverlaufs, klinische und Röntgenkontrolle.
- Zunehmende Belastung und Beübung je nach Bruchheilung, in der Regel Beginn mit Mobilisierung und Teilbelastung unter ärztlicher Kontrolle.
- Training und Rehabilitation.

Heilungsvorgänge

Die Knochenbruchheilung

Die Knochenbruchheilung wird in mehrere Phasen eingeteilt (SAEGESSER, PAUWELS, REHN).

Stadium I

Nach einem Knochenbruch entsteht in der Regel ein ausgedehntes Hämatom an der Bruchstelle und ein Ödem in den umliegenden Geweben, zum Beispiel in der Haut.

Das Hämatom wird zunehmend organisiert. Es wandern Zellen ein, die anschließend die Einsprossung von Gefäßen und die Bildung von neuem Knochengewebe (Kallus) induzieren. Die Frakturteile sind noch beweglich und können weiter abrutschen (dislozieren).

Stadium II

Die eingewanderten Zellen differenzieren sich und ordnen sich nach Druck- und Zugspannungen. An Kompressionsstellen, an denen die Knochenfragmente aufeinandergepresst werden, häufen sich Knorpelzellen. Unter Zugspannung bilden sich kollagene Bindegewebefibrillen. Es entsteht eine Art natürlicher Schienung, die die Bruchstelle zunehmend ruhigstellt, was die Grundvoraussetzung für eine Bruchheilung ist. Das Maschenwerk aus Bindgewebe und Knorpel wird mit zunächst noch unstrukturiertem Knochengewebe durchsetzt. Auch im Röntgenbild ist kein Kalkeinbau sichtbar. Die Frakturstelle ist noch biegbar, kann aber nicht mehr dislozieren (Lagerungsstabilität). Die Achse ist noch zu verbiegen und somit die Achsenkorrektur bei Gipsbehandlung möglich.

Stadium III

Die Knochenbildner (Osteoblasten) arbeiten in höchster Aktivität. In das Leergerüst aus faserreichen Bindegewebe und Knorpel ist bereits Knochengewebe eingelagert. Blutgefäße sprießen in den Knorpel ein und sorgen für Knochenneubildung. Die Bruchstelle ist steifelastisch fest und übungsstabil (Bewegungsstabilität).

Stadium IV

Die Durchbauung der Bruchstelle mit röntgenologisch sichtbarem Knochen wird abgeschlossen. Der Bruch ist belastbar und die Knochenbälkchen der Spongiosa richten sich nach der Belastung aus (Belastungsstabilität). Überschüssiger Knochen wird ab- bzw. umgebaut.

Je nach Dicke des Knochens und auch abhängig vom Alter des Patienten, dauert die Knochenbruchheilung länger oder kürzer. Man unterscheidet bei der Stabilität der Bruchstelle Lagerungsstabilität, Bewegungsstabilität und Belastungsstabilität. Man hat festgestellt, dass durch eine stabile Kompressionsosteosynthese (z. B. Verschraubung unter Druck) an der Bruchstelle die Osteone (lamellöse Baueinheiten des Knochens um Haversche Kanäle) ohne die üblichen Zwischenprodukte (Bindegewebe, Knorpel) direkt ineinanderwachsen. Dies ist zweifelsohne ein Vorteil einer kunstgerechten Osteosynthese, da die Heilung schneller eintritt.

Bei einem Kind ist die Heilung eines Unterschenkelbruchs oft schon nach acht Wochen klinisch und röntgenologisch abgeschlossen. Beim Erwachsenen dauert diese im Schnitt drei Monate.

Dagegen heilen Brüche kurzer Knochen, zum Beispiel Mittelfußknochen nach Frakturen erheblich schneller. Brüche an den Zehen sind oft in 14 Tagen belastungsstabil.

Störung der Knochenbruchheilung

Störungen der Bruchheilung sieht man bei Allgemeinerkrankungen (Diabetes, Durchblutungsstörungen, im Alter) mangelnder Ruhigstellung, Infektion, vorzeitiger Belastung und instabiler Osteosynthese. Auch ein mit Gipsverband behandelter Knochenbruch, der zur Ausheilung nicht die an der Frakturstelle benötigte Zeit der Ruhigstellung hat, wird nicht heilen. Störungen der Bruchheilung, aus welchem Grunde auch immer, führen oft zu einer **Pseudarthrose (Falschgelenk).** Diese ist zwar durch ihr schwartig-elastisches Gewebe bewegungsstabil, aber nicht belastungsstabil. Es gibt auch Pseudarthrosen, zum Beispiel an der Basis des Metatarsale V (an der Ansatzstelle des kurzen Wadenbeinmuskels), die jahrelang im Röntgenbild nachweisbar sind, aber keine Beschwerden verursachen.

Pseudarthrosen können auch bei unterschiedlich schneller Heilung paralleler Knochen (Schienbein und Wadenbein) auftreten. Heilt das Wadenbein schneller zusammen, sperrt es das Zusammenrücken an der Bruchstelle des Schienbeins. Da es dort durch die Bruchheilung zu ei-

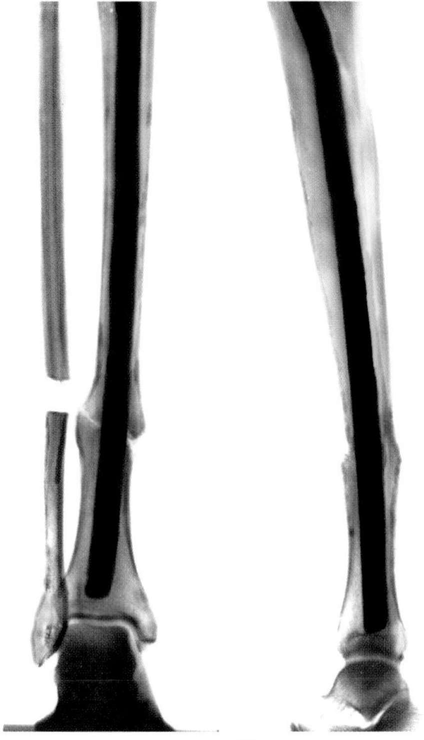

Abb. 227:
Schienbeinpseudarthrose. Man sieht, dass der Bruch am Schienbein noch nicht zusammengewachsen ist. Aus dem Wadenbein, das nicht gebrochen war, wurde ein Stück entfernt, damit die Frakturenden am Schienbein bei Belastung aufeinandergepresst werden. Bei einer isolierten Schienbeinfrakutur sperrt oft das Wadenbein und verhindert eine primäre Bruchheilung.

nem Resorptionsspalt kommt, entsteht am Schienbeinbruch sozusagen einen Lücke (1 – 2 mm), die manchmal nicht knöchern überbrückt wird. Das Schienbein verbiegt sich dann an der Pseudarthrose meist in Varusstellung (O-Bein).

Die Wundheilung

Die Wundheilung läuft in einem zum Teil sehr komplexen System ab. Die medizinische Forschung kennt noch nicht alle pathophysiologischen Mechanismen. Soviel steht aber bereits fest:

Wird eine Wunde gesetzt, z. B. eine Schnittwunde, kommt es zunächst zur Blutgerinnung, wobei hier nicht nur der Blutgerinnungsmechanismus eine Rolle spielt, sondern auch mechanische Vorgänge wie die Retraktion der Wundränder und der Blutgefäße, die damit ihr Lumen verengen.

Die nach dem Sistieren der Blutung entstandene Kruste erfährt daraufhin einen Um- und Abbau, der unter normalen Umständen zum Verschluss der Wunde und zur Vernarbung führt. Wird der normale Ablauf der Wundheilung gestört, z. B. durch Infektion, Fremdkörper, mechanische Irritation oder gar durch krankheitsbedingte Einflüsse wie Durchblutungsstörung, kommt es zur verzögerten Wundheilung oder gar zum Geschwür. Besondere Verhältnisse liegen vor, wenn es zu oberflächlichen Hautdefekten wie bei einer Blase kommt. Hier ist die normale Wundheilung in ihren Phasen modifiziert.

Die normale Wundheilung

Die normale (primäre) Wundheilung verläuft in mehreren Phasen.

Die Entzündungsphase

Nach einer Verletzung kommt es zunächst im Gefolge der Blutgerinnung zur Einwanderung von Entzündungszellen und zu einem Ödem. Eingewanderte Granulozyten sorgen für die Infektionsabwehr. Gewebshormone (Zytokine) stimulieren eine weitere Zuwanderung verschiedener Zellen (Angioblasten = Gefäßbildner, Fibroblasten = Bindegewebebildner). Proteasen (Eiweißabbauenzyme) übernehmen zusätzlich die Reinigung der Wunde.

Die Granulationsphase

Es kommt zu einer erheblichen Zunahme von Zellen, hauptsächlich von Granulozyten, die ein Granulationsgewebe aufbauen. Es folgt die Gefäßeinsprossung durch Einwanderung von Angioblasten (Gefäßzellen) und Fibroblasten (Bindegewebszellen), wobei Epithelzellen bereits mit dem Aufbau der Basalmembran beginnen. In dieser Phase ist die dünne Epithelschicht der Keratinozyten noch sehr empfindlich, besonders auf Scherkräfte.

Die Vernarbungsphase

Nachdem die Epithelialisierung den Wundschluss beendet hat, beginnt darunter der narbige Umbau des Granulationsgewebes in mehr oder weniger festes Bindegewebe. Dieser dauert noch einige Wochen, bis eine ausreichend feste, aber oft nicht mehr schichtengetreue Hautnarbe entstanden ist.

Der Verlauf ist nicht in abgrenzbare Phasen einzuteilen. Viele Mechanismen laufen überlappend ab und unterliegen dem Einfluss von Signalstoffen wie Wachstumsfaktoren (KGF = Keratinocyte Growth Factor) oder anderen Mediatoren, die als Heilungsfaktor auftreten.

Man hat neuerdings im Gefolge der Stammzellenforschung festgestellt, dass sogenannte mesenchymale Stammzellen sich gut zur Implantation eignen, weil diese weniger einer Abstoßungsreaktion unterliegen.

Die verzögerte Wundheilung

Beim Diabetiker ist die Wundheilung nicht grundsätzlich gestört, aber zum Teil erheblich verlangsamt. Nach Operationen dauert es in der Regel um zwei Wochen länger (vier bis sechs Wochen), bis normale Verhältnisse eintreten. Dies hat jedoch zunächst mit einer gestörten Wundheilung nichts zu tun, da die einzelnen Phasen, wenn auch verlangsamt, durchlaufen werden.

Die Wundheilung wird gestört, wenn die physiologischen Verhältnisse an der Wunde durcheinandergeraten (durch Verschmutzung, Fremdkörper, massive Keimzahl etc.) oder eine Grunderkrankung (schlecht eingestellter Diabetes, Venenleiden, Arterienverkalkung, Abwehrschwäche etc.) vorliegt.

Beim Diabetiker hemmen hohe Blutzuckerwerte die eingewanderten mononukleären Zellen wie zum Beispiel Monozyten daran, entzündungsfördernde Signalstoffe (Mediatoren) auszuschütten und den Wundheilungsprozess in Gang zu setzen. Die Ausbildung der Granulationsphase ist damit stark behindert. Es kommt zu einer ungeordneten Überhäufung der Wunde mit Lymphozyten, Makrophagen, Mastzellen, Langerhanszellen und dadurch zu einer Behinderung der Fibro- und Angioblasten etc. Der Wundschluss wird dadurch verzögert. (siehe auch Band III, Podologische Dermatologie, Seite 187, Verlag Neuer Merkur München, ISBN 3-929360-21-7).

Im Wundsekret gut heilender Wunden sind Wachstumsfaktoren vorhanden, die bei schlecht heilenden Wunden kaum mehr nachzuweisen sind. Auffällig ist, dass die meisten Wachstumsfaktoren, von außen eingebracht, nur bei unkomplizierten Wunden wirksam sind. Für Fußulzera bei Diabetikern steht daher zur Zeit der Drucklegung leider nur ein einziges Präparat zur Verfügung (Plateled Derived Growth Factor-BB = PDGF-BB).

Zur Förderung der Wundheilung

Dazu ist eine Basistherapie und eine Lokaltherapie notwendig.

Basistherapie

- Diabeteseinstellung etc.
- Therapie der trockenen Haut (Bäder, Salben etc.)
- Schweißfußtherapie bei vegetativer Überreaktion
- Nikotin- und Fleischreduzierung
- Bewegungsübungen und Training des anderen Beines: reflektorische Durchblutungsförderung
- Medikamentöse Zirkulationsförderung
- Nahrungsergänzungsmittel
- Abklärung anderer Ursachen wie Varizen, arterieller Verschlüsse, Rheuma, Stoffwechselkrankheiten.

Lokaltherapie

- balneologische Förderung der Durchblutung des Fußes, besonders der Mikrozirkulation (Jod, Rosmarin etc.)
- lokale Abschwellung
- Behandlung der Wundumgebung
- Wundbehandlung
- selektive Wundauflagen (nur hautfreundliche Pflaster) wegen der Gefahr von Epidermolyse und Blasenbildung.

Gipsruhigstellung

(neudeutsch Casting)

Mit Gips (cast) ist die wirtschaftlich günstigste und gleichzeitig beste Ruhigstellung möglich – immer noch. Auch die Druckverteilung wird hervorragend erreicht. Bei der Ruhigstellung zur Wundheilung kann man über der Wunde bzw. dem Ulkus ein Fenster herausschneiden. Der ausgeschnittene „Deckel" muss jedoch nach der jeweiligen Wundbehandlung wieder eingefügt werden, damit kein Fensterödem entsteht.

Schalentherapie

Auch diese Therapie wird heutzutage unter Verwischung der Begriffe als Casting bezeichnet. Die Schalenruhigstellung wird angewendet, wenn der Zugang zur Wunde oder eine teilweise Mobilisierung des Fußes erforderlich ist. Als Material wird zumeist ein Kunststoff verwendet, der erheblich teurer ist als Gips. Kunststoff ist aber leichter zu desinfizieren, länger haltbar und dadurch im Endeffekt ebenso wirtschaftlich.

Zinkleimgips

Sind Varizen (Krampfadern) vorhanden, hat sich der Zinkleimgips hervorragend bewährt, wenn es gilt, den Unterschenkel in die Ruhigstellung mit einzubeziehen. Leider beherrschen heute nur noch wenige diese Methode, so dass diese in Misskredit geraten ist.

Sekundäre Wundheilung und Ulzera

Die primäre Wundheilung ist maßgeblich von der Stoffwechsel-Lage und den Durchblutungsverhältnissen abhängig. Sind diese Voraussetzungen über längere Zeit gestört, entsteht ein Ulkus. Daneben gibt es noch eine weitere Reihe von Störquellen:

Kommt es zur Wundinfektion, ist die Phase der Zellanreicherung mit Granulozyten erheblich verlängert und die Wundheilung verzögert sich.

Das ist auch der Fall, wenn die räumliche Anordnung und Verteilung der Reparaturzellen nicht harmoniert. Beispiel ist eine Überhäufung der Wunde mit T-Helfer-Zellen und T-Killerzellen (beides Lymphozyten), die beide Interferon-Gamma produzieren, das die Angiogenese behindert.

Wichtig ist die Makrophageneinwanderung. Makrophagen sind vor ihrem Austritt aus dem Blutgefäß als Monozyten unterwegs und schütten Mediatoren aus. Das sind Peptide (Eiweißstoffe), die als Zytokine und Wachstumsfaktoren wirken und das Zellwachstum stimulieren oder hemmen, also den Heilungsablauf regulieren.

Sind Allergene (z. B. Lokalantibiotika) vorhanden, treten im Wundbereich zu viele Langerhanszellen auf. Dadurch wird die Immunabwehr überaktiv und das Wundsekret ist zu stark mit Immunsubstanzen (Zytokine, Immunglobuline wie IgA und IgM, Interferon) angereichert. Das verhindert den normalem Ablauf des Gewebeaufbaus durch die Fibroblasten (Bindegewebe), Angioblasten (Gefäße) und Epithelzellen.

Auch Wachstumsfaktoren spielen bei der Wundheilung eine grosse Rolle. Man schenkt ihnen deswegen in jüngerer Zeit wissenschaftlich größte Aufmerksamkeit. Man erhofft sich durchschlagende Erfolge bei deren lokaler Anwendung. Man kennt bereits einige Wachstumsfaktoren, die man zum Teil schon pharmazeutisch herstellen kann. Beispiele sind:

- epidermale Wachstumsfaktoren EGF (= EPI DERMAL GROWTH FAKTOR),
- bindegewebsstimulierende Wachstumsfaktoren FGF (= FIBROBLAST GROWTH FAKTOR) und VEGF (= VASOAKTIV ENDOTHELIAL GROWTH FAKTOR), der das Gefäßwachstum stimuliert.

Vereinfacht betrachtet ist in der chronischen Wunde die systematische Anordnung der Zellen und der benötigten Stoffe sowie der zeitliche Ablauf der primären Wundheilung in Unordnung geraten. Es existiert sozusagen ein heilloses Durcheinander.

Deswegen ist die theoretische Überlegung gerechtfertigt, durch chirurgische Entfernung (Debridemnent) des Ulkusgewebes der Haut eine Chance zum „Neuanfang" zu geben.

Überschießende Wundheilung

Man weiß heute, dass es bei einer vermehrten Angiogenese, aus welchen Gründen immer, zu einer überschießenden Wundheilung kommt. Diese äußert sich in Hypergranulationen in der Wunde, auch in verstärkter Bindegewebeproduktion und Epithelbildung, was zu Keloiden führt. Durch die Anhäufung von Gefäßen erscheinen frische Narben noch gerötet. Mit der Zeit werden die Blutgefäße in der Wunde auf ein normales Maß reduziert und die Narbe blasst ab. Bleibt die Zahl der Lymphozyten in der Wunde und anschließend in der Narbe hoch, muss mit einer hypertrophen Narbe (Keloid) gerechnet werden. Ursache sind möglicherweise Zytokine, die von den Lymphozyten produziert werden.

Weitere Ursachen für eine überschießende Wundheilung sind außer einer gewissen Veranlagung auch chronische Reize auf die Wunde, die eine vermehrte Durchblutung fördern. Die genauen pathophysiologischen Vorgänge sind hier noch nicht geklärt.

XIII Entzündungen und Infektionen am Bewegungsapparat

Entzündungen am Fuß werden in drei Gruppen unterteilt:

- Infektionen
- Stoffwechselentzündungen
- Überlastungsentzündungen

Entzündungen

Stoffwechselentzündungen

Auf Stoffwechselentzündungen soll an dieser Stelle nicht näher eingegangen werden, da sie in einem eigenen Kapitel (III) bereits besprochen worden sind. Wichtig für den Fußtherapeuten: Die meisten stoffwechselbedingten Schwellungen, Überwärmungen und starken Schmerzen im Großzehengrundgelenk rühren von der Gicht her. Schwellungszustände mit Schmerzen, Überwärmungen und Rötungen registriert man auch beim Diabetiker und bei anderen, selteneren Stoffwechselstörungen, wie sie in den Lehrbüchern der Inneren Medizin zu finden sind.

Überlastungen

Zu den Überlastungsentzündungen sind alle jene Reizzustände zu zählen, die an den Gelenken auf Grund von Verschleißerscheinungen, Fehlstellungen, Zehendeformitäten und Reizungen im Sehnenbereich entstehen. Wer von den Fußtherapeuten kennt wohl nicht das schmerzhafte Zehengrundgelenk. Weniger bekannt sind typische Sehnenscheidenentzündungen an der Rückseite des Fußes, die mit Schwellungen, Schmerzen und einem oft tastbaren, schmerzhaften Reiben einher gehen. Bei Sportlern findet man hin und wieder auch eine Sehnenscheidenentzündung an der Hinterseite des Außen- oder Innenknöchels.

Es genügen eine abschwellende Behandlung und Teilruhigstellung mittels Bandagen. Die Beseitigung der Ursache (mögliche Fehlstellung des Fußes, Gelenkeinsteifung, Stoffwechselerkrankung) ist erforderlich und in den folgenden Kapiteln beschrieben.

Infektionen

Zu den klassischen Entzündungen gehören bakterielle Infektionen auf Grund infizierter Zehennägel, eitriger Wunden oder anderer Vorgänge, bei denen Krankheitserreger in den Fuß eindringen (auch Mykosen).

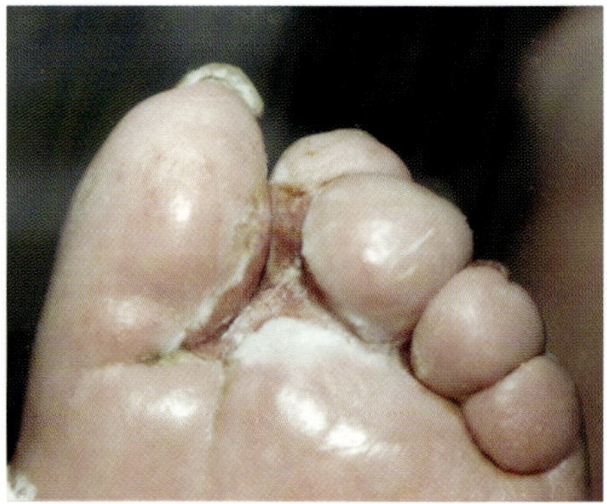

Abb. 228:
Interdigitalmykose

Andere Entzündungen entstehen dadurch, dass Krankheitserreger via Blutweg in den Fuß gelangen. Sie sind zwar relativ selten, kommen aber doch als „hämatogene Osteomyelitis" (auf dem Blutweg sich vollziehende Knocheneiterung) vor. In der Fußpflegepraxis werden solche folgenschweren Infektionen durch unsterile Instrumente und wenig korrekten Behandlungsablauf ausgelöst. Man muss daher ständig (so Personal vorhanden) auf dringlich erforderliche hochaseptische und sterile Arbeitsweise, insbesondere auf saubere und sterile Instrumente hinweisen – ausdauernd und wenn erforderlich mit der nötigen Strenge; viel hängt für den Patienten, aber auch für den Behandler von einer hygienisch einwandfrei verlaufenden Behandlung ab.

Eine regelmäßige Fortbildung auch in punkto Hygiene ist unerlässlich. Erkrankte müssen täglich die Strümpfe wechseln; Schuhe und Bettwäsche sollten zudem desinfiziert werden. Krankheitserreger nämlich, die in Schuhen nisten, können immer wieder Reinfektionen hervorrufen – eine Kette, die kein Ende nimmt. Sollte in die Praxis ein Patient kommen, an dessen Füssen bereits Eiter sichtbar ist, der Entzündungszeichen mit Rötung, Schwellung und Schmerzen erkennen lässt, vielleicht auch Fieber mit Schüttelfrost hat, so ist in jedem Fall ein Arzt zu konsultieren. Bei chronischen Infektionen (ein Patient hat beispielsweise bereits seit mehreren Wochen vereiterte Zehennägel) darf nicht vorschnell desinfiziert werden! Vorher muss der Patient zum Arzt, damit ein Abstrich (Keimentnahme) gemacht werden kann. Letzterer dient dazu, Keime und ihre Empfindlichkeit gegenüber Medikamenten auszutesten. Desinfiziert man vorher, so tötet man die Keime an der Oberfläche ab und das Testergebnis ist mangelhaft. Auch ist eine Wunde selten nur von einer Gattung von Krankheitserregern besiedelt. Mischinfektionen (Vorliegen verschieden gearteter Keime) sind häufig. Der Fußtherapeut verhält sich richtig, wenn er den kranken Fuß lediglich verbindet und den Patienten an einen Arzt verweist.

Erscheinungsformen

Nicht nur der Patient ist in der Podologenpraxis durch mangelnde Hygiene gefährdet, sondern auch der Fußtherapeut selber. Die Kontaminationsgefahr mit infektiösen Erkrankungen ist sehr hoch, insbesonders wenn ohne Mundschutz und ohne Handschuh gearbeitet wird.

In der täglichen Praxis unterscheidet man chirurgische Infektionen von infektiösen Hauterkrankungen und diese wiederum werden unterteilt in spezielle Erscheinungsformen (z. B. Paronychie, Interdigitalmykose), deren Auswirkungen sich an den unteren Extremitäten finden.

Chirurgische Infektionen

In den Weichteilen finden sich nach Infektionen mit Staphylokokken (weniger mit Streptokokken), Furunkel, Karbunkel, Abszesse. Ein Furunkel stellt einen isolierten Eiterherd dar, ein Karbunkel die Anhäufung mehrerer Eiterherde. Von einem Panaritium spricht man, wenn an einem Zehenglied ein Eiterherd in den Weichteilen entsteht; er führt zu erheblicher Gewebsdruckerhöhung mit Entzündung, Schwellung, Rötung und dem dafür typischen pulsierenden Schmerz. Ist die Eiterung nicht lokal begrenzt, vielmehr die Entzündung mit einer diffusen Schwellung des gesamten Gliedes oder des Fußes vergesellschaftet und sind die Eitererreger im ganzen Gewebe verbreitet, so spricht man von einer Phlegmone (Abb. 229).

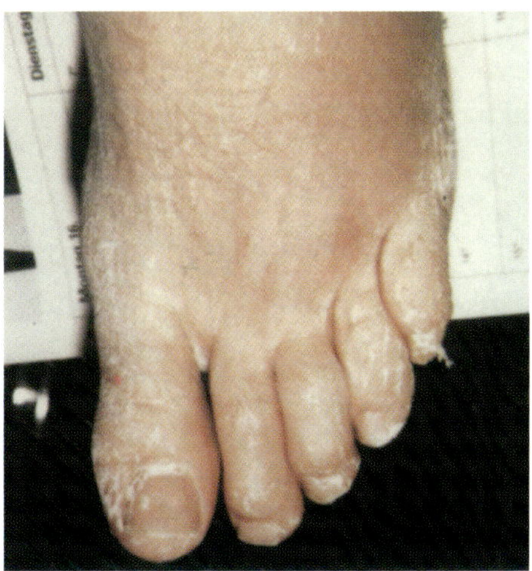

Abb. 229:
Vorfußphlegmone rechts. Zunächst eine harmlos aussehende Stichverletzung an der Fußsohle. Später diffuse Ausbreitung von Eiterbakterien und Schwellung des gesamten Fußes.

Betrifft die Eiterung eine Sehnenscheide, so ist das Krankheitsbild der Tendovaginitis purulenta gegeben. Breitet sich die Infektion entlang der Lymphwege aus, so entsteht eine Lymphangitis. Bei zusätzlichem Befall der regionalen Lymphknoten ist es eine Lymphadenitis. Verursacht die schwere Infektion einer Zehe den eitrigen Zerfall mit Absterben des ganzen Gliedes, so spricht man von einer Gangrän; sie ist in vielen Fällen vergesellschaftet mit Durchblutungs- oder/und Stoffwechselstörungen wie Diabetes. Die Gewebenekrose kann auch ohne Infektion auftreten und führt bei Stoffwechselstörungen oder Arteriosklerose zu typischen Zustandsbildern an den Zehen.

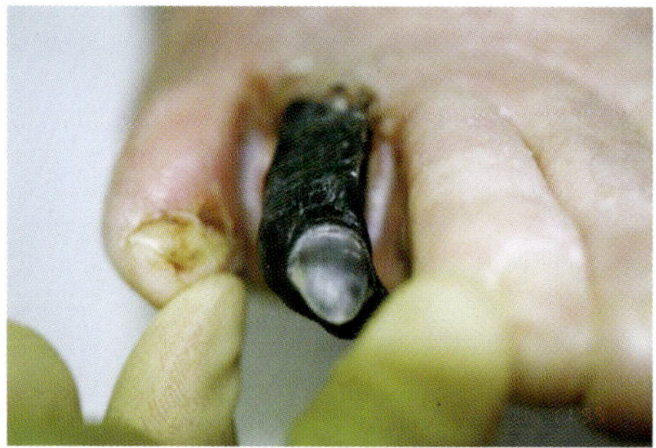

Abb. 230: Zehennekrose.

Im Gefolge von Verletzungen sind Infektionen nicht selten. Stichverletzungen durch Nägel, Quetschungen, Hautrisse sind infektionsgefährdete traumatische Läsionen (Abb. 231). Neben posttraumatischen (verletzungsbedingten) Infektionen sieht man in chirurgischen Abteilungen – wenn auch selten – Infektionen, die nach operativen Eingriffen auftreten. Sie sind nicht ungefährlich, da sie meist durch resistente (unempfindliche Keime) hervorgerufen werden. Gefürchtet sind die Anaerobier, Bakterien also, die in Bereichen (beispielsweise Nasennebenhöhlen, Urogenitaltrakt) ohne Sauerstoffzugang gedeihen.

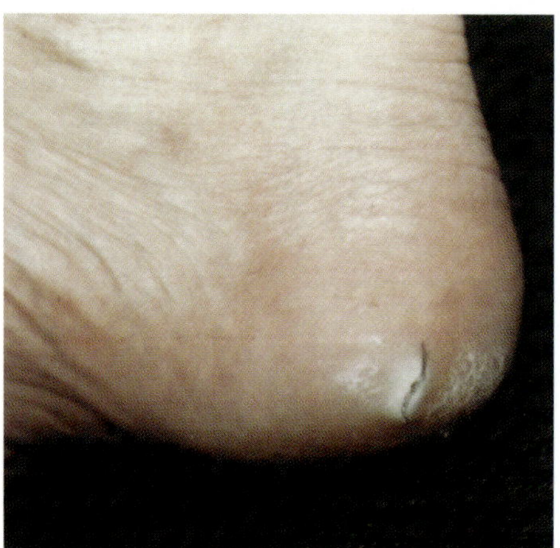

Abb. 231:
Infektionsgefährdete Hautrhagade bei durchblutungsgestörtem Fuß.

Weitere (meist großflächige) Infektionsquellen sind Verbrennungen. Die betroffenen Areale werden rasch von Erregern besiedelt. Der von der Verbrennung tangierte wunde Hautbezirk ist häufig Ausgangspunkt einer infektiösen Vergiftung des Organismus insgesamt und damit Todesursache.

Eine ebenfalls öfter vorkommende „chirurgische Infektion" ist die Osteomyelitis, im Sinne einer Eiterung des Knochens zu interpretieren; sie basiert auf einer bakteriellen Aussaat von Infektionsherden aus dem Hals-, Nasen-, Ohrenbereich, Atemtrakt, Harntrakt, rührt auch von schlechten Zähnen her. Auf dem Blutweg werden Bakterien in die Fußknochen befördert und bilden dort Tochterherde. Man nennt diesen Zustand dann eine akute hämatogene Osteomyelitis. Gelangen die Eitererreger auf Grund chirurgischer Eingriffe oder offener Brüche in die Knochen, so spricht man von einer postoperativen oder posttraumatischen Osteomyelitis.

Knocheneiterungen können nach Jahren wieder aufflackern – selbst dann noch, wenn man sie längst ausgeheilt wähnt. Wie bei Kriegversehrten zu beobachten war, kann eine solche Knocheneiterung (chronische Osteomyelitis) zwanzig bis 30 Jahre nach der Erstinfektion wieder auftreten. Eine besondere Form der Osteomyelitis ist der Brodie-Abszess. Man findet ihn als Spätfolge der hämatogenen Osteomyelitis meist im Schienbein. Seine scharfe, sklerosierte Begrenzung macht ihn einer solitären Knochenzyste ähnlich. Davon abzugrenzen ist die Garré-Osteomyelitis, bei der im Röntgenbild diffuse Verdichtungszeichen erkennbar sind, also keine typischen Eiterareale oder abgestorbene Knochensequester.

Befällt eine eitrige Infektion ein Gelenk, spricht man von einer Arthritis purulenta. Ursachen sind Allgemeininfekte, übergreifende Eiterungen aus Knochen und Weichteilen, aber auch unsaubere Injektionskanülen bei ärztlichen Maßnahmen.

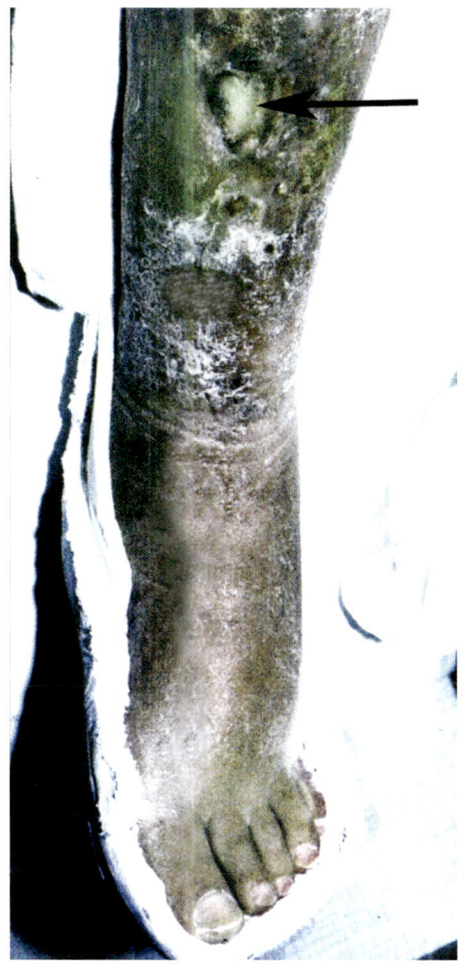

Abb. 232:
Unterschenkelosteomyelitis nach Motorradunfall. Der Pfeil zeigt die Stelle, an der der infizierte Knochen freiliegt.

Hautinfektionen

Die menschliche Haut trägt eine Menge Mikroorganismen, also Bakterien. Sie haben enormes Haftvermögen, bilden aber unter normalen Umständen keine Gefahr für unseren Körper. Auch eine Keimbesiedelung, die durch das tägliche Umfeld vor sich geht, stellt kein Risiko dar. Zusätzlich ist der menschliche Körper im Bereich des Auges, der Ohren, im Verdauungstrakt und im Atmungs- und Urogenitaltrakt mit speziellen Keimen besiedelt, die zunächst zu keiner Erkrankung führen. Ist aber die Widerstandskraft herabgesetzt und wird die natürliche Bakterienbesiedelung durch gefährliche Keime ersetzt, so ändert sich das Bild; der Mensch erkrankt an einer Infektion. Die normale Keimzahl der Haut erscheint enorm, wenn man bedenkt, dass pro cm^2 zwischen 100 und 1000 Keime zu finden sind.

Wird die Haut verstärkt von Eiterbakterien befallen, so mit Streptokokken (Streptococcus pyogenes), spricht man von einer Pyodermie.

Greift eine Infektion mit Streptokokken auf tiefere Hautschichten über, was mit typischer Rötung, Schwellung, hohem Fieber und starken Schmerzen einhergeht, oft auch örtlich begrenzt ist, spricht man von einem Erysipel.

Im Gegensatz zum Erysipel wird das Erysipeloid von einem anderen Bakterium verursacht, nämlich vom Erreger des Schweinerotlaufs (Abb. 233). Beim Menschen ist diese Infektion relativ selten, erfolgt über entstehende kleine Verletzungen und Hautläsionen beim Hantieren mit Wild, Geflügel. Als Berufskrankheit kommt sie bei Tierärzten und Schlachtern vor. Die Infektion beginnt am Verletzungsort mit einer quaddelartigen Schwellung, Verfärbung der Haut, Juckreiz, meist ohne Fieber und Allgemeinerscheinungen.

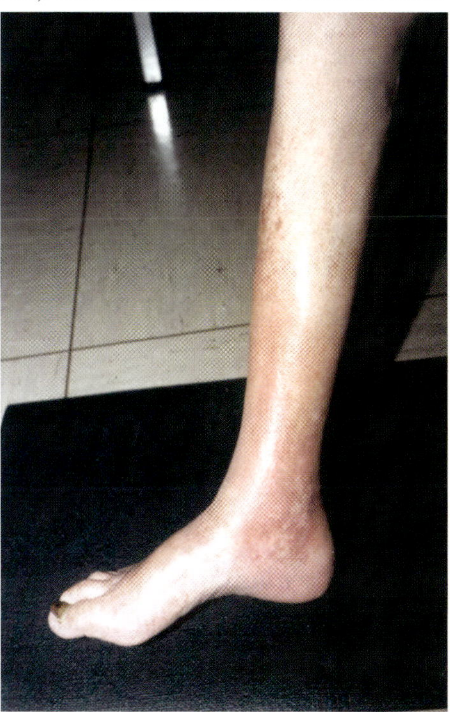

Abb. 233:
Erysipeloid. Befallen sind die untere Hälfte des Unterschenkels und das Sprunggelenk mit rötlicher Verfärbung der entzündeten Haut.

Nur gelegentlich kommt eine Gelenkentzündung dazu.

Von den vielen möglichen Hautinfektionen sei auch noch die Akne vulgaris erwähnt. Der Bakterienbefall der Haarfollikel, einschließlich der Talgdrüsen, erzeugt ein kosmetisch hässliches Krankheitsbild (siehe Band III, Podologische Dermatologie).

Tetanus (Wundstarrkrampf)

Eine gefährliche Erkrankung, die in den Infektionsbereich der Haut gehört, ist der Wundstarrkrampf (Tetanus). Die Tetanusbazillen sind Mikroorganismen, die im Boden überleben und durch Verletzungen in die Haut gelangen. Das Clostridium tetani, so heißt der Bazillus, vermehrt sich an der Verletzungsstelle in der Haut und produziert ein Nervengift, das sich rasch im Körper ausbreitet und den häufig tödlichen Wundstarrkrampf hervorruft. Da sich das Clostridium tetani hauptsächlich im und am Boden fortpflanzt, ist im Fachgebiet Fußpflege und Podologie unbedingt eine Schutzimpfung anzuraten!

Gasbrand

Bei der Arbeit am Fuß des Menschen kann der Kontakt mit Infektionserregern, die sich vorwiegend im Boden fortpflanzen und deswegen schon allein aus räumlichen Gründen gefährlich werden können, nicht ausbleiben. Dazu gehören Gasbrandbazillen, eine Gruppe von Anaerobiern, die unter Sauerstoffmangel oder ganz ohne Sauerstoff bestens gedeihen. Gelangen sie durch Verletzungen in den Körper, so bilden sie Sporen. Bereits nach wenigen Tagen kommt es im Gewebe zu starker Gasansammlung und fortschreitender Zerstörung. Das produzierte Gift führt, begleitet von erheblichen Schmerzen, meist in wenigen Tagen zum Tod. Der Prototyp des Erregers heißt Clostridium perfringens (Welch-Fränkelscher Gasbrandbazillus).

Fachbezogene Infektionen

Pilzerkrankungen (Mykosen)

Mykosen sind Pilzerkrankungen. In der Podologie stellen sie eine wichtige Gruppe der Infektionskrankheiten dar, was zu nachstehenden grundlegenden Vorbemerkungen Anlass gibt:

Pilze (Mycota) sind definiert als eukaryonte Thallophyten, sogenannte Lagerpflanzen, die echte Zellkerne haben; sie werden als die primitivste Gruppe im Pflanzenreich eingestuft. Als Lager (Thallus) wird ein Zellgebilde bezeichnet, das aus fadenförmigen Formationen besteht, den Hyphen, die wiederum ein Geflecht, das Myzel, bilden (Abb. 234). Diese fädigen Zell-Lager der

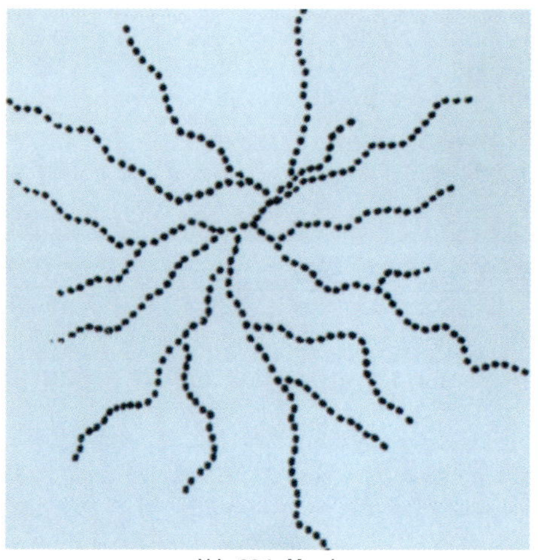

Abb. 234: Myzel.

Pilze unterscheiden sich von höheren Pflanzen, indem letztere Wurzeln, Stamm, Zweige und Blätter bilden. Pilze haben noch weitere Besonderheiten, die ihre Einordnung ins Pflanzenreich erschweren. So produzieren sie als Nährstoffreserve Glykogen wie die Tiere, nicht Stärke wie die Pflanzen. Pilze verfügen über kein Chlorophyll und assimilieren CO_2 mittels Sonnenenergie wie die übrigen Pflanzen. Die Zellwände der Pilze enthalten häufig Chitin wie die der Insekten und nicht regelmäßig Zellulose wie die der Pflanzen.

Trotz ihres primitiven Aufbaus können Pilze vielfältige Formvariationen entwickeln. Und sie können sich geschlechtlich und ungeschlechtlich fortpflanzen. Zudem zählen sie zu den genügsamsten, auch widerstandsfähigsten Lebewesen, vertragen Hitze bis 60°, Kälte bis weit unter dem Gefrierpunkt und trockenes sowie feuchtes Milieu. Pilze vermögen frei zu vegetieren und kommen auch als Parasiten vor. Bezüglich ihrer Gefährlichkeit für den Menschen lassen sich drei mögliche Varianten unterscheiden:

- Die Pilze können apathogen sein, also für den Menschen ungefährlich;
- pathogen, also für den Menschen eine Gefahr darstellen;
- oder auch fakultativ-pathogen sein.

Letzteres bedeutet, dass sie in ihrer Gefährlichkeit oder Infektiosität für den Menschen ein wechselndes Verhalten zeigen, was jedoch meist vom umgebenden Milieu und auch vom Zustand oder der Abwehrfähigkeit des Menschen abhängt.

Die Größe der Pilze reicht von Zentimetern bis in den Bereich der Mikrometer. Durch ihre vielfältigen Erscheinungsformen bestehen Schwierigkeiten, die Pilze zu ordnen und zu benennen. Man versuchte mehrere Unterteilungen:

Beispielsweise „Fungi perfecti", in solche, die sich geschlechtlich fortpflanzen und in „Fungi imperfecti", die sich ungeschlechtlich vermehren.

Mit der internationalen Namensgebung hat man die Pilze in fünf Bereiche unterteilt: Myxo-, Phyco-, Asco-, Basido- und Deuteromycetes.

Für medizinische Belange war es jedoch einfacher, die Pilze in drei relevante Gruppen einzuteilen:

- Dermatophyten
- Hefen
- Schimmelpilze.

Erkrankungen

Pilzerkrankungen werden im allgemeinen Mykosen genannt. Diese Bezeichnung ist jedoch nicht ganz exakt, da gesundheitsschädliche Pilze beim Menschen mehrere Krankheitsformen hervorrufen: Mykosen, Mykotisationen, Mykoallergosen und Mykotoxikosen.

Mykosen

Eine Mykose ist jene Krankheit, bei der Pilzerreger gesundes Wirtsgewebe befallen, sich darin ausbreiten, vermehren und Schäden verursachen. Dabei gibt es Fälle, in denen der Organismus anatomisch und funktionell völlig normal ist und die Pilzerreger gesundes Gewebe angreifen. Man spricht dann von primären Mykosen.

Von sekundären Mykosen ist hingegen die Rede, wenn Pilzerreger nur dann zur Krankheit führen, wenn die anatomischen oder funktionellen Gegebenheiten beim Menschen beeinträchtigt sind, so beispielsweise bei Durchblutungsstörungen oder allgemeiner Abwehrschwäche. In der Praxis ist diese Unterscheidung wichtig, da die Therapie dann nicht nur gegen den Pilz selbst, sondern auch gegen die Mitursachen (möglicherweise eine Durchblutungsstörung) gerichtet sein muss.

Mykotisationen

Dieser Begriff ist dann anzuwenden, wenn die Pilzinfektion im Gefolge örtlicher Erkrankungen auftritt (beispielsweise Lungenzysten, Divertikel, lokale Tumore, Geschwüre, Verbrennungsschorfe, Warzen, Nagelschädigungen). So treten Mykotisationen in der Regel nur als Lokalbefall auf, wenn eine lokale Schwachstelle besteht, wobei die Pilze das gesunde Gewebe nicht angreifen. Es handelt sich also um fakultativ-pathogene Erreger, die nur durch den Vorschaden beim Menschen aktiv werden. Dazu muss man wissen, dass auch Okklusionsverbände, wie man sie bei Warzen, Hühneraugen und Unterschenkelgeschwüren anlegt, die Widerstandsfähigkeit der gesunden, umgebenden Haut herabsetzen und dadurch ein Übergreifen der Pilze auf diese Areale gefördert wird.

Mykoallergosen

Nicht nur der Pilzbefall selbst führt zu Krankheitszeichen; auch die allergisierenden Stoffe, die von Pilzen freigesetzt werden, lösen Krankheitssymptome aus. Man sieht diese deutlich beim Asthma bronchiale mycogenicum, wo die allergenen Pilze inhaliert werden, sich jedoch auch in Kavernen oder Bronchiektasien (das sind Hohlraumbildungen und Ausstülpungen der Lunge) einnisten können. Gerade beim Fußtherapeuten ist das Wissen um solche Gefahren von eminenter Bedeutung.

Eine weitere Variante allergischer Pilzreaktionen ist das Ekzema mycoticum, bei dem im Bereich des Ausbreitungsgebiets Pilzallergene zu lokalen Entzündungen führen.

Mykotoxikosen

Manche Schimmelpilze erzeugen Toxine, das sind Gifte, die selbst gegen höhere Temperaturen unempfindlich sind. Sie spielen beim Befall von Lebensmitteln mit Schimmelpilzen eine Rolle und können beim Menschen Vergiftungserscheinungen hervorrufen. Mykotoxikosen dürfen nicht verwechselt werden mit dem Myzetismus, der klassischen Pilzvergiftung (beispielsweise durch verzehrte Knollenblätterpilze) mit teilweise tödlichem Ausgang.

Behandlungsgrundsätze

Die Therapie von Pilzerkrankungen gehört in das Fachgebiet der Dermatologie. Es wird zunächst versucht, gegebene Grunderkrankungen und ungünstige Dispositionen (einschließlich Umwelteinflüsse wie Feuchte und Kälte) auszuschalten.

Medikamentös kommen bei der Pilztherapie lokal anzuwendende Antimyzetika zum Einsatz, meist in Form von Salben, Cremes, Lösungen und Bädern. Ergänzt wird die Therapie durch Verordnung von Präparaten, die systemisch wirken (Tabletten, Infusionen, Spritzen, Inhalationen). Neben pilzwirksamen Medikamenten gibt man auch Cortisonpräparate und Antibiotika, um allergische Begleitreaktionen und Entzündungen wirksam anzugehen. Selbstverständlich ist, dass Erregernachweis und Resistenzbestimmung einer gezielten Therapie mit Antibiotika vorausgehen müssen. Eine solche Behandlung ist über einen längeren Zeitraum, mindestens aber drei Wochen lang (nicht selten bis zu drei Monaten) durchzuführen. Unerlässliche flankierende Maßnahme: Schuhe, Strümpfe, Bettvorleger, Bäder und Duschvorrichtungen der betroffenen Patienten sind regelmäßig zu desinfizieren. Generell ist peinliche Sauberkeit angezeigt.

Spezielle Formen von Infektionen am Bewegungsapparat

Gonorrhoe

Gelegentlich kommt es bei der Gonorrhoe (im Volksmund Tripper genannt), einer Geschlechtskrankheit, zu Gelenkbeteiligungen. In der Regel ist ein einziges Gelenk betroffen, zumeist das Kniegelenk, weniger das Sprunggelenk. Der Erreger ist der Gonokokkus, ein kugelförmiges Bakterium und Schleimhautparasit, der beim Geschlechtsverkehr übertragen wird. Nach der akuten Erkrankung in zwei bis fünf Tagen, die hauptsächlich den Urogenitaltrakt betrifft, entstehen oft erst nach Monaten die Komplikationen am Gelenk mit Schwellung, Ergussbildung und Bewegungsschmerz.

Brucellosen

Brucellosen sind Krankheiten, hervorgerufen durch Erreger von Tierseuchen, die auch den Menschen befallen. Zu Beginn der Krankheit zeigen sich wochenlange wellenförmige Fieberschübe. Im Knochen entstehen granulomatöse Veränderungen, gelegentlich auch Abszesse. Am Fuß ist die Erkrankung selten.

Syphilis

Eine weitere Geschlechtskrankheit, die unter anderem auch das Skelettsystem befällt, ist die Syphilis. Ihre Spätfolgen zeichnen sich an sämtlichen Organen und Geweben des menschlichen Körpers ab. Am Fuß kommt es zu charakteristischen Gelenkzerstörungen, Knocheneiterungen und Knochenhautentzündungen. Auch Muskel- und Nervengewebe kann betroffen sein.

Lepra

In vorangegangenen Jahrhunderten war die Lepra eine der gefürchtetsten ansteckenden Krankheiten. Heute ist sie bis auf einige Gebiete in tropischen Ländern ausgerottet; trotzdem erschüttern uns immer wieder Bilder dieser Krankheit, die durch das Mycobacterium leprae ausgelöst wird. Das Bakterium befällt die Nerven, wobei es in der Folge zu entstellendem Schwund der Muskulatur und des Knochens kommt, vergesellschaftet mit typischen Hautveränderungen. Die erheblichen Verstümmelungen an den Extremitäten, insbesondere an den Füssen, erfordern vorrangig eine geeignete Schuhversorgung mit Entlastung und Polsterung. Diese Krankheit hat hierzulande bei der täglichen Arbeit in den Praxen keine Bedeutung.

Behandlungsgrundsätze

Die Behandlungsgrundsätze sämtlicher Infektionen richten sich nach der Grunderkrankung bzw. dem Erreger. Anhand der Symptome, des Verlaufs und der Laborergebnisse (einschließlich der Abgrenzung des Erregers) erfolgt in den meisten Fällen eine Antibiotikatherapie, soweit es sich um schwere Erkrankungen handelt. Ergänzend dazu sind unterstützende Maßnahmen mit Verhaltensmaßregeln notwendig (möglicherweise Bettruhe, Isolierung, fiebersenkende Zusatztherapie). Neben der allgemeinen medikamentösen Therapie ist in den meisten Fällen auch ein lokales Vorgehen (Umschläge, Hochlagerung, gegebenenfalls operative Eingriffe) erforderlich. Als Grundsatz gilt: Keine Maßnahme ohne vorherige ärztliche Abklärung!

XIV Operationen am Fuß und Vorfuß

Im Bereich des Fußes gibt es eine Vielzahl möglicher operativer Eingriffe. Exakte Beschreibungen und Gründe für diese Operationen sind in den einschlägigen orthopädisch-chirurgischen Fachbüchern nachzulesen. Für den Bereich Podologie seien einige wenige, jedoch die wichtigsten genannt. Eine Podologin oder ein Podologe sollte wissen, welche chirurgische Maßnahmen bei dem einen oder anderen Patienten getroffen worden sind oder was diesem bevorsteht. Auch kommt es immer wieder vor, dass ein Patient operiert werden soll und vorher noch gerne von seinem Fußtherapeuten hören möchte, wie jener die Situation beurteilt und mit welchen Operationsergebnissen er wohl bei seiner täglichen Arbeit in der Praxis konfrontiert wird. Ein wichtiger Aspekt! Deswegen sollte man über die gängigsten systematischen Eingriffe als Fußtherapeut sehr wohl Bescheid wissen.

Amputationen

Die Ursachen für Amputationen im Fußbereich sind vielfältig. Die wichtigsten sind Verletzungen, chronische Eiterherde, Gefäßverkalkung mit nachfolgender Gangrän beziehungsweise Absterben von Fußteilen. In wenigen Fällen sind auch bösartige Tumore Gründe für Amputationen. Man unterscheidet nach der Amputationshöhe Mittelfußstümpfe von Fußwurzelstümpfen. Dann gibt es noch verschiedene Übergangsstümpfe, die zwar eine Amputation im Fußbereich darstellen, aber als Vorstufe der Unterschenkelamputation zu werten sind.

Bei den Mittelfuß- und Fußwurzelamputationen hat der Patient immerhin den Vorteil, dass er eine ausreichende Schuhprothese tragen kann, noch eine Hebelwirkung und Abrollmechanik möglich ist und auch die Weichteildeckung genügt. Problematisch werden Amputationen, wenn man im Unterschenkelbereich absetzen muss; es fehlt dann meist das Polster der Ferse. Zum Tragen kommen verschiedene Standardoperationen, die das Fersenbein einschließlich seines Weichteilpolsters an das Stumpfende verlagern. Mittelfußstümpfe haben gegenüber den Fußwurzelstümpfen den Vorteil, dass sie nicht zu sehr zur Kontraktur in eine Spitzfuß- oder Varusstellung neigen.

Mittelfuß (Lisfranc-Gelenklinie)

Hierzu gehören Absetzungen hinter den Mittelfußzehengelenken, im Bereich der Mittelfußköpfchen und auch Absetzungen im Bereich der Basis.

Eine Sonderform ist die Amputation im Lisfrancschen Gelenk (Abb. 235) in den Fußwurzel-Mittelfußgelenken. Es ist eigentlich kein richtiges Gelenk, hat aber aus chirurgischer Sicht praktische Bedeutung, weil die Mittelfußknochen I bis V auf der einen und die drei Keilbeine und das Würfelbein auf der anderen Seite liegen und keine Knochendurchtrennung notwendig wird. Die Amputation in der Lisfrancschen Gelenklinie bietet sich dann an, wenn Mittelfuß und Zehen amputiert werden müssen.

Fußwurzel (Chopart-Gelenklinie)

Bei Amputationen der Fußwurzel unterscheidet man einen langen von einem kurzen Fußwurzelstumpf. Der lange reicht bis zur Gelenklinie zwischen Kahnbein und den drei Keilbeinen und durchtrennt das Würfelbein zur Hälfte.

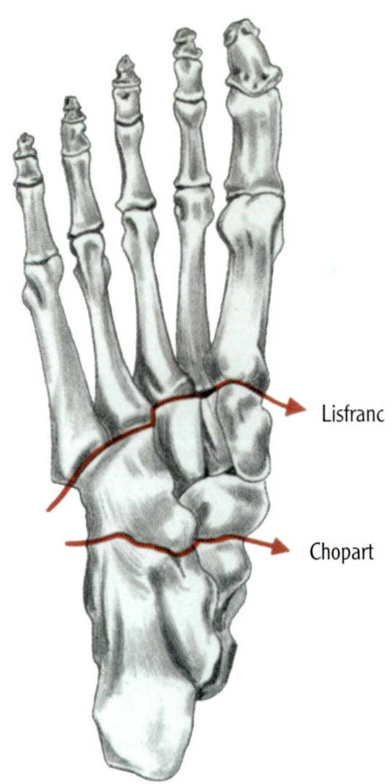

Abb. 235:
Chopart- und Lisfranc-Amputationslinie.

Die noch kürzere Amputationsform ist jene im Chopartschen Gelenk in der Gelenklinie zwischen Sprungbein und Fersenbein einerseits und dem Würfelbein und dem Kahnbein andererseits (Abb. 235 und 236).

Syme-Stumpf

Bei dieser Operationsmethode wird die untere Gelenkfläche des Unterschenkels abgetragen und das Stumpfende mit der Fersenhaut samt ihrem tragfähigen Weichteil- und Fettpolster überzogen (Abb. 237).

Pirogow-Stumpf

Es handelt sich dabei um eine Amputationstechnik, bei der der Unterschenkel abgetrennt und ein Teil des Fersenbeines samt seiner harten und gut tragfähigen Weichteilpolsterung an den langen Unterschenkelstumpf angesetzt wird. Diese Operationsmethode kennt einige Variationen (Abb. 238).

Zehenamputation

Bei der Amputation von Zehen muss hingenommen werden, dass die Biomechanik des Vorfußes darunter leidet (Abb. 239).

Da die Großzehe entscheidend an der Belastung und Abrollbewegung beteiligt ist, sollte man an dieser Stelle Zurückhaltung üben. Wird die Großzehe amputiert, kommt es zu einer Überlastung des II. Mittelfußköpfchens und zu Folgebeschwerden. Auch ist zu berücksichtigen, dass die Sesambeine bei der Amputation der Großzehe durch das Zurückweichen der Sehnen ihre Position verändern und damit der Auflastungspunkt verschoben wird.

Bei der Amputation von mittleren Zehen kommt es, begünstigt durch den Schuh, zur Verdrängung und die seitlichen Zehen weichen nach innen ab. Dies sieht man bei der Amputation der II. Zehe im Grundgelenk, wo es in der Regel zum Hallux valgus kommt. Erfahrungsgemäß führt auch die Amputation der V. Zehe zu Komplikationen, weil das freistehende Köpfchen des V. Mittelfußes zur exponierten Druckstelle wird. Auch die Amputation der IV. Zehe schafft Irritation, weil sich die V. Zehe zum typischen Digitus varus entwickelt.

Versteifungen (Arthrodesen)

Versteifungen im Fußbereich werden vorwiegend dann vorgenommen, wenn es durch Arthrosen der Gelenke zu erheblichen Bewegungsschmerzen kommt und die Gelenke von der Funktion her ohnedies schon deutlich eingeschränkt sind. Des weiteren sind Versteifungen notwendig, wenn Brüche nicht ausheilen, unfallbedingte, erhebliche Fehlstellungen bestehen oder auch Fehlanlagen, die angeboren sind. Bei letzteren muss meist auch noch ein Weichteileingriff vorgenommen werden.

Versteifung des oberen Sprunggelenks

(Abb. 240 und 241)

Diese Operation wird durchgeführt, wenn das obere Sprunggelenk durch Verletzungen, Veranlagung oder andere Ursachen eine schmerzhafte Arthrose, Teileinsteifung oder Fehlstellung erkennen lässt. Es handelt sich im Prinzip nur um ein Abtragen der Gelenkflächen am Sprungbein und am unteren Schienbeinende, wobei die begradigten Gelenkteile unter Kompression, meist unter geringer Verschiebung des Unterschenkels nach vorn, zur besseren Abrollfähigkeit, aufeinandergesetzt werden. Die Heilung dauert ca.

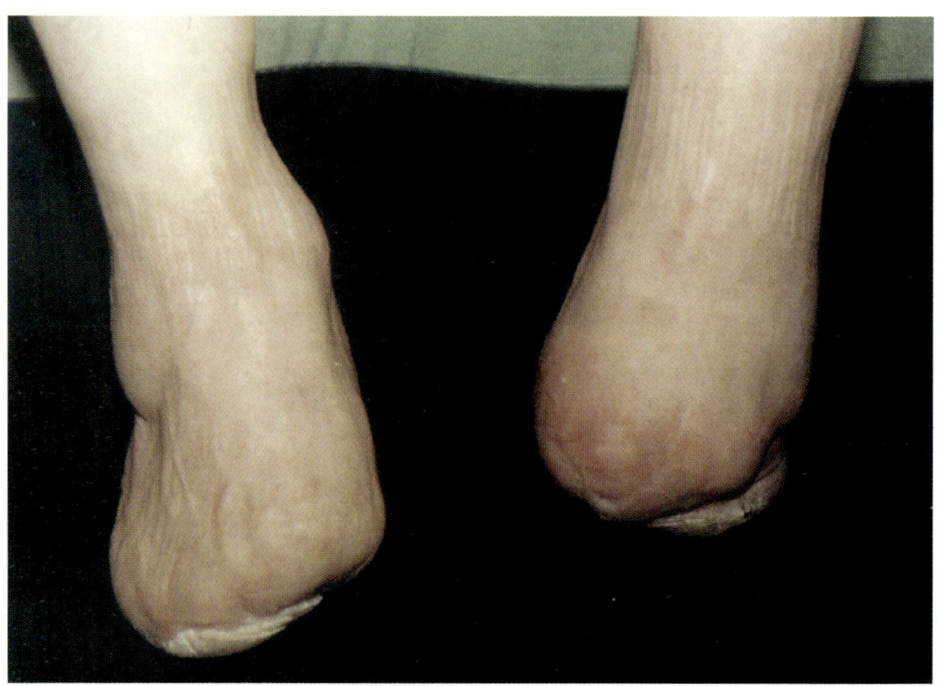

Abb. 236:
Lisfranc-Amputation rechts und Chopart-Amputation links nach Erfrierung bei einem Kriegsversehrten.

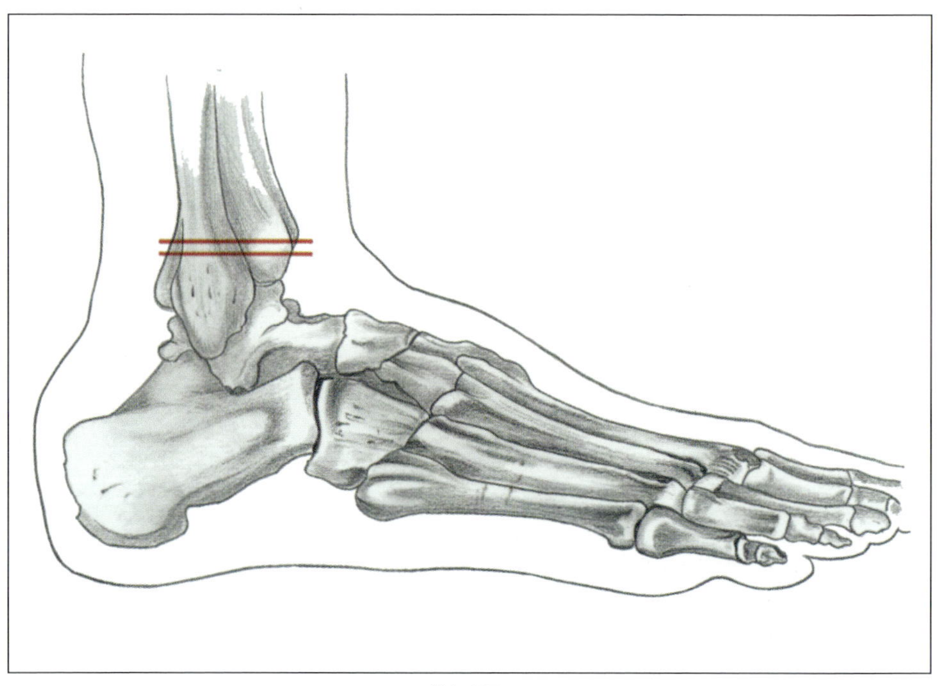

Abb. 237:
Amputation nach Syme.

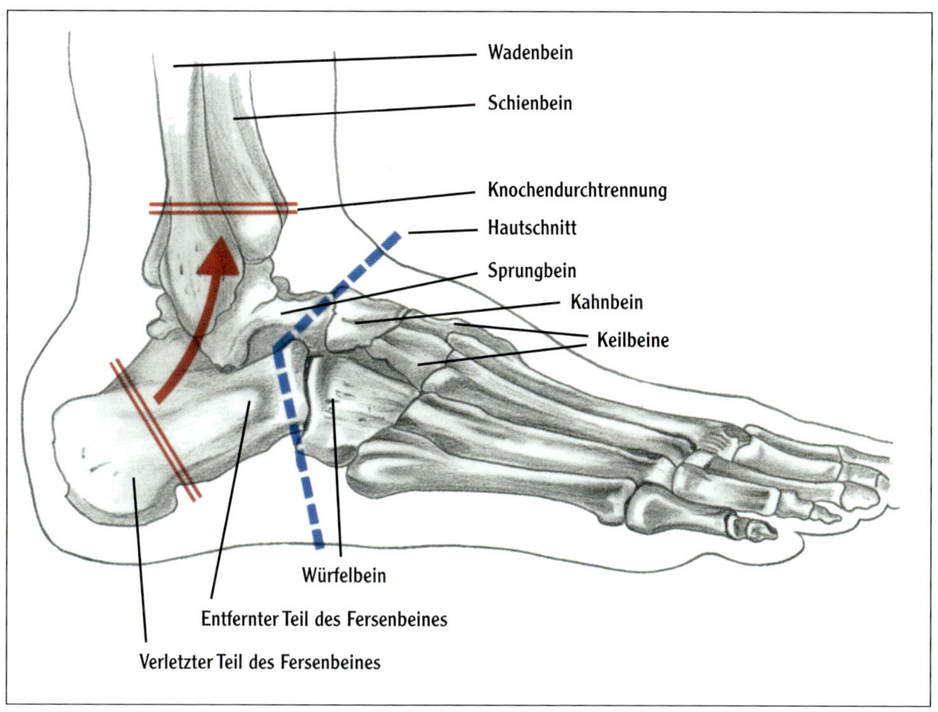

Abb. 238:
Amputation nach Pirogow.

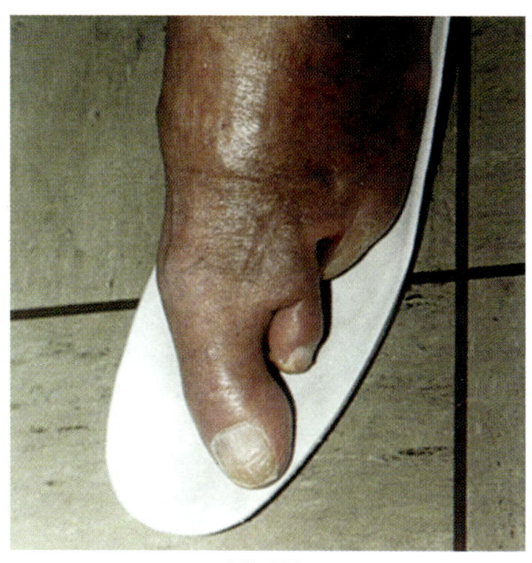

Abb. 239:
Zehenamputation bei Durchblutungsstörung. Die Änderung der Statik begünstigt die Abweichung der Großzehe.

zwei bis vier Monate. Der Patient hat zwar hinterher ein steifes Sprunggelenk, kann jedoch wieder schmerzfrei gehen; er muss allerdings wegen der Abrollbehinderung einen Absatz und eine Vorfußrolle tragen.

Versteifung des unteren Sprunggelenks (subtalare Arthrodese)

Diese Versteifung wird oft herbeigeführt, wenn es nach einem Fersenbeinbruch zu Verschiebungen im unteren Sprunggelenk gekommen ist. Die Patienten klagen meist über erhebliche Beschwerden beim Gehen, insbesondere beim Schrägauftreten. Auch bei dieser Operation werden plane Knochenflächen geschaffen, der Gelenkknorpel entfernt und die Knochenteile aufeinandergepresst. Verwendet werden dazu äußere Spanner, Verschraubungen Bohrdrahtsifte oder anderen Fixierungen (Abb. 240).
Nach Ausheilung und Versteifung des unteren Sprunggelenks benötigen die meisten Patienten wiederum eine spezielle Zurichtung am Schuh (z. B. eine Abrollsohle mit Fersenerhöhung).

T-Arthrodese

(nach LAMBRINUDI)
Gründe für diese Arthrodese sind ein Verschleiß im unteren Sprunggelenk und Arthrosen im Gelenk zwischen Sprung- und Fersenbein auf der einen sowie des Kahnbeins und Würfelbeines auf der anderen Seite. Ein weiterer Grund zum

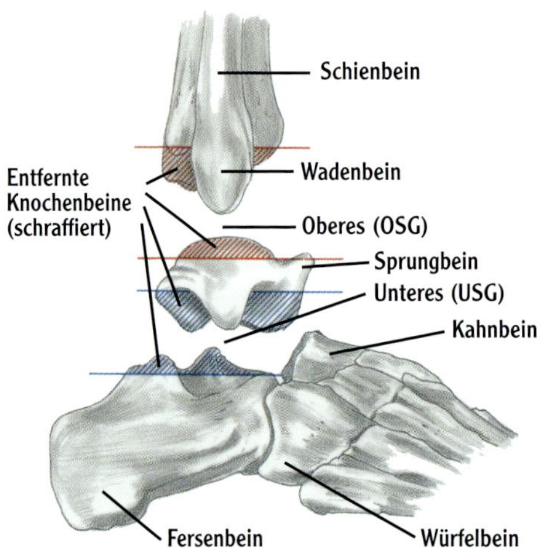

Abb. 240:
Arthrodese des oberen und unteren Sprunggelenks (entfernte Knochenteile schraffiert).

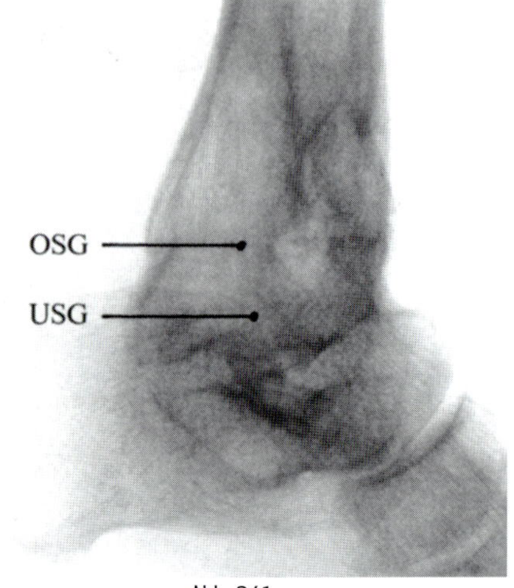

Abb. 241:
Arthrodese des oberen Sprunggelenks (OSG). Man sieht auch das untere Sprunggelenk (USG) noch angedeutet.

Anlegen dieser Versteifung sind Lähmungen mit Fehlstellungen durch Ausfall der Haltearbeit der Sehnen. Diese T-Arthrodese oder auch ihre Modifikation nach LAMBRINUDI wird vor allem bei einer kompletten Wadenmuskellähmung (Fibularis) durchgeführt (Abb. 242).

Korrektur-Arthrodesen

Darunter versteht man Versteifungen im Bereich der Fußknochen, wenn die knöcherne Stabilisierung und gleichzeitig die Korrektur von Fehlstellungen erforderlich ist. Man macht z. B. Keilentnahmen mit Wegnahme eines Gelenks oder

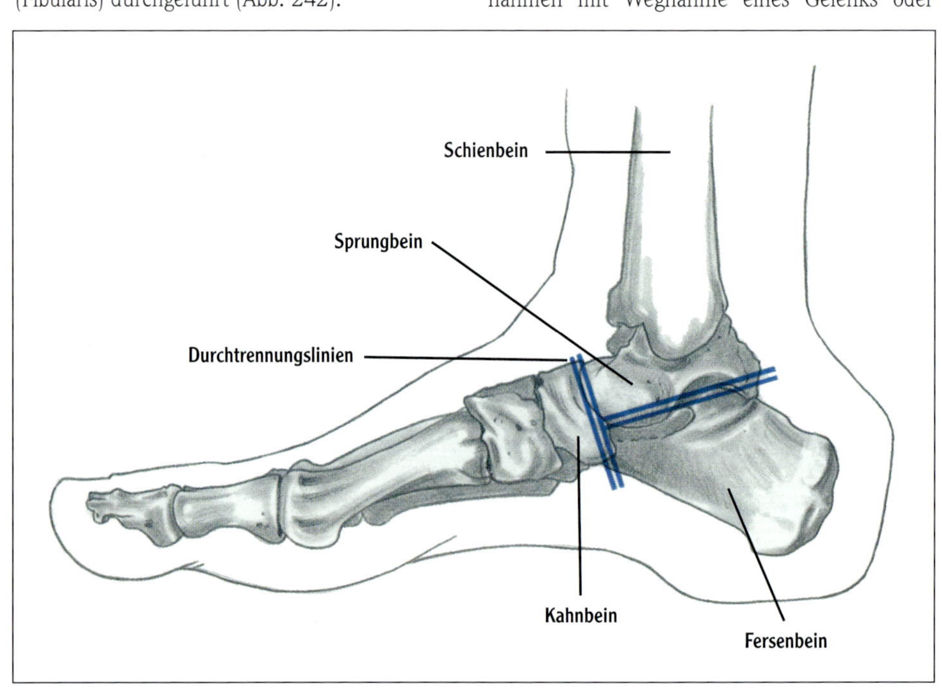

Abb. 242:
Triplearthrodese. Operative Gelenkversteifung nach Lambrinudi.

auch Versteifungen zur Ruhigstellung. Ein Beispiel ist die Arthrodese des Gelenks zwischen Kahnbein und Keilbein I nach HOKE bei der Plattfußoperation (Abb. 243).

Eine andere Methode zur Versteifung und Verbesserung des knöchernen Längsgewölbes ist die Keilentnahme an der Unterseite zwischen Sprungbein und Kahnbein beim Plattfuß, oft ergänzt durch Sehnenplastiken (Abb. 244).

Als weitere Korrektur-Arthrodese kommt die Keilosteotomie der Mittelfußknochen nach LELIÈVRE in Frage. Dank dieser Methode kann bei

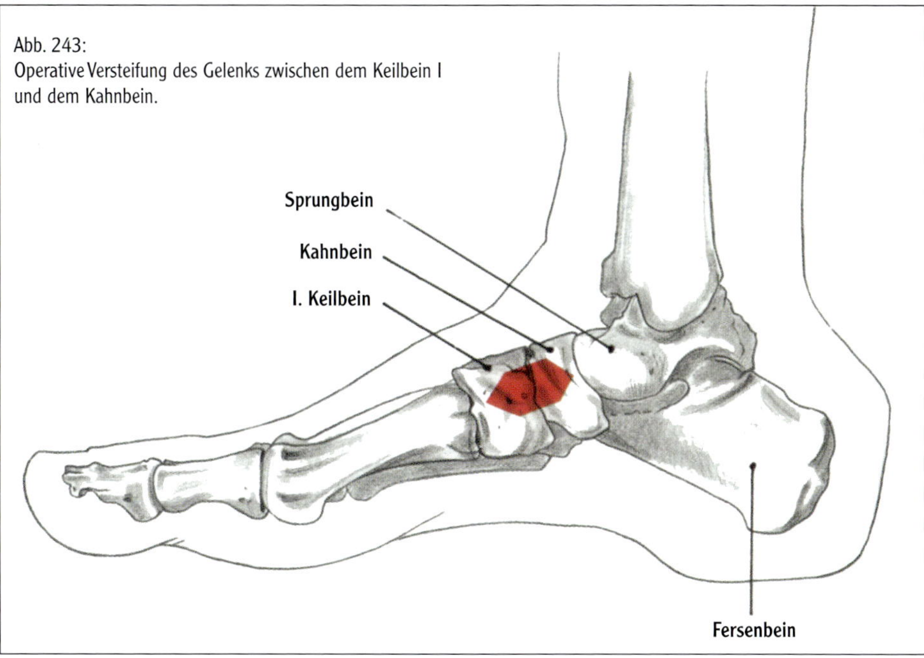

Abb. 243:
Operative Versteifung des Gelenks zwischen dem Keilbein I und dem Kahnbein.

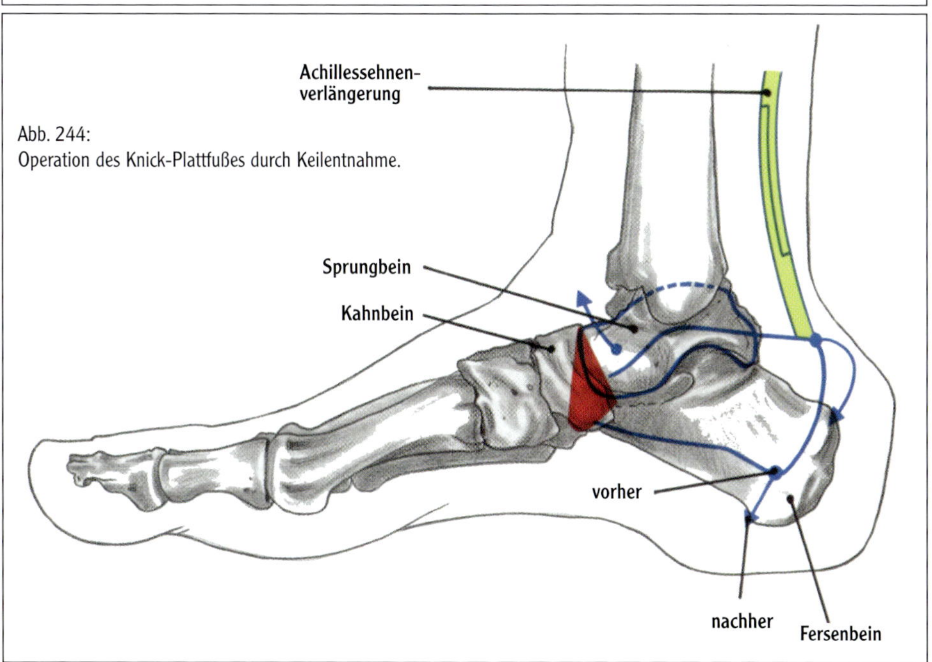

Abb. 244:
Operation des Knick-Plattfußes durch Keilentnahme.

einem Hohlfuß relativ komplikationslos das Fußgewölbe erniedrigt werden (Abb. 245).

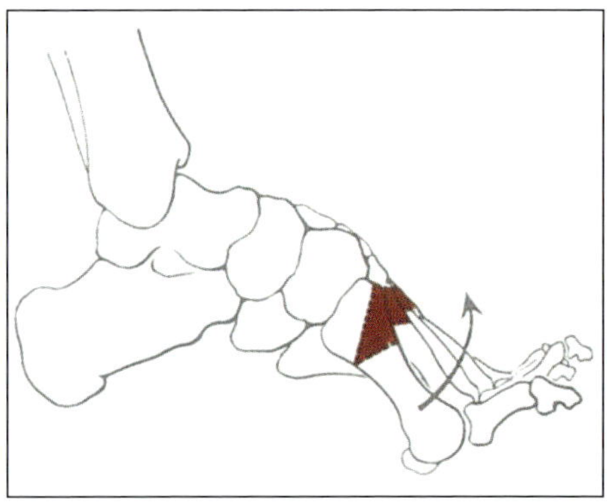

Abb. 245:
Hohlfußoperation nach Lelièvre.

Neben diesen vorgenannten Methoden zur knöchernen Korrektur gibt es noch viele Varianten, die in Fachbüchern über spezielle Operationstechniken eingehend beschrieben sind.

Weichteiloperationen

Zu den Weichteiloperationen gehören Eingriffe an den Sehnen oder Verpflanzungen der Sehnen zur Stellungskorrektur. Es gibt auch diesbezüglich mannigfaltige Operationsverfahren. Folgende sind wesentlich:

Achillessehnenverlängerung

Die Verlängerung der Achillessehne ist eine sehr häufige Operation beim Spitzfuß. Und sie ist auch ein wichtiger Teileingriff bei der operativen Korrektur des Klumpfußes, wo neben der Korrektur der Spitzfußstellung auch noch die Verlagerung des vorderen Schienbeinmuskels zum Fußaußenrand und die Durchtrennung der hinteren Sprunggelenkkapsel vorgenommen werden.

Es gibt mindestens fünf gebräuchliche Methoden der Achillessehnenverlängerung. Die verbreitetste ist die z-förmige Verlängerungsplastik (Abb. 246).

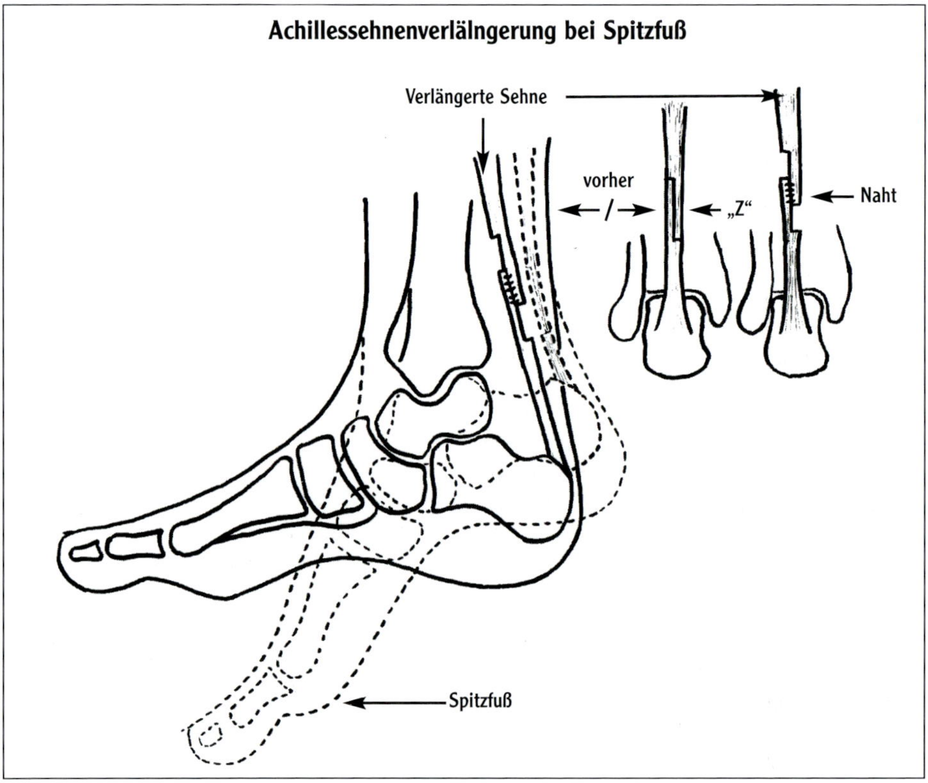

Achillessehnenverlälngerung bei Spitzfuß

Verlängerte Sehne

vorher

„Z"

Naht

Spitzfuß

Abb. 246:
Achillessehnenverlängerung bei Spitzfuß.

Achillessehnenverlagerung

Auch die Verlagerungen der Achillessehne sind gebräuchliche Eingriffe zwecks Stellungskorrektur.

Beim jugendlichen und noch nicht kontrakten Knick-Plattfuß verlagert man die Achillessehne an die Innenseite des Fersenbeines, um durch Änderung der Zugrichtung die X-Beinfehlstellung (Valgusstellung) des Fersenbeines zu korrigieren. Dies gelingt vor allem bei bindegewebsschwachen Patienten (Abb. 247).

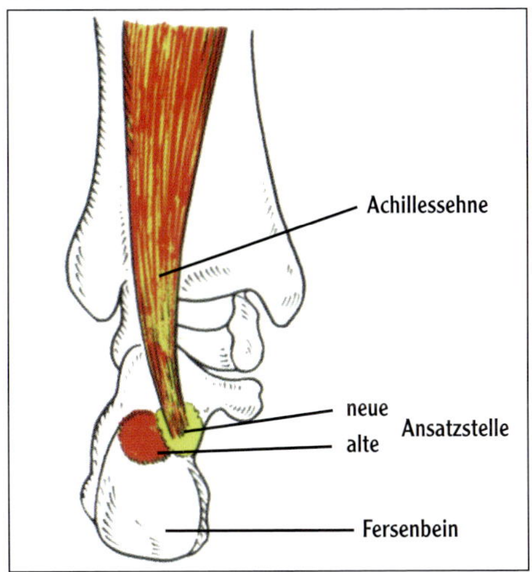

Abb. 247:
Operative Verlagerung der Achillessehne.

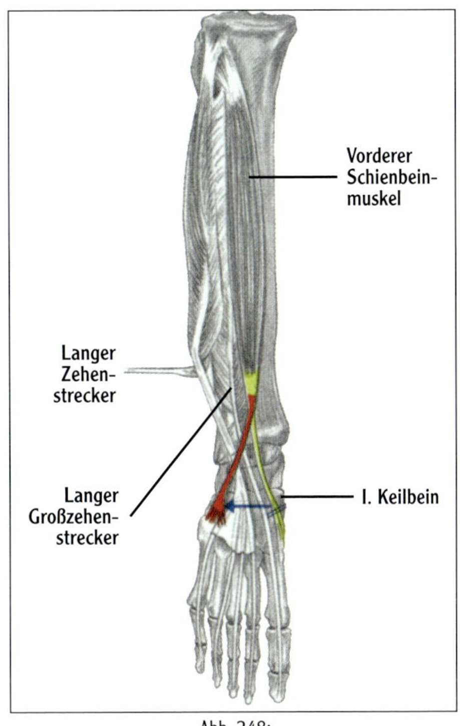

Abb. 248:
Operative Klumpfußkorrektur. Verpflanzung des vorderen Schienbeinmuskels auf den äußeren Fußrand.

Tibialis-anterior-Versetzung

Eine Operation am Fußrücken ist die Versetzung des vorderen Schienbeinmuskels (Musculus tibialis anterior) von seinem Ansatz am I. Keilbein und dem I. Mittelfußknochen an den Fußaußenrand. Der vordere Schienbeinmuskel verstärkt die O-Beinstellung des Klumpfußes durch seinen Zug am Fußinnenrand. Man nutzt seine Zugwirkung zur Verbesserung der Stellung aus, indem man ihn nach außen zur Fußrandhebung verlagert und damit Gegenkraft zur Klumpfußpronation gewinnt. Dies führt gelegentlich zur Überkorrektur, so dass der vordere Schienbeinmuskel zurückversetzt werden muss (Abb. 248).

Des weiteren kann die Verlagerung des vorderen Schienbeinmuskels bei einer Wadenbeinnervenlähmung vorgenommen werden um den äußeren Fußrand zu heben. Die Fußrandheber sind durch die Schädigung des Wadenbeinnervs gelähmt; gleichzeitig kommt es zu einer leichten Spitzfußstellung. Sofern nicht andere Eingriffe oder Korrekturmöglichkeiten (z. B. mit einer Peronaeus-Feder) zur Debatte stehen, kann man den vorderen Schienbeinmuskel (Musculus tibialis anterior) an den Außenrand versetzen und diesen damit heben, was in manchen Fällen eine ausreichende Therapie bei der Peronaeus-Lähmung bedeutet.

Eine weitere Methode, die Sehne des vorderen Schienbeinmuskels (Musculus tibialis anterior) durch Versetzung zur Zügelung und Verbesserung der Fußstatik zu nutzen, ist die Plattfußoperation nach SCHEDE. Bei dieser Operation wird die Sehne des vorderen Schienbeinmuskels von ihrem ursprünglichen Ansatz am I. Keilbein und am I. Mittelfußknochen abgelöst und auf das Kahnbein unter Raffung zurückversetzt. Vorher ist es oft notwendig, das Kahnbein, das nach unten abgewichen ist, in seine ursprüngliche Position zu bringen. Es folgen die Versteifung (Arthrodese) des Gelenks zwischen Kahnbein und Sprungbein und die Verkürzung der Sehne des hinteren Schienbeinmuskels, die durch Hebung des Fußgewölbes zu lang geworden ist.

Neurolysen

Neurolysen sind Operationen, bei denen Nerven aus Verwachsungen, Engpässen oder anderen Hindernissen operativ „befreit" werden. Sie stellen keine typischen Eingriffe am Fuß dar, da sie auch an anderen Stellen (z.B. den oberen Extremitäten und an der Wirbelsäule bei Kompression durch Bandscheibengewebe) durchgeführt werden. Die operative Dekompression des Schienbeinnervs im Malleolenkanal ist eine typische Neurolyse am Fuß.

Tarsaltunnel

Beim Tarsaltunnel-Syndrom kommt es durch Kompression des hinteren Schienbeinnervs hinter dem Innenknöchel zu Schmerzen, die nicht nur die innere und äußere Fußsohle betreffen, sondern, bedingt durch einige Seitenäste, auch den Fersenbereich. Der Tarsaltunnel stellt sich durch den Malleolenkanal hinter dem Innenknöchel dar. Jener teilt sich in mehrere Fächer auf und wird aus Verstärkungsfasern der tiefen Unterschenkelmuskelbinde sowie Verstärkungsfasern der oberflächlichen Unterschenkelmuskelbinde gebildet. Schreitet das Krankheitsbild fort, z. B. durch Zunahme von Gefühlsstörungen oder auch Lähmungen des äußeren und inneren Fußsohlennervs, den wichtigsten Zweigen des Schienbeinnervs, so muss letzterer hinter dem Innenknöchel operativ gelöst werden (Abb. 249).

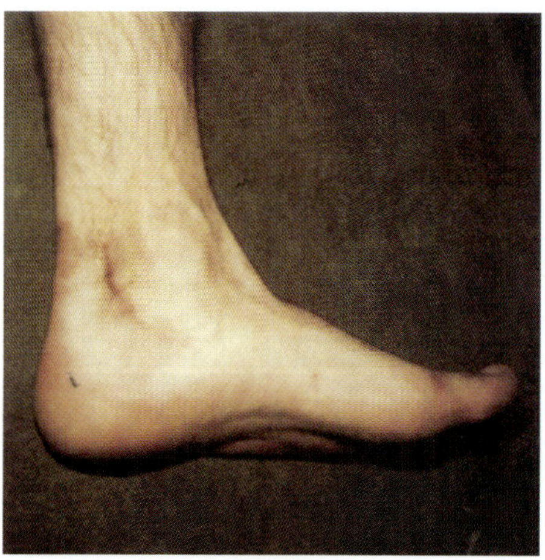

Abb. 249:
Tarsaltunnel-Syndrom. Man sieht auf der Abbildung exakt die Schnittführung zur operativen Freilegung des Nervs hinter dem Innenknöchel.

Morton-Neuralgie

Bei der Morton-Neuralgie, die oft auf einem Neurom (gutartige Nervengeschwulst) beruht, ist eine operative Entfernung des Tumors notwendig, wenn konservative Maßnahmen versagen. (siehe auch Kompressionsyndrome und Abb. 104).

Die Neuromentfernung ist nicht zu verwechseln mit der Durchtrennung der queren Vorfußbänder zwischen den Metatarsalköpfchen, die vorzunehmen ist, wenn bei einer Metatarsalgie durch die Begleitentzündung der Druck auf die Interdigitalnerven zu stark wird.

Synovektomien

Wie die Neurolysen sind auch die Synovektomien keine typischen Fußoperationen. Unter Synovektomie versteht man die Entfernung der Innenhaut eines Gelenks, wenn diese entzündlich verändert, verdickt ist oder gar Wucherungen bestehen. Gerade beim Rheumatiker bedingen solche Veränderungen der Gelenkinnenhaut Entzündung, Schwellung, Schmerz, Bewegungshemmung und letztlich die Zerstörung des Gelenkknorpels. Dieser entzündlichen Entgleisung des Gelenks ist mittels einer Synovektomie Einhalt zu gebieten.

Am Fuß führt man Synovektomien nur im Sprunggelenk durch, ganz selten im Großzehengelenk oder gar in kleineren Gelenken. Trotzdem ist manchmal erforderlich, auch die bereits veränderten Sehnenscheiden auszuräumen. Rheumatische Entzündungen greifen im fortgeschrittenem Stadium die Sehnen an und zerstören sie (siehe auch Kapitel II, Rheuma).

Spreizfußoperationen

Neben der Operation des Hallux valgus, der eigentlich zu den Spreizfußoperationen gehört, zielen letztere darauf ab, die auseinandergespreizten und in Fehlstellung befindlichen Mittelfußknochen wieder in ihre angestammte Stellung zu bringen. Von den vielen, immer wieder auch neuen und abgewandelten Operationsmethoden seien zum besseren Verständnis der Methodik nachstehend einige genannt:

Spreizfußoperation nach C. MAU

Bei dieser Methode werden knapp unterhalb der Basis der Mittelfußköpfchen II, III und IV ein trapezförmiges Knochenstück entfernt und die nach sohlenwärts gerichteten Mittelfußköpfchen von rückwärts nach vorn aufgebogen (Abb. 250). Dies führt zu einer Erniedrigung des

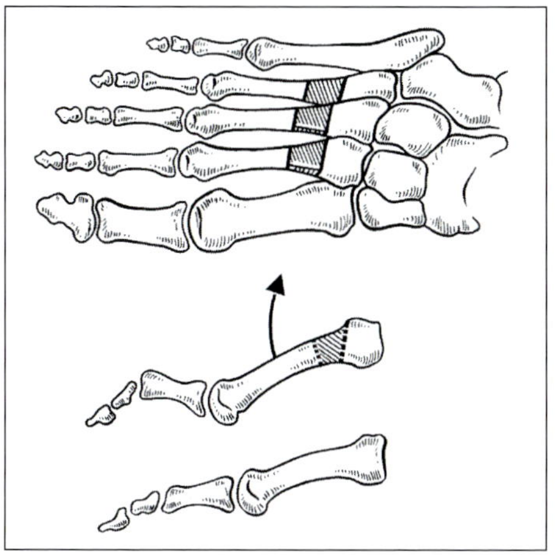

Abb. 250:
Spreizfußoperation nach Mau.

Längsgewölbes und ist insbesondere beim Hohl-Spreizfuß, bei dem sich die Mittelfußköpfchen gegen die Fußsohle bohren, gerechtfertigt.

Spreizfußoperation nach LOEFFLER

Mit dieser Operationstechnik (Weichteil- und Fesselungsmethode) wird ein Faszien- oder Cutisriemen um die Hälse der Mittelfußköpfchen I und V geführt, um dem Auseinanderweichen der Mittelfußköpfchen und dem Sohlenwärtssinken der Köpfchen II, III und IV Einhalt zu gebieten. Diese und ähnliche Weichteileingriffe sollten vorwiegend bei jüngeren Patienten praktiziert werden (Abb. 251).

Köpfchenentfernung (Capitulumresektion)

Bei bereits sehr fortgeschrittenem Spreizfuß, auch bei älteren Menschen, drücken die Mittelfußköpfchen II, III, seltener IV, so sehr auf die Fußsohle, dass sich dort Druckgeschwüre ausbilden. Mutige Operateure nehmen bei diesen unglücklichen Patienten dann eine Resektion der Mittelfußköpfchen vor, aber die Operationsergebnisse entsprechen nicht immer den Erwartungen. Man sollte diese Operation nur auf desolate Fälle beschränken (Abb. 252), bei denen die Polsterimplantation versagt hat.

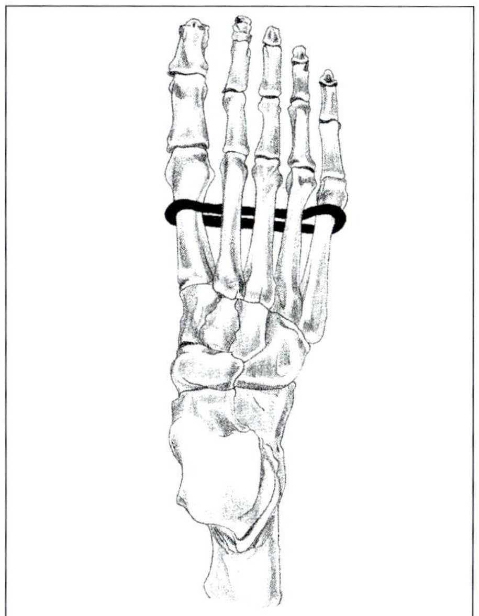

Abb. 251:
Spreizfußoperation nach Loeffler.

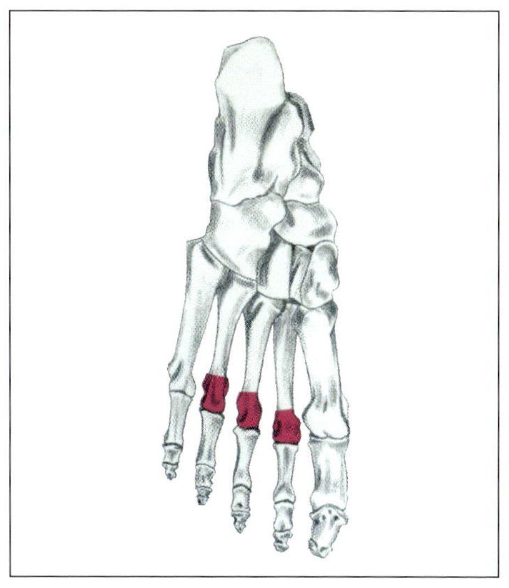

Abb. 252:
Operative Köpfchenentfernung bei Spreizfuß.

Ligament-Durchtrennung

Eine sehr umstrittene aber oft schmerzlindernde Methode zur operativen Behandlung des Spreizfußes ist die Durchtrennung der Bänder zwischen den einzelnen Mittelfußköpfchen (Ligamenta interossea). Diese sind beim kontrakten Spreizfuß oft verhärtet, entzündlich verändert und werden beim Abrollen über den Vorfuß jedes Mal schmerzhaft gedehnt. Insbesondere beim Rheumatiker führt eine Durchtrennung dieser queren, über die Mittelfußköpfchen verlaufenden Bänder zu einer Linderung der Beschwerden. Die Durchtrennung der Ligamenta interossea führt jedoch nicht nur zur Entlastung der Zehennerven und Schleimbeutel, sondern auch zur weiteren Insuffizienz, d. h. Lockerung des Quergewölbes und zur zunehmenden Vorfußverbreiterung; was ein erheblicher Nachteil ist.

Vorfußoperationen

Hallux valgus

Die wohl am häufigsten durchgeführte Vorfußoperation ist jene, die sich mit dem Hallux valgus befasst. Zur Entstehung dieser Geißel der Menschheit ist bereits in vorangegangenen Kapiteln ausführlich Stellung genommen worden. In der Podologenpraxis erscheinen täglich Patienten, die an einer Schiefstellung der Großzehe und ihren Folgeerscheinungen leiden.

Viele Patienten sind auch nicht bereit, bequeme Schuhe zu tragen und frühzeitig geeignete Maßnahmen (Einlagen, Gymnastik usw.) zu ergreifen, um ihre Füsse vor zunehmenden Deformierungen zu schützen. So nimmt diese Erkrankung weiter zu.

Nicht selten ist der Fußtherapeut der geschätzte Ansprechpartner, wenn es darum geht, Erfahrungen über erfolgreiche oder nicht erfolgreiche Operationen eines Hallux valgus auszutauschen. Deswegen sollte jeder Podologe unbedingt die wichtigsten Indikationen und Operationsmethoden kennen um dem Patienten grundsätzliche Ratschläge erteilen zu können.

Da ist vorrangig festzustellen, dass heutzutage viel zu viele Hallux-valgus-Operationen durchgeführt werden. Die Gründe dafür liegen einesteils im medizinisch-ärztlichen Bereich, zum anderen in der Operationsgläubigkeit der Patienten, zu einem nicht geringen Teil verursacht durch die Massenmedien. Der Publikationszwang in der medizinischen Wissenschaft hat dazu geführt, dass allein über 120 Operationsverfahren für den Hallux valgus veröffentlicht wurden.

Wenn mir ein Patient in der Praxis die Frage stellt, ob seine Zehen oder sein Hallux valgus operationsbedürftig seien, stelle ich mit ihm folgende Überlegungen an:

1. Sind die Beschwerden so stark, dass keine andere Methode mehr zur Linderung führt?
2. Ist die Beweglichkeit der Zehe gut? Wenn ja, sollte man auf jeden Fall versuchen, ausschließlich mit konservativen Mitteln ans Ziel zu kommen.
3. Wie alt ist der Patient?
4. Welche Anforderungen werden noch an seine Füsse gestellt?

Bei jungen Patienten ist auf jeden Fall der konservativen Methode mit Redressionen, Einlagenversorgung, gymnastischen Übungen und Schienen der Vorzug zu geben. Gelingt dies nicht, sollen möglichst keine Eingriffe am Knochen, sondern nur Weichteiloperationen durchgeführt werden. Zuweilen reicht es auch, nur Teileingriffe vorzunehmen wie z. B. die Abmeißelung einer Exostose, sofern die Zehenbeweglichkeit noch ausreichend und das Gelenk nicht zerstört ist.

Beim älteren Menschen, dessen Füsse nicht mehr so viel leisten müssen, wie jene des Berufstätigen, sind knochenentfernende Operationen eher zu vertreten. Trotzdem sollten die Funktionsfähigkeit der einzelnen Gelenke und die Abrollfähigkeit des Fußes so gut wie möglich wieder hergestellt werden, wenn man sich schon zu einer Operation entschließt.

Nur bei ganz hoffnungslosen Fällen (wenn in der Folge die Schmerzlinderung in Aussicht steht) sollte man Operationen durchführen, die mit Verstümmelungen einhergehen. Der Patient muss wissen, dass trotz Operation immer wieder Rückfälle auftreten können und der Eingriff nur ein Teil jener Maßnahmen ist, die getroffen werden müssen, um den Patienten von seinen Schmerzen zu befreien. Eine Operation befreit nicht von Einlagen, Beübungen, Nachtschienen und fußpflegerischen Maßnahmen. Der Fuß bedarf vielmehr steter Weiterbehandlung.

Die gängigsten und wichtigsten Operationen des Hallux valgus seien nachfolgend genannt. Sie sind heutzutage vielfach abgewandelt und verbessert, aber die grundsätzlichen Überlegungen zur Indikation und die Folgen in der Biomechanik haben sich nicht geändert.

Operation nach BRANDES

(in den USA nach KELLER benannt)

Die Operation ist gerechtfertigt, wenn bei einem Hallux valgus oder bei einem Hallux rigidus das

Großzehengrundgelenk weitgehend versteift, bewegungsbeeinträchtigt und schmerzhaft ist. Sie besteht darin, dass man das Großzehengrundglied an der Basis verkürzt und zwar bis zu zwei Dritteln (Abb. 253 und 254).

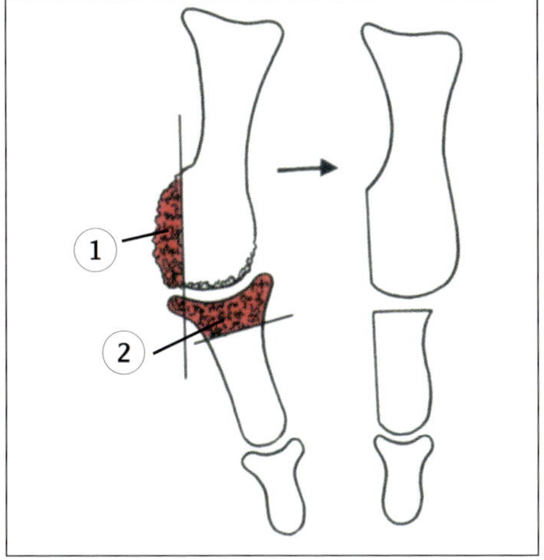

Abb. 253:
Hallux-valgus-Operation nach Brandes (Keller).

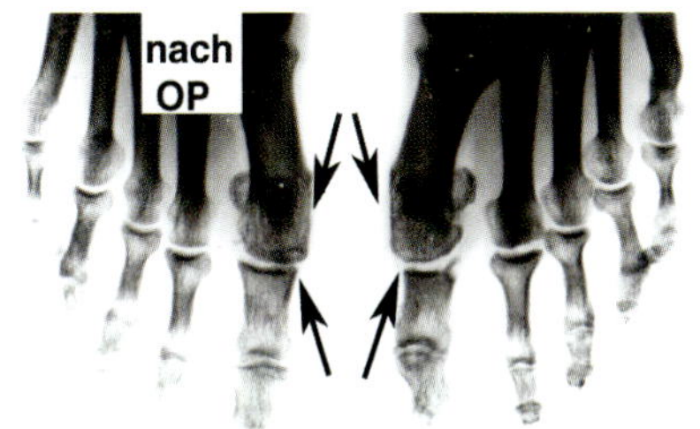

Hallux-Operation nach Brandes

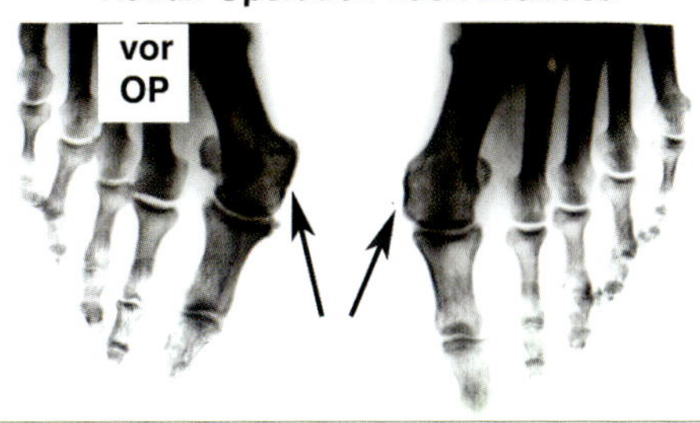

Abb. 254:
Zustand vor und nach Brandes-Operation beidseits.

Gleichzeitig entfernt man die meist vorhandene Exostose am Mittelfußköpfchen I und den dort liegenden Schleimbeutel. Durch das Wegnehmen der Basis des Großzehengrundgelenks werden die dort verkürzten Sehnen- und Kapselansätze entfernt und so Beweglichkeit und Abrollfunktion über dem I. Fußstrahl wieder ausreichend möglich. Die offenen Knochenflächen im ehemaligen Gelenkteil werden je nach Operationsschule durch Interposition eines Knochenhautkapsellappens gedeckt. Nach der Operation empfiehlt sieh stets eine längere leichte Extensionsbehandlung mittels eines Fadens, wobei auch Bohrdrähte zur Fixierung des Operationsergebnisses verwendet werden.

Bei der Beurteilung des Operationsergebnisses gilt es zu bedenken, dass eine wirklich kräftige Abrollfunktion über dem I. Fußstrahl mit dieser Operation nicht mehr erreicht wird. Bei jüngeren Patienten ist deshalb Zurückhaltung geboten. Auch ist immer wieder zu beobachten, dass durch die beachtliche Verkürzung der Großzehe die Zehen II/III zu lang werden und sich folglich im Lauf der Jahre dort Krallenzehen ausbilden. Das macht dann erneut eine Operation an fraglichen beiden Zehen erforderlich. Es ist daher sinnvoll, vor der Halluxvalgus-Operation nach Brandes zu prüfen, ob die Zehen II und III möglicherweise bereits eine leichte Krallenstellung erkennen lassen. Wenn ja, wäre durchaus gerechtfertigt, bei der Operation in der Folge die beiden Zehen gleich mit zuverkürzen. Diese wären mit Sicherheit nach dem Eingriff zu lang. Über dieses Problem muss man sich vorher eingehend mit dem Patienten unterhalten. Bei der Verkürzung bedient man sich der Technik (für Krallenzehen) nach HOHMANN (nicht zu verwechseln mit der Technik nach HOHMANN bei Hallux-valgus-Operationen).

Hallux-valgus-Operation nach HOHMANN

Im Gegensatz zur Operationsmethode nach Brandes/Keller wird mit dem Operationsverfahren nach HOHMANN beim Hallux valgus versucht, die normalen anatomischen Verhältnisse zu rekonstruieren. Dazu ist Voraussetzung, dass die Großzehenbeweglichkeit noch annähernd frei ist und die Valgusstellung der Großzehe nicht mehr als 30° beträgt. Die Methode von HOHMANN eignet sich vor allem für junge Patienten, hat aber den Nachteil, dass eine längere Ruhigstellung im Gipsverband erforderlich ist. Die Methode besteht aus folgenden Einzeleingriffen (Abb. 255):

a) Die Sehne des abgewichenen und verlagerten Großzehenabziehers wird an entsprechender Stelle wieder angenäht.
b) Das I. Mittelfußköpfchen wird abgetrennt und

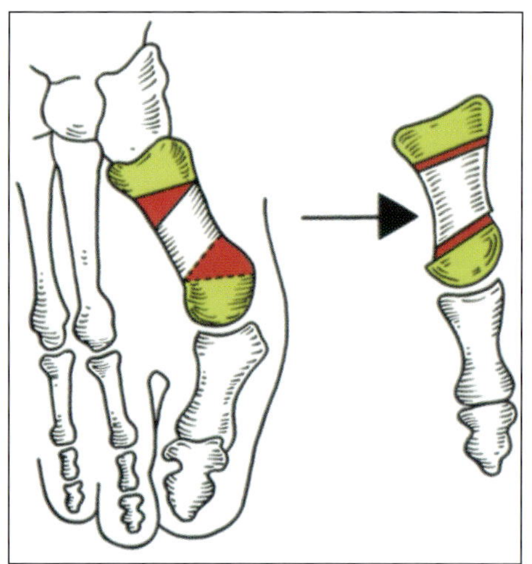

Abb. 255:
Hallux-valgus-Operation nach Hohmann.

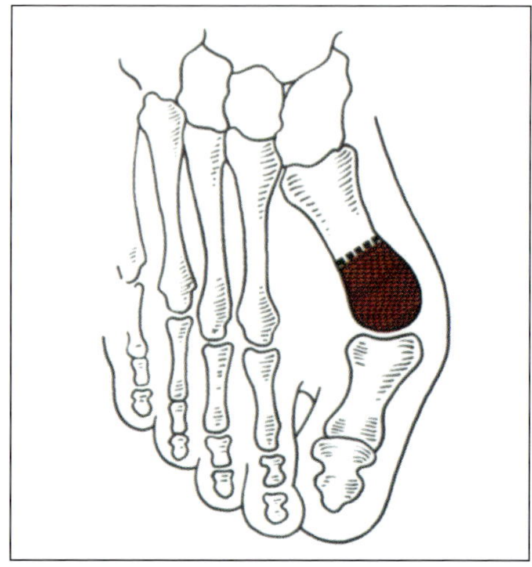

Abb. 256:
Hallux-valgus-Operation nach Hueter-Mayo.

in der Folge mit dem gelenktragenden Teil nach außen und sohlenwärts verschoben (meist nach einer zusätzlichen Keilentnahme) und mit Metallstiften wieder befestigt. Die Großzehe wird dadurch wieder geradegerichtet.

c) Das Operationsergebnis wird dann längere Zeit im Gipsverband fixiert, bis die Knochen wieder verheilt sind.

Bei der Originalmethode nach HOHMANN wird der oft gleichzeitig bestehende Digitus-V-varus, also die O-Stellung der Kleinzehe, mitbeseitigt. Das geschieht, indem das Mittelfußköpfchen V in seinem Halsbereich quer durchtrennt und zum IV. Mittelfußköpfchen hin verschoben wird. Die Stellung wird entweder durch Knochenhautnähte oder durch zusätzliche Fixierung mit Bohrdrahtstiften gehalten. Dann ist ein Gipsverband anzulegen, der meist ca. vier Wochen getragen werden muss.

Oft steht auch schon bei jüngeren Patienten der I. Mittelfußknochen in sehr starker Anspreizstellung, so dass die Keilentnahme und Verschiebung knapp oberhalb des Köpfchens nicht ausreichen. Dann erfolgt an der Basis des Mittelfußknochens eine zusätzlich Keilentnahme. Das Operationsergebnis wird wiederum mit einem Drahtstift o. ä. fixiert.

Hallux-valgus-Operation nach HUETER-MAYO

Diese Operation (Abb. 256) bedeutet eine Verstümmelung, bei der nicht durch Verkürzung des Großzehengrundglieds, sondern durch Verkürzung des Mittelfußknochens eine wieder normale Stellung der Großzehe erreicht werden soll. Nach HUETER-MAYO wird also das Mittelfußköpfchen I entfernt und der Amputationsstumpf des Knochens leicht abgerundet und mit einem Kapsel-Knochenhautlappen überzogen. Die Großzehe wird danach geradegerichtet und anschließend zur Fixierung des Operationsergebnisses ein Gipsverband angelegt.

Bei dieser Methode muss man sich jedoch darüber im klaren sein, dass durch die Entfernung des Mittelfußköpfchens ein wesentlicher Stützpfeiler des Fußgewölbes entfällt. Man soll diese Operation deswegen nicht bei jungen Patienten durchführen und generell nur in solchen Fällen, wo sich das Mittelfußköpfchen bereits schmerzhaft durch die Fußsohle bohrt, also bei schweren, fast aussichtslosen Fällen.

Das Operationsverfahren nach HUETER-MAYO ist nicht nur am Mittelfußköpfchen I angezeigt, sondern auch bei schweren Spreizfußdeformierungen, bevor sich die Mittelfußköpfchen durch die Fußsohle bohren und Geschwüre und Schmerzen verursachen.

Hallux-valgus-Operation nach LUDLOFF

Die wenig praktizierte Operationsmethode hat zum Ziel, den Mittelfußknochen schräg zu durchtrennen und durch Achsenkorrektur die Valgusstellung der Großzehe zu beheben. Gleichzeitig werden die beiden schräg durchtrennten Knochen gegeneinander im Sinne einer

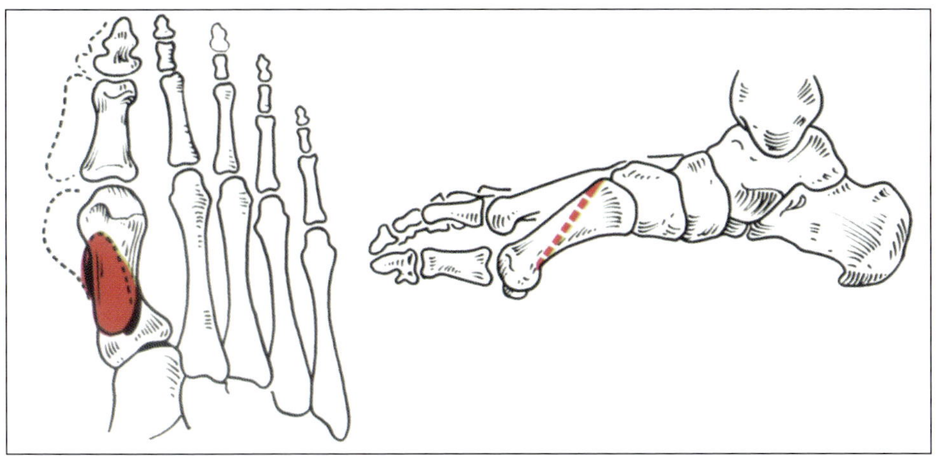

Abb. 258:
Hallux-valgus-Operation nach Ludloff.

Verkürzung verschoben, um so die Spannung der Weichteile beziehungsweise der Sehnen zu vermindern (Abb. 257). Das Operationsergebnis muss dann mit Metallen (Bohrdrähte oder Platten) fixiert oder im Gipsverband ruhiggestellt werden. Die Heilungsdauer beträgt ca. vier Wochen, manchmal auch länger, bis der Mittelfußknochen knöchern verheilt und wieder tragfähig geworden ist.

Sehnenplastik (McBRIDE)

Vor allem bei jüngeren Patienten mit noch ausreichender Bewegungsfähigkeit in den Gelenken, wo nur eine federnde Fixierung der Sehnen und Kapseln die Hallux-valgus-Stellung unterhält, soll man sich mit Weichteiloperationen begnügen.

Die einschlägigen Operationsverfahren, z. B. nach MCBRIDE und DE VRIES, berücksichtigen die Gewebeveränderungen im Sehnen-, Kapsel- und Gelenkbereich (Abb. 258). So ist es bei jüngeren Patienten durchaus ausreichend, die Sehnenansätze des Großzehenanziehers am Grundglied und am medialen Sesambein abzutrennen und ihre valgisierende Zugrichtung aufzuheben. Die Sehne wird meist am Mittelfußköpfchen reinseriert und arbeitet dann gegen die Abspreizung des I. Mittelfußköpfchens. Ergänzend wird der meist nach sohlenwärts und außen abgewichene Ansatz des Großzehenabspreizers an geeigneter Stelle zurückverlagert und an der Basis der Großzehe befestigt. Dies klingt sehr einfach, ist jedoch wegen der verschobenen, teilweise verhärteten und verkürzten Kapsel- und Weichteilgewebe diffizil. Häufig muss man bei solchen Sehneneingriffen auch noch Teile der Kapsel durchtrennen, Schleimbeutel entfernen und Knochenvorsprünge abtragen, damit die Großzehe wieder einigermaßen in ihre angestammte Position gebracht werden kann. Diese Weichteileingriffe sind biomechanisch logisch, da sie versuchen, naturgegebene Funktionen und Verhältnisse im Sehnen-, Gelenk- und Kapselbereich wiederherzustellen. Für erhebliche Veränderungen mit knöchernen Auswüchsen, Gelenkeinsteifungen oder Arthrosen sind sie weniger geeignet. Nachbehandlung und eine Grateinlage (Abb. 259 und 260) sind unbedingt erforderlich.

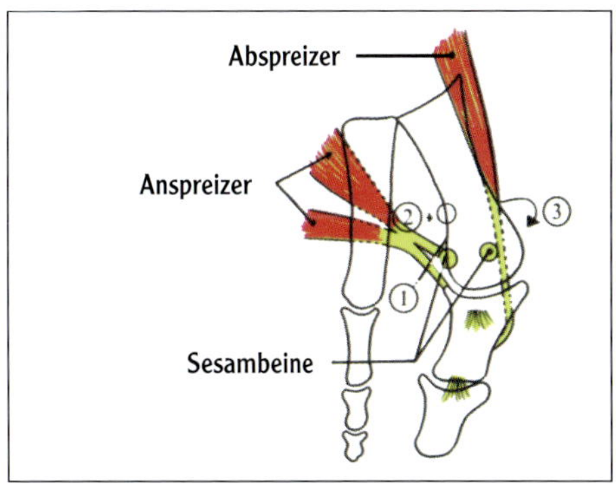

Abb. 259:
Weichteiltechnik beim Hallux valgus. Die Sehne des Großzehenanspreizers wird am Grundglied und am medialen Sesambein abgetrennt (1) und am Mittelfußköpfchen angenäht (2). Bei einem weiteren Schritt wird die abgewichene Sehne des Großzehenabspreizers an geeigneter Stelle zurück verlagert (3).

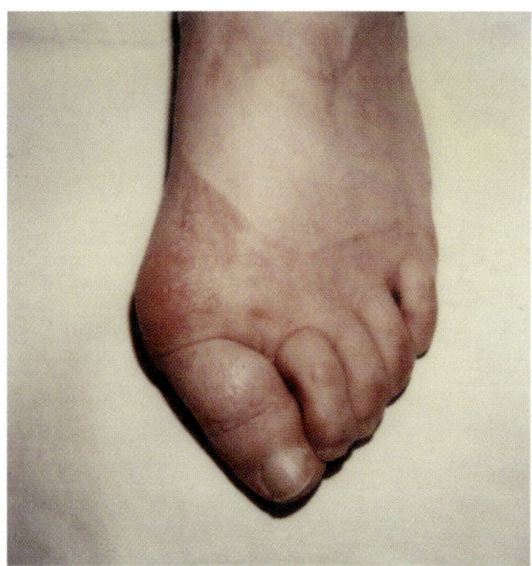

Abb. 259:
Rezidiv nach Hallux-valgus-Operation.

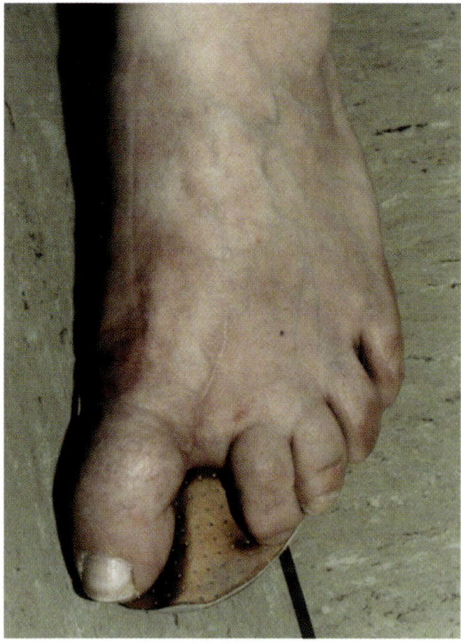

Abb. 260:
Zustand nach erneutem Eingriff (Weichteilplastik).

Hallux-valgus-Operation nach SCHEDE/KOCHER

Diese Operation ist eher ein kosmetischer Eingriff, da sie an der Fehlstellung des Hallux valgus und des Mittelfußköpfchens, also an der Funktionseinschränkung oder Fehlstellung nichts ändert. Die Operation ist jedoch in solchen Fällen gerechtfertigt, bei denen das Großzehengrundgelenk noch ausreichend beweglich und über dem Mittelfußköpfchen eine erhebliche knöcherne Ausziehung (Exostose) entstanden ist. Diese bereitet dem Patienten starke Beschwerden im Schuh und verursacht immer wieder schmerzhafte Schleimbeutelentzündungen am Großzehengrundgelenk. Der relativ kleine Eingriff kann in örtlicher Betäubung ambulant durchgeführt werden; allein aus diesem Grund wird er von den meisten Patienten bevorzugt. Von vielen „Operationsschulen“ wird der Eingriff nach SCHEDE freilich in Frage gestellt. Wer jedoch genügend Misserfolge bei den übrigen krankheitsbezüglichen Operationsverfahren zu Gesicht bekommen hat, wird trotz wissenschaftlicher Bedenken für jene Patienten Verständnis haben, die unumstößlich an diesem kleinen Eingriff festhalten. Zwar wird damit eine fällige Operation nach BRANDES nur verzögert, doch ist zunächst Beschwerdefreiheit über mehrere Jahre hinaus gegeben.

Die Operation nach SCHEDE basiert auf einem kleinen Schnitt an der Innenseite des Großzehengrundgelenks in örtlicher Betäubung. Dann wird der meist immer wieder entzündete Schleimbeutel entfernt und anschließend mit dem Meißel die darunter liegende Exostose abgetragen (Abb. 261 bis 265).

Wichtig ist nach der Operation die Redression und Geradestellung der Großzehe, zunächst mittels Verband, anschließend durch Nachtschienen bei intensiver krankengymnastischer Beübung. Der Patient kann auch selber, unter fachkundiger Anleitung, Übungen zur Mobilisierung der Gelenke und Mittelfußgewölbe durchführen. Wir haben solche Operationen oft ambulant durchgeführt und dabei festgestellt, dass Patienten, die bereit sind, an ihren Füssen konsequent zu arbeiten, auf Grund dieses kleinen Eingriffs auf Jahre hinaus verstümmelnde Operationen vermeiden konnten.

Unspezifische Operationen

Seit Menschengedenken werden an den Füssen die mannigfaltigsten Eingriffe vorgenommen. Sie sind nicht immer typisch für die unteren Extremitäten, da es viele kleinere und größere Operationen vom System her auch an den oberen Extremitäten und am Korpus des Menschen gibt. Dennoch sollen einige Eingriffe, die am Fuß zur Routine gehören, nicht unerwähnt bleiben

Die Plantarfaszie wird beim Morbus Ledderhose durchtrennt. Hierbei spart man mit großen

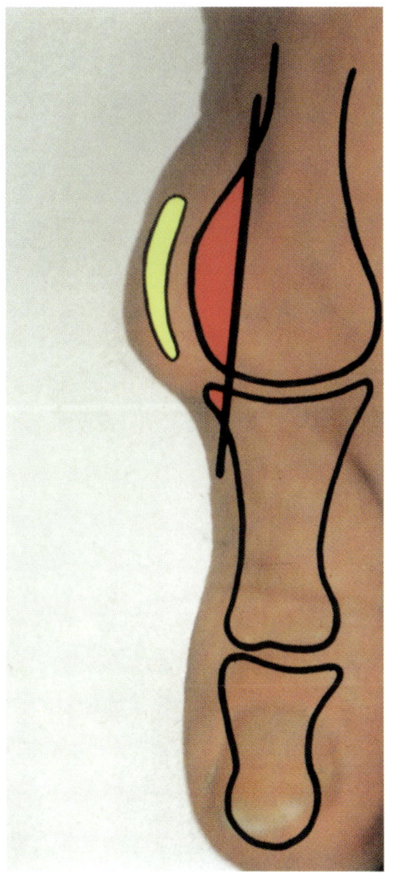

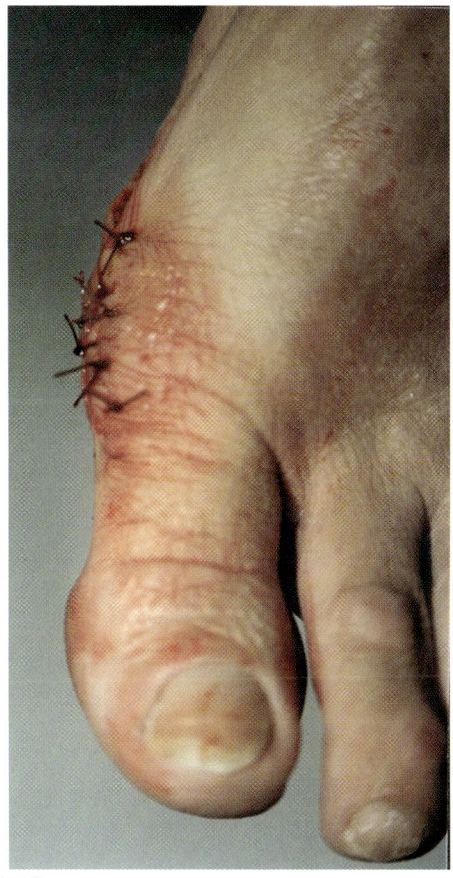

Abb. 261:
Ballenexostose mit eingezeichneten Verhältnissen: Lage des Schleimbeutels (gelb) und der Exostosen (rot); Zustand vor und nach der Operation.

Hautschnitten, um keine ausgedehnten Narben an der Fußsohle zu verursachen. Die Durchtrennung der Faszie wird folglich unter der Haut mit einem gebogenen Skalpell durchgeführt, wenn möglich nur von einer Stichinzision ausgehend.

Dasselbe gilt für das Abtragen von Exostosen am Fersenbein, wo man versuchen sollte, von einem seitlichen Zugang her den Knochen abzutragen beziehungsweise den Sehnenansatz einzuschneiden (Abb. 266 und 267).

Auch bei anderen Operationen an der Fußsohle, wie beim Entfernen von schmerzhaften Neuromen oder Fibromen sowie anderen Tumoren, gefährden ungünstige Hautschnitte die wünschenswerte einwandfreie Vernarbung und führen zu Schwielenbildung, Warzenbefall oder Hühneraugen.

Nicht selten werden heutzutage Haglund-Fersen operiert. Hierbei kommt es vor allem darauf an, am hinteren oberen Ende des Fersenbeinknorrens soviel wegzunehmen, dass der Ansatz der Achillessehne und der dahinterliegende Schleimbeutel entlastet sind.

Schmerzende Knochenvorsprünge am Fuß bedürfen gelegentlich der operativen Revision. Dazu gehört die Verkleinerung des Fersenbeinbalkons, der bekanntlich die Stabilität im medialen Gewölbe sichert, weil ihn die Sehne des langen Großzehenbeugers unterfängt. Bei allzu großzügigem Abtragen des Knochens verliert der Fersenbeinbalkon seine Stützfunktion.

Auch die Abmeißelung des Processus trochlearis an der Außenseite des Fersenbeines ist nicht ungefährlich. Dieser Rollenfortsatz trennt die Sehne des kurzen und langen Wadenbeinmuskels und darf deswegen nicht völlig entfernt werden. (Abb. 268).

Im übrigen entstehen am Fuß oft unzählige

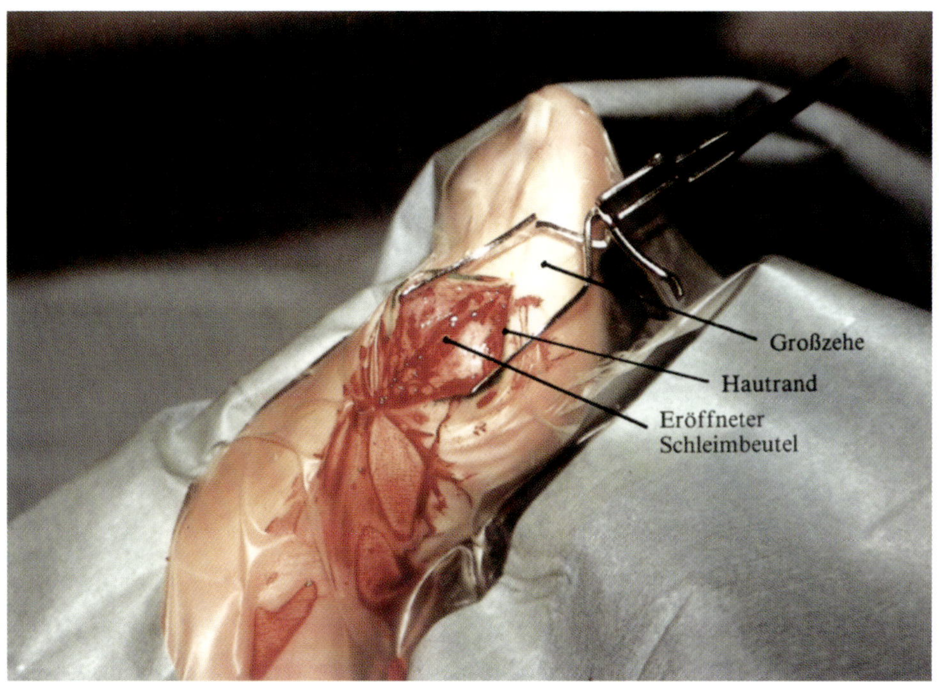

Abb. 262

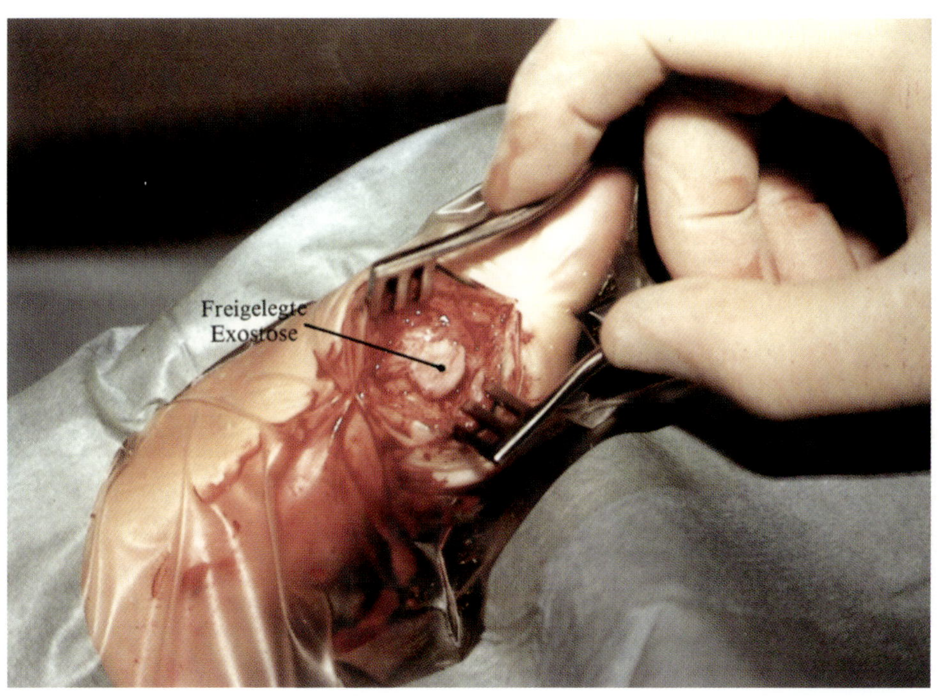

Abb. 263

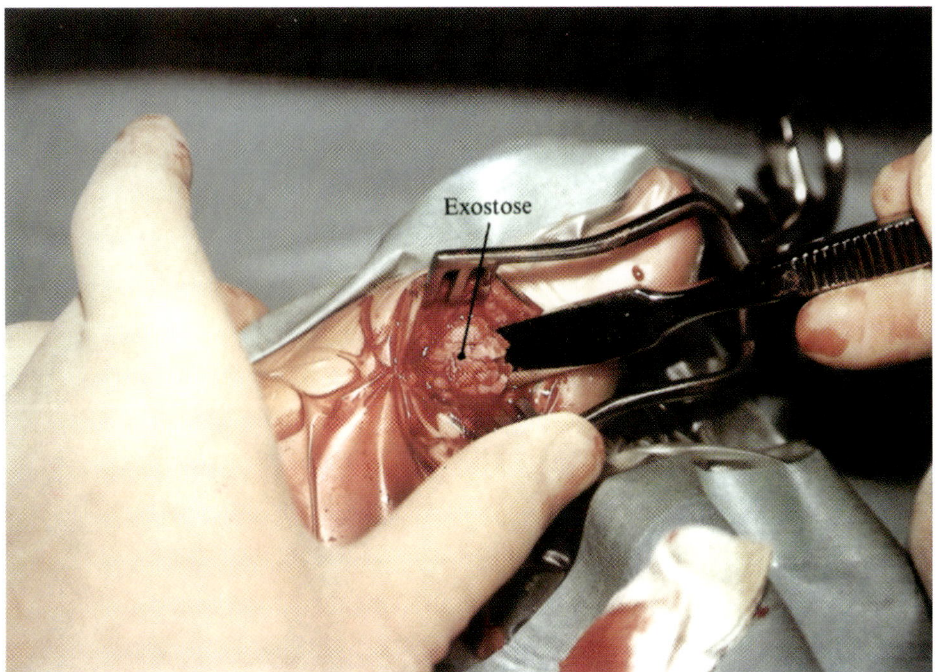

Abb. 264

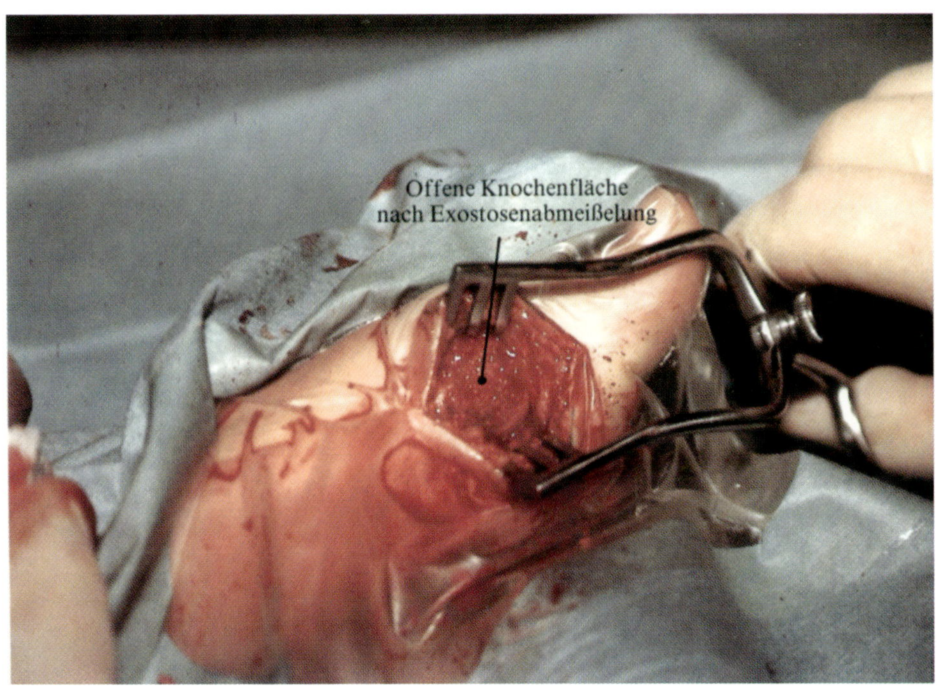

Abb. 265

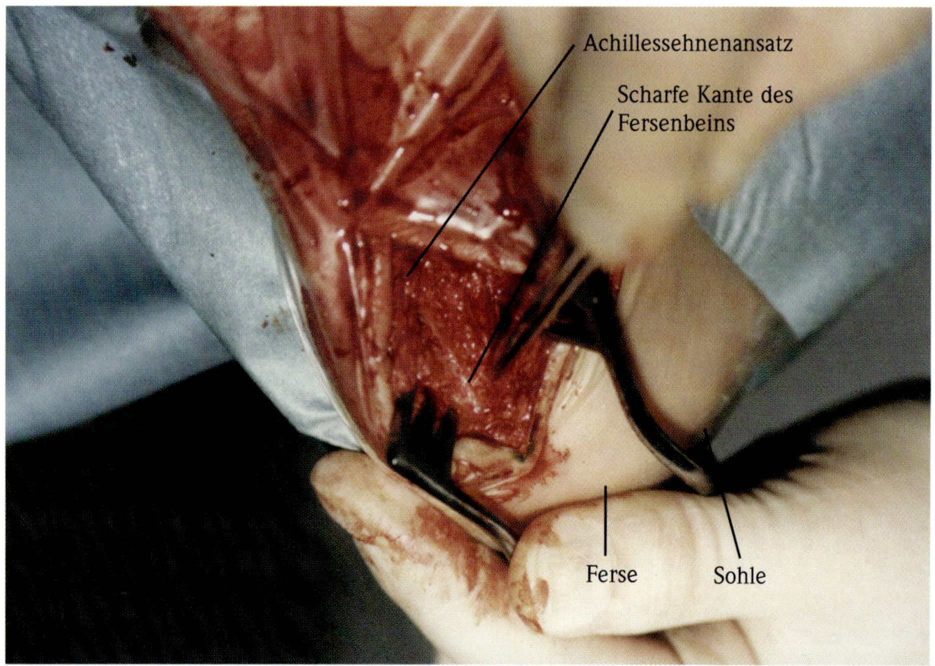

Abb. 266

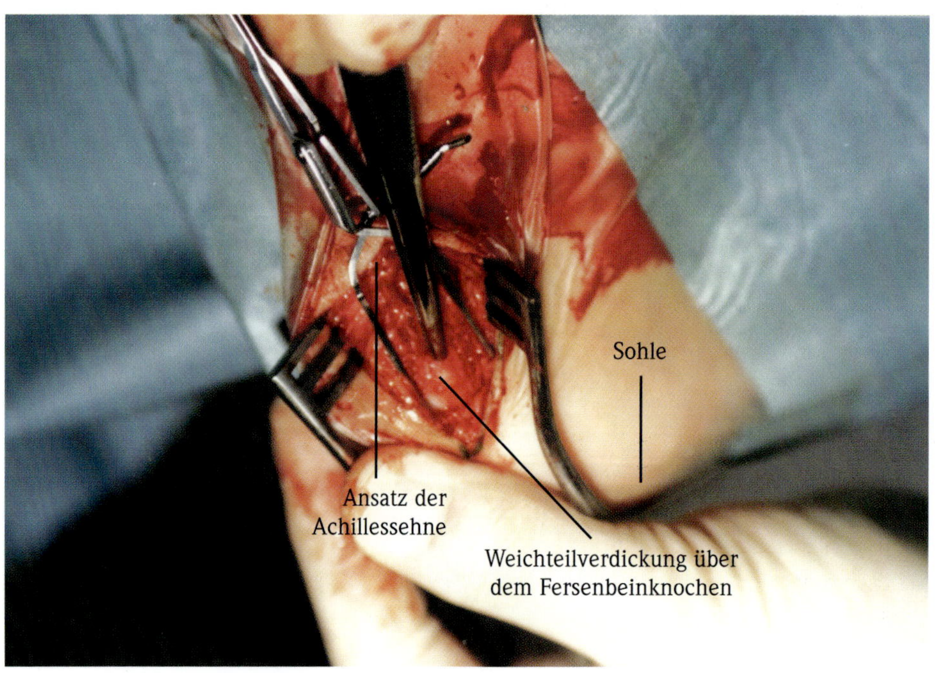

Abb. 267:
Operation der Haglund-Exostose (von der Außenseite her gesehen).

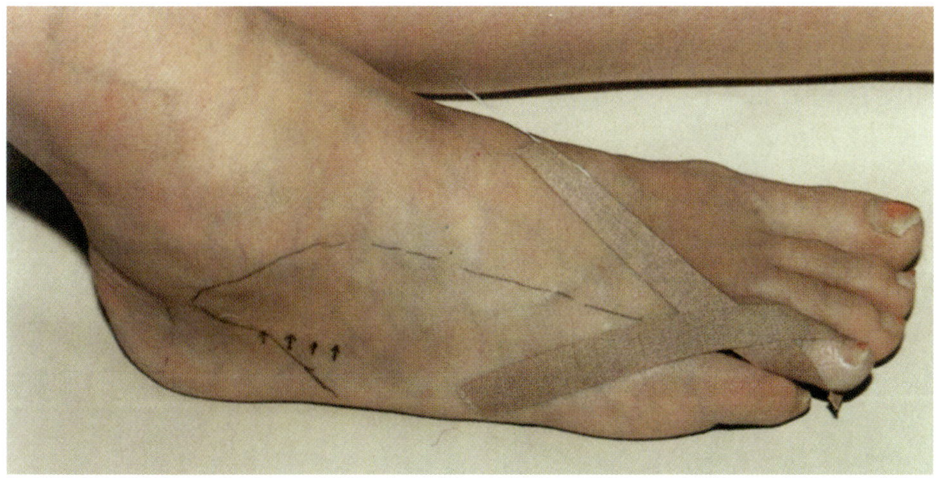

Abb. 268
Zustand nach Abmeißelung des Rollenfortsatzes (Processus trochlearis). Die Pfeile kennzeichnen den Narbenverlauf. Das angezeichnete Areal zeigt das Ausmaß der Gefühlsstörung, die nach der Operation durch die Nervenverletzung aufgetreten ist. Nebenbefund: Zehenfraktur D IV, versorgt mit Hohmann-Achterverband.

Exostosen, wie der dorsale Fußhöcker oder Exostosen an den Sprunggelenken und Zehengelenken. Soweit Exostosen stören, ist eine isolierte Abmeißelung vertretbar. Leider reicht dies oft nicht aus, da die Biomechanik gestört ist und Rezidive entstehen, also die Erkrankung erneut auftritt, wenn man nicht auch die Statik ändert.

Verbreitet ist auch das Entfernen von Schleimbeuteln, die meist vorher erfolglos punktiert worden waren. Sie beinhalten gallertige Flüssigkeit und müssen vollständig entfernt werden (Abb. 269).

Freie Gelenkkörper sind oft Ursache für Operationen. Sie treten nicht nur im Sprunggelenk auf, sondern sind auch im Großzehengrundgelenk, weniger in anderen Gelenken zu finden.

Eine spezielle Art von Exostosen findet man unter den Nägeln, nämlich die subungualen Exostosen. Leider werden immer noch zwecks Entfernen dieser Exostosen die Nägel komplett gezogen. Es reicht jedoch das Entfernen eines Nagelteils oder das Spalten der Nagelplatte aus, um an diese unter dem Nagel lokalisierten Exostosen heranzukommen (Abb. 270).

Emmertsche Operation

Weitverbreitet ist der infizierte eingewachsene Nagel (Unguis incarnatus). Der Infektion geht meist eine Nageldornbildung voraus; in der Folge bohrt sich der Dorn in den Nagelwall ein, verletzt die Haut und führt zur Infektion. Jene breitet sich unter dem Erscheinungsbild einer Paronychie im Bereich des gesamten Nagels aus, dringt bis zur Nagelwurzel vor und ist durch Maßnahmen an der Oberfläche wie Salbenanwendung, Verbände, desinfizierende Bäder schwer beeinflussbar. Reicht die konservative Therapie (Spülungen, Inlays, Sulcuspflaster) nicht aus, wird in den meisten Fällen zur Operation nach EMMERT geraten.

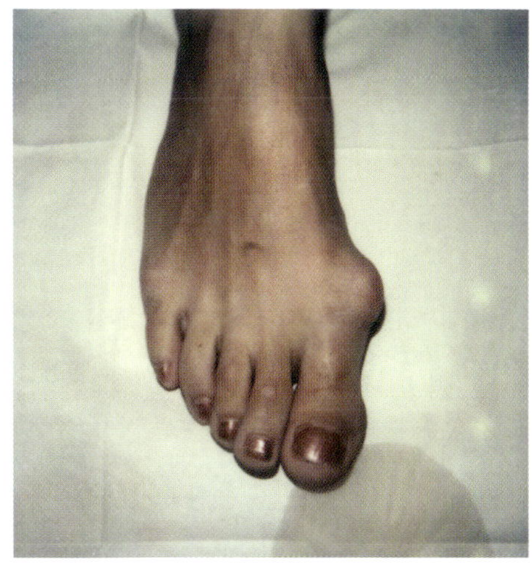

Abb. 269:
Ballenexostose mit Schleimbeutel.

Der Amerikaner EMMERT stellte seine Operationstechnik 1884 erstmals offiziell vor. Geschichtlich ist allerdings überliefert, dass bereits

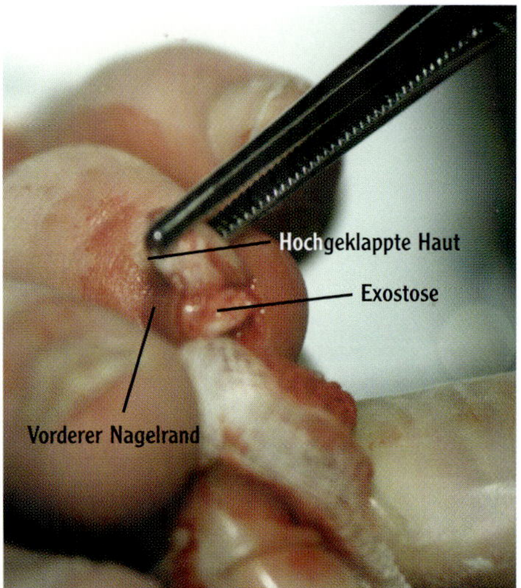

Abb. 270:
Subunguale Exostose (Operationsfoto). Man sieht nach dem Hautschnitt den bogenförmigen gehobenen Nagel, unter der hochgeklappten Haut die knöcherne Ausziehung.

im 7. und 11. Jahrhundert REGINA und KASEIN das Ausschneiden des Gewebes empfohlen hatten. Die mancherorts noch durchgeführte Extraktion des Nagels ist abzulehnen! In vielen Fällen ist belegt, dass die Erkrankung damit nicht beseitigt werden konnte, vielmehr in der Folge unliebsame Wachstumsstörungen des Nagels zu verzeichnen waren. Es ist eine unbestrittene Tatsache, dass dem überwiegenden Teil der Patienten die Emmertsche Operation die meisten Erfolge bringt.

Zwischenzeitlich ist in der Bevölkerung ein sehr sensibles Gespür für Körperhygiene und kosmetische Details zum Tragen gekommen. Und damit steigt der Operationserfolg bei kleineren Eingriffen ständig weiter an.

Bei der Emmertschen Operation werden der seitliche Nagelrand und das zugehörige Granulationsgewebe einschließlich Nagelwall, tief, bis fast auf den Knochen keilförmig entfernt (Abb. 271). Wichtig ist bei dieser Operationsmethode, dass der Einschnitt bis weit in die Nagelwurzel reicht, um im Operationsbereich den Nagel auch sicher zu erfassen. Gleichzeitig sind mit einem scharfen Löffel Granulationsgewebe und infizierte Umgebung gründlich auszuschaben. Anschließend werden die Wundränder mit Nähten adaptiert. Die Wunde sollte täglich kontrolliert werden, um bei einer Nachblutung eine mögliche Sekretverhaltung nicht zu übersehen. Erst nach ausreichender Granulation sollten die beliebten Bäder mit Zusätzen von Kamillosan und Kaliumpermanganat wieder verabreicht werden.

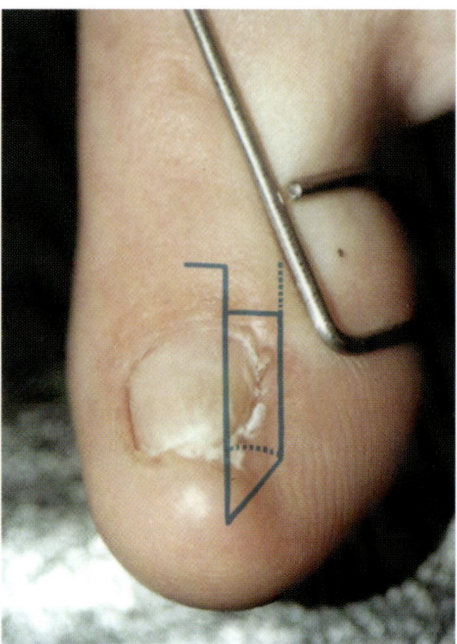

Abb. 271:
Schnittführung bei Emmetscher Operation (Zustand nach missglücktem Voreingriff).

Falzresektion

In jüngster Zeit geht man immer mehr dazu über, die Operation nach EMMERT durch die Falzresektion zu ersetzen. Wenn viel und stark wucherndes Granulationsgewebe vorhanden ist, lässt sich diese Operation nicht durchführen. Es zeigt sich immer wieder, dass derlei Vorgehen die Wundheilung stören würde. Wenn es sich dabei um eine nur perunguale Entzündung handeln sollte, empfiehlt sich, den Nagelfalz seitlich zu entfernen und am Oberrand großzügig über der Nagelmatrix zu spalten. Wesentlich ist, den Nagelrand nur soweit zu entfernen, dass keine Sekret- oder Eiterverhaltung mehr möglich ist. Eine erhebliche Blutung ist bei diesem Eingriff, der in örtlicher Betäubung gut durchzuführen ist, nicht zu erwarten. Anschließend sollten ein Lokalantibiotikum und ein fibrinolytisches Enzym in die Wunde eingebracht werden. Man kontrolliert diese mehrere Tage hintereinander, spült mit Wasserstoffperoxyd und führt erneut eine Lokalbehandlung durch.

Operation nach HANEKE
Der eingewachsene Zehennagel (Unguis incarnatus) ist vom „Pinzettennagel“ sorgfältig abzugrenzen. Beim Entfernen des seitlichen Matrixhorns (des Nagelrands also), wird nach HANEKE der Nagel im äußeren Viertel gespalten und das dabei entstandene schmale Stück Nagel in der Folge entfernt. Auch bei diesem Eingriff muss am oberen Nagelfalz beziehungsweise an der Nagelwurzel tief eingeschnitten (örtliche Betäubung!) werden (Abb. 272).

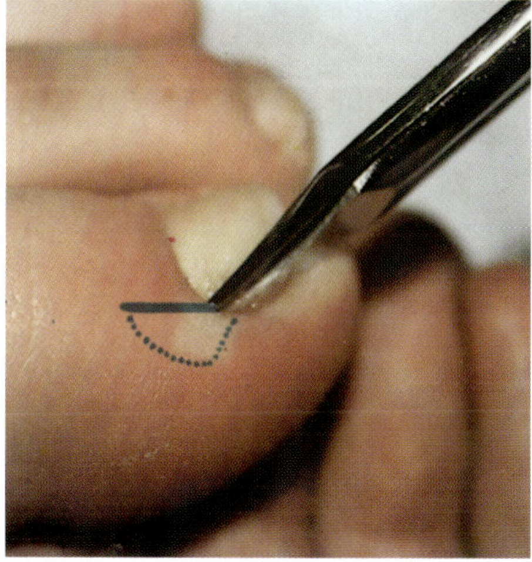

Abb. 272:
Operation nach Haneke. Ein Teil des Nagels wird gespalten und der Schnitt bis in die Nagelwurzel hochgezogen (durchgehende Linie). Danach wird die Haut hochgeklappt (gestrichelte Linie) und das äußere Matrixhorn entfernt.

Verödung
Nach Entfernen des in den Nagelwall eingewachsenen Nagelstreifens wird mit einem schmalen Watteträger, getränkt mit Phenolum liquefactum, chemisch verödet. Der Tupfer muss einige Minuten belassen und wiederholt mit Phenol angefeuchtet werden. Auch dieser Vorgang, bei dem gleichzeitig Entzündungskeime wirksam angegangen werden, ist in örtlicher Betäubung durchzuführen, entstehendes Granulationsgewebe mit Höllensteinstift nachzuätzen. Anstelle der Ätzung werden auch enzymatische Wundreiniger (Salben oder Styli) eingesetzt.

Andere operative Maßnahmen

Bei anderen Nageloperationen (z. B. im Gefolge von Verletzungen, subungualen Exostosen, den Nagel durchdringenden Penetrationsverletzungen) muss der Nagel teilweise entfernt und der Wundgrund, also das Nagelbett, revidiert (gesäubert) und vernäht werden. Es entstehen sonst Wachstumsstörungen oder hässliche Aufsplitterungen. Bei Verdacht, dass bei einer Verletzung die Nagelmatrix geschädigt wurde, empfiehlt sich, den Nagel teilweise oder ganz zu entfernen und das Nagelbett einschließlich der Matrix sorgfältig mit feinen Fäden zu vernähen. Wichtig ist dabei, die Wunde insgesamt und die abgenommene Nagelplatte zu reinigen und jene auf die Matrix wieder aufzulegen. Zusätzliche Befestigungsnähte oder auch der Versuch, mit einem Gewebekleber den Nagel wieder anzubringen, sind stets gerechtfertigt. Andernfalls entsteht auf dem Nagelbett eine Hyperkeratinisierung (verstärkte Verhornung) des nachwachsenden Nagels, was nicht nur dessen Verdickung, sondern auch eine vermehrte Wölbung nach sich ziehen würde.

In der Praxis des Fußtherapeuten wird man keine größeren Eingriffe am Nagel durchführen. Kleinere Maßnahmen, wie Spaltung oder das Fräsen von Entlastungsöffnungen bei Verletzungen, die oft dem Patienten Schmerzentlastung bringen, erfordern strenge Beachtung der Sterilitätsregeln (Abb. 273). Gerade beim beliebten Einsatz von Hohlfräsen bei subungualen Blutergüssen ist nach dem Ausdrücken und Ablaufen

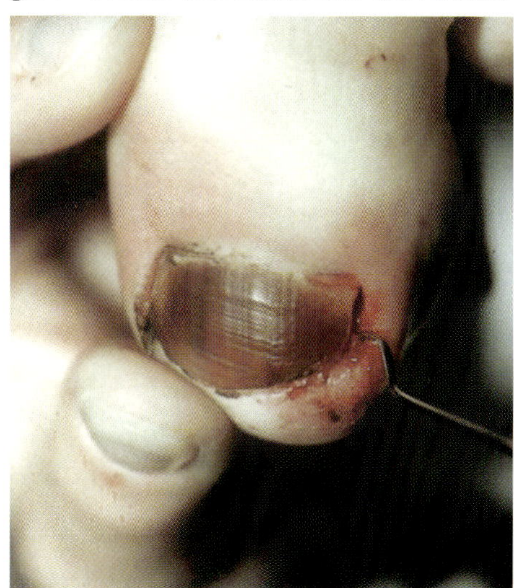

Abb. 273:
Sondierung eines eingewachsenen Nagelsporns mit sterilisiertem Hakeninstrument. Die Desinfektion der Zehe und der Hände ist erforderlich, zusätzlich örtliche Betäubung. Nagelverfärbung durch Baden mit Kaliumpermanganat.

des Blutergusses die Öffnung in der Nagelplatte steril zu verschließen. Nach Desinfektion ist ein Tropfen Sekundenkleber ausreichend.

Endoprothesen (künstlicher Gelenkersatz)
Wie überall im menschlichen Körper werden auch am Fuß künstliche Gelenke eingesetzt, sie haben sich jedoch im Vergleich zu den Hüftgelenken oder auch den künstlichen Kniegelenken noch nicht durchgesetzt.

Vorwiegend kommen künstliche Gelenke im oberen Sprunggelenk zum Tragen. Das Material: Metall, Kunststoff, Porzellan. Die Befestigung der künstlichen Gelenke erfolgt in der Regel mittels Knochenzement, weniger durch Einkeilen oder Verschrauben. Problematisch sind sämtliche Endoprothesen auf Grund von Infektionsgefahr und möglicher Unverträglichkeitsreaktionen. Hohe Lockerungsraten führen immer wieder zu Rückschlägen.

Die Implantation von künstlichen Gelenken im Zehenbereich bot sich zunächst an der Großzehe an.

Ein „durchschlagender" Erfolg gelang nur mit wenigen der vorliegenden Modelle. Die Großzehe bedeutet durch ihre Abrollfunktion eine zu große Belastung für ein künstliches Gelenk, so dass es immer wieder zu Misserfolgen kommt. Prothesenlockerung, Infektionen, Überlastungsentzündungen gefährden das Operationsergebnis. Bis heute sind die klassischen Osteotomien und Plastiken vom langfristigen Erfolg her dem Gelenkersatz eindeutig überlegen.

Versteifung von Zehengelenken (Arthrodesen)
Bei sehr schmerzhaften Zehengelenken, bei denen sich keine plastische Operation oder keine andere operative Methode mehr anbieten, führt man Versteifungen der einzelnen Gelenke durch (Abb. 275).

So ist zu überlegen, ob man bei einem Hallux rigidus mit zunehmender schmerzhafter Einsteifung den Krankheitsverlauf durch eine operative Einsteifung nicht verkürzen sollte. Die Versteifung erfolgt durch Entknorpelung der Gelenkflächen und Abmeißelung von Knochengewebe, unter Tolerierung einer leichten Verkürzung. Die Grundgelenke müssen dabei einen nach oben offenen Winkel von 150 bis 160° haben, um das

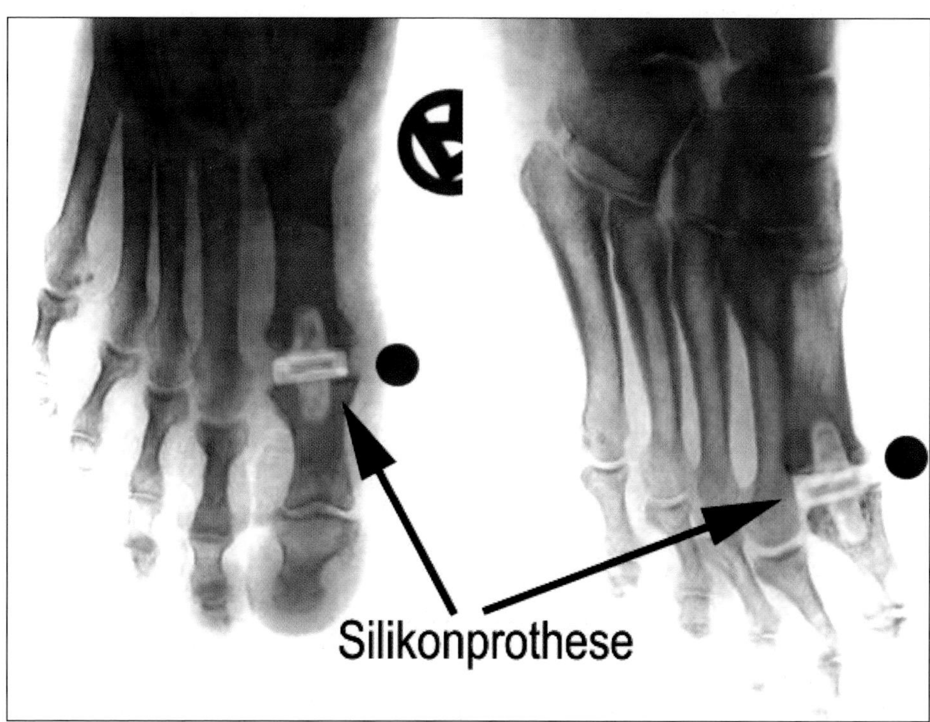

Abb. 274:
Totalendoprothese aus Silikon als Ersatz des Großzehengrundgelenks.

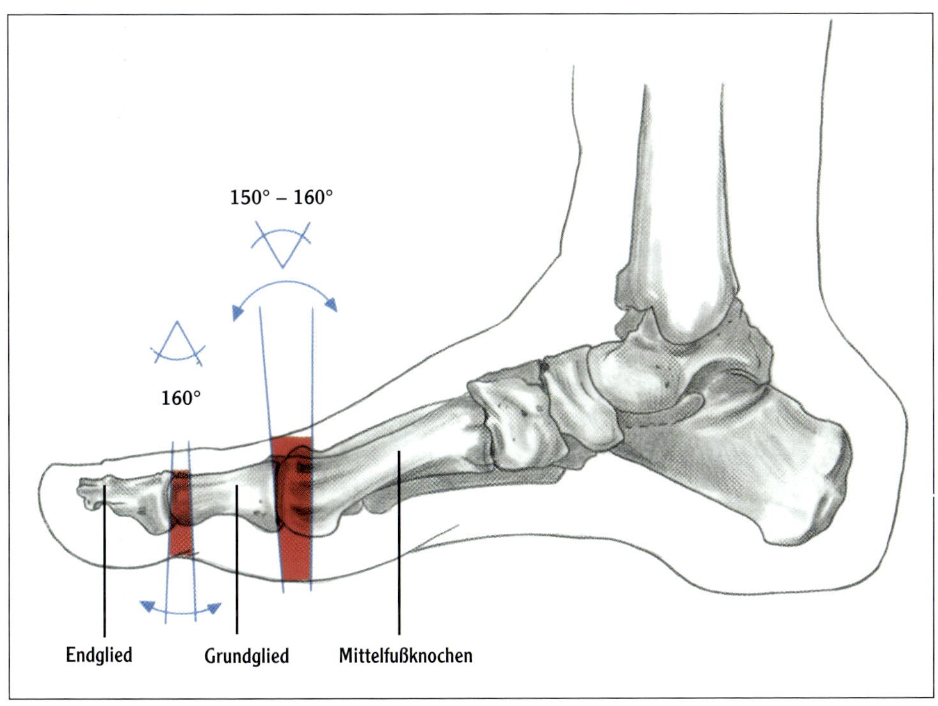

Abb. 275:
Versteifung von Zehengelenken. Die rot eingezeichneten Knochenpartien werden entfernt und die einzelnen Zehenglieder in einem bestimmten Winkel durch Schrauben, Bohrdrähte usw. verbunden.

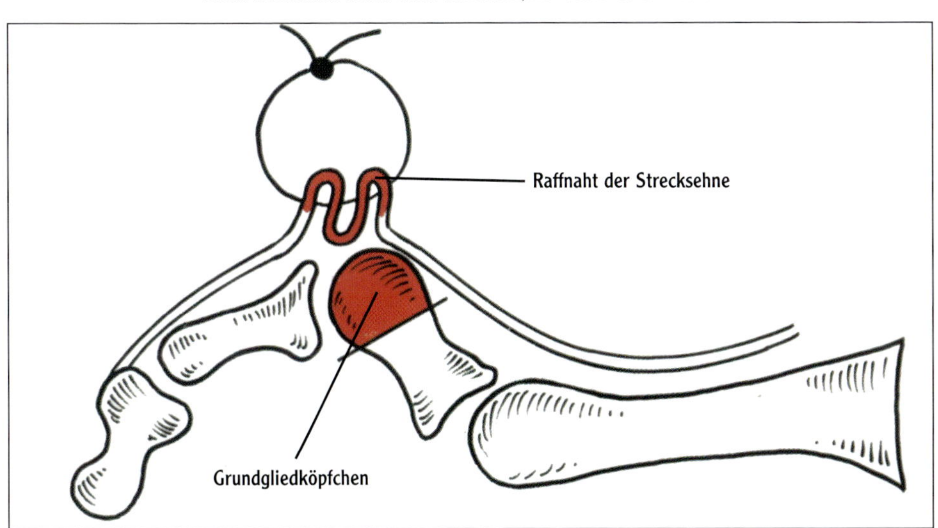

Abb. 276:
Krallenzehenoperation nach Hohmann.

Abrollen zu gewährleisten. Bei den Mittel- und Endgelenken der Zehen ist es eher umgekehrt. Diese versteift man mit einem leicht sohlenwärts offenen Winkel von etwa 160°.

Krallenzehenoperationen

Das operative Vorgehen bei der Krallenstellung der Zehen II bis V gelingt am besten mit der Methode nach HOHMANN. Dabei wird über der Rückseite des Zehenmittelgelenks die Kapsel-

und Streckaponeurose bis auf den Knochen durchtrennt und das Köpfchen des Grundglieds entfernt. Danach rafft man die Streckaponeurose der Zehe, gegebenenfalls auch die Strecksehne (Abb. 276).

Eine Möglichkeit der Krallenzehenoperation an der I. Zehe bietet die Methode nach JONES. Dabei wird die lange Großzehenstreckersehne kurz hinter ihrem Ansatz abgetrennt, durch ein queres Bohrloch am unteren Ende des I. Mittelfußknochens durchgezogen und mit sich selbst vernäht. Das Endglied der Großzehe wird versteift.

Hammerzehenoperationen

Bei Hammerzehen (isolierte Beugekontraktur vorwiegend des Endglieds sämtlicher Zehen) verlängert man die oberflächliche Beugesehne z-förmig und kann somit bei einem noch nicht versteiften Gelenk die Zehe gut strecken. Besteht eine Beugekontraktur mit Hammerzehen-Stellung im Mittelgelenk, d. h. das End- und Mittelglied ist gestreckt, kann man auch durch Entfernung des Grundgliedköpfchens nach HOHMANN wieder erträgliche Verhältnisse schaffen.

Operation nach DICKSON-DIVELEY

Diese beiden Autoren beschreiben folgendes Vorgehen an der Großzehe:

Das Endgelenk wird versteift durch Entnahme eines nach rückenwärts offenen Keils. Zusätzlich wird der lange Großzehenstrecker auf den langen Zehenbeuger verpflanzt. Dadurch soll nach Versteifung des Endgelenks die lange Beugesehne ihre Spannung verlieren und beugend wirken. Die Verpflanzung des langen Großzehenstreckers auf die lange Großzehenbeugesehne führt zur Beugung im Grundgelenk, das vorher überstreckt war (Abb. 277).

Hallux-rigidus-Operation

Beim Hallux rigidus kommt eine Endoprothese oder Versteifung des Großzehengrundglieds in Frage, auch eine $2/3$-Resektion des Großzehengrundglieds wie bei der Operation nach Brandes/Keller (siehe auch Abb. 253).

Digitus-V-varus-Operation

Die Anspreizstellung der V. Zehe (Digitus-V-varus) führte früher immer wieder zu Amputationen. Dabei kommt es jedoch zur Valgusabweichung der übrigen Zehen und nicht selten zu lästigen Druckerscheinungen am V. Mittelfußköpfchen.

In der Regel steht die V. Zehe in Varusstellung, aber in Superductusposition, d. h. darüber (Abb. 278). Nur selten liegt die Zehe darunter (Subductusstellung).

Das operative Vorgehen ist je nach Fehlstellung verschieden. Steht die Kleinzehe zusätzlich in Krallenstellung, soll man das Köpfchen des Grundglieds entfernen. Besteht neben der Krallenstellung auch noch eine Subluxation oder gar eine Verrenkung des Grundgelenks nach hinten, ist die $2/3$-Resektion der Grundphalanx nach BRANDES und KELLER durchzuführen. Ist die Zehe nur in einfacher Varusstellung, nimmt man einen Keil aus dem V. Mittelfußknochen und beseitigt die Fehlstellung. Bei starken Abweichungen der Kleinzehe, nämlich in Super- oder Subductusstellung und zusätzlicher Varusposition, muss man neben der Köpfchen-Resektion des Grund-

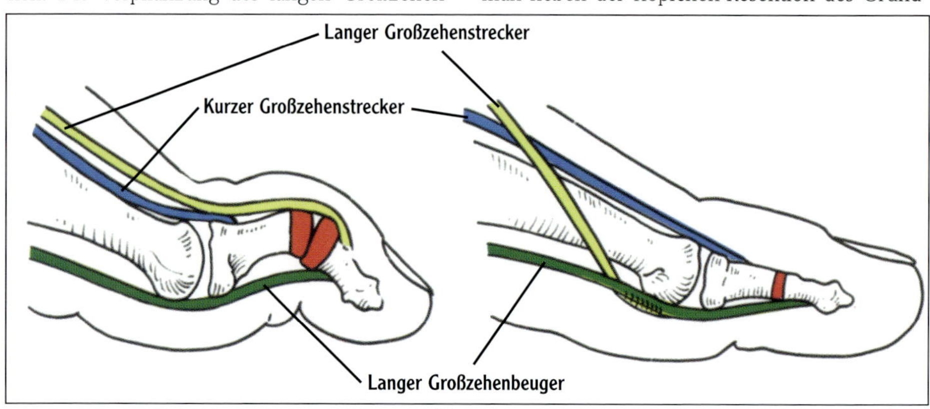

Abb. 277:
Schematische Darstellung der Operation nach Dickson-Diveley.

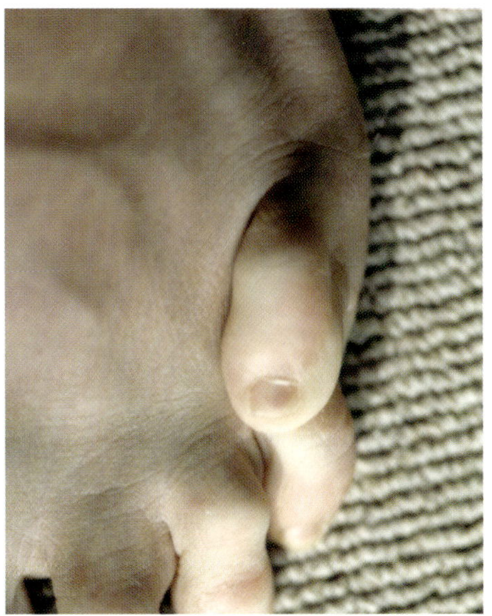

Abb. 278: Reiterzehe.

glieds auch noch den V. Mittelfußknochen osteotomieren, also eine keilförmige Knochenumstellung durchführen. Ergänzend ist bei einigen Fällen eine Sehnenplastik notwendig.

Operation bei Metatarsalgie

Im Endzustand des Spreizfußes perforieren die Mittelfußköpfchen durch die Fußsohle. Das Fettgewebe atrophiert oder wird durch den Druck in die Richtung der Zehen verschoben. Es kommt zu Druckschwielen, Entzündungen und schmerzhaftem Auftreten.

So hat man versucht, für diese schmerzhafte Vorfußveränderung nach Versagen der konservativen Therapie erfolgversprechende Operationsmethoden zu entwickeln.

Dazu gehört die Metatarsalosteotomie nach HELAL. Dabei werden die Mittelfußknochen am Übergang vom mittleren zum unteren Drittel von hinten oben nach vorne unten in einem Winkel von 45° schräg durchtrennt (Abb. 279). Der körperferne Anteil wird zusammen mit dem Mittelfußköpfchen auf der schrägen Osteotomiefläche nach hinten oben verschoben. Die Fixierung mit irgendwelchen Materialien oder Bohrdrähten unterbleibt zu gunsten vorzeitiger Belastung des Fußes, soweit es der Schmerz erlaubt.

Eine weitere Operation im Zusammenhang mit der Spreizfußentzündung (Metatarsalgie) ist die Amputation des Grundgliedköpfchens, die insbesondere bei Rheumatikern durchgeführt wird (Abb. 280).

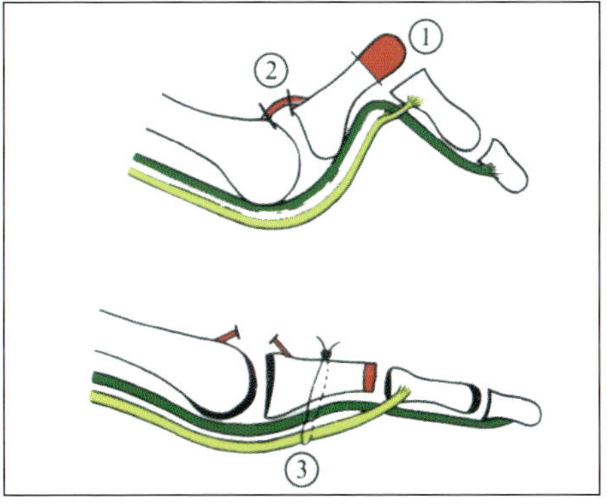

Abb. 280:
Metatarsalgie-Operation. Zunächst wird das Köpfchen des Grundglieds entfernt, anschließend die rückwärts gelegene Kapsel des Grundgelenks. Der nächste Schritt ist eine Sehnenplastik der beiden Beugesehnen.

Bei der Metatarsalgie-Operation nach GOCHT wird die Hälfte des Grundglieds einschließlich der Basis entfernt, was bei manchen Patienten mit der Zeit zu einer mangelhaften Stellung der Zehen mit Verkürzung, Abwanderung und Druckstellenbildung führt.

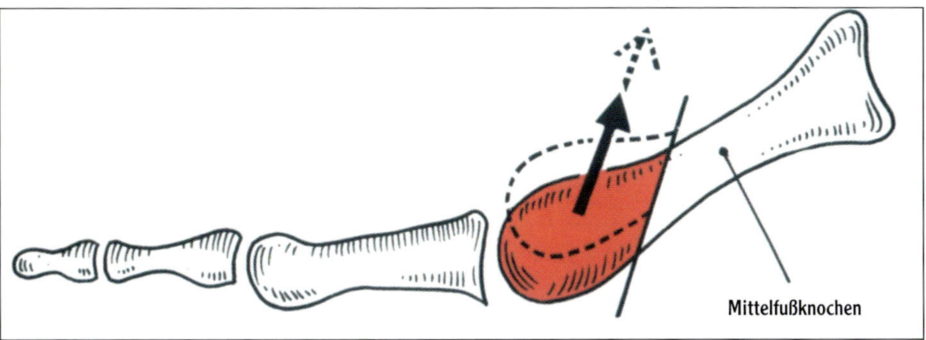

Abb. 279: Operation nach Helal.

Die Ligamentdurchtrennung der queren Bänder, die die Mittelfußköpfchen zusammenhalten und beim Spreizfuß schrumpfen, wird besonders bei Rheumatikern propagiert. Als Weichteiloperation birgt sie zwar weniger die Gefahr einer Destabilisierung oder Knocheninfektion in sich, führt aber in der Regel zur Verminderung und Verhärtung des im Vorfuß so dringlich benötigten Binde- und Fettgewebes. Narbenverhärtungen, Nervenirritationen und Stellungsabweichungen der Knochen wurden dabei als Spätfolgen beobachtet. Daher ist vor dem Eingriff in jedem Fall der Versuch mit der Polsterimplantation angezeigt.

XV Grundzüge der Biomechanik

Wenn man sich mit der Mechanik des Fusses im Stehen und im Gehen, belastet und unbelastet, befasst, sind nicht nur die anatomischen Verhältnissen und die damit vorgegebenen statischen und mechanischen Bewegungsmöglichkeiten zu beachten, sondern auch das komplexe Zusammenspiel einzelner Abschnitte des Fußes, die Bewegungsabläufe und Steuerungen durch Bänder, Muskeln und Nerven. Auch die Bodenverhältnisse, die Beschaffenheit des Schuhwerks, die Schnelligkeit des Ganges und der Normvarianten sind zu berücksichtigen.

Von der Vielzahl neuerer Erkenntnisse, die sich nicht nur durch anatomisch-mechanische, sondern auch durch physikalisch-elektronische Untersuchungen ergaben und die mit zunehmendem Einsatz moderner Computertechnik sicherlich noch Bereicherung erfahren dürften, können im Rahmen dieses Fachbuchs nur einige grundsätzliche Gegebenheiten angesprochen werden.

Die Gewölbekonstruktion des Fußes

Die Gewölbekonstruktion des Fußes besteht im wesentlichen aus dem Gerüstwerk von Knochen, Bändern und ergänzenden Weichteilen. Das tragende Fußgerüst kann in seiner Gesamtheit als zweiarmiges Hebelsystem betrachtet werden, wobei ein Teil des Hebels im Fersenbeinknorren zu sehen ist, der andere, längere, sich nach vorn aufgliedert, über die fünf Mittelfußknochen in den Vorfuß.

Der vom Boden abgehobene Fuß behält seinen Wölbungsbau, obwohl Widerlager fehlen. Der Zusammenhalt der Einzelteile wird durch zahlreiche, verschiedenartige Verklammerungsvorrichtungen erreicht, wobei dies am Fußrücken durch kurze Bänder geschieht, die die Knochen unter sich verbinden. An der Unterseite der Gewölbekonstruktion findet man jedoch zahlreiche z. T. gestaffelte Längs- und Querverklammerungen. Mit tiefster Lage füllt der starke, plantare Bandapparat den Grund der Hohlrinne des Fußskeletts aus. Streng genommen gehören dazu die vom Fersenbein ausgehenden Bänder, das doppelschichtige lange Sohlenband, das Fersenbein/Kahnbeinband (Pfannenband) und die Bandverbindungen zwischen Fersenbein und Würfelbein. Sie werden ergänzt durch das Gabelband am Fußrücken, das vom Fersenbein zum Würfel- und zum Kahnbein führt, gleichzeitig jedoch auch eine leichte Querverklammerung darstellt. Die übrigen Querverbindungen im Vor- und Mittelfuß verlaufen meist schräg und quer, sind vielfältig und werden deswegen meist nicht mit eigenem Namen benannt. Eine weitere Funktion zur Aufrechterhaltung des Fußgewölbes hat die Plantaraponeurose mit ihren sehnigen Längszügen, die sich zwischen dem Fersenbeinknorren, Mittelfußköpfchen und Zehen ausspannt, jedoch auch im Vorfußgebiet durch Querstreifen ergänzt wird (Abb. 282).

Durch die beiden Verklammerungsetagen, d. h. die tiefen Bänder der Fußsohle (langes Sohlenband, Pfannenband usw.) sowie der Plantaraponeurose, druckgeschützt, lagern die Weichteilgebilde der Fußsohle, nämlich Blutgefäße, Nerven und zahlreiche kurze Fußmuskeln der Sohlenseite. Auch diese kurzen Fußmuskeln halten in Zusammenhang mit den am Fuß ansetzenden Muskeln des Unterschenkels das Fußgewölbe in Quer- und Längsrichtung zusammen.

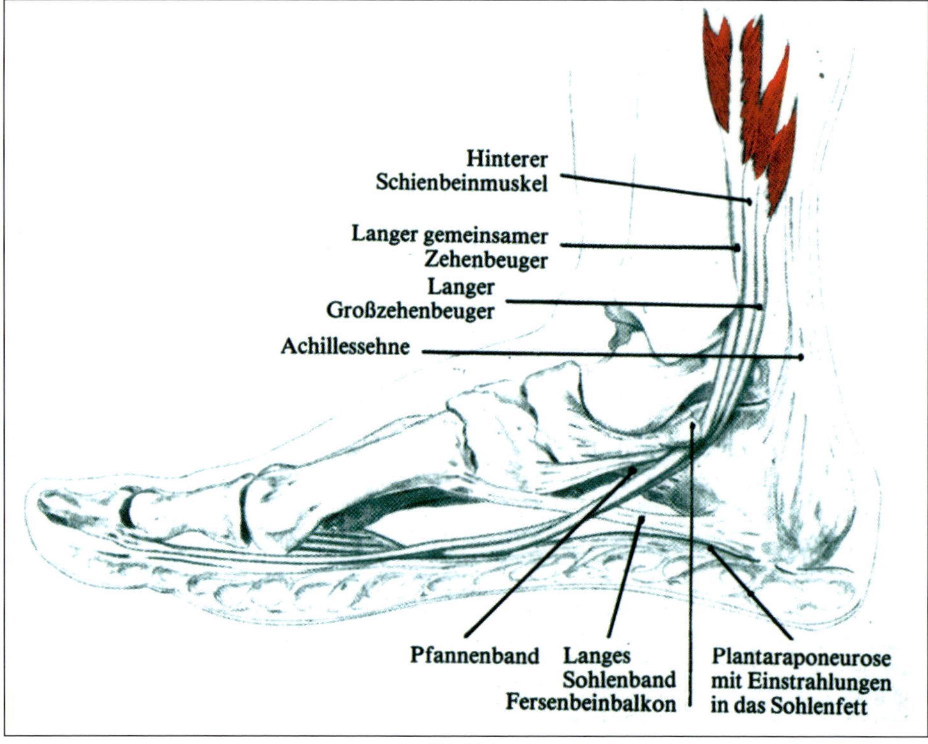

Abb. 281:
Sehnen und Bänder zur Fußgewölbeunterstützung.

Somit ist der Gewölbefuß keine starre Bindung, sondern von der Mitarbeit aktiver Muskelkräfte abhängig. Es ist interessant, dass sich der Fuß im Stehen durch die Belastung nicht wesentlich verlängert und auch nur geringfügig verbreitert. Ohne Eingreifen der Muskulatur wäre das wohl nicht möglich. Sind die Muskeln dagegen ermüdet oder fällt ihre Mitarbeit wegen Lähmung, Verletzung oder aus anderen Gründen aus, dann müssen die Bandverbindungen allein durch ihre Widerstandsfestigkeit das Fußgerüst zusammenhalten. Dies können sie wegen ihrer immensen Stärke meist für eine längere Zeit tun. Werden sie jedoch zu lange zu stark beansprucht, überdehnen sie sich allmählich und das Fußgerüst wird verformt, die Gewölbekonstruktion bricht ein und es kommt zur Ausbildung des Senk- oder Plattfußes.

Das statische Fußgerüst mit seinen Hebelarmen besteht aus einer Strebe nach vorne und einer Strebe nach hinten. Die Kraftübertragung vom Unterschenkel erfolgt auf das Sprungbein, dann zu der hinteren Strebe, die man das Fersenbein nennt. Die vordere Strebe jedoch teilt sich in zwei Kraftübertragungswege. Die Hauptlast wird nach vorne vom Sprungbeinkopf über das Kahnbein und die Keilbeine in den I. bis III. Mittelfußstrahl verteilt, wobei die stärkste Belastung auf dem I. Mittelfußknochen und der I. Zehe ruht.

Der andere Weg der Lastverteilung nach vorn geht jedoch vom Fersenbein aus; er wird zunächst vom Sprungbein her belastet und führt über das Würfelbein in den IV. und V. Mittelfußknochen. Diese zweite Kraftstrebe ist eine Nebenstrebe, spielt aber beim Auftreten auf den äußersten Fußrand, z. B. bei einem Fehltritt, eine wichtige Rolle.

Die zwei vorderen Hauptlastverteilungsstreben sind jedoch nicht gesondert zu betrachten, sie bilden praktisch eine Einheit. Dies zeigt auch die starke Bandverbindung des Gabelbandes an der Fußrückenseite, das zum einen vom Fersenbein nach vorn zum Würfelbein zieht, zum anderen nach vorn zum Kahnbein.

Bei Betrachtung der Längsgewölbekonstruktion fällt auf, dass der Innenrand des Fußes wegen der größeren Belastung und Anforderung an die Lastverteilung stärker gewölbt ist, was auch durch die Lage des Sprungbeines über dem Fersenbein bedingt ist. Am äußeren Fußrand, wo statisch die Nebenstrecke über dem Fersenbein verläuft, kann die Längswölbung viel flacher sein. Der Fuß hat jedoch dort einen erheblich größeren Kontakt mit der Unterlage. Wichtig am Fuß ist aber nicht nur die Längswölbung, sondern auch das Wölbungsverhalten in Querrichtung. Es ist in den einzelnen Abschnitten des Fußes sehr verschieden. Im Bereich des Knöchels kann man kaum von einem Quergewölbe sprechen. Es wird höchstens vorgetäuscht, weil das Fersenbein, das viel schmäler ist, als das aufsitzende Sprungbein, auf der Innenseite einen balkonartigen Fortsatz trägt (Fersenbeinbalkon). Unter diesem Fersenbeinbalkon verläuft in einer Art Schlingenvorrichtung die Sehne des langen Großzehenbeugers. Damit erhält dieser Muskel nicht nur eine Funktion bei der Aufrechterhaltung des Längsgewölbes, sondern bestimmt auch, ob Fersenbein und auch Sprungbein aufrecht stehen und nach innen nicht umsinken.

Eine richtige Querwölbung im Fußbereich besteht erst ab dem Kopf des Sprungbeines, wo sie am höchsten ist. Nach vorne wird sie immer flacher. Auffällig ist, dass bei der Querwölbung der Innenrand meist höher steht als der Außenrand. Die Kulmination der Querwölbung liegt im übrigen mehr auf der Innenseite im Gebiet des Kahnbeines bzw. des II. Keilbeines und im Bereich des I. Mittelfußknochens, während die Gewölbeachse in der Längsrichtung durch den II. Mittelfuß-Zehenstrahl verläuft.

Neben den starken Bandverbindungen wird das Quergewölbe auch durch die Form des Knochengerüsts bestimmt. Es sind insbesondere von ihrer Gestalt und Anordnung her die Keilbeine prädestiniert, ein Quergewölbe aufzubauen. In Ergänzung dazu bildet das Würfelbein den äußeren Pfeiler dieses Quergewölbes, das sich in den Mittelfußknochen fortsetzt und flacher wird. (Abb. 282).

Die vorgenannten Grundzüge der Statik gelten hauptsächlich für den Fuß im Stehen. Bei der Geh- und Abrollbewegung des Fußes spielen noch die einzelnen Eigenheiten und Achsenverhältnisse der Fußgelenke mit herein. Die Muskeln und Sehnen sind der ergänzende Part, womit der biomechanische Bewegungsablauf erhebliche Veränderungen erfahren kann.

Ergänzt und zum Teil verändert werden diese knöchernen und ligamentären biomechanischen Vorgaben während der Bewegung durch die Gelenkanatomie und durch die Funktion der Muskulatur, den Zug der Sehnen sowie dem Halt der Bänder. So haben NYSKA et al festgestellt, dass beim Tragen hoher Absätze die Belastung beim Gehen auf den inneren Vorfuß verlagert wird. Das knöcherne Skelett des Fußes gibt eine scheinbare Dreipunktbelastung vor, die jedoch beim Gehen erhebliche Änderungen erfährt.

Gelenke des Fußes

Sprunggelenk

Das Sprunggelenk besteht aus zwei Gelenken, wobei man von einem oberen und einem unteren Sprunggelenk spricht (Abb. 283).

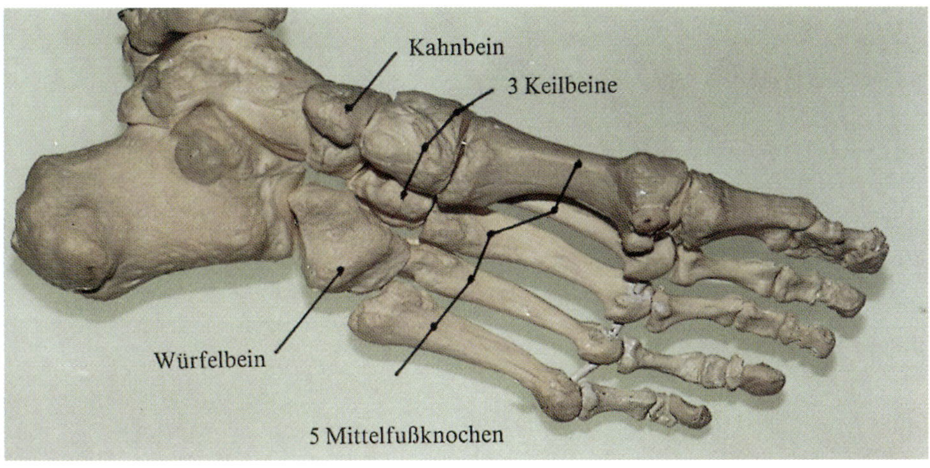

Abb. 282:
Die knöchernen Grundlagen des Quergewölbes.

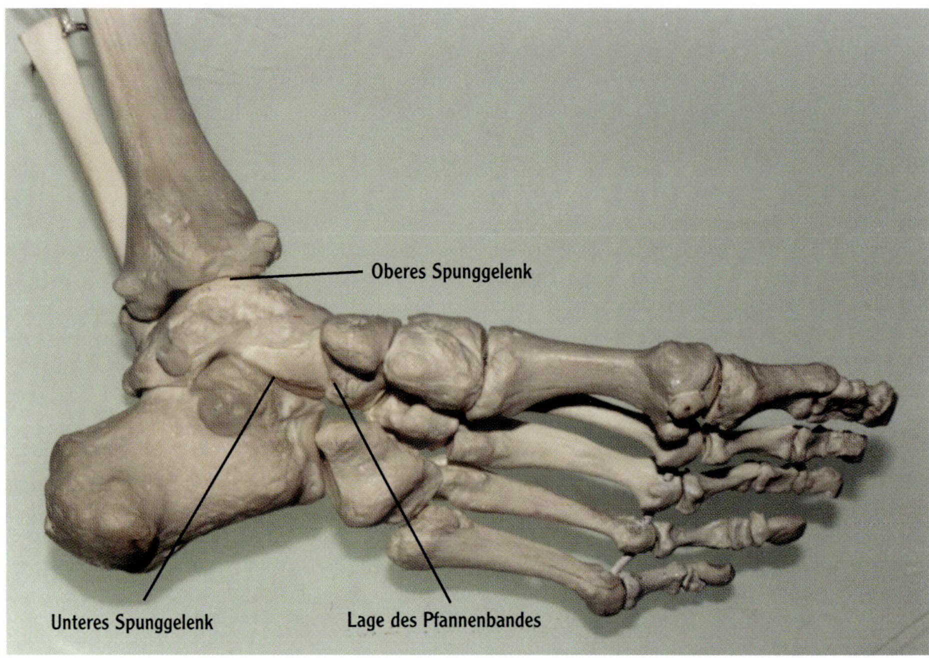

Abb. 283

Oberes Sprunggelenk

(Articulatio talocruralis)

Es handelt sich dabei um ein Scharniergelenk mit einer Beugefähigkeit sohlenwärts von ca. 30 bis 40° und einer Streckbewegung fußrückenwärts von ca. 30°. Die Mechanik dieses Gelenks wird nicht nur von der Form der kontaktierenden Knochen, sondern auch durch die Verstärkungsbänder der Kapsel, dem Deltaband am Innenknöchel sowie dem Außenband an der Wadenbeinspitze mit seinen drei Ausläufern bestimmt.

Man hat festgestellt, dass im oberen Sprunggelenk komplexe Bewegungsabläufe stattfinden und diese von der Form und der Knorpelfläche der kontaktierenden Knochen bestimmt werden. So schreibt man die minimale seitliche Beweglichkeit des Fußes im oberen Sprunggelenk der Tatsache zu, dass die Talusrolle vorne 4 – 5 mm breiter ist als hinten. Bei starker Sohlenwärtsbeugung sitzt die Sprungbeinrolle daher locker in der Knöchelgabel und gestattet eine leichte seitliche Wackelbewegung. Bei Belastung wird diese Wackelbewegung zusätzlich durch eine flache Rinne im mittleren Teil der Talusrolle eingeengt; letztere stellt praktisch eine Art Führungsleiste dar (Abb. 284). Daher wird auch die Talusrolle auf ihren beiden seitlichen Kanten ver-

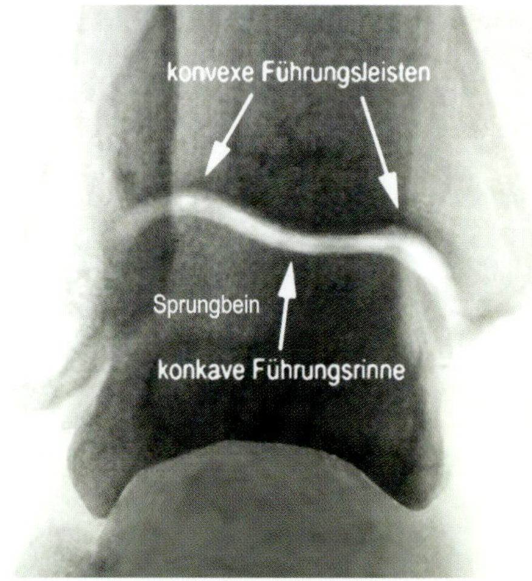

Abb. 284:
Röntgenaufnahme des Sprunggelenks von vorne. Man sieht die konkave Führungsrinne des Sprungbeines und die zwei seitlichen Führungsleisten, die das Gelenk stabilisieren.

mehrt belastet. Präzise betrachtet liegt die Querachse der Sprungbeinrolle nicht genau parallel zur Körperquerachse. Das ist bedingt durch die Form des Sprungbeines und die etwas versetzte Anordnung der seitlichen Führungsbänder, nämlich dem Deltaband am Innenknöchel und dem Außenband, das bekanntlich dem etwas weiter rückwärts liegenden Wadenbein entspringt. Durch diese anatomischen Abweichungen von einem reinen Scharniergelenk kommt es im oberen Sprunggelenk zu einer leichten Innendrehung von ca. 5 bis 10° des Schienbeines beim Gehen, d. h. beim Abstoßen des Fußes vom Boden. Diese Belastungsrotation wird um so stärker und führt zu Beschwerden, je mehr sich ein schwaches Fußgewölbe bei Belastung senkt und das Sprungbein kippt. Untersuchungen, bei denen man klären wollte, wo die Hauptbelastungszone des Sprungbeines liegt, haben ergeben, dass die äußere Talusrolle vermehrt beansprucht wird.

Unteres Sprunggelenk

(Articulatio talocalcaneo-navicularis et subtalaris) Das untere Sprunggelenk erlaubt beim Gehen ein schräges Auftreten, außerdem das Heben und Senken des seitlichen bzw. des inneren Fußrands. Die bauliche Eigenart des unteren Sprunggelenks gestattet das Anspreizen (Adduktion) sowie das Fußinnenrandheben (Supination) als Kombinationsbewegung, ebenso die Abspreizung (Abduktion) mit Fußaußenrandhebung (Pronation) (Abb. 285):

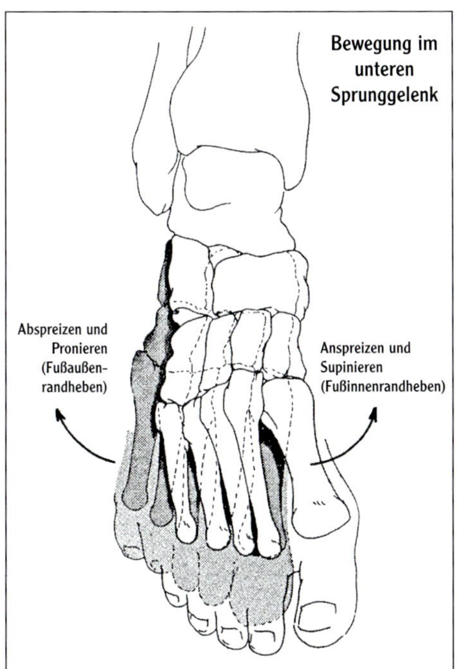

Abb. 285:
Bewegungen im unteren Sprunggelenk.

Das untere Sprunggelenk wird funktionell als ein einziges Gelenk betrachtet, hat jedoch anatomisch zwei Teile: Der eine Teil liegt unter dem Sprungbein und betrifft drei Einzelgelenkflächen mit dem Fersenbein, zwischen denen ein mächtiges Band eingespannt ist, welches das Sprungbein mit dem Fersenbein fest verheftet. Der vordere Teil des Sprungbeines, der Taluskopf, liegt in einer schalenförmigen Ausbuchtung des Kahnbeines und bildet zusammen mit diesem den vorderen Teil des unteren Sprunggelenks. Der Sprungbeinkopf wird dabei vom überknorpelten Pfannenband unterstützt. An dieser Stelle befindet sich der höchste Punkt des Fußlängsgewölbes (siehe auch Abb. 283).

Eigenartigerweise verläuft die Achse des unteren Sprunggelenks schräg (vom äußeren Fersenbeinende nach innen vorne) und ist aufwärts gerichtet, gegen die Oberkante des Kahnbeines. Die Bewegungsachse ist dabei um 42° nach oben und ca. 23° nach innen gerichtet (Abb. 286 und 287). Die Bewegung um die Achse des unte-

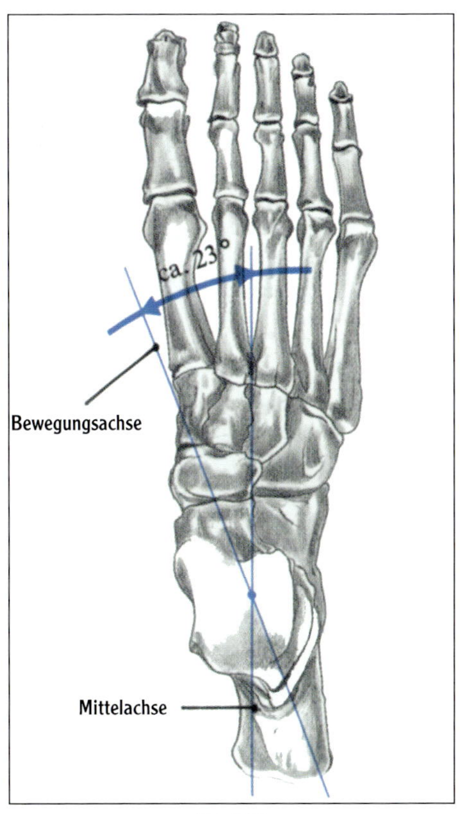

Abb. 286:
Achsen durch das untere Sprunggelenk.

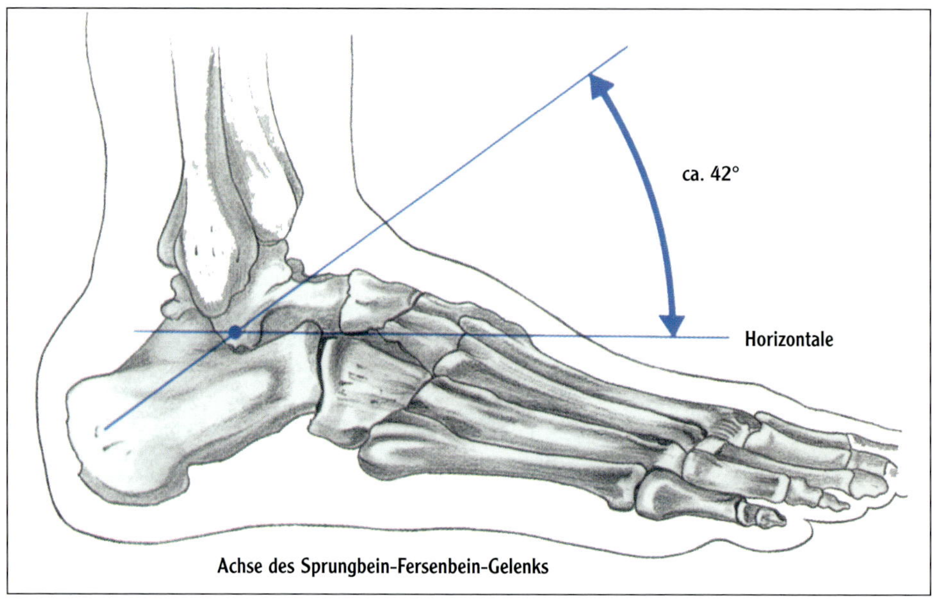

Abb. 287

ren Sprunggelenks ist eine Kombination von mehreren Einzelabläufen. Diese Kombinationsbewegungen kann man auch als Inversion und entgegengesetzt als Eversion bezeichnen. Bei der Inversion kommt es zu einer Sohlenwärtsbeugung, Anspreizung und Fußinnenrandhebung. Bei der Eversion beobachtet man eine Vorfußhebung, Abspreizung und Fußaußenrandhebung. Der Gesamtbewegungsablauf wird als „Maulschellenbewegung" verstanden. Die Verbindung des Fersenbeines mit dem Sprungbein mittels fester Bänder lässt jedoch trotzdem noch eine Verschiebung des Sprungbeines nach vorne zu. So wurde festgestellt, dass das Sprungbein bei der Eversionsbewegung in das Kahnbein hineingepresst wird, was zu einer stabilisierenden Gelenkblockierung führt. Das mag auch eine Erklärung dafür sein, dass bei bandschwachen Menschen das Gelenk zwischen Sprungbeinkopf und Kahnbein frühzeitig einer Arthrose anheim fällt. Die fast quere Achse des oberen Sprunggelenks und die sehr schräge Achse des unteren Sprunggelenks haben beim Gehen, Stehen und Drehen logische Folgen:

Dreht man bei feststehendem Fuß das Schienbein nach innen, führt der Fuß gleichzeitig eine Drehung um seine Längsachse aus. Es kommt dabei zum Anpressen des Fußinnenrands auf den Boden und zur Entlastung des Fußaußenrands. Ebenso führt die Außendrehung des Schienbeines zu einer Entlastung des Fußinnenrands.

Kommt es bei starken Belastungen (z. B. beim Sport) zu einer zusätzlichen Anpressbewegung des Vorfußes bei gleichzeitiger Drehung des Schienbeines, erfährt der Fuß eine Verwringungsbewegung, die gleichzeitig die Höhe des Längsinnengewölbes verändert.

Zum Verständnis dessen, was den Füssen z. B. beim Sport widerfährt, muss man sich unter Kenntnis der Biomechanik des Fußes Folgendes vergegenwärtigen:

Wenn man bei fest angepresstem Vorfuß das Schienbein nach innen dreht, kommt es zu einer Supinationsbewegung (Fußinnenrandhebung) des Rückfußes, aber gleichzeitig auch zu einer Pronation (Fußinnenrandsenkung) des Vorfußes. Diese Verwringung des gesamten Fußes führt zu einer Erhöhung des inneren Längsgewölbes.

Entsprechend dazu gerät der Fuß (bei innengedrehtem Schienbein) bei Innenrandhebung des Vorfußes und Innenbelastung des Rückfußes in eine Plattfußbelastung. Schon daraus ist zu ersehen, dass biomechanische Abläufe am Fuß nicht ohne Auswirkung auf den Verschleiß des Schuhwerks und orthopädischer Hilfsmittel wie z. B. Einlagen bleiben.

Bei all den vorgenannten komplizierten Bewegungsabläufen sollte man jedoch die normale Gehabwicklung nicht außer acht lassen. So erfolgt die Hauptbelastung des Abrollvorgangs beim Barfußgehen von der Ferse über den äußeren Vorfuß zum inneren Vorfuß und von dort zur Großzehe (Abb. 288). Dabei rotiert das Schienbein um sei-

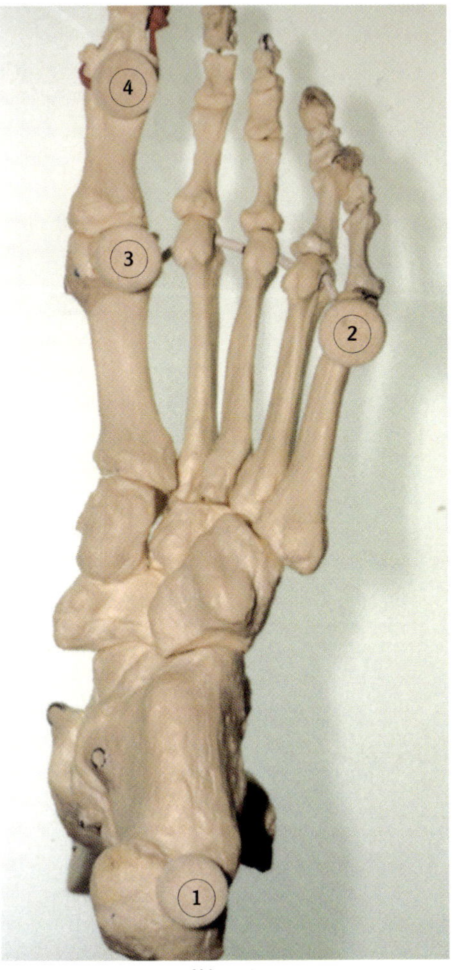

Abb. 288:
Belastungsschwerpunkte der Fußsohle beim Abrollvorgang.

ne Längsachse nach dem Fersenauftritt nach innen und beim Zehenabheben, also der Entlastung, wieder gering nach außen. Der Schwerpunktverlauf kann heute parallel dazu gemessen werden. Er folgt in der Regel nicht der anatomischen Längsachse des Fußes sondern ist individuell verschieden und und von der Art der Fehlstellung oder Dekompensation des Fusses abhängig.

Neben den leicht erkennbaren Bewegungsausschlägen des oberen Sprunggelenks beim Gehen, sind auch im unteren Sprunggelenk Bewegungsausschläge vorhanden:

Sie betragen beim normalen Gehen ca. 8°. Interessant ist, dass der Bewegungsausschlag des unteren Sprunggelenks beim Hohlfuß mit ca. 3° relativ gering und sich beim Plattfuß bis 16° vergrößern kann. Auch das erklärt, dass beim Platt- oder Senkfuß eine Überbeanspruchung des unteren Sprunggelenks stattfindet, die oft unerklärbare, zentrale Schmerzen in der Fußwurzel hervorruft.

Chopartsches Gelenk

(Articulatio tarsi transversa)
Betrachtet man die offenen Gelenkflächen dieses queren Fußgelenks (Chopart-Gelenk) von vorne, ist erkennbar, dass das Gelenk zwischen Sprungbein und Kahnbein oben innen und das Gelenk zwischen Fersenbein und Würfelbein unten außen liegt. Nimmt man an, dass beide Gelenkteile die Funktionseinheit des Chopartschen Gelenks bilden, ist eine schräge, nach innen oben verlaufende Gelenkachse erkennbar (Abb. 289). Da-

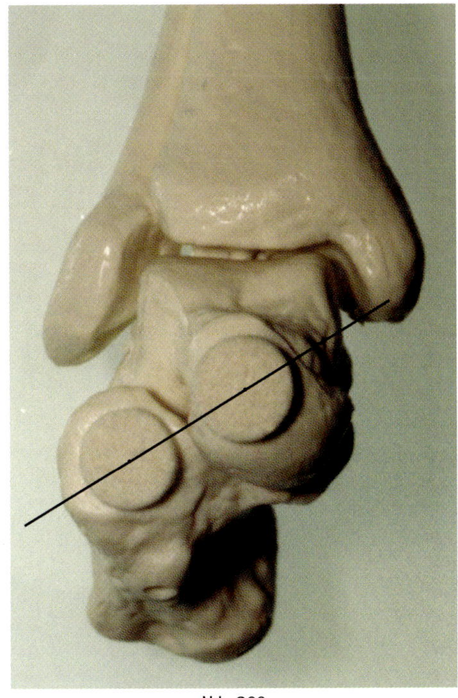

Abb. 289:
Achsenverlauf im Chopart-Gelenk.

raus ergibt sich, dass aus diesem Gelenk Bewegungen in Richtung Pro- und Supination (Fußinnenrand senken und Fußinnenrand heben) bevorzugt werden. Nur beim Plattfuß, bei dem der innere Teil des Chopartschen Gelenks, das Kahnbein-Sprungbeingelenk, nach unten sinkt, wäre die Beugung und Streckung in diesem Gelenk vermehrt möglich. Bei normaler anatomischer Konstitution ist das Chopartsche Gelenk in Mittelstellung relativ stabil aber elastisch. Kommt es jedoch zu schrägem Auftreten, also einer Bewegung mit Vorfußsenkung, Anspreizung und Fußaußenrandsenkung, wird das Gelenk instabil. Das erklärt, warum man sich bei dieser Bewegung leicht den Fuß verdreht, mit sämtlichen Folgen: Außenbandriss am Sprunggelenk und Schädigung des Gabelbands am Fußrücken. Bei der Bewegung in Gegenrichtung, nämlich in Richtung Abspreizen-Vorfußhebung und Fußinnenrandsenkung, wird das Gelenk stabil und kann große Kräfte übertragen. Die Ursache dafür ist der anatomische Bau der Gelenkfläche, insbesondere im Gelenk zwischen Fersenbein und Würfelbein, die sich bei dieser Bewegung konisch ineinander pressen. Neben der Form der Knochen spielen die Konstruktion der Kapsel und Bänder sowie der Zug der Muskeln eine Rolle.

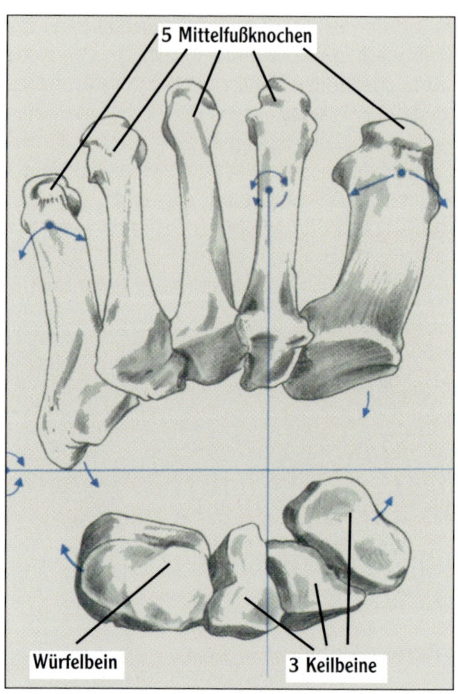

Abb. 290:
Das knöcherne Quergewölbe des Fußes und die Gelenkachsen des Lisfrancschen Gelenks.

Das Lisfrancsche Gelenk

(Articulationes tarsometatarseae)
Dieses Gelenk ist ebenfalls an der Gesamtmechanik des Fußes beteiligt. Es stellt zwar eine Amphiarthrose dar, also eine straffe Gelenkverbindung, ähnlich dem Chopartschen Gelenk. Innerhalb dieses Gelenks korrespondieren die fünf Mittelfußknochen, das Würfelbein und die drei Keilbeine (Abb. 290). Durch das strahlenförmige Auseinanderweichen der fünf Mittelfußknochen, ihre unterschiedliche Länge und den Ansatz der Muskeln erklärt sich, dass der I, und V. Mittelfußknochen im Lisfrancschen Gelenk beweglicher sind. Kommt es durch die Überlänge der Mittelfußknochen II und III, falschem Abrollvorgang und durch Schwächung der Bänder und Muskeln zur vermehrten Beweglichkeit an der Basis des II. und III. Strahls, bilden sich dort auf Grund der Überlastungsreaktion Exostosen, also Knochenausziehungen, die dem Fußtherapeuten als dorsale Fußhöcker geläufig sind.

Zieht man durch das Lisfrancsche Gelenk zwei Gelenkachsen, so ist leicht erkennbar, dass in diesem Gelenk Bewegungsmöglichkeiten vorwiegend in zwei Achsen, nämlich einer queren und einer Längsachse möglich sind. Allein vom Knochenbau her ist einleuchtend, dass sowohl beim Aufbiegen in Richtung Querachse als auch beim Aufbiegen in Richtung Längsachse die Abspreizreaktion der Mittelfußköpfchen gesteigert wird.

Mittelfuß-Zehengelenke

Diese Gelenke sind als Kugelgelenke angelegt, gestatten jedoch nur geringfügige seitliche Bewegungen. Beim Abrollen kommt es zu einer starken Biegung fußrückenwärts, weswegen die Mittelfußköpfchen an ihrer Rückseite einen ausgedehnten Knorpelüberzug haben. Auf Grund der unterschiedlichen Länge der Mittelfußknochen liegen die Köpfchen nicht alle gleichauf in einer Reihe, so dass beim Abrollen die Mittelfuß-Zehengelenke unterschiedlich belastet und bewegt werden. Je nach Fußform, Länge der Mittelfußknochen und Lage der Gelenke, aber auch unterschiedlich von Mensch zu Mensch, kann man deswegen beim Abrollen zwei verschiedene Achsenbewegungen beobachten. Da sieht man zum einen eine quer zur Körperebene verlaufende Achse bei Belastung und Gehen über dem Großzehenstrahl, zum anderen beobachtet man je nach Bewegungsrichtung auch eine Schrägachse in den Mittelfuß-Zehengelenken (Abb. 291 und 292). Unterschiedlich ist dabei die Anspannung der Plantaraponeurose, der Bänder und der Muskeln.

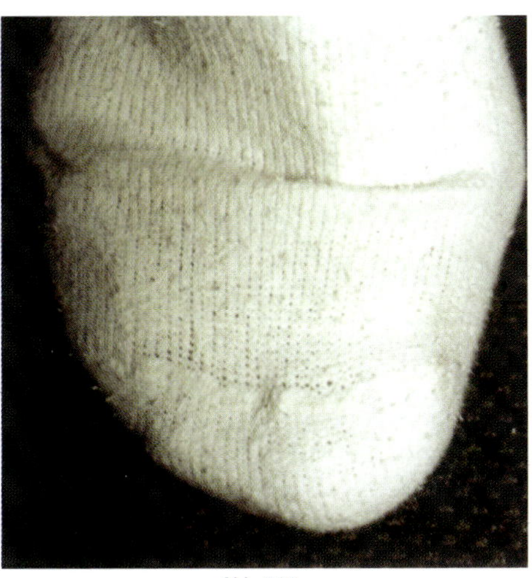

Abb. 291:
Querverlaufende Achse und Sockenfalte bei Belastung und Abrollen über den Großzehenstrahl.

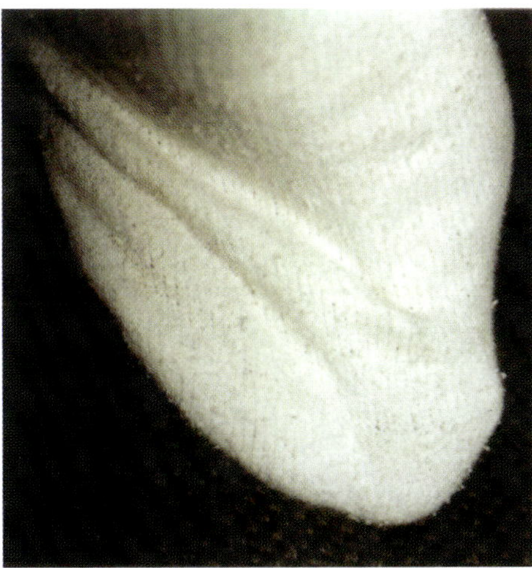

Abb. 292:
Schrägverlaufende Achse und Sockenfalte beim Abrollen über die Mittelfuß-Zehengelenke.

Muskeln des Fußes

Auf die speziellen Eigenschaften der Muskulatur soll hier nicht eingegangen werden. Sie sind in entsprechenden Lehrbüchern, auch in Band I dieses Kompendiums ausreichend beschrieben, desgleichen ihre Physiologie.

Im wesentlichen unterscheidet man bei der Biomechanik der Muskulatur zwischen dem Verhalten während des Stehakts und während der Fortbewegung.

Die Muskulatur im Stehen

Es ist eine Tatsache, dass der Fuß ohne Muskulatur nur unwesentlich seine Form verliert. Zum Tragen kommt die Muskulatur im Stehen nur dann, wenn eine Schwäche der Bänder, eine Unebenheit oder eine schräge Unterlage die Standsicherheit fordern. Dabei ist zu wissen, dass der Körperschwerpunkt auch beim ruhigen Stehen nicht völlig verharrt, sondern leicht um eine senkrechte Achse pendelt. Die Bewegungsausschläge um diesen Mittelpunkt, der in etwa zwischen den beiden Kahnbeinen liegt, beträgt bei offenen Augen 1 cm, bei geschlossenen Augen ca. 2 bis 3 cm. Schon das beweist, dass die Muskulatur auch im Stehen ununterbrochen Steuerungsimpulsen unterliegt, und auch der ruhige Stehvorgang eine Summation von vielen Zügelungs- und Anspannvorgängen der Beinmuskulatur darstellt.

Die Muskulatur bei der Fortbewegung

Während man beim Stehen von einer gewissen Grundspannung und Daueraktivität der Muskulatur ausgeht, wechselt die Aktion der einzelnen Muskeln beim Gehen völlig unter den einzelnen Gruppen.

Ihre Anspannfunktion (Muskulatur) ist völlig unterschiedlich in der Standphase, beim Gehen vor der Schwungphase und z. T. vor der Auftrittphase.

So sind in der Standphase des Gehvorgangs der Zwillingswadenmuskel, der Schollenmuskel, der lange Großzehenbeuger, die Zwischenknochenmuskeln und die kurzen Fußbeuger angespannt, während in der Schwungphase der kurze Wadenbeinmuskel, der lange Zehenstrecker, der lange Großzehenstrecker, der vordere Schienbeinmuskel und der kurze gemeinsame Zehenstrecker tätig werden.

Mittels elektromyographischer Untersuchungen hat man festgestellt, dass beim gesunden und beim kranken Fuß die Anspannungsdauer der Fußmuskulatur unterschiedlich ist. So ist z. B. die Anspannzeit des gemeinsamen kurzen Zehenstreckers beim Plattfuß länger als beim Normalfuß.

Mannigfaltige Untersuchungen geben inzwischen Auskunft über den genauen Aktionsverlauf der Fußmuskulatur, auch über ihre Krafteinwirkung und über den exakten Zustand im zeitlichen Ablauf des Steh- und Geh-Aktes.

Die statischen Auswirkungen der Fußmuskeln auf das Fußgewölbe sind an typischen Beispielen erkennbar.

Lehrbeispiel ist die Steigbügelmuskulatur, die das Fußgewölbe wie eine Schlinge umfasst und aus der Sehne des langen Wadenbeinmuskels sowie des vorderen Schienbeinmuskels besteht. Es gibt Autoren, die die Funktion der Steigbügelmuskulatur als Gewölbestütze bestreiten. Die guten Operationsergebnisse in der Orthopädie bei der Verpflanzung des M. tibialis anterior widerlegen das unserer Meinung nach. Man weiß aber mittlerweile, dass der vordere Schienbeinmuskel in der Standphase nicht angespannt wird, jedoch in der Schwungphase des Unterschenkels, was seine biomechanische Funktion beweist.

Die Orthopäden benützen den vorderen Schienbeinmuskel bei der Klumpfußoperation, indem sie die vermehrte Innenrandhebung durch Versetzen dieses Muskelansatzes auf den Außenrand ausgleichen. Allein der in Tausenden von Fällen klinisch erwiesene Erfolg zeigt, welche biomechanischen Folgen Änderungen in der muskulären Zügelung haben.

Im Gegensatz zum vorderen Schienbeinmuskel, dessen Anspannaktivität in der Schwungphase des Unterschenkels nachgewiesen werden kann, ist beim langen Wadenbeinmuskel die Steigbügelfunktion bereits in der Standphase gegeben. Elektromyographische Untersuchungen haben eindeutig eine Anspannaktivität dieses Muskels beim vollen Bodenkontakt bewiesen.

Zur Unterstützung des Fußgewölbes sind noch zwei weitere Muskeln biomechanisch tätig. Dazu gehört der lange Großzehenbeuger. Er verläuft unter dem Fersenbeinbalkon auf der Innenseite des Fußes und ist ein wichtiges Stützelement für das Längsgewölbe, obwohl er eigentlich zu der Beugergruppe gehört.

Dasselbe gilt für den hinteren Schienbeinmuskel, dessen Sehne hinter dem Innenknöchel bis zum Kahnbein verläuft und der durch diesen Ansatzpunkt ebenfalls eine Hebefunktion für das Längsgewölbe hat. Bei beiden Muskeln, dem langen Großzehenbeuger und dem hinteren Schienbeinmuskel, konnte eine Anspannaktivität elektromyographisch während der Standphase nachgewiesen werden (Abb. 293).

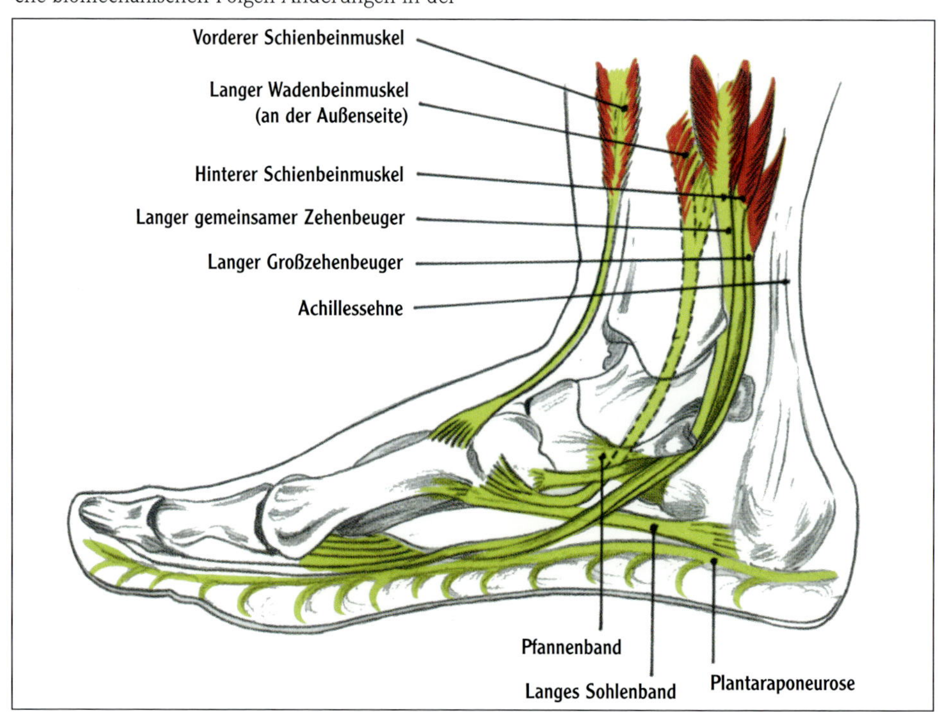

Abb. 293:
Sehnen und Bänder zur Fußgewölbeunterstützung (von innen her gesehen).

Belastung des Fußes im Stehen und Gehen

Belastet man den Fuß durch das Körpergewicht, trägt zunächst das Sprungbein die Hauptlast. Durch Bau und Lage des Sprungbeines werden bei normaler Körperhaltung zwei Drittel des Körpergewichts auf das Fersenbein und nur ein Drittel in Richtung Vorfuß weitergegeben. Im Vorfuß selbst sind von der knöchernen Struktur her theoretisch der innere und der äußere Strahl am stärksten gefordert (Abb. 294). Die zunächst im Knochen und über die Gelenke weitergegebenen Kräfte werden auf die Weichteile an der Fußsohle übertragen.

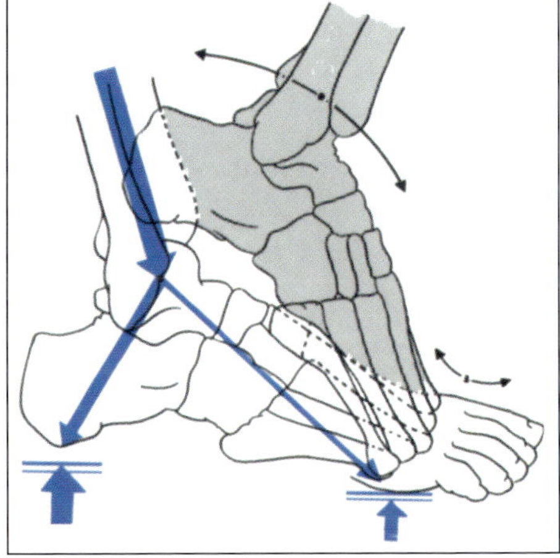

Abb. 294:
Kraftverteilung am Fuß in der Standphase.

Dort werden sie durch die Matratzenkonstruktion des Fußsohlenfetts wirksam verteilt. Die Matratzenkonstruktion ist aufgespannt auf einem Rahmen, der von der starken Plantarfaszie gebildet wird. Diese wiederum ist Ursprung plantarer Fußmuskeln und bildet ausstrahlende Trennwände (Septen), die seitliches Abweichen und Verschieben des Fußsohlenfetts verhindern (siehe auch Band I, Abb. 55). Die Trennwände der Fußsohle umschließen so eigene Fettgewebekammern; ihre Anordnung an der Ferse ist spiralförmig, was beim Auftreten zur Verfestigung des Fettpolsters führt. Anzumerken bleibt, dass bei Barfußläufern (z. B. Naturvölkern) das Fettsohlenpolster unter dem Innengewölbe erheblich vermehrt ist und deswegen ein Plattfuß vorgetäuscht wird. Das gleiche gilt für Säuglinge, bei denen man den „Bochatschen Fettpfropfen" unter dem Innengewölbe findet; er dient als Stütze, bis die Kinder im Laufalter über stärkere Knochen- und Bandstrukturen verfügen.

Die Fußsohle selbst zeigt beim Auftreten ein elastisches Verhalten; je stärker die Belastung, um so härter wird sie. Dadurch entsteht ein Stoßdämpfereffekt, wobei die Fußsohle ca. 5 bis 8 mm zusammengepresst wird. Während die Fußsohle und auch bestimmte Auflastungspunkte unter der Ferse oder unter den Mittelfußköpfchen kurzzeitig starken Druck aushalten, führt ein Dauerdruck, z. T. schon bei geringer Krafteinwirkung (z. B. 1 N/cm^2) zu Durchblutungsstörungen, die zu Nekrosen führen können. Der Mensch schützt sich davor durch andauernde Gewichtsverlagerung und Entlastung. Patienten, die an den Füssen Gefühlsstörungen haben (Polyneuropathiker, Diabetiker oder Lähmungspatienten) sind deswegen sehr gefährdet, da bei ihnen die Schmerzempfindung fehlt.

Beim normalen Stehen verteilt sich das Körpergewicht zu zwei Drittel auf die Ferse und zu einem Drittel auf den Vorfuß. Je nach Haltung, aber auch abhängig vom Schuhwerk, kann sich die Belastungsverteilung ändern. Beim Zehenspitzenstand übernimmt das I. Mittelfußköpfchen fast ein Drittel des Gewichts, während beim zweibeinigen Stehen die Mittelfußköpfchen zwischen 5 und 8% des Körpergewichts zu tragen haben. Die individuelle Messung der Belastungsverteilung ist heute einwandfrei möglich (System NOVEL).

Trittspur und Gehphasen

Beobachtet man die Fußabdrücke des Menschen im Sand, sieht am verschieden starke und unterschiedliche Abdrücke im Stehen und Gehen. Der Gehablauf selbst findet in mehreren Phasen statt. Orthopädisch gesehen, lässt sich der Schritt in drei Phasen einteilen:

1. Stemmphase
2. Doppelstemmphase
3. Schwingungsphase

1. Stemmphase

In der Stemmphase ist ein Fuß mit dem ganzen Körpergewicht belastet. Der Körper selbst ist dabei in Bewegung, wobei sich der Körperschwerpunkt über das obere Sprunggelenk nach vorne lagert. Der Fuß wird auf dem Boden abgerollt,

590,0 kPa
www.novel.de
Aufsetzen der Ferse
Abheben über Großzehe
Trittspur mit Verteilung des Belastungsdrucks an der Fußsohle
Hauptsächliche Druckverteilung während der Stemmphase
(Messungen mit dem Emed-System der Firma Novel München)

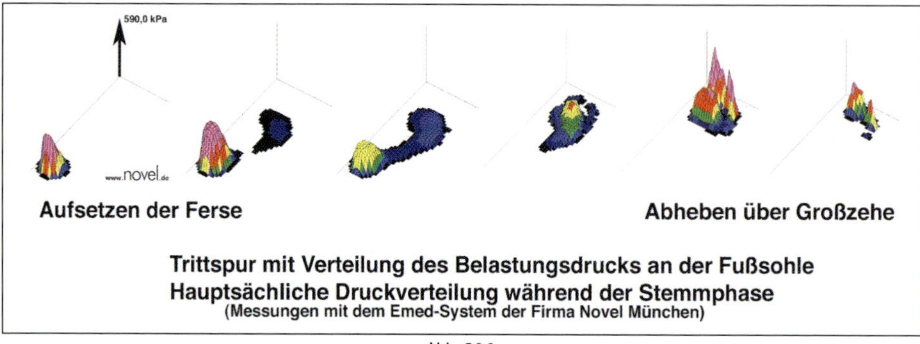

Abb. 296:
Druckverteilung während der Stemmphase.

wobei zunächst die Ferse aufsetzt. Danach folgt die Belastung des Fußaußenrands und des äußeren Vorfußes. Am Ende des Abrollvorgangs bzw. der Stemmphase liegt die Hauptbelastung unter dem inneren Vorfuß bzw. Großzehenstrahl. (Abb. 288).

2. Doppelstemmphase

Beim Gehen kommt es für nur einen Augenblick zu einem Zustand, bei dem beide Füsse den Boden berühren; der zuletzt belastete Fuß ist also kurz vor seinem Abheben in der Schwingungsphase. Beim Laufen fehlt die Doppelstemmphase.

3. Schwingungsphase

In diesem Gehabschnitt schwingt der Fuß unbelastet nach vorne, wobei sich die Hüfte und das Knie leicht beugen.

Abweichungen von diesen normalen Gehvorgängen findet man bei fast allen Erkrankungen des Fußes, aber auch bei Veränderungen in der Hüfte und im Kniegelenk. Je nach Ausmaß ist ein Hinken zu beobachten.

Hinken

Unter Hinken versteht man einen gestörten Gehvorgang, wobei die Ursachen vielfältig sein können. Auch beim Hinken gibt es Unterschiede und dementsprechende Zuordnungen.

Stemmhinken

Kommt es beim Auftreten durch die Belastung des Fußes zu Schmerzen, z. B. durch ein Hühnerauge, eine Arthrose oder eine Entzündung (Gicht), stellt sich bei dem Betroffenen ein Entlastungshinken ein, das fachsprachlich als Stemmhinken bezeichnet wird. Man beobachtet dieses nicht nur bei Verletzungen sondern auch bei Versteifungen von Gelenken, z. B. bei einem Hallux rigidus, bei arthrotischer Sprunggelenkseinsteifung etc. aber auch bei Lähmungen des betroffenen Beines. Nach Ausheilung von Verletzungen kommt es häufig zu gewohnheitsmäßigem Stemmhinken.

Pendelhinken

Eine Sonderform des Hinkens ist das Pendelhinken, das wir am häufigsten bei Erkrankungen des Hüftgelenks sehen, aber auch bei schmerzhaften Erkrankungen des Kniegelenks. Der Betroffene verlagert dabei kurzzeitig seinen Körperschwerpunkt auf die andere Seite, um das kranke Bein zu entlasten. In der Regel verkürzt sich dann auch die Schrittlänge auf der erkrankten Seite.

Gleichgewichtshinken

Bei dieser gestörten Gehform muss der Körperschwerpunkt jedes mal von einer Seite auf die andere Seite verlagert werden. Sind z. B. Gesäßmuskeln gelähmt oder geschwächt, so nach Hüftoperationen, kann das Becken in der Stemmphase nicht mehr waagerecht gehalten werden; es sackt auf der Seite des Schwungbeines ab (Trendelenburgsches Phänomen). Die Gegenmaßnahme des Patienten besteht darin, dass er seinen Oberkörper weit über die Seite des Standbeines neigt, um die Schwungbeinlast auszugleichen. Sind auch die Gesäßmuskeln der anderen Seite geschädigt, muss der Oberkörper bei der Stemmphase der anderen Seite jedes mal über die dortige Schwerpunktachse gebracht werden. Es entsteht dann das groteske Bild des „äquilibrierenden Hinkens".

Der Fuß als Hebel

Betrachtet man den Fuß als einen Hebel, der sich um die Achse des Sprunggelenks bewegt, stellt das Fersenbein den kürzeren Hebelarm, der Vorfuß den längeren Hebelarm dar. Der Fuß wird damit zum zweiarmigen Hebel. Diese Funktion als zweiarmiger Hebel übt der Fuß sowohl im Stehen, als auch in der Schwungphase beim Gehen aus (Abb. 296).

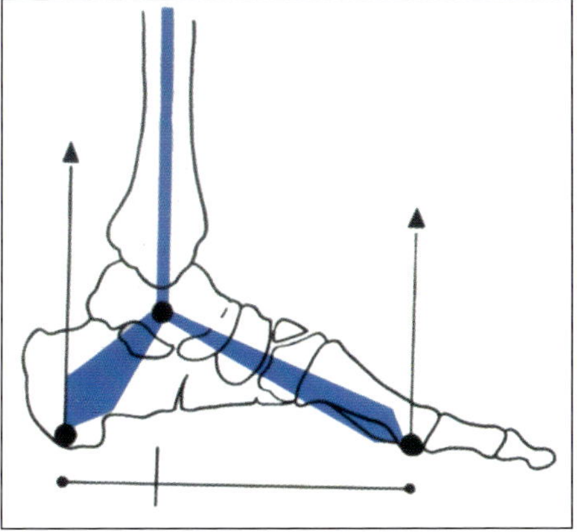

Abb. 296:
Der Fuß als zweiarmiger Hebel in der Standphase.

In der Stemmphase, also beim Auftreten auf den Vorfuß, wenn die Ferse sich vom Boden abgehoben hat, wird der Fuß durch Muskelkraft festgestellt und wirkt dann als einarmiger Hebel (Abb. 297).

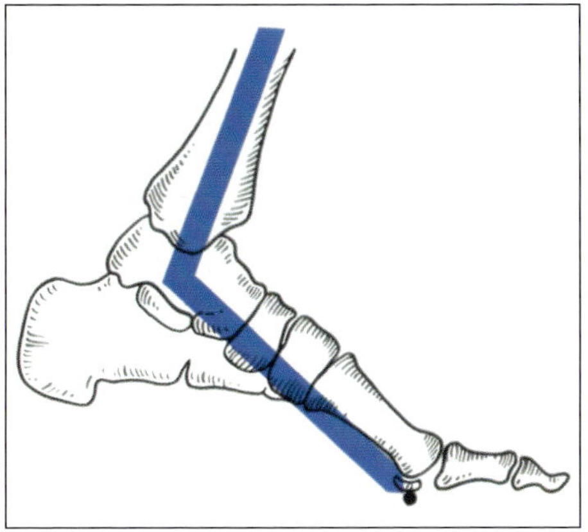

Abb. 297:
Der Fuß als einarmiger Hebel in der Stemmphase.

Beim Gehen fungiert der Fuß durch die abwechselnde Feststellung seiner Gelenke durch die Muskulatur als zweiarmiger, dann wiederum als einarmiger Hebel. Für den Orthopäden ist das Wissen um die Hebelwirkung wichtig, da bekanntlich bei der orthopädischen Schuhversorgung und der Anfertigung von Schienen, Prothesen usw. die Wirkung der Hebelarme durch mechanische Maßnahmen verändert werden kann.

Rollenzugeffekt der Plantaraponeurose

Die Plantaraponeurose spannt sich wie eine straffe Decke auf der Fußsohle aus. Durch ihre Einstrahlungen und Verankerungen, die vorne im Bereich der Zehengrundglieder in die Tiefe greifen und hinten an der Ferse ansetzen, wirkt sie wie ein Band und stabilisiert das Längsgewölbe. Beim Abrollen über die Mittelfußköpfchen wirken diese wie Hebelrollen, die die Anspannung verstärken und verhindern, dass beim Zehenspitzengang das Längsgewölbe nachgibt.

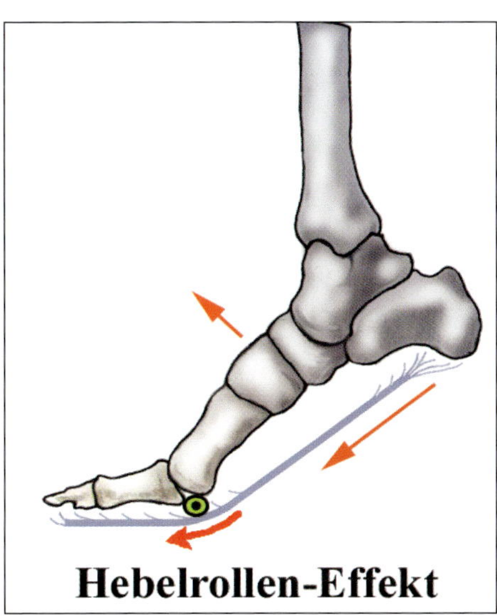

Abb. 298:
Rollenzugeffekt der Plantaraponeurose.
Auch die Plantaraponeurose stabilisiert das Längsgewölbe, insbesonders beim Abrollen über die Metatarso-Phalangeal-Gelenke. Wird die Aponeurose geschwächt, verliert sie ihre hochspreizende Wirkung auf das Längsgewölbe. Damit wird die Entwicklung zum Senkfuß eingeleitet.

Biomechanische Untersuchung

Direkte Feststellungen

Anatomische Feststellungen

Die Inspektion und Definition von Stellung, Fußform und Fußtyp sind einfache und leicht interpretierbare Methoden, die Grundlagen der Biomechanik an einem Fuß festzustellen.

Einfache Untersuchungen wie Messungen der Beweglichkeit, Bewegungsausschläge und Richtungen ergänzen den biomechanischen Status.

Die anatomische Betrachtung und das Studium der Fußknochen, der Gelenkflächen, der Kapseln und Bänder sind die primäre Grundlagenforschung der Biomechanik. Die anatomischen Strukturen, auch der Zustand der Muskulatur, geben Auskunft über die Möglichkeiten und die Grenzen der biomechanischen Abläufe.

Im medizinischen Alltag sind die Grundpfeiler der Biomechanik auch durch die Betrachtung des Röntgenbildes des Fuß-Skeletts abzuleiten. So ist die Achsenstellung erkennbar, die Abflachung der Gewölbe, die einseitige Verengung von Gelenkspalten und auch die Verlagerung von Knochen wie beim Hallux valgus. Auch Verformungen, z. B. die Abflachung des Sesambeins unter dem Großzehengrundgelenk sind biomechanische Hinweise auf eine verstärkte Abnutzung und Überbelastung.

Gebrauchszeichen

Die Fehlmechanik ist durch Gebrauchszeichen am Fuß selbst, sei es durch Beschwielung, Schmerzpunkte oder gravierenden Folgen einer Fehlmechanik und Fehlbelastung wie bei den Druckgeschwüren erkennbar.

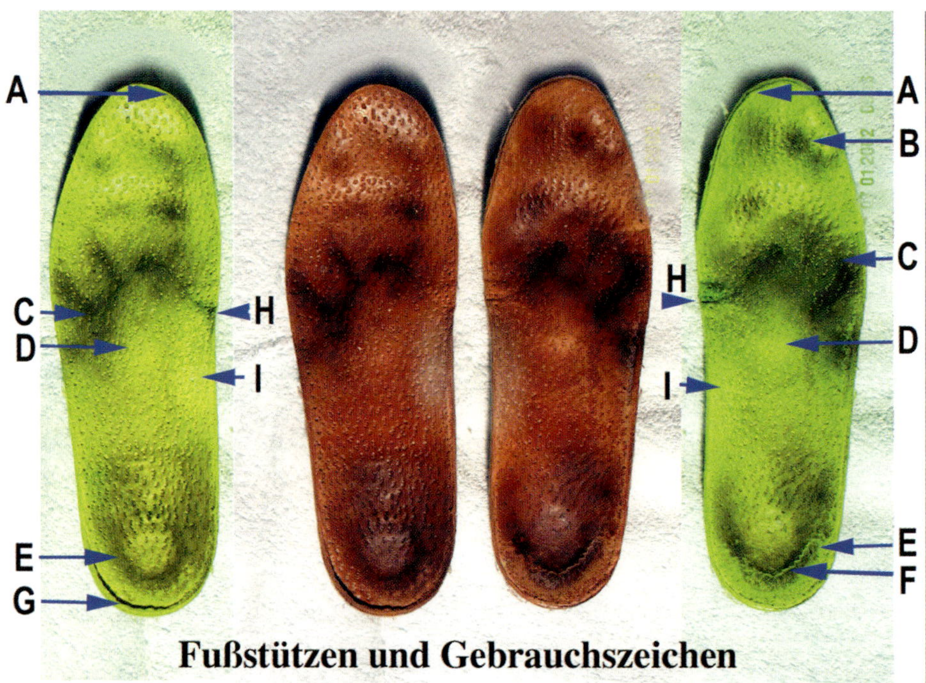

Abb. 299
Im saturierten Licht (äußere Abbildungen) erscheinen die Gebrauchszeichen an den Einlagen deutlich und gestatten eine Aussage über biomechanische Defekte sowie technische Störungen. In diesem Fall ist insbesonders rechts eine zu starke Abrollbelastung am äußeren Fußrand bei C erkennbar.
A: aufgeworfener Vorderrand • B: Belastungsabdruck der Zehe 3 und 4 • C: Belastungsabdruck der Mittelfußköpfchen
D: Pelotte ohne wesentliche Belastungszeichen • E: Lochpolster mit Randbelastungszeichen • G: Aufbiegung des Rands
F: Materialermüdung am Lochpolsterrand • H: beginnende Bruchstelle und Druckstelle
I: Innengewölbe ohne wesentliche Belastungszeichen.

Indirekte Feststellungen

Gebrauchszeichen am Schuh und Einlage

Die einfachste Methode, biomechanische Geschehnisse am Fuß indirekt nachzuweisen, ist die Betrachtung des Schuhwerks, insbesondere der Schuhsohle. Beispielweise ist bei den meisten Menschen der Absatzaußenrand abgeschliffen, was darauf hinweist, dass beim Gehen eine leichte Außenrotation abläuft.

Aber auch die Untersuchung des Innenschuhs gibt wertvolle Hinweise auf eine normale oder gestörte Biomechanik des Fusses. Am besten sieht man das bei der Begutachtung von Gebrauchszeichen der Einlagendecke. Ein erfahrener Therapeut sieht oft auf den ersten Blick, wo eine Fehlbelastung stattfindet und welche biomechanischen Folgerungen daraus zu ziehen sind.

Fototechnische Erfassung

Seit Erfindung der Fotographie und der Film- und Videotechnik hat man die Möglichkeit, das Gangbild und die biomechanischen Bewegungsabläufe in Momentaufnahme zu studieren. Es gibt ein große Anzahl von Studien, die mit dieser Methode erstellt wurden.

Mechanische Erfassung

Man verwendet Bodenbeläge und Unterlagen mit verformbaren Material und lässt den Probanden darüber laufen. Reihenuntersuchungen sind sehr material- und zeitaufwendig. Der verformbare Untergrund führt oft zu einer Gangunsicherheit, die Fehlinterpretationen zur Folge hat. Die einfachste Methode ist der Strandlauf, wo die Abdrücke im meeresfeuchten und im lockeren Trockensand interpretiert werden.

Pedographie

Allgemein versteht man darunter die elektronische Druckverteilungsmessung.

Elektropedographie (EPD)

Von der Definition her ist es die Methode, die Morphologie des Fusses unter Belastung elektronisch messtechnisch zu erfassen. Sie hat in den letzten Jahren eine Verbesserung durch Systeme erfahren, mit denen man, computergestützt, den Fuß unter allen denkbaren Belastungsverhältnissen untersuchen kann.

Die in Frankreich bislang geläufige Elekropedographie (EPG) benutzt Plattformen mit bis zu 1024 Sensorpunkten, um die Druckverhältnisse an der Fußsohle zu messen und auf einem Bildschirm sichtbar zu machen. Analog kann man natürlich das Bild auch ausdrucken.

Man kann damit die Gesamtbelastung messen, die Bodenkontaktfläche, den mittleren Anpressdruck und die Hauptbelastungsstellen. Die Messung im Gehen ist ebenso möglich.

Elektrodynographie (EDG)

Man versteht darunter die statische und dynamische Erfassung der Druckverhältnisse im Schuh. Das Hauptziel ist dabei, den Verlauf und die Verteilung der Belastungskräfte des Fusses im Schuh zu untersuchen und welche Kräfte über die Schuhsohle den Boden erreichen. Damit ist indirekt eine Aussage über die Konstruktion des Schuhs möglich und Folgerungen im Bezug auf Aufbau (Fabrikation), Einlagenversorgung sowie therapeutische Konsequenzen zu ziehen. Die Anfänge der EDG gehen bis in das Jahr 1870 zurück (MAREY).

Die derzeit auf dem Markt benutzten Systeme unterscheiden sich zum Teil erheblich in der Ausstattung. Zur Zeit der Drucklegung waren verschiedene Systeme auf dem Markt. Die geläufigsten waren:

- Pododynograph
- Dynalyser
- EDG
- EMED-System der Novel GmbH
- LEGA

Das bei uns derzeit eingeführte EMED-System stammt von der Firma Novel GmbH in München. Es verwendet ähnlich allen anderen digitalen Systemen Sensoren zur Druckmessung.

Dies ist die zur Zeit technisch beste Methode, Verhältnisse beim Stehen und Bewegungsabläufe durch die Messung der Druckverteilungen zu erfassen. So sind die Belastungsverhältnisse nicht nur beim barfüßigen Stehen, sondern auch beim Gehen ohne und mit Strümpfen oder Orthosen feststellbar. Nachdem der Mensch ja meistens

Schuhe trägt, ist es erforderlich, auch den Druck im Schuh während des Stehens und Gehens zu messen. Dies gestatten spezielle Einlagen mit elektronischen Sensoren; Meßsysteme, die heutzutage Serienreife haben.

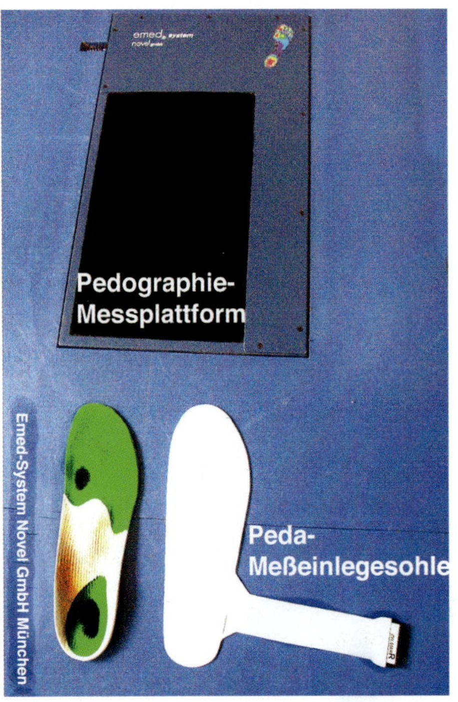

Abb. 300:
Druckmessungssysteme wie das Emed-System messen die aktuellen Belastungswerte sowohl im Stehen als auch im Gehen. Ein wesentlicher Fortschritt sind Sensor-Einlegesohlen, die auch Fehlbelastungen bei Einlagenträgern nachweisen können.

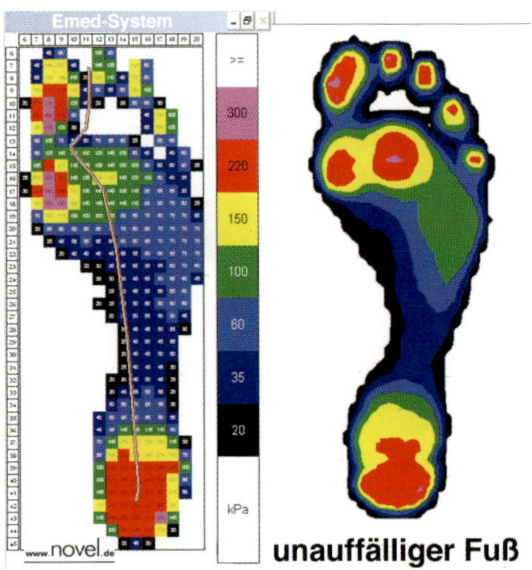

Abb. 301:
Die 99 Sensoren der PEDA-Meßeinlegesohle übermitteln die lokalen Druckkräfte im Schuh und gestatten eine farbige Abbildung der Verhältnisse.

XVI Schuhwerk, Schuhzurichtungen, Einlagen und orthopädische Schuhe

Der Schuh

Der Prototyp des Schuhs

Der klassiche oder traditionelle Prototyp eines Schuhs besteht aus dem Schuhboden und dem Schaft.

Der Schuhboden wiederum setzt sich aus der Brandsohle, der Laufsohle, der Ausballung, dem Schuhgelenk und dem Absatz zusammen. Der Schaft besteht ebenfalls aus wichtigen Teilen, nämlich der Kappe, dem Blatt und den beiden Quartieren.

Der fußgerechte Schuh

Seit alters her ist der Schuh das Beinkleid des Menschen. Schuhe waren zunächst schützende Hüllen der Füsse gegen Kälte, Nässe, Feuchtigkeit, Verletzungen, aber auch zur Abwehr von Schmutz, Staub und Überbeanspruchung. Mit der Fortentwicklung der menschlichen Gesellschaft stellte man an den Schuh weitere Ansprüche als Beinschmuck, aber auch als Spezialwerkzeug, z. B. beim Sport. Eine breite Palette, die von Ballettschuhen bis zu den Spikes, schweren Stahlkappen bis zu dicken Spezialsohlen gegen Hitzeeinwirkung bei der Arbeit reicht.

Obwohl bei der Herstellung des Schuhs für unterschiedlichste Erfordernisse erheblich differenziert werden muss, gilt für jeden Schuh ein Mindestmaß an Grundsätzen.

Wer schon einmal einen zu kurzen Schuh getragen hat, weiß sicherlich auf Grund schmerzhafter Erfahrung, dass die Länge eines Schuhs großzügig bemessen sein soll. Da sich der Fuß naturgemäß beim Abrollen geringfügig verlängert, ist auf genügend Zehenfreiheit zu achten. Der Überstand nach vorne sollte ca. 1 bis 1,5 cm betragen. Eine gute Fersenumfassung, ergänzt durch passende Quer- und Längswölbung, vermeidet das Rutschen des Fußes nach vorne. Insofern ist es nicht schädlich, wenn der Schuh im Bereich der Mittelfußköpfchen breit genug ist.

Ungünstig sind spitz zulaufende Schuhe und schädlich ist es, wenn dazu noch ein hoher Absatz kommt. Gerade beim Damenschuh muss daher präzise unterschieden werden, ob ein Schuh zum Laufen gedacht ist oder mehr modischen Vorstellungen entsprechen soll. Bereits ab 4 cm Absatzhöhe wird die stabilisierende Wirkung der Fersenumfassung, auch einer Längsgewölbestütze, durch den Schub nach vorne egalisiert und die Belastung auf den Vorfuß erheblich verstärkt. Trifft der Vorfuß dann noch auf einen spitz zulaufenden Schuh, schafft man künstlich eine mechanische Ursache zur Zehenabweichung und Deformation, aber auch für den Zusammenbruch des vorderen Quergewölbes unter den Mittelfußköpfchen (Abb. 302).

Zu enge Schuhe sind schädlich, zu weite ungünstig. Der Fuß hat in weiten Schuhen keinen Halt. Er rutscht hin und her. Es kommt zu Schürfstellen und der Bodenkontakt über dem Schuh ist zu locker, woraus eine Gangunsicherheit resultiert.

Wichtig ist auch der Spitzenhub eines Schuhs, d. h. die Bewegungsfreiheit der Zehen unter dem Oberleder. In der Regel soll dieser Spitzenhub etwa einen halben Zentimeter betragen, wobei über dem Fußrücken eine Schnürung oder ein Klettverschluss für eine variable, anliegende Passform sorgen soll. Schuhe mit Gummizügen

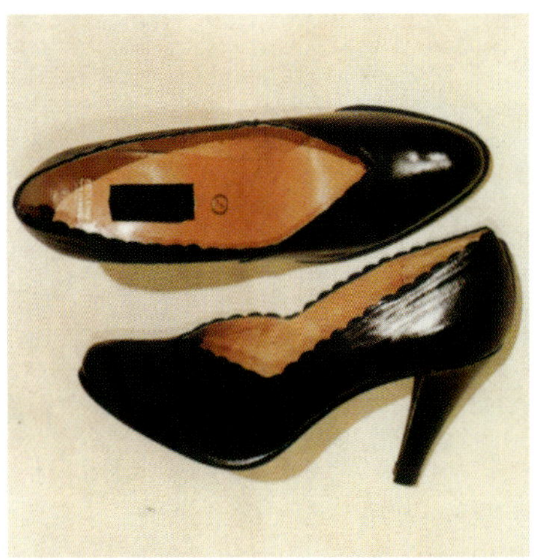

Abb. 302:
Statisch ungünstiger Schuh. Hohe Absätze und spitzzulaufende Vorderkappe begünstigen die Ausbildung von Spreizfuß und Hallux valgus.

(Slipper) beschwören bei zu festem Sitz die Gefahr einer Zirkulationsstörung oder einer Druckstelle herauf.

Nicht selten kommt es auch vor, dass ein Schuh deswegen nicht passt, weil er unter dem Knöchel zu hoch geschnitten ist und dort scheuert, oder weil hohe Stiefel Falten werfen und an Scheuerstellen Blasen bilden. Aber auch zusätzliche Bauvarianten, wie Nieten, überlappende Nähte, scharfe Lederkanten, Metallspangen und aufgenähte Schlaufen können lokale Irritationen hervorrufen und die Freude am Schuh stark dämpfen.

Das Material ist für die Herstellung der Schuhe ungemein wichtig. Der Aufbau des Schuhs über und unter der Brandsohle ist das klassische Vorgehen. Die Brandsohle oder deren moderne Ersatzstrukturen bestimmen weitgehend die Form der Sohle und des Schuhs. Die Brandsohle, das stabilisierende und zentrale innere Bauelement der Sohle, auf die der Fuß direkt auftritt, sollte elastisch, gut zu verarbeiten sein und Feuchtigkeit aufnehmen.

Sohlen und Absätze werden heutzutage aus Gummi, z. T. aus Kunststoff, bei höherwertigen Schuhen noch aus Leder gefertigt. Die gesamte Sohle soll dadurch ausreichend fest, aber dennoch elastisch sein. Eine gute Sohle soll den Schuh vor zu starken Verwringungen schützen, eine leichte Pro- und Supination jedoch noch zulassen, außerdem Trittfestigkeit, Dämpfung und Lebensdauer haben. Das Profil der Sohle richtet sich heutzutage vor allem nach dem Erfordernis des Trägers, je nachdem, ob hohe Trittfestigkeit durch starkes Profil, Haftfähigkeit durch Saugnoppen oder Gleitfähigkeit der Sohle erforderlich sind.

Der Oberbau des Schuhs ist am günstigsten aus Leder gearbeitet. Letzteres ist das hautfreundlichste Material, da ausreichend weich, luftdurchlässig und elastisch. Kunststoffe lassen den Fuß zu wenig „atmen“, obwohl heutzutage auch mit Spezialgeweben gute Erfahrungen gemacht werden.

Schuhtypen

Aus der Vielfalt der Schuhtypen mit ihren zahlreichen modischen und auch spezifizierten Abwandlungen kommen für den Normalverbraucher vier Grundtypen in Frage:

- Sandale
- Pantoffel
- Halbschuh
- Stiefel (Abb. 303).

Sandale

Die Sandale ist eine der einfachsten Schuhtypen, da sie nur aus der Laufsohle besteht, die mit Riemen am Fuß befestigt wird. Abwandlungen mit höherem Absatz für die holde Weiblichkeit werden Sandaletten genannt.

Pantoffel

Der Pantoffel, ebenfalls eine leichte Fußbekleidung, besteht aus Sohle mit Vorderkappe.

Halbschuh

Der Halbschuh ist der Prototyp des bei uns vorwiegend verbreiteten und gebräuchlichen Schuhs. Der Halbschuh hat einen geschlossenen Schaft, der jedoch nur bis unter die Knöchel reicht.

Stiefel

Der Stiefel ist über der Sohle durch einen Schaft aufgebaut, der über die Knöchel reicht. Reicht er bis zur Wadenmitte, spricht man von einem Halbschaftstiefel; umfasst er die ganze Wade fast bis ans Knie, handelt es sich um einen Langschaftstiefel.

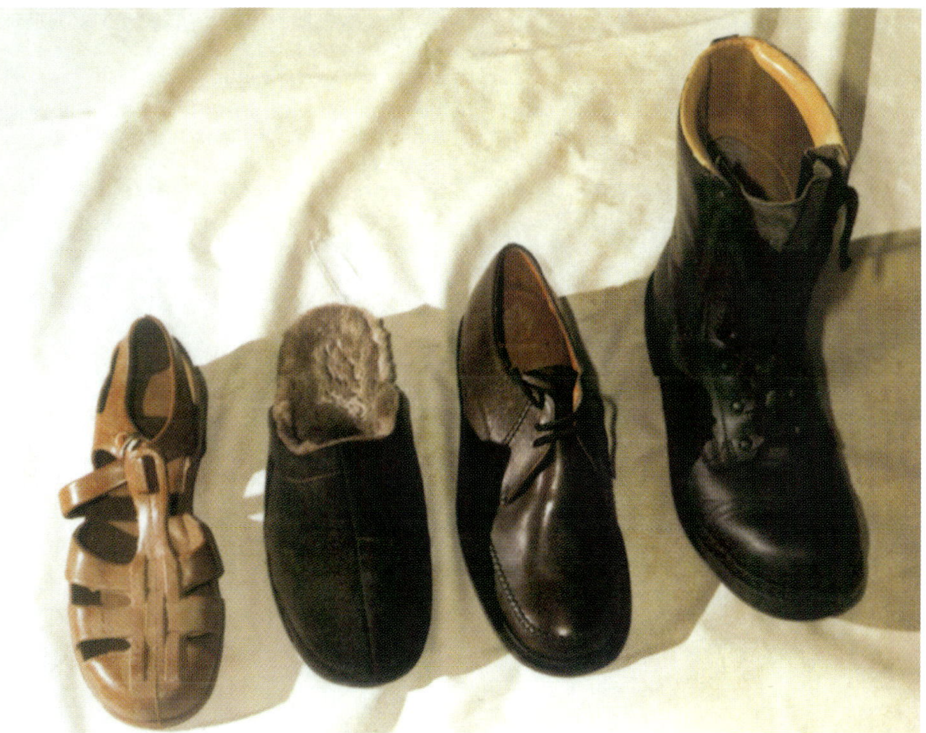

Abb. 303:
Schuhtypen: Sandale, Pantoffel, Halbschuh, Stiefel.

Schuhmaße

Für viele Menschen sind die Schuhmaße ein unübersichtliches Zahlenwerk. Im täglichen Leben misst man in der Regel in Zentimetern. Es sind allerdings auch noch andere Maßvorgaben üblich: der Stich, der Zoll oder auch der Size.

So misst man bei uns die Länge und Breite in Zentimetern, aber auch die Weite des Schuhs, die um den Ballen gemessen wird.

Zusätzlich hält sich das französische Stichmaß, wobei ein Stich 6 mm bedeutet oder, gebräuchlicher ausgedrückt, 2 cm 3 Stich messen. Im angelsächsischen Einflussbereich halten sich noch die Size-Einteilung und das Zollmaß. Dabei ist ein Zoll 3 Size gleichzusetzen, und ein Size ist 0,846 cm lang. Wichtig ist dabei zu wissen, dass man bei den verschiedenen Schuhgrößen je nach Herstellungsland mit starken Abweichungen rechnen muss.

Genauere Angaben findet man in Umrechnungstabellen, wobei für die wichtigsten Größen folgende Zahlen stehen:

Schuhgröße in Stich	Schuhgröße in Size
38	5
40	6
42	8

Kinderschuhe

Auch wenn man davon ausgeht, dass die meisten schmerzenden Füsse den Erwachsenen zuzuordnen sind, bedarf es fraglos schon im Kindesalter einer ausreichenden Vorsorge beim Anpassen von Schuhen.

Umfangreiche statistische Untersuchungen haben ergeben, dass die meisten Kinderschuhe zu eng sind, insbesondere zu kurz. So wird schon im Kindesalter mancher Fuß ungünstig beeinflusst – aus Nachlässigkeit, Geldmangel und auch aus Unwissenheit.

Kinderschuhe dürfen nicht zu lange getragen werden, da der Fuß in Länge und Breite wächst. So soll der Schuh die Zehen nicht aus ihrer natürlichen Lage verdrängen und ausreichend flexibel sein, damit der noch weiche kindliche Fuß sich in seinen sämtlichen Achsen drehen kann. Bei vielen Schuhen, insbesondere auch ausländischen Modellen, sind die verschiedenen Weiten des Kinderfußes, je nach Konstitutionstyp, nicht berücksichtigt.

Man darf nicht vergessen, dass der Fuß in einem halben Jahr zwischen 2 und 4 mm in die Breite wächst und ca. 5 mm in die Länge. Die erforderliche Zugabe in Länge und Breite beim Kinderschuh für den Bewegungsspielraum und den Zuwachs an Größe ist unterschiedlich und vom Alter sowie der bereits erreichten Fußlänge abhängig. Sie sollte ca. 15 mm betragen. Dabei ist zu berücksichtigen, dass die Schuhweite um den Ballen herum genügend flächig ist. Die noch so gut gemeinte Längenzugabe vor den Zehenspitzen ist umsonst, wenn der Fuß in der Ballenbreite hängen bleibt.

Ein normaler Kinderfuß wird sich in einem ausreichend weiten Schuh gut entwickeln. Gefährdet ist jedoch das normale Wachstum durch die vom Schuh vorgegebenen mechanischen Einflüsse. Dabei ist nicht nur auf Weite, Enge und Länge zu achten, sondern auch auf Absatzhöhe und Sohlenaufbau. Eine weiche Brand- und Laufsohle kann leicht einseitig abgelaufen werden oder gar zum Einsinken der mittleren Mittelfußköpfchen in die Sohle führen; es fehlt der natürliche Gegendruck des Bodens. Von Zeit zu Zeit entsteht ein wissenschaftlicher Streit, wie das Konstruktionsschema einer Brandsohle aussehen soll und ob ein Kinderschuh mit zusätzlichen Stützen, wie Fersenkappe mit Fersenumfassung oder Innengewölbestütze ausgestattet sein soll. Bis zum Laufalter ist das freilich nicht notwendig, aber spätestens ab zwei bis drei Jahren sollte man wegen oft mangelnder Materialgüte des Kinderschuhs beim Kauf auf eine Innengewölbestütze und stabile Fersenkappe achten. Dabei gilt zu berücksichtigen, dass ein Kind am Ende des zweiten Lebensjahres eine naturgegebene X-Beinstellung aufweist, die es für stabilen Stand braucht. Es resultiert daraus ein scheinbarer Knick-Senkfuß, der nicht behandelt werden muss. Ausreichend ist, die weitere Achsenentwicklung des Kindes zu beobachten, da sich im Schulalter und in der Pubertät wachstumsbedingte Achsenänderungen vollziehen (siehe Kapitel IV, Kinderfuß).

Der konfektionierte Therapieschuh

Im Bemühen, dem Fußleidenden modische, konfektionierte Schuhe zur Verfügung zu stellen, die als Gesundheitsschuhe oder Bequemschuhe in jedem Schuhkaufhaus zu erwerben sind, hat die Industrie ihr Sortiment mit speziellen Produkten erweitert.

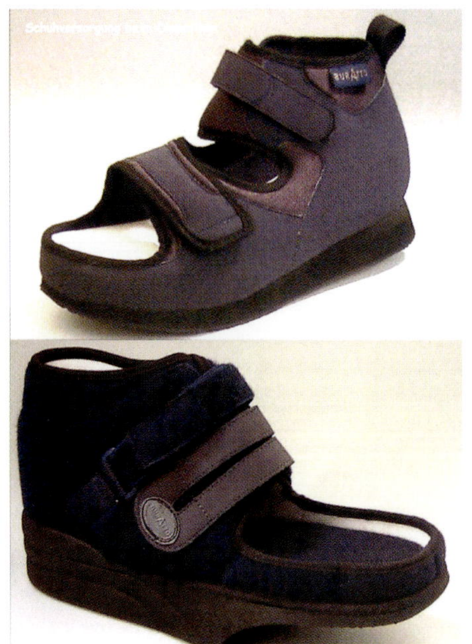

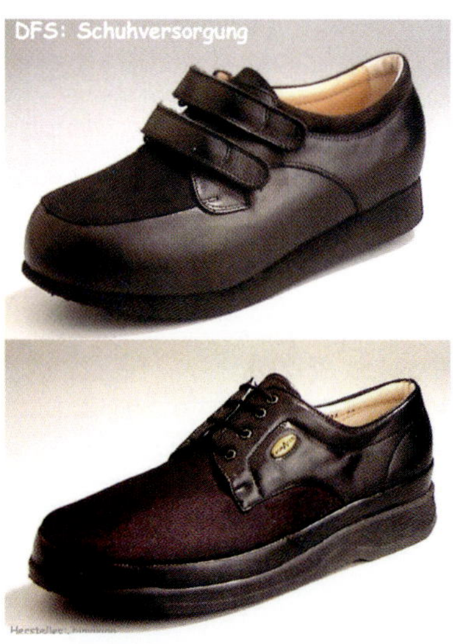

Abb. 304:
Konfektionierte Therapieschuhe.

So gibt es nicht nur sogenannte Diabetikerschuhe oder gar konfektionierte Therapieschuhe, sondern auch Gesundheitsschuhe, die von Mode-Designern entwickelt werden. Die Schuhe genügen oft den therapeutischen Anforderungen, müssen aber in der Regel noch zugerichtet werden. Dies gilt auch für therapeutische Pantoffeln oder andere Varianten.

Der orthopädische Schuh

Im Gegensatz zu dem Konfektions- oder Serienschuh, der über eine Einheitsform, dem Normalleisten hergestellt wird, ist der Maßschuh über einen speziellen Leisten, früher aus Holz, jetzt z. T. aus Kunststoff, angefertigt.
Die spezielle Form des Maßschuhs, die die individuellen Erfordernisse seines Trägers berücksichtigt, ist der orthopädische Schuh.

Der orthopädische Schuh wird handwerklich, in der Regel in einem Meisterbetrieb für Orthopädie-Schuhtechnik hergestellt, da nur dort die erforderliche Qualifikation für den Bau dieses medizinischen Hilfsmittels gegeben ist. Der Arzt setzt dieses Hilfsmittel ein, um bei Erkrankungen des Fußes, je nach Fall, eine gewünschte medizinische Wirkung zu erzielen. So erfüllt der orthopädische Schuh die Funktion der Entlastung, Stützung und Bettung bei Fehlformen, Druckgeschwüren, empfindlichen Narben, auch beim schwachen oder operierten Fuß. Oft ist mit dem Schuh ein Defektausgleich bei Amputationen, Minderwuchs oder anderen Fehlformen möglich, aber auch die Korrektur von Fehlstellungen, Entlastung bei schmerzhaften Arthrosen und als Abrollhilfe bei Einsteifungen.

Im täglichen Straßenbild ist der orthopädische Schuh heute nur noch selten auffällig. Zum einen haben die Fortschritte in der operativen Chirurgie und Orthopädie die Zahl der verunstalteten und fußbehinderten Patienten erheblich vermindert, zum anderen sind orthopädische Schuhe durch Verbesserungen im Bau, in der Ausführung und im modischen Zuschnitt als solche kaum mehr erkennbar. Gut zugerichtete orthopädische Innenschuhe können längst in Konfektionsschuhe eingearbeitet werden oder umgekehrt; orthopädische Schuhe haben teilweise das Aussehen von Konfektionsschuhen. Dies gelingt in der Regel bei Knick-Plattfüßen, mitunter auch bei Klumpfüßen, Versteifungen der Sprunggelenke, Beinverkürzungen geringen Grades, Hohlfüßen und Teilamputationen sowie schmerzhaften Spreizfüßen mit Kontrakturen. Optisch auffällige orthopädische Schuhe sieht man vor allem bei beinhohem Verkürzungsausgleich, Spitzfüßen, Lähmungen und anderen groben Veränderungen der Fußform.

Zum Bau des orthopädischen Schuhs verwendet man das Gipsmodell als ideale Grundlage für den Leisten. Dieses allein reicht jedoch erfahrungsgemäß nicht aus, da der Orthopädie-Schuhtechniker den Abrollvorgang des Patienten beobachten muss. Die Trittspur, mögliche Schwielen, Hühneraugen und Gebrauchszeichen geben Hinweise auf eine Fehlmechanik, auch der alte getragene Schuh. Zusätzliche Messungen des Umfangs über dem getragenen Strumpf, Profile von der Seite und von oben sowie Konstruktionszeichnungen runden die oft aufwändige und begreiflicherweise auch teure Anfertigung von orthopädischen Schuhen ab.

Am fertigen Schuh kann heute überprüft werden, ob ein wichtiges biomechanischen Ziel, die größtmögliche gleichmäßige Druckverteilung, erreicht wird (System NOVEL).

Für das Material des orthopädischen Schuhs gilt das gleiche wie für einen guten Normalschuh. So wird die Sohle und der Absatz überwiegend noch aus Leder hergestellt, je nach Erfordernis und Jahreszeit, z. T. jedoch auch mit groben und feinen Gummisohlen verklebt. Die darüber liegende, unsichtbare Brandsohle besteht meist aus einem normalen Bodenleder, das fest und elastisch genug ist, um Aufbauten, Anbauten oder Zurichtungen zu ermöglichen. Auch für das Oberteil des Schuhs, den Schaft, wird in der Regel Leder verwendet, da Kunststoffe zu wenig luftdurchlässig sind und der orthopädische Schuh ja an einem vorgeschädigten Fuß anliegt. Polsterungen, Ausballungen und Stützelemente sind jedoch heute zunehmend aus leichten, geschäumten Kunststoffen, um das Gesamtgewicht des Schuhs zu verringern.

Bestandteile des klassischen orthopädischen Schuhs

Wie vorhergehend ausgeführt, besteht der Schuh aus der Bodengruppe und der Schaftgruppe (Abb. 305).

Bodengruppe

Den untersten Teil der Bodengruppe bestreiten Laufsohle und Absatz. Die Laufsohle kann als

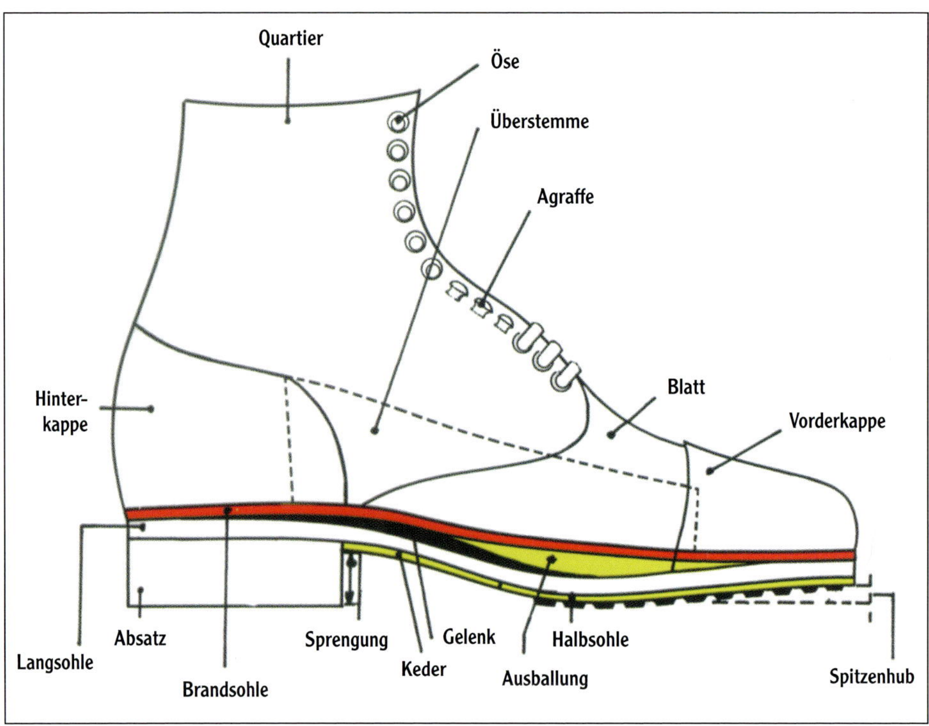

Abb. 305:
Bauteile des orthopädischen Schuhs.

lange Sohle angefertigt werden, die im Fersenbereich nur eine Knickbildung aufweist, was einen Absatz vortäuscht. Bei Absatz-Schuhen ist es üblich, unter dem Vor- und Mittelfuß noch eine Halbsohle anzubringen; sie besteht oft aus Gummi, rutschfestem Material und ist als eigentliche Profilsohle gedacht.

Die gesamte Laufsohle soll so konstruiert sein, dass an der Spitze ein Abstand zum Boden besteht, den man Spitzenhub nennt und der das Abrollen erleichtert.

Gelegentlich ist erforderlich zum Ausgleich einer Beinverkürzung, auch als zusätzliche Dämpfung, noch eine Zwischensohle über der Langsohle einzubauen (nicht mit der Brandsohle verwechseln!).

Die Brandsohle ist hinsichtlich Form und Aufbau des Schuhs wohl das wichtigste Bauteil. Ihre Form und ihr Material bestimmen, ob der Schuh fußgerecht ist. Wie wichtig die Brandsohle als Grundbaustein ist, ersieht man daraus, dass wissenschaftliche Organisationen und mit der Materie befasste Gesellschaften für die Brandsohle Konstruktionsgrundlagen erarbeitet haben, die sich im wesentlichen nicht sehr voneinander unterscheiden. Bei allen ist die Fußlänge als die Entfernung von Fersenhinterkante – längste Zehe – definiert (Abb. 306).

Charakteristisch für die Form der Brandsohle ist jedoch nicht allein die gemessene Länge, sondern auch die Breite; speziell aber die Länge der geraden Linie, die vom Großzehenballen zum Kleinzehenballen verläuft und Ballenlinie genannt wird (Abb. 306). Auf der Brandsohle steht in der Regel der Fuß, wenn nicht eine Einlegesohle, Schuhstütze oder eine andere Zurichtung erforderlich ist. Zudem ist die Brandsohle zentrales Element zur Befestigung der Laufsohle und des Schafts.

Im Bereich des Längsgewölbes hat ein klassisch aufgebauter Schuh, ebenso wie der Konfektionsschuh, eine zusätzliche elastische Stütze, das Gelenk (Abb. 305).

Das Gelenk besteht aus einem elastischen, aber festen Material, nicht selten einer Metallfeder. Die Gelenksprengung ist die Höhe der Längswölbung, gemessen am Leisten eines Schuhs, und mit der Höhe des Absatzes gleich zu stellen. Ein weiteres Element der Schuhbodengruppe ist die Ausballung, nicht zu verwechseln

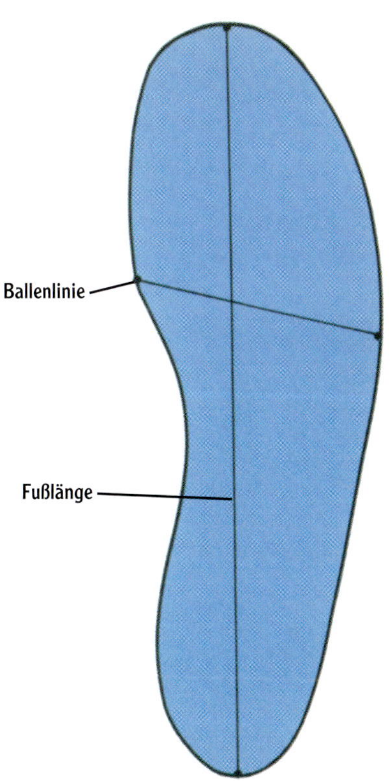

Abb. 306: Brandsohlenumriss.

mit der Zwischensohle. Man versteht darunter das Polstermaterial, mit dessen Hilfe die Druckverteilung auf der Fußsohle erfolgt. Es werden dadurch aber auch verschiedene Formabweichungen und Anomalien des Vorfußes ausgeglichen. Ebenso wie die Brandsohle sollte das Polstermaterial aus weich-elastischen, feuchtigkeitsaufnehmenden Materialien sein. Seine physikalischen Eigenschaften, Elastizität bzw. Rückstellfähigkeit, werden heute nach einer Industrie-Norm in Shore-Härten gemessen.

Letztlich ist noch der Keder zu erwähnen – ein Stück Leder oder Füllmaterial, das den Abstand an der Sohle zwischen Absatz und Halbsohle überbrücken hilft. Es soll damit eine Nischenbildung (Schmutzfang) und mögliches Hängenbleiben verhindert werden.

Der Absatz ist der uns geläufigste Teil des Schuhs, erhitzen sich doch daran immer wieder die Gemüter hinsichtlich seiner Höhe und was diesbezüglich noch vertretbar sei. Als normal gilt beim Damenschuh eine Absatzhöhe bis 4 cm, beim Herrenschuh bis 3 cm. Neben der Höhe ist der Absatz auch in seiner Form variabel. Am extremsten gibt er sich hoch und schmal zulaufend am modischen Damenschuh. Der Absatz erfüllt für sich allein desgleichen einige Funktionen (z. B. Verbesserung der Abrollfähigkeit, Pufferung, Stellungskorrektur); er funktioniert als Abstandshalter bei Nässe, stabilisiert auch im Sinn wünschenswerter Rutschfestigkeit und entlastet – je nach Bau – das Fußgewölbe.

Schaftgruppe

Der Schaft umschließt den Fuß von oben und besteht in der Regel aus weichem, nachgiebigem Material (bevorzugt aus Leder). Er hat mehrere Bestandteile:

Dazu gehören die beiden Quartiere und das Blatt (Abb. 305). Letzteres wird ergänzt durch die Vorderkappe. Das Quartier wird z. T. verstärkt durch eine Hinterkappe. Bei modisch gearbeiteten orthopädischen Schuhen sind Vorderkappe und Hinterkappe innen eingearbeitet und nicht zu sehen. Ein weiterer Bestandteil des Schuhs, der zur Verstärkung der Seitenführung im Längsgewölbebereich eingearbeitet wird, nämlich die Überstemme, ist von außen nicht zu sehen (Abb. 305). Um den modischen Erfordernissen Rechnung zu tragen, sind heutzutage diverse Schnittformen gängig. Am weitesten verbreitet, weil mit am leichtesten zum Anziehen, ist der Derby-Schnitt. Bei diesem kann man den Schnürstreifen türflügelartig öffnen und sowohl mit Ösen als auch mit Agraffen und Haftstreifen schließen. (Abb. 306).

Unter der Schnürung liegt die Lasche, die an das Blatt angenäht oder direkt mit diesem gemeinsam zugeschnitten wird. Wird das Blatt bis ganz nach hinten gezogen und an der Ferse vernäht, spricht man von einem Ringbesatzschnitt. Reicht das Blatt nicht bis zur Ferse, sondern ist weit nach hinten und nach oben gezogen, so dass es auf die beiden Quartiere aufgenäht werden muss, nennt man diese Bauweise den Blattschnitt.

Die Auskleidung des Schuhs geschieht am zweckmäßigsten mit textilem Stoff oder Leder, weniger geeignet ist Kunststoff. Bei der traditionellen Herstellung eines orthopädischen Schuhs wird über einen Holzleisten gearbeitet, der nach dem Fuß geformt ist. Neuerdings kommen jedoch auch Kunststoffleisten, die leichter gefertigt und zugerichtet werden können, zum Einsatz. Neben dem Zuschnitt wird noch hinsichtlich dem Aufbau unterschieden, der die Verbindung von Sohle und Schaft bestimmt. Die üblichen Verfahren sind: Annähen der Sohle an den Schaft, Kleben oder Anvulkanisieren. Neuzeitliche Verfahren haben allerdings hier den handwerklichen Part weitgehend ersetzt. Die industrielle Halbfertigung von Schuhen ist damit nicht mehr dem eigentlichen Orthopädie-Schuhmacherhandwerk zuzuordnen.

Schuhmaterialien

Meinungsverschiedenheiten zwischen der Industrie und Fachleuten, die sich mit Erkrankungen des Fußes beschäftigen, sind sozusagen an der Tagesordnung – vor allem auch dann, wenn es um die Bewertung von Materialien bei der Schuhherstellung geht. Grundsätzlich gilt: Je natürlicher (und damit um so wertvoller) das Material, um so besser seine Eignung für die Schuhverarbeitung. Ein Augenmerk ist dabei auch auf Strapazierfähigkeit, Flexibilität, Elastizität und eben die Eignung zur Verarbeitung zu richten.

Für den orthopädischen Schuh (im erweiterten Sinne auch für den Konfektionsschuh) gilt, dass der Schaft aus Leder (Rindbox oder Boxcalf) bevorzugt werden sollte. Bei leichteren Schuhen bedient man sich auch dünnerer Leder. Die Aufbereitung des Leders verändert seine Eigenschaft, insbesondere die Durchlässigkeit von Luft- und Wasserdampf. Kunstleder sind zwangsläufig qualitativ minderwertiger als echte Leder. Synthetische Gewebe wie Gore-tex, oder andere Stoffe werden heute massenweise in der Fabrikation von Schuhen eingesetzt. Sie sind preiswert und insbesonders bei der Leichttbauweise gut zu verarbeiten. Ob sich diese Materalien beim Schuh für den Problemfuß durchsetzen, wird sich noch zeigen.

Als Innenfutter werden Textilien verwendet, manchmal auch Leder und Pelze. Das Futter ist als Polsterung (Reibungsminderung) anzusehen, hat aber auch hygienische Funktion (Schweißregulierung). Auch hinsichtlich des Wärmehaushalts kommt ihm Bedeutung zu.

Brandsohlen als zentrales Element sind aus Leder, weniger aus Filz oder Kunststoffen, die Fußsohlenbelüftung und Schweißabsonderung verändern. Laufsohlen und Absätze werden ebenfalls aus Leder gefertigt, meist mit Profilsohlen aus Gummi, die die Dämpfung und Haltbarkeit verbessern, unterlegt. Zwischensohlen und Ausballung imponieren heute schon bei vielen Schuhen aus leichteren Materialien, wie Kork, geschäumtem Kunststoff und anderen Werkstoffen, die leicht sind und gute Dämpfung gewährleisten.

Klassische Fallbeispiele für orthopädische Schuhe

Gründe, orthopädische Schuhe zu verordnen, gibt es viele. Früher, als die operative Technik und die Möglichkeiten, Erkrankungen des Fußes chirurgisch anzugehen, noch gering und mit großen Risiken (Infektionen, Narkosezwischenfälle) verbunden waren, war das Anpassen orthopädischer Schuhe oft der einzige Weg, Patienten weiterzuhelfen.

Auch heutzutage gibt es noch genügend Indikationen für orthopädische Schuhe. Klassische Beispiele sind nachfolgend dargestellt. (s. Abb. 307 – 316).

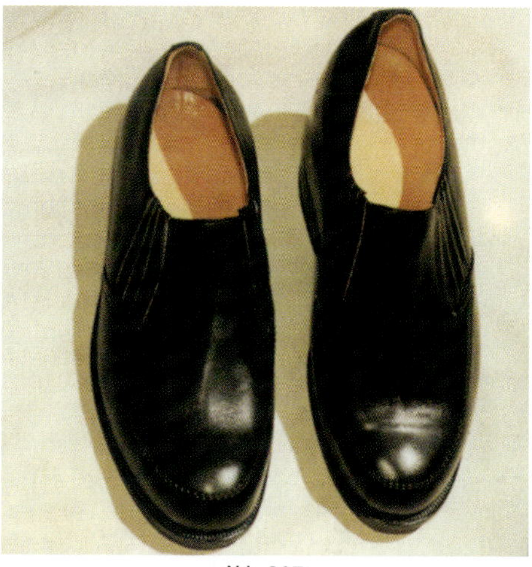

Abb. 307:
Orthopädische Schuhe mit Verkürzungsausgleich links, der in den Schuh eingearbeitet ist.

Schuhzurichtungen

Schuhzurichtungen sind Ein- oder Anbauten, die verschiedene Funktionen erfüllen und somit zu orthopädischen Elementen am Schuh werden. Ihre Funktion kann darin bestehen, Ersatzglied bei Amputationen sein, die Passform zu verbessern, Verkürzungen und Fehlbelastungen auszugleichen, die Abrollbewegung zu verbessern, z. T. aber auch die Bewegung zu hemmen und zu korrigieren.

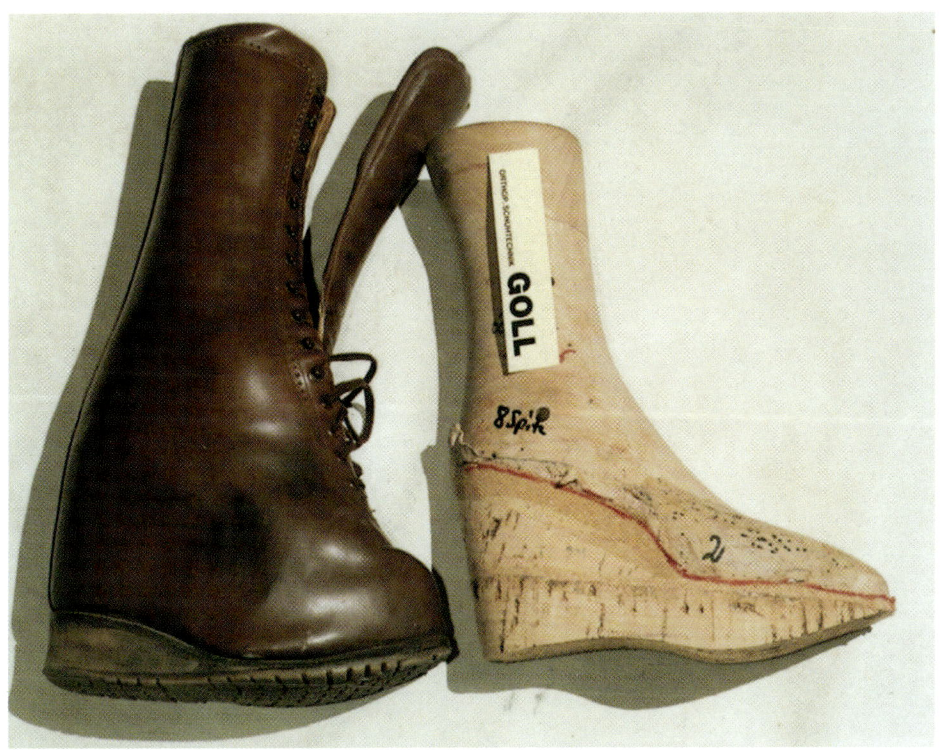

Abb. 308:
Orthopädischer Schuh, nach Leistern gearbeitet, mit 8 cm Verkürzungsausgleich bei Dysplasie mit Klumpfuß und starker Spitzfußstellung.

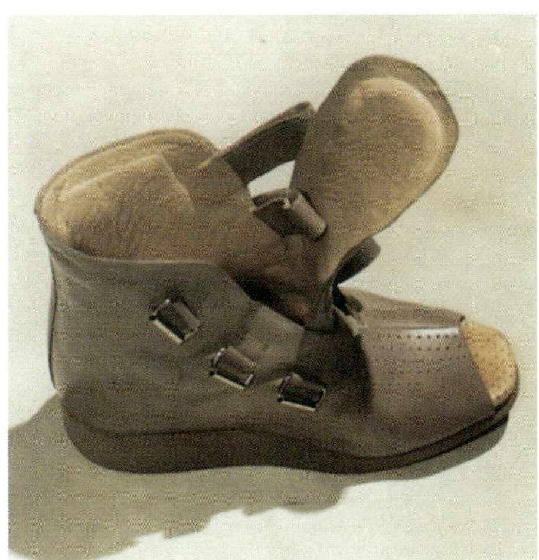

Abb. 309:
Orthopädischer Hausschuh. Arthrodesenschuh mit Polsterung, Keilabsatz und leichter Abrollsohle.

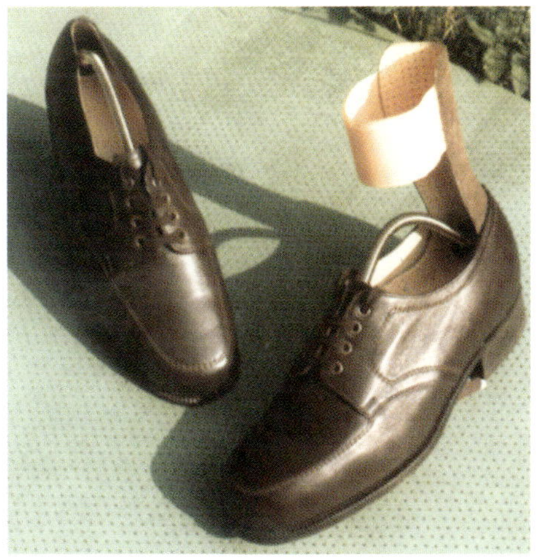

Abb. 310:
Orthopädische Schuhe bei Peronaeuslähmung links.

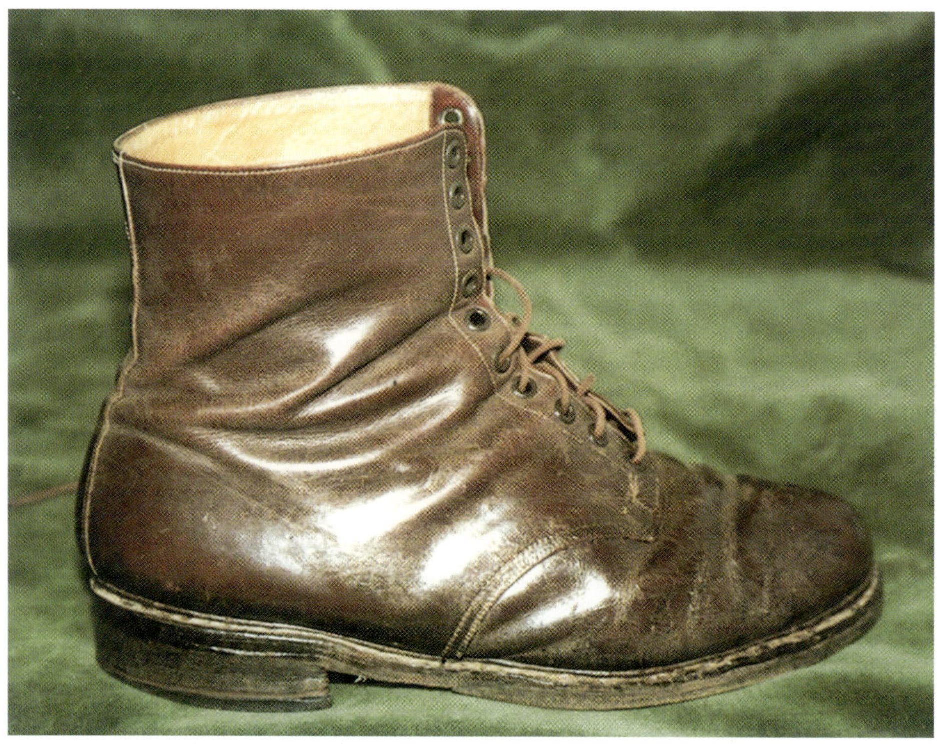

Abb. 311:
Orthopädischer Schuh. PCP-Spreizfuß. Man beachte das „durchgetretene" Schuhgelenk.

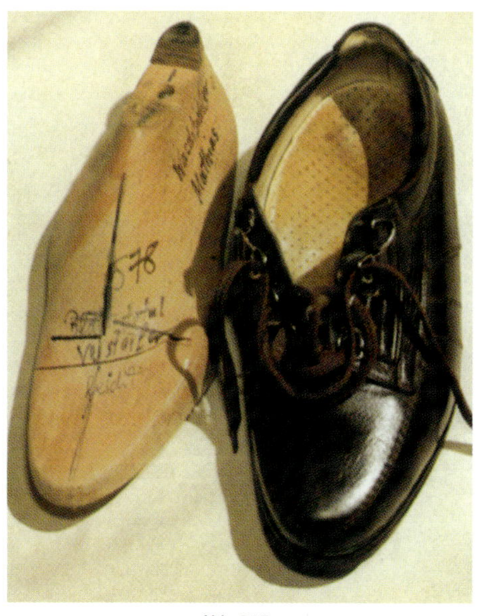

Abb. 312:
Orthopädischer Schuh. Deformierter Knickfuß. Der Schuh ist gepolstert und hat auf der Innenseite eine totale Blattversteifung.

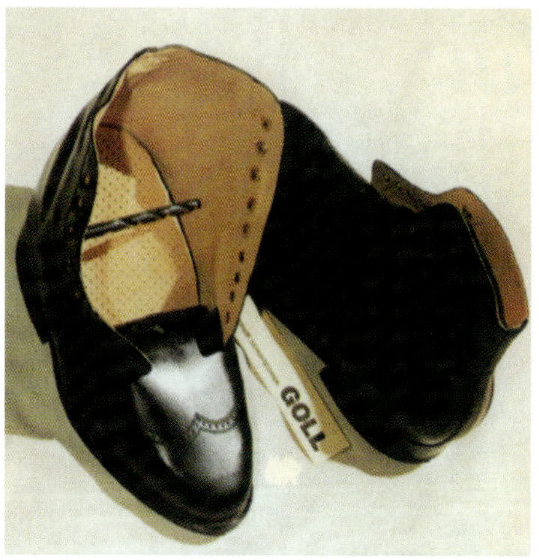

Abb. 313:
Orthopädische Schuhe bei Klumpfuß beidseits, rechts mit Verkürzungsausgleich wegen des Spitzfußes.

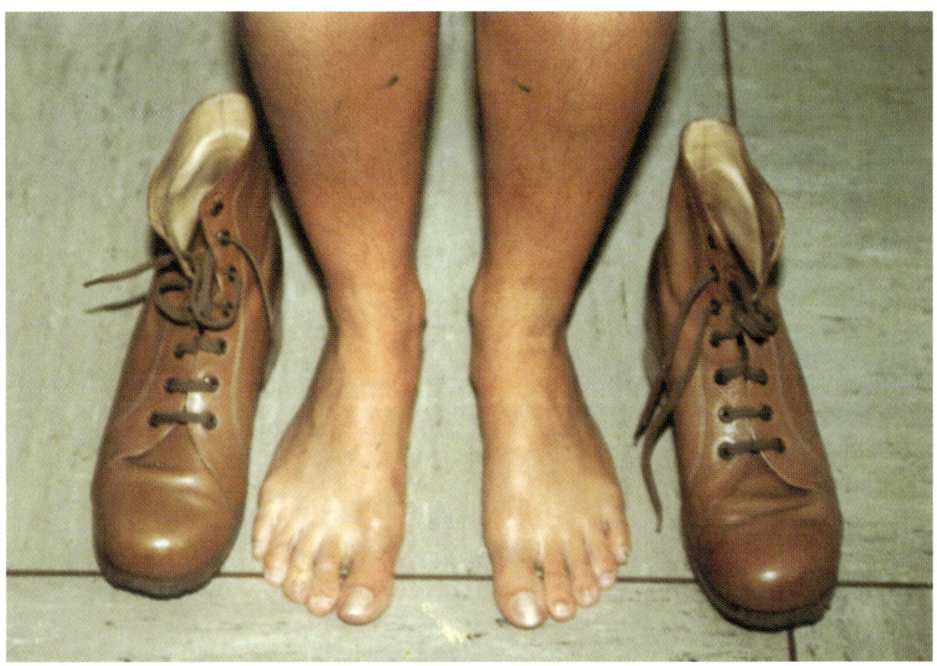

Abb. 314:
Orthopädischer Schuh bei Knick-Spreizfuß beidseits, Hallux rigidus beidseits und Kahnbeinknöchel links. Eine Versorgung mit zugerichteten Konfektionsschuhen in Kombination mit Einlagen war erfolglos.

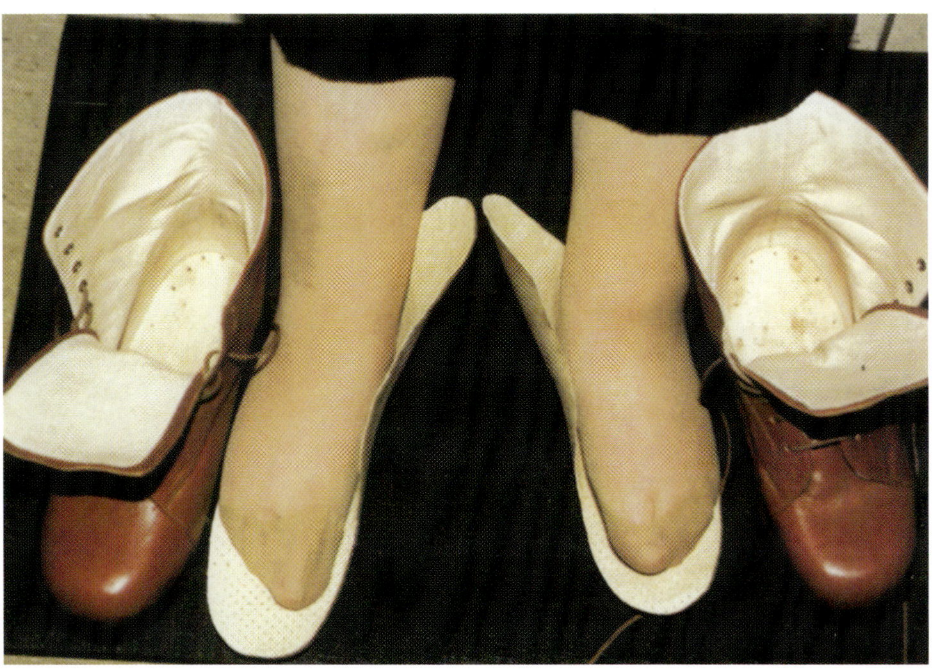

Abb. 315:
Orthopädische Schuhe, aus kosmetischen Gründen in Überlänge gearbeitet, mit Laschenverstärkung, Fersenkappe und hoch gezogenem Einlagenpolster bei Dyplasie beider Beine und Teillähmung.

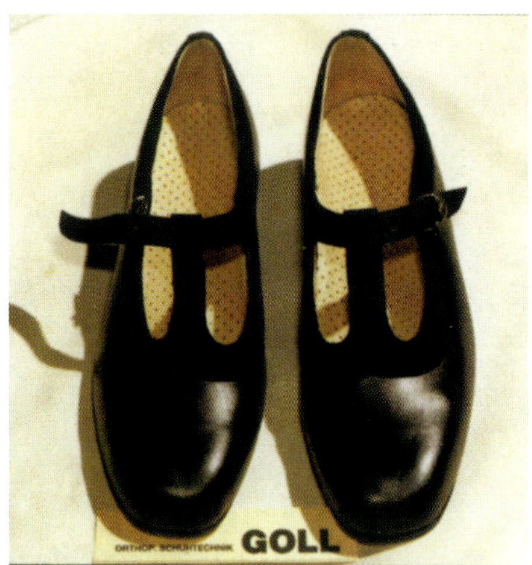

Abb. 316:
Orthopädischer Damenschuh bei schmerzhaftem Spreizfuß.

Speziell fabrizierte Konfektionsschuhe, die früher als Gesundheitsschuhe oder Bequemschuhe bezeichnet wurden, werden heute zum Teil schon als semi-orthopädische Schuhe geführt. In der Regel müssen sie aber noch auf die persönlichen Bedürfnisse des einzelnen Patienten oder seine Krankheit (z. B. Diabetes) zugerichtet werden. Nicht zu verwechseln sind Schuhzurichtungen mit Einlegesohlen oder orthopädischen Fußstützen, die lose in die Schuhe eingelegt werden. Unter Schuhzurichtungen versteht man auch keine Druckschutzentlastungen oder Orthosen, wie sie in der Podologie angefertigt werden.

Zurichtungen an der Sohlengruppe

An der Schuhsohle gibt es Zurichtungen am Absatz, an der vorderen Halbsohle und im Gelenkbereich.

Diese orthopädischen Elemente dienen dazu, entweder die Statik oder die Dynamik beim Gehen und Stehen zu verbessern. An der Sohle sind das hauptsächlich Rollen, Keile, Verbreiterungen, Verschmälerungen, aber auch Versteifungen. Wesentliche Bestandteile sind dabei die Rollen.

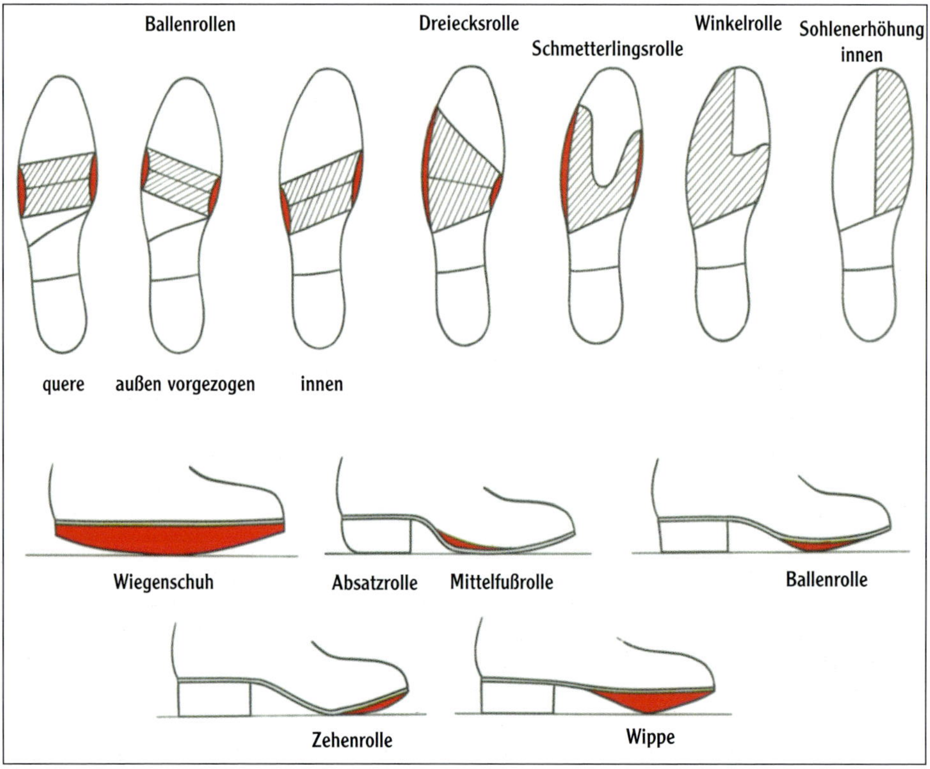

Abb. 317: Verschiedene Sohlenzurichtungen.

Rollen

Wie der Name schon vermuten lässt, dienen die Rollen zur Verbesserung oder Beeinflussung des Abrollvorgangs. Je nach Therapiezweck werden verschiedene Rollen am Schuh angebracht (Abb. 317). Beim schmerzenden Fuß bewirkt der Einsatz von Rollen oft erhebliche Linderung. Die wichtigsten Indikationen sind nachstehend besprochen:

Rollen werden an der Laufsohle, aber auch zwischen Lauf- und Brandsohle angebracht. Nur selten liegt die Rolle in der Ausgleichsbettung des Schuhs, wirkt also als Innenrolle. Bei der Verwendung von Rollen ist darauf zu achten, dass auch der Absatz entsprechend hoch ist. Immer wieder wird vergessen, auch auf dem anderen Schuh die Sohle anzuheben. Ansonsten verbleibt eine Beinlängendifferenz, die das Gangbild sowie das subjektive Gleichgewichtsempfinden des Patienten verschlechtern kann. Auch bei Schuhen mit instabiler Sohle, insbesondere weichen Schuhgelenken, kann die Wirksamkeit einer Rolle aufgehoben oder ins Gegenteil verkehrt werden. Rollen verkleinern nämlich die Kontaktfläche mit dem Boden, was die Schritt- und Standfestigkeit vermindert. Zu den wichtigsten Rollen gehören:

- Ballenrolle
- Mittelfußrolle
- Schmetterlingsrolle
- Dreiecksrolle
- Winkelrolle
- Zehenrolle

Eine Spezialform der Rolle ist die Wippe. Wenn der Scheitelpunkt die gesamte Sohlenlänge mit einbezieht, spricht man von einem Wiegenschuh. Eine Absatzrolle ist dagegen nur eine spezielle Zurichtung des Absatzes.

Ballenrolle

Die Ballenrolle ist die am häufigsten verordnete Rolle bei Einsteifung der Zehengrundgelenke, auch bei Überlastungsschmerzen, die in den Zehengelenken beim Abrollen auftreten. Als klassische Beispiele dienen dabei der Hallux rigidus und die schmerzhaften Zehengelenke bei Hammer- und Krallenzehen. Liegt der Scheitel der Rolle direkt unter den Sesambeinen und quer zur Gehrichtung, übernimmt die Rolle dabei einen Teil der Zehenabwicklung und führt zu einer merklichen Entlastung. Liegt jedoch der Absatz zu tief, benötigt der Patient einen erheblichen Kraftaufwand und der Effekt der Ballenrolle verliert an Bedeutung.

Varianten der Ballenrolle sind die außen vorgezogene Ballenrolle und die innen vorgezogene Ballenrolle.

Damit kann dem Fuß beim Abrollvorgang eine andere Belastungsrichtung gegeben werden (Abb. 317). Sind z. B. die Zehen- und Fußwurzelgelenke im Großzehenbereich und im II. Zehenstrahl überlastet, empfiehlt sich eine Ballenrolle, die außen vorgezogen ist. Umgekehrt wirkt eine innen vorgezogene Ballenrolle entlastend, wenn der Kleinzehenstrahl schmerzhaft ist. Nicht selten rotieren Patienten beim Gehen unbewusst in eine zu starke Außen- oder Innendrehung, was zur Überlastung der Zehen, der Fußwurzel, des Sprunggelenks und auch des Kniegelenks führt. Oft wird eine verstärkte Außenrotation beim Gehen durch eine Hüfterkrankung ausgelöst. Dann ist der Versuch angezeigt, eine außen vorgezogene Ballenrolle anzubringen. Manchmal reicht in diesem Fall eine äußere Dreiecksrolle.

Mit allen Rollen wird dabei die Abrollachse des Fusses verändert. Man bedient sich dieser statisch-dynamischen Entlastung auch dann, wenn eine Gipsbehandlung nach Zehenverletzung oder Operation abgekürzt werden soll und sozusagen ein Schuhzurichtung zur Entlastung ausreicht.

Mittelfußrolle

Die Mittelfußrolle ist eine nützliche Schuhzurichtung bei Einschränkungen der Beweglichkeit im oberen Sprunggelenk, außerdem bei schmerzhaften Spreizfüßen, Überlastungen in der Fußwurzel wie z. B. beim dorsalen Fußhöcker und schmerzhaften Arthrosen im Chopartschen und Lisfrancschen Gelenk. Auch bei kontrakten, schmerzhaft eingesteiften Plattfüßen ist manchmal eine Mittelfußrolle sehr von Nutzen. Notwendig ist sie auch, wenn Gehapparate, Schuhversteifungen und unelastische Innenschuhe hingenommen werden müssen. Auch bei Erkrankungen des Unterschenkels, Verletzungsfolgen, Lähmungen, Narben sowie Bewegungseinschränkungen des Knie- und Hüftgelenks wird die Mittelfußrolle zur Verbesserung des Abrollvorgangs und zur Entlastung eingesetzt.

Die Scheitelachse der Mittelfußrolle liegt unterhalb der Mittelfußknochen und zwar rechtwinkelig zur Gangrichtung (Abb. 317). Wichtig ist, dass auch bei der Mittelfußrolle der Absatz genügend hoch ist und einzelne Absatzzurichtungen den beabsichtigten Effekt zusätzlich verbessern können.

Schmetterlingsrolle

Die Schmetterlingsrolle (siehe Abb.) wird relativ häufig rezeptiert, da sie die schmerzhaften Mittelfußköpfchen nachhaltig entlastet. Gerade beim Spreizfuß und dem durchgetretenen vorderen Quergewölbe, aber auch bei Vorfußkontrakturen des älteren Menschen, beim Rheumafuß und beim hochgespreizten Fuß, leistet sie vorzügliche Dienste. Man erreicht mit ihr zwar keine Korrektur der Fehlstellungen, aber in vielen Fällen nachhaltige Schmerzlinderung. Ist das Quergewölbe des Fußes noch ausreichend beweglich und die Bandstruktur nicht verhärtet, so dass man das Gewölbe noch passiv ohne wesentliche Schmerzen auflehnen kann, empfehlen sich zusätzlich eine weiche Mittelfußpelotte oder eine Einlage. Ergänzt werden kann die Schmetterlingsrolle auch durch Einbau einer Querbrücke, d. h. einer Verstärkung der Brandsohle sowie der Laufsohle im Bereich der Mittelfußknochen. Ein Vorzug der Schmetterlingsrolle ist auch, dass sie eine große Kontaktfläche auf dem Fußboden hat und auch von ihrer Form her die Rutschfestigkeit verbessert. Ihre Ausbuchtung wird üblicherweise noch mit einer Bettung aus weichem Material ausgefüllt und das Ganze mit einer dünnen Abdecksohle überklebt. (Abb. 318).

Dreiecksrolle

Die Dreiecksrolle ist eigentlich eine Richtungsrolle, ähnlich wie die außen oder innen vorgezogenen Ballenrollen. Ihr Abrollscheitel ist schräg zur Schuhlängsachse angelegt und verändert die Richtung des Abrollvorgangs. Der Fuß unterliegt dadurch beim Gehen einer Drehkraft, und zwar in Richtung der schmäleren Seite der Rolle. So kommt es zur Innenrotation, wenn die Dreiecksspitze innen liegt und zur Außenrotation, wenn die Spitze der Dreiecksrolle außen liegt (Abb. 317). Beachtet werden muss dabei, dass in der Mehrzahl der Fälle die Zurichtung auf beiden

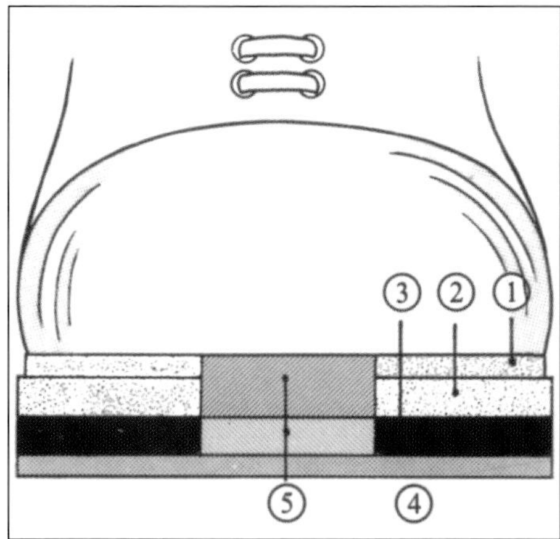

1	**Brandsohle**	4	**Abdecksohle**
2	**Laufsohle**	5	**Weichbettung**
3	**Schmetterlingsrolle**		**(2 Lagen)**

Abb. 318:
Querschnitt durch eine Schmetterlingsrolle

Schuhen erfolgen muss, da sonst ein auffälliges Gangbild entsteht.

Winkelrolle

Die Winkelrolle ist eine Spezialform der Ballenrolle. Ihr vorderer Teil ist winkelförmig ausgeschnitten, so dass ein äußerer oder innerer spitz zulaufender Keil entsteht (Abb. 317). Ihre Funktion ist ähnlich der Dreiecksrolle. Ihre Außenranderhöhung bewirkt als Effekt eine Pronation und Innenrotation (sofern die schmälere Seite der Rolle auf der Innenseite liegt).

Zehenrolle

Die Zehenrolle wird selten benötigt, kommt nur bei speziellen Krankheitsbildern vor wie z. B. bei der Lähmung des vierköpfigen Schenkelstreckers oder bei Fällen, wo das Stehvermögen bei voller Kniegelenksstreckung verbessert werden soll (Abb. 317). Die verbesserte Standsicherheit des Fußes geht jedoch zu Lasten der erschwerten Gehabwicklung.

Wippe

Die Wippe erfordert eine sehr feste und steife Brandsohle einschließlich einem verstärkten Gelenk und stellt eine Sonderform der Mittelfußrolle dar. Sie erleichtert in extremem Maße die Abrollung, wird jedoch wegen der zu kleinen Kontaktfläche, die sie mit dem Boden hat, meist durch eine kurze Mittelfußrolle ersetzt. Bei nassem Boden ist sie sehr gefährlich, weil sie das seitliche Abrutschen begünstigt.

Wiegenschuh

Der Wiegenschuh ist nach einem speziellen Konstruktionsschema entworfen, wobei sich der Krümmungsradius der gesamten Schuhsohle in Abhängigkeit zu der Beinlänge ermitteln lässt. Wesentliche Bedeutung in der Praxis hat dieser Schuh nicht. Er ist nur für besondere Fälle gedacht. (Abb. 317).

Absatzzurichtung

Veränderungen am Absatz sind in der Geschichte der Schuhkonstruktion seit jeher ein Weg zur variablen Formgebung und der Funktion des Schuhs. Die orthopädische Funktion des Absatzes verändert sich mit seiner Höhe, seiner Platzierung, mit dem Material und mit seiner Form (Abb. 319).

Absatzerhöhung

Die einfache Erhöhung des Absatzes ist die geläufigste Form der Schuhzurichtung. Geläufig ist, dass ein erhöhter Absatz die Körpergröße im Erscheinungsbild verändert. Mit der Absatzerhöhung kommt es aber gleichzeitig zur Veränderung der Schwerkraftlinie, die nach vorne verlagert wird. Dadurch ensteht ein verstärkter Druck auf den Vorfuß. Zugleich verändert sich die Dynamik im Sprunggelenk, Kniegelenk und im Hüftgelenk, ja sogar im Bereich der Lendenwirbelsäule, wo es zu einer Hyperlordosierung, also einer Hohlkreuzbildung kommt. Eine sinnvolle Absatzerhöhung beinhaltet gleichzeitig eine gute Fersenbettung, die allerdings bei einer Absatzerhöhung über 4 cm problematisch wird. Wer kleine Frauen mit modisch überhöhten Absätzen beobachtet, wird feststellen, dass durch die Absatzerhöhung eine Spitzfußstellung entsteht, die den Fuß zwar optisch verkürzt und die Schrittlänge verkleinert, gleichzeitig aber eine Ganginstabilität hervorruft, bedingt durch die kleinen Auftrittsflächen bei dieser Absatzzurichtung. Auch kommt es zu vermehrter Anspannung der Oberschenkelstrecker, was wiederum eine Belastung des Kniegelenks durch verstärkten Kniescheibendruck hervorruft. Entlastet wird dabei die Wadenmuskulatur, was man bei Durchblutungsstörungen, Achillessehnenverletzungen oder Schleimbeutelentzündungen am Fersenbein ausnützt. Auch in der Rehabilitationsphase nach Achillessehnenoperationen und Fersenbeinverletzungen kann ein höherer Absatz die Entlastung des Rückfußes bewirken. Die meisten Absatzerhöhungen erfolgen einseitig, in der Regel zum Ausgleich einer Beinverkürzung oder eines Beckenschiefstands bei entsprechender Wirbelsäulenverkrümmung. Da die Absatzerhöhung die Abrollfähigkeit des Fußes erleichtert, wird neben dem Sprunggelenk auch die Fußwurzel entlastet, also eine mechanische Schonung im Chopartschen und Lisfrancschen Gelenk vorgenommen. Diese geht allerdings zu Lasten des Vorfußes, so dass auf die Mittelfußköpfchen eine zusätzliche ungünstige Belastung entsteht. Eine erhebliche Erleichterung wiederum bringt die

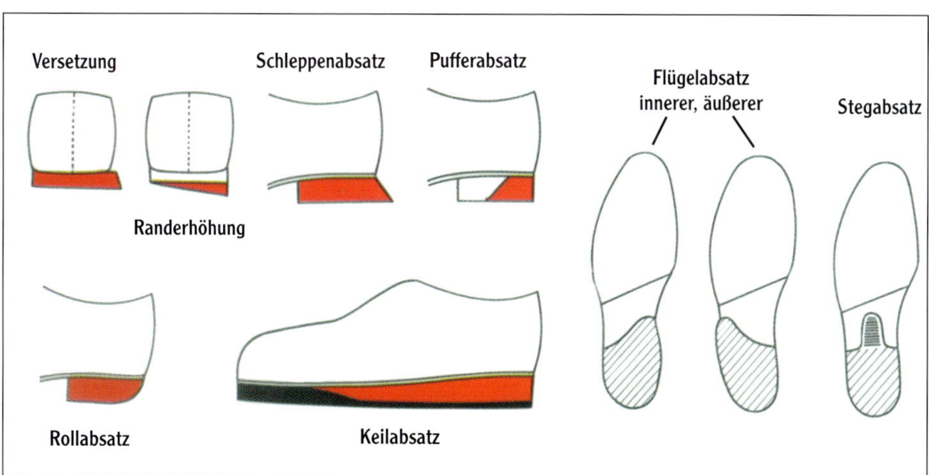

Abb. 320: Absatzzurichtungen.

Absatzerhöhung in Kombination mit einer Mittelfußrolle bei Versteifungen in der Fuß-wurzel und im Vorfuß.

Bei Patienten, die trotz sinnvoll durchgeführter Absatzerhöhung nicht zufrieden sind, sollte man kontrollieren, ob nicht auch die vordere Laufsohle erhöht werden muss, da meist der Spitzenhub verloren geht. Gelegentlich wird vergessen, auch an der gesunden Seite zu erhöhen. Es besteht möglicherweise eine Beinlängendifferenz, die zu Kreuzschmerzen führen kann.

Absatzerniedrigung

Beim Barfuß gehen, z. B. auf weichem Untergrund (Wiese) drückt sich die Ferse stärker ein als der Vorfuß. Auch beim Gehen im Sand beobachtet man das. Eigentlich wäre der Gang mit erniedrigten Absätzen der natürliche, physiologische Vorgang. Dabei kommt es nämlich zu einem normalen, ausgewogenen Kraftaufwand von Fuß und Unterschenkelmuskulatur, was die „Venenpumpe" fördert. Das Kniegelenk, insbesondere die Kniescheibe, wird entlastet und eine Hohlkreuzstellung vermindert.

So vorteilhaft eine Absatzerniedrigung zunächst erscheint, so nachteilig ist sie bei Schmerzen im Fuß oder in den Sprunggelenken, da sie den Kraftaufwand und die Bewegungsausschläge verstärkt. Auch bei lockeren Bändern im Kniegelenk (z. B. beim Genu recurvatum und bei Hüftgelenksarthrosen) wirkt sich eine Absatzerniedrigung nachteilig aus. Bei Chondropathien der Kniescheibe hingegen (mit verstärktem Anpressdruck), führt ein niedriger Absatz zur Entlastung des Kniegelenknorpels.

Rollabsatz

Der Rollabsatz hat eine hinten abgerundete Lauf- und Auftrittsfläche. Die Abrundung beginnt bei ca. einem Drittel des Absatzes (Abb. 319). Wie der Name schon sagt, erleichtert der Rollabsatz das Abrollen beim Gehen und dämpft den Auftritt, entlastet gleichzeitig die vordere Unterschenkelmuskulatur. Man setzt ihn ein bei Fersenbeinerkrankungen, schmerzhaften Entzündungen an den Knie- und Hüftgelenken sowie bei Schwächen der Fußheber, z. B. nach einem Bandscheibenvorfall.

Pufferabsatz

Dieser Absatz ist in der Regel ganz aus einem stoßdämpfenden Material. Gelegentlich ist allerdings nur der hintere Teil des Absatzes aus weichem Material aufgebaut. Auch der Pufferabsatz schont die Ferse, dämpft die Stoßenergie auf das Knie- und Hüftgelenk und entlastet die Fußheber. Sein Vorteil gegenüber dem Abrollabsatz ist die größere Auftrittsfläche und Bodenhaftung. Zudem kann man seine Wirkung durch die Auswahl des Materials, härter oder weicher, gezielt abstufen. (Abb. 319).

Schleppenabsatz

Dieser Absatz wirkt durch seine Verlängerung nach hinten wie ein Hebel, der den Vorfuß frühzeitig nach unten drückt. Das gegebene therapeutische Prinzip ist notwendig bei Erkrankungen mit Schwächung der Wadenmuskulatur, wie sie bei Verletzungen und Lähmungen des Schienbeinnervs auftritt. Oft ist die Lähmung der Wadenbeinmuskulatur vergesellschaftet mit einem Hacken-Hohlfuß, weswegen im Innenschuh zusätzlich eine gute Bettung des Fersenbeines erfolgen muss. Beim Schleppenabsatz ist zu beachten, dass er, an einem Stiefel angebracht, zur Faltenbildung und zu Scheuerstellen im Bereich der Achillessehne führt. Daher sollte ein Schleppenabsatz nur Halbschuhen vorbehalten bleiben und in Kombination mit einer Abrollsohle verordnet werden (Abb. 319).

Keilabsatz

Beim Keilabsatz ist praktisch das ganze Sohle als Keil bis fast unter die Mittelfußköpfchen unterbaut. Es ist ein vorgezogener Absatz, der mit seinem Material das Schuhgelenk unterstützt und gleichzeitig die Auftrittsfläche der Sohle erheblich vergrößert (Abb. 319). Dieser Absatz wirkt stabilisierend auf die gesamte Laufsohlenfläche, vermindert aber ihre Elastizität, so dass zur Verbesserung des Abrollvermögens ein Spitzenhub angebracht werden muss. Ein Keilabsatz wird zur Verbesserung der Gewichtsverteilung bei übergewichtigen Patienten und Plattfüßen verordnet. Ist zusätzlich ein verbessertes Abrollen notwendig (z. B. bei Rheumapatienten, Blutzuckerkranken und anderen empfindlichen, z. T. eingesteiften Füßen), verlängert man den Keilabsatz bis zu den Zehenspitzen. Dann wirkt der Keilabsatz als Abrollsohle, ähnlich einem Tintenlöscher oder einem Wiegenschuh (Abb. 317 und Abb. 319).

Versetzter Absatz

Von einem versetzten Absatz spricht man, wenn dieser in Bezug auf die Schuhsohlenmitte seitlich verbreitert ist. Man will durch einen solchen Absatz das seitliche Umknicken verhindern. Bei Patienten mit Lockerung der Bänder am Außenknöchel, die häufig zum Umknicken neigen, führt man beispielsweise eine Absatzverbreiterung bzw. -versetzung nach außen durch (Abb. 319). Ergänzen kann man diese Maßnahme durch eine Sohlenaußenranderhöhung oder dementsprechende Innenschuhzurichtung.

Stegabsatz

Man zieht den Absatz stegartig oder auch brückenförmig nach vorne, wenn das Schuhgelenk stabilisiert werden muss. Der Stegabsatz ist eine modische Alternative, wenn optisch von der Seite noch ein Absatz erscheinen soll und ein Keilabsatz zu plump wirken würde. Gegenüber dem normalen Absatz wirkt der Stegabsatz noch auftrittsflächenvergrößernd und stabilisiert die Rutschfähigkeit zur Seite. Er ist notwendig bei schweren Patienten, dünnen Sohlen und ausgeprägter Gelenksprengung (Abb. 319).

Flügelabsatz

Eine seitliche Variante des Stegabsatzes ist der Flügelabsatz. Auch er dient zur Stabilisierung des Schuhgelenks, außen oder innen, je nachdem, wo er angebracht ist. Bei Knick-Senkfüßen muss er innen angebracht werden, bei Füßen in Varusstellung (z. B. beim Klumpfuß) wird er außen angebracht (Abb. 319). Sein Vorteil gegenüber dem Stegabsatz besteht darin, dass man den Flügelabsatz seitlich verbreitern kann, was die Trittsicherheit verstärkt und eine Absatzversetzung (z. B. bei instabilen Sprunggelenken) ersetzen kann. Eingesetzt wird der Flügelabsatz auch in Kombination mit einer Fersenbettung, z. B. als Unterstützung des Fersenbeinbalkons in Verbindung mit einer Hinterkappenverstärkung.

Torsionsabsatz

Torsionsabsätze werden vom Handel angeboten, um Außen- oder Innendrehungen beim Gehen zu korrigieren. Es sind Absätze, die beim Auftreten durch das Körpergewicht eine schraubenartige Verdrehung in der vorgegebenen Richtung verursachen. Sie werden bei Varusfehlstellungen des Vorfußes, auch bei Abspreizfüßen und Hüftfehlstellungen eingesetzt (Abb. 320).

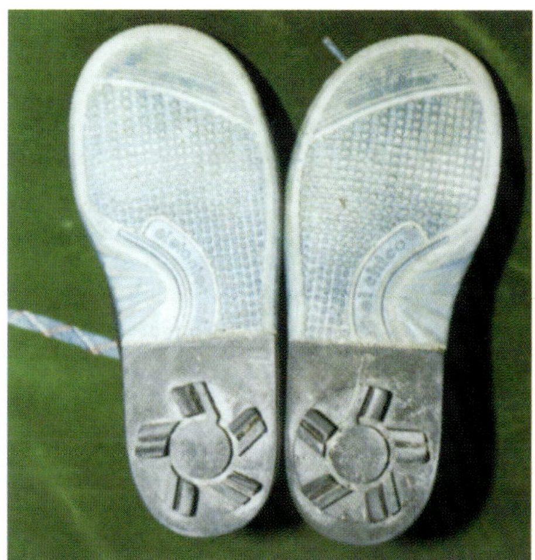

Abb. 320: Torsionsabsatz.

Randerhöhungen

Randerhöhungen an der Sohle und am Absatz dienen der Beeinflussung von Fehlstellungen der Achse, aber auch der Drehung (Torsion). Zur Korrektur von Fehlstellungen (z. B. im Sprunggelenk und bei einseitigen Abnützungserscheinungen) sind die Sohlenranderhöhungen die geläufigsten Maßnahmen. In der Regel erhöht man die Sohlen auf jener Seite, wo noch die gesunden Gelenkanteile gegeben sind. So erhöht man z. B. bei einer Kniegelenksarthrose, bei der eine ausgeprägte O-Beinstellung auf der Innenseite den typischen Belastungsschmerz erkennen lässt, die Schuhsohle auf der Außenseite, und zwar um ca. 3 mm. Die alleinige Erhöhung des Absatzes auf der Innen- oder Außenseite dient zur Beeinflussung der Torsion, z. B. beim Einwärtsdreher. Man erhöht den Außenrand des Absatzes um 3 bis 5 mm. Selbstverständlich kann man auch durch Sohleninnen- und Außenranderhöhungen allein oder in Kombination mit der zusätzlichen Absatzranderhöhung jeden Teil des Sprunggelenks und auch des Fußes entlasten.

Zurichtungen am Schuhboden

Korrekt betrachtet gehört alles, was unterhalb der Fußsohle ist, zum Schuhboden. Der besseren Übersicht halber wurden jedoch Laufsohle und Absatz gesondert behandelt. Der wichtigste Teil des Schuhbodens ist die Brandsohle.

Brandsohlenveränderung

Die Brandsohle, aufgebaut nach Konstruktionsschemen, bestimmt im wesentlichen die Form des Schuhs und, von unten betrachtet, auch die Form der Laufsohle, einschließlich des Absatzes. Durch ihre vorgegebene Länge und Breite bestimmt sie die Grundweite des Oberleders und somit die Bewegungsfreiheit der Zehen, des Klein- und Großzehenballens sowie der Ferse, zur Seite, nach vorne und hinten. Die Oberfläche einer Brandsohle ist ausreichend rutschfest und nimmt den Fußsohlenschweiß auf, der zu 95% aus Wasser und zu 5% aus Salzen und organischen Stoffen besteht. In der Regel wird der Brandsohle noch eine dünne Deckbrandsohle aufgelegt, die verschiedene orthopädische Elemente (z. B. eine Spreizfußpelotte) bedeckt. Bei vielen Konfektionsschuhen werden heutzutage über die Brandsohlen Füßstützen aus Schaum- oder Faserstoffen eingegossen oder eingeklebt.

Quergewölbepelotte

Unter einer Quergewölbepelotte versteht man eine tropfen- oder auch nierenförmige Vorwölbung, die direkt hinter den Mittelfußköpfchen auf die Brandsohle gebaut wird. Sie hat zur Aufgabe, die sohlenwärts gesunkenen Mittelfußknochen und deren Köpfchen wieder zu heben, eigentlich das Quergewölbe wieder herzustellen. Ist die Quergewölbepelotte aus hartem Material gefertigt (z. B. aus Kunststoff, Filz oder eingearbeitet in Stahl- oder Metalleinlagen), spricht man von einem Metatarsalbuckel. Ist sie hingegen elastisch (z. B. aus Gummi) und bei der Schuhzurichtung auf die Brandsohle geklebt, spricht man auch von einer Spreizfußpelotte. Man ist heutzutage schnell mit dem Einbau einer Quergewölbepelotte zur Hand, bereitet aber damit dem Patienten oft erhebliche Beschwerden. Beim Einbau einer Quergewölbepelotte ist nämlich zu berücksichtigen, dass mancher Spreizfuß schon kontrakt ist und durch die Pelotte die Bänder schmerzhaft überdehnt werden. Das ist

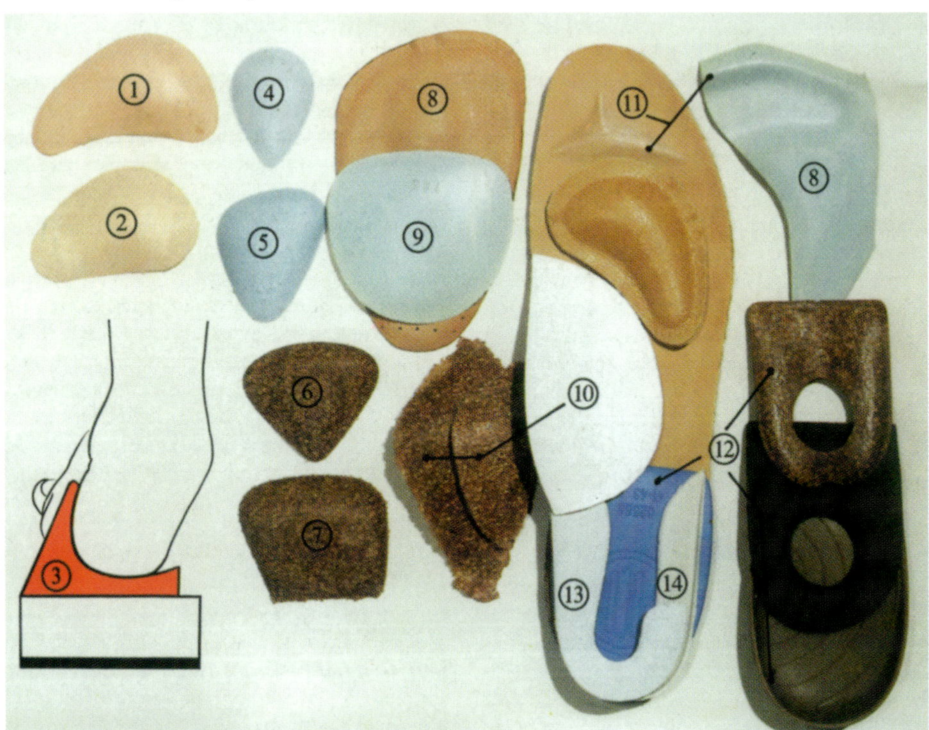

1 **Lange Nierenpelotte**
2 **Kurze Nierenpelotte**
3 **Supinationskeil**
4 **Tropfenpelotte**
5 **Magenpelotte**
6 **Rolle**
7 **Rolle**
8 **Entlastungsstücke**
9 **Vorfußkeil**
10 **Gewölbekeil**
11 **Zehengreifwülste**
12 **Fersenpolster**
13 **Fersenkeil**
14 **Fersenkorb**

Abb. 321:
Korrekturelemente für Schuhzurichtungen.

besonders dann der Fall, wenn die Pelotte nicht hinter, sondern direkt unter die Mittelfußköpfchen in Position kommt. Nicht berücksichtigt wird dabei gelegentlich, dass die Form der Pelotte nach der Lage der Mittelfußköpfchen gearbeitet werden muss, die ja doch die randständigen Pfeiler des Gewölberestes darstellen. So haben sich flache, individuell zugeschnittene Nierenpelotten besser bewährt als überhöhte Pelotten in Tropfenform (Abb. 321). Weitere Alternativen sind Magenpelotten. Auch diese sind z. T. mit Lederbezug und mit einer Klebefolie, die einfaches Anbringen gestattet. Die industriell vorgefertigten und in verschiedenen Größen erhältlichen Pelotten verleiten jedoch immer wieder dazu, das Quergewölbe mit schlecht passenden, z. T. überhöhten Quergewölbepolstern zu versorgen. Nicht selten liegen diese auch noch zu weit vorne oder sind gar seitlich verrutscht. Die Erfahrung hat gezeigt, dass man zunächst mit einer niedrigen und flachen Pelotte beginnen und dem Patienten eine Gewöhnungszeit von ca. vier Wochen einräumen sollte. Dann versucht man durch moderate Vergrößerung der Pelotte das Quergewölbe noch weiter aufzuspreizen. Den meisten Patienten ist dieses Vorgehen jedoch zu mühsam und zu zeitaufwändig, so dass es oft bei einem schmerzhaften Therapieversagen bleibt.

Gewölbekeile

Ist in einem Schuh keine Ausgleichsbettung vorhanden, erfordern der bänderschwache Fuß, besonders auch der Knickfuß, ein Unterschenkel in verstärkter X-Beinstellung etc. den Einbau einer Innengewölbeunterstützung. Man nennt diese orthopädischen Elemente Gewölbekeile, die es industriell vorgefertigt und in verschiedenen Größen aus Gummi oder anderen elastischen Materialien gibt (Abb. 321).

Die Gewölbekeile, in der Regel im Bereich des inneren Längsgewölbes angebracht, sollen ein Einsinken des Fußinnenrandes verhindern. Doch sind ihrer Verwendung Grenzen gesetzt. Müssen sie zu weit hochgezogen werden, gibt meist das Schuhgelenk auf der Innenseite nach, das Oberleder dehnt sich und der Fuß knickt erneut nach innen. Daher müssen Innengewölbekeile gelegentlich durch eine innen vorgezogene Hinterkappe oder eine stabile Überstemme unterstützt werden. Auch ein zusätzlicher innerer Flügelabsatz hilft dabei. Ein zu dicker Gewölbekeil lässt den Fuß nach außen abgleiten. Ein als Gegenmaßnahme angebrachter Fersenkorb nützt dann wenig. In solchen Fällen empfiehlt sich grundsätzlich eine Fußbettung (siehe Ausgleichsbettung).

Fersenkeile

Fersenkeile verwendet man, um das Abrutschen der Ferse in die eine oder die andere Richtung zu verhindern. Das ist vor allem bei solchen Patienten erforderlich, die eine Fehlstellung im Sprunggelenk oder eine in Fehlstellung verheilte Fersenbeinfraktur aufweisen. Fersenkeile kommen jedoch auch bei Gelenk- und Bandinstabilitäten des Sprunggelenks zum Einsatz, als Pendant der Sohlenaußenranderhöhung oder Sohlenverbreiterung bei den „Übertretern". Wird der Fersenkeil ganz um die Ferse herumgeführt, spricht man von einem Fersenkorb.

Zehengreifwulst

Die Zehengreifwulst ist für Konfektionsschuhe umstritten, da sie nicht für jeden Fuß geeignet ist. Ein wichtiges Element ist die Wulst jedoch bei der Bettung des Spitzfußes, wo sie bei der Abrollbewegung von der Stand- zur Stemmphase ein Vorrutschen des Fußes im Schuh verhindern kann. Vorstellbar ist auch, dass bei hohen Absätzen die Druckverteilung an den Zehengrundgelenken durch eine Zehengreifwulst verbessert wird. Bei kontrakten Zehengelenken, auch bei starren Sohlen, ist die Zehengreifwulst vorteilhaft (Abb. 321).

Von den meisten Kritikern wird ins Feld geführt, dass sie die Krallenzehenbildung fördert.

Trittspurbettung

Unter einer Trittspurbettung versteht man den Versuch, mit einer Polsterbettung die schmerzhaften Stellen zu entlasten und den Druck gleichmäßig auf die Fußsohle zu verteilen. Indikationen sind: schmerzhafte Fußsohlen, sei es durch Knochenvorsprünge, Warzen, Hühneraugen, Hautgeschwüre, bei Durchblutungsstörungen oder Verletzungen.

Es ist im Prinzip eine generalisierte Druckschutzmaßnahme für den ganzen Fuß, bei der man auf Korrekturen oder andere statisch-dynamische Therapieansätze verzichtet. In schweren Fällen, z. B. beim deformierten Rheuma-Fuß, bei ausgeprägten Durchblutungsstörungen oder neurologisch bedingten Überempfindlichkeiten, ist es sinnvoll, die Trittspurbettung mit einem vorgezogenen Keilabsatz als Abrollsohle zu kombinieren.

Entlastungsstücke

Unter Entlastungsstücken versteht man Polsterelemente in allen Formen und Variationen, aus weich- und hartelastischem Material, die zur Entlastung schmerzhafter Stellen am Fuß auf der Brandsohle angebracht werden können. Prinzipiell stellen sie Druckschutzartikel dar, die eben auf der Brandsohle befestigt und zumeist geklebt werden. Entlastungsstücke, die nicht am Schuh oder Einlage sondern am Fuß direkt angbracht werden, nennt man Orthosen.

Supinationskeil

Dieser Keil hat einen innen hochgezogenen Rand, der am Fersenbeinbalkon ansetzt und den Innenrand hebt. Er wird bis zum Kahnbein vorgezogen, um dort den Druck auf den Sprungbeinkopf weiterzugeben. Nachdem die natürliche Stellung des Rückfußes in Supination ist und der Vorfuß aber leicht in Pronation steht, muss der Supinationskeil beim Kahnbein enden, um den Vorfuß nicht aus seiner natürlichen Stellung zu drehen (Abb. 321). Für Supinationskeile gilt ebenfalls, dass der Schuhschaft und der Sohlenaufbau ausreichend stark sind oder stabilisiert werden müssen.

Ausgleichsbettung

Eine Ausgleichsbettung bedeutet ein einlagenförmiges Füllmaterial, früher aus Kork, heutzutage teilweise aus elastischen Schaumstoffen gearbeitet. Innerhalb des Schuhs gestattet die Bettung eine Menge Korrekturen und Zurichtungen, ohne das Äußere des Schuhs zu verändern. Der klassische Fall für die Ausgleichsbettung ist eine Beinlängendifferenz, die praktisch im Schuh selbst ausgeglichen wird. Zudem egalisiert man mit der Ausgleichsbettung leichte Fehlstellungen, wie Spitzfuß, Klumpfuß oder Knickfußabweichungen. Auch leichte Deformitäten oder Teilamputationen können mit einer guten Ausgleichsbettung kompensiert werden. Gewöhnlich ist sie aus einem Stück hergestellt und kann aus dem Schuh entfernt werden. Dies ist wichtig hinsichtlich Reparaturen und Abänderungen. Bei gefährdeten Füßen, z. B. Diabetikerfüsse, werden sie mit einer Sandwichpolsterung mit verschiedenen Shore-Härten überzogen.

Stufenbettung

Die Stufenbettung ist eine spezielle Form der Ausgleichsbettung, deren Konstruktionsprinzip auf anatomischen und statischen Überlegungen aufbaut. Man versucht damit nicht, die Fußsohle weich zu polstern, sondern setzt stufenförmige Aufsetzebenen für die Belastung. Die hinterste Stufe ist die Fersenbeinebene. Dabei erfolgt die Abstützung des Fersenbeines in seinem vorderen Anteil, um z. B. eine Spitzfußkomponente zu korrigieren, wie sie beim Klumpfuß besteht. Die zweite Abstützebene ist treppabwärts der Mittelfußanteil, wobei der Hauptangriffspunkt hinter den Mittelfußköpfchen liegt. Zur besseren Pronierung wird das V. Mittelfußköpfchen besonders gehoben. Die dritte und unterste Stufe ist als Zehenlager gedacht (Abb. 322).

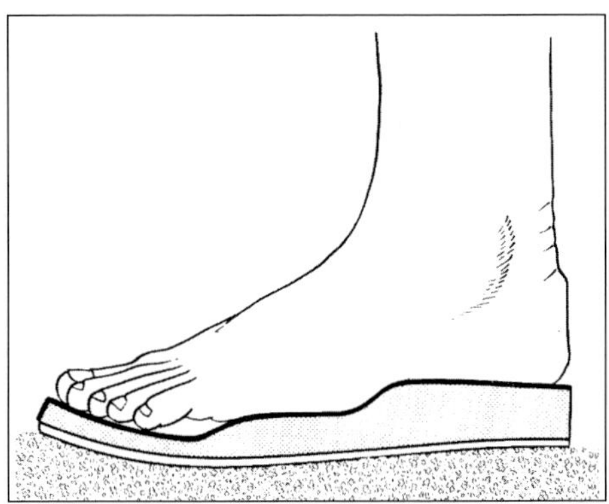

Abb. 322:
Stufenbettung als Ausgleichsbettung.

Die Stufenbettung stellt eine korrigierende Maßnahme dar. Da ein Längsgewölbe fehlt, wirkt sie statisch bei Hohlfüssen durch Dehnung der Plantaraponeurose und Anspannung der Zehenbeuger. Der Nachteil der Stufenbettung (z. B. bei Klumpfüßen) besteht in der Gefahr von Druckstellen, was ihren Einsatz bei empfindlichen Füssen problematisch macht.

Zurichtungen am Schaft

Der Schaft eines Schuhs ist allein schon von seiner Höhe, Länge, Stärke und von seinem Zuschnitt her bestimmend für einen Teil seiner Wirkung.

Schaftverstärkungen

Die wohl einfachste Verstärkung am Schaft ist die Anbringung von Verstärkungen in Form von Lederstreifen. Verstärkungen können am Oberrand des Schafts angebracht sein, um vermehrten Verschleiß und eine Aufdehnung sowie Lockerung zu vermeiden, was schlechteren Sitz bedeuten würde. Da beim Aus- und Anziehen eines Schuhs die hintere Naht gelegentlich überdehnt wird, wird sie auf der Innenseite bei Bedarf mit einem breiten, senkrechten Lederstreifen verstärkt, den man dann Rutschriemen nennt.

Weitere Schaftverstärkungen sind seitliche Lederstreifen in senkrechter Richtung, aber auch aufgesteppte oder aufgenähte Streifen, die im Vorfußbereich die Faltenbildung verringern sollen.

Schaftversteifungen

Kappen

Die am häufigsten verwendeten Schaftversteifungen sind die Kappen. So wird die Hinterkappe zur Verbesserung der Fersenführung und Basisstabilisierung eines hohen Schafts verwendet, während uns die Vorderkappe schon bei einfachen Arbeitsschuhen als zusätzlicher Schutz für die Zehen geläufig ist. Seitliche Kappenverlängerungen trifft man vor allem an der Hinterkappe. Diese muss manchmal aus orthopädischen Gründen weit nach vorne gezogen werden, um z. B. bei der Klumpfußbehandlung zu stabilisieren und den Fuß in einer richtungkorrigierenden Führungshaltung zu fixieren. Ergänzend dazu gibt es winkelförmige Metall- oder Kunststoffstützen, wie z. B. Fersenhalter, die an der Brandsohle befestigt und in den Absatz geschlagen werden, was eine zusätzliche Kappenverstärkung darstellt. Solche speziellen Fersenhalter werden in Fachkreisen auch äußere oder innere Knöchelkappe genannt. Ihre Anwendung ist kaum mehr zu beobachten. (Abb. 323).

Eine Spezialform einer Kappe ist die Peronaeuskappe. Man verwendet sie bei leichten Peronaeuslähmungen. Sie verhindert, dass der Vorfuß infolge einer Lähmungsschwächung nach vorne absinkt, was beim Laufen und Treppaufsteigen zum Hängen bleiben und Stolpern führen würde. Die Peronaeuskappe ist im Prinzip nichts anderes, als eine verstärkte Fersenkappe mit einem hochgezogenen Stiel, der mit einer Metallfeder oder einem elastischen Kunststoff verstärkt wird (Abb. 324). Diese Verstärkungskappe wird um die Knöchel herumgeführt, so dass diese frei bleiben und ausreichende Restbeweglichkeit gewährleistet ist. Die Wirksamkeit der Peronaeuskappe hängt natürlich von ihrer Länge und somit auch von der Schafthöhe des Schuhs ab.

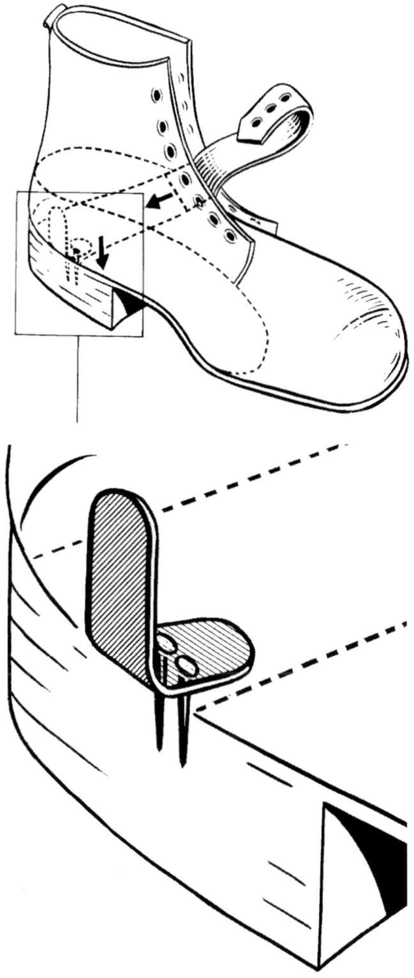

Abb. 323:
Knöchelkappe mit Eisenmann-Riemen. Die Knöchelkappe ist mit einer winkelförmigen Stütze aufgenagelt.

Eine spezielle knöchelumfassende Versteifungskappe ist die „Berliner Kappe“. Sie wird bei schmerzhaften Sprunggelenken verordnet, die der Ruhigstellung bedürfen. Meist kombiniert man sie mit einer Laschenverstärkung, die vom Fußrücken bis in den Unterschenkel hinaufge-

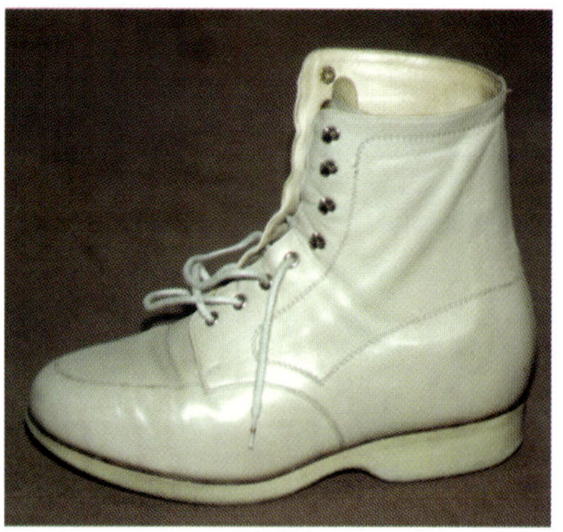

Abb. 324:
Peronaeuskappe. Man sieht unter dem Oberleder die Kontur der hochgezogenen Fersenkappe.

führt wird. Die versteifte Lasche schränkt die Beweglichkeit im Sprunggelenk noch zusätzlich ein, muss aber über dem Fußrücken gepolstert werden, um keine Druck- und Scheuerstellen hervorzurufen. Werden die „Berliner Kappe" und die vordere Laschenversteifung seitlich ineinander verarbeitet, spricht man von einer Scherenkappe. Kappen dieser Art werden heute durch die Verordnung konfektionierter Spezialschuhe verdrängt.

Die Überstemme

Eine weitere Versteifung des Schafts ist die Überstemme, die das seitliche Oberleder zwischen Vorder- und Hinterkappe verstärkt (Abb. 305).

Stabilisatoren

Die bisher üblichen Schaftversteifungen erfahren heutzutage immer wieder Verbesserungen oder Modifikationen, die auf Grund neuer Materialien und durch neue biomechanische Erkenntnisse möglich sind. Dazu gehören auch Stabilisatoren im Bereich des Innen- und Außenknöchels zur Entlastung der Bänder, wie z. B. im industriell gefertigten Therapieschuh nach SPRING. Diese Bauart, einem Sportschuh ähnlich, wird häufig bei Außen- und Innenbandverletzungen des Sprunggelenks verordnet.

Stabilisatoren verwendet man besonders in Sportschuhen, wo am Schaft um den Außen- oder Innenknöchel Taschen mit Verstärkungselementen aus Kunststoff, Metall oder anderen elastischen Materialien angebracht werden. Meist sind in diesen Schuhen mehrere streifenartige Taschen angebracht, wobei man durch Einschieben von mehr oder weniger Stabilisatoren die Stärke der Schaftversteifung steuern kann.

Außenelemente

Die geläufigen Veränderungen des Schafts finden unsichtbar im inneren Teil zwischen Schaft und Futter (nur ganz selten kaschiert auf der Außenfläche des Oberleders) statt (Abb. 310).

Ist innen zu wenig Platz, werden Außenelemente angebracht, z. B. eine Peronaeusfeder aus Metall.

Weiten- und Höhenveränderungen

Zur besseren Führung, Polsterung oder auch zum Einbau einer Peronaeusfeder ist es manchmal notwendig, die Höhe des Schafts zu verändern. Aus kosmetischen Gründen geschieht das dann auch am zweiten Schuh. Bei Fehlformen, Amputationen, auch bei abnormen Verdickungen werden die Schaftweiten verändert. Schafterhöhungen sind im hinteren Bereich geeignet, das Herausschlüpfen der Ferse zu vermeiden, aber auch eine bessere Druckverteilung zu gewährleisten. Noch konkreter wirkt eine Schafterhöhung, z. B. an einem Halbschuh, zur Druckentlastung am Achillessehnenansatz, wenn man sie in Kombination mit einer keilförmigen Erweiterung durchführt (Abb. 325). Eine probate und häufig angewandte Methode zur örtlichen

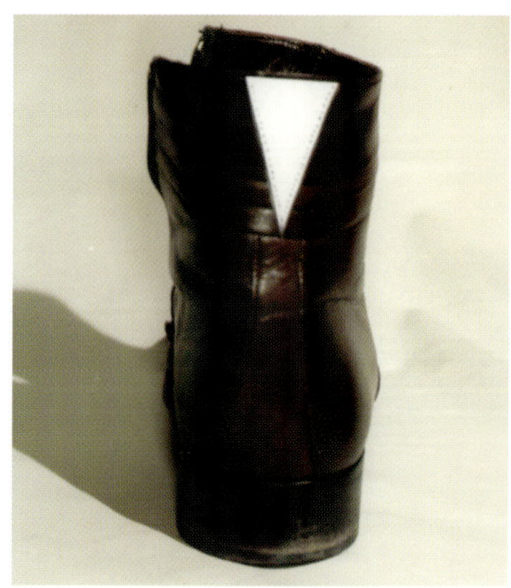

Abb. 325:
Schuhzurichtung. Keilförmige Erweiterung des Schafts.

Erweiterung des Schafts ist das Weichklopfen über Exostosen, eingesteiften Krallenzehen und Schwielen. Auch Sprays zum Erweichen des Leders sind im Handel.

Nicht zuletzt gehört die Polsterung des Schafts an verschiedenen Stellen mit geeignetem Material zur Basisarbeit eines Orthopädie-Schuhtechnikers. Sie ist die erste Behandlungsstufe im Sinne einer Druckentlastung bei Zehenfehlstellungen, Ganglien, Schleimbeutelentzündungen, Knochenvorsprüngen wie Fußhöckern und Haglundfersen, die man vor der operativen Therapie durchführen sollte.

Riemen spielen bei Schaftzurichtungen eher eine untergeordnete Rolle. Sie kommen zum Tragen, wenn es notwendig ist, einen Fuß im Schuh auf die Brandsohle oder die Bettung zu fixieren, damit auch beim entlasteten Fuß ein gewisser Druck auf die Fußsohle bleibt. Das klassische Beispiel dafür ist der Eisenmann-Riemen (Abb. 323). Dieser wird um die Fußwurzel und den Mittelfuß geschlungen und durch einen Schlitz des Oberleders auf die Schuhaußenseite geführt, wo er mit einer Agraffe o. ä. an der Sohle oder seitlich am Absatz befestigt wird. Weitere Möglichkeiten sind Peronaeuszügel für den Vorfuß und andere Riemen auf der Innenseite, die mit den heutigen technischen Möglichkeiten (z. B. Klettverschlüssen) druckfrei angebracht werden können.

Die Innenschnürung, praktisch eine Vorstufe zum Innenschuh, ist zwar nicht herausnehmbar, gestattet aber die feste Führung des Fußes im Schuh, z. B. bei unterschiedlichen Fußlängen und -Breiten. Sie ist gelegentlich auch angezeigt, wenn ein Daueranpressdruck auf die Sohle zur Fehlstellungskorrektur im Sinne eines Pressements notwendig ist. Im Vorfußbereich erübrigen sich solche Maßnahmen, da im üblichen Schuh beim Abrollen genügend Druck durch das Oberleder über den Metatarsalköpfchen ausgeübt wird.

Innenschuh

Unter einem Innenschuh versteht man ein Beinkleid, das in einen anderen Schuh hineinpasst. Ein Innenschuh besteht selbst auch aus einem Schaft und einer Fußbettung, kann auch unter Strümpfen getragen werden, also auch im Bett und erleichtert den Wechsel von einem orthopädischen Straßenschuh zu einem orthopädischen Hausschuh, ohne dass jedesmal das eigentliche orthopädische Hilfsmittel neu angelegt und geschnürt werden muss. Auch ist der Vorteil eines Innenschuhs, dass damit zugerichtete Konfektionsschuhe für orthopädische Bedürfnisse brauchbar werden. Sie sind kaum mehr verbreitet.

Innenschuhe werden angefertigt für Beinverkürzungen, wenn sie größer sind als 8 cm, da man bis zu dieser Defektgröße noch einen normalen orthopädischen Schuh verwenden kann. Zurichtungen erfolgen mit Spitzfußstellung, Absatzerhöhung und Fersenbetterhöhung. Darüber hinaus kann mit Hilfe eines Innenschuhs auch noch eine Ballenunterbauung stattfinden, deren Höhe aber ebenfalls begrenzt ist. Bei Beinverkürzungen von mehr als 12 cm ist die Verwendung eines Etagenschuhs angebracht oder die Versorgung mit einer speziellen Beinlängen-Ausgleichsprothese.

Eine weitere Anzeige für einen Innenschuh ist der Teilverlust oder der Verlust des gesamten Vorfußes. Dabei wird in den Innenschuh ein Vorfußersatzstück eingearbeitet, das im Schuh den fehlenden Teil des Fußes (mehrere Zehen, Mittelfußpartien) ersetzt. Das Vorfußersatzstück ist aus einem elastischen, nicht zu harten, aber trotzdem widerstandsfähigen Material, heutzutage meist aus Kunststoff, z. T. Silikon, hergestellt. Wichtig sind dabei die richtige Bettung des noch erhaltenen Fußteils und stufenlose Übergänge, um keine Fehlbelastung oder Reibung (Druckstellen) zu erzeugen. Fehlen nur einzelne Zehen, so ist in nicht allen Fällen eine orthopädische Schuhversorgung mit Innenschuh notwendig. Gelegentlich reicht ein Zehenersatzstück als Platzhalter, um die Verdrängung anderer Zehen zu vermeiden. Es sind vor allem Orthosen, die der Podologe fertigt und die unter dem Strumpf getragen werden. Bestehen größere Defekte mit kompletten Mittelfußstümpfen, werden teilweise nicht nur Vorfußersatzprothesen eingebaut, sondern zusätzlich noch mechanische Gelenke oder Gummipuffer zur Verbesserung der Abrollfähigkeit (Abb. 326). Notwendig ist in solchen Fällen eine Versteifung der Kappe, bei empfindlichen Amputationsstümpfen auch eine vordere Laschenversteifung, die den Anpressdruck vom Amputationsstumpf nimmt und ihn auf den Unterschenkel überträgt. Je kürzer der amputierte Vorfuß, um so höher muss die Lasche an den Unterschenkel hinaufgeführt werden. Um so mehr ist es auch erforderlich, die Hinterkappe

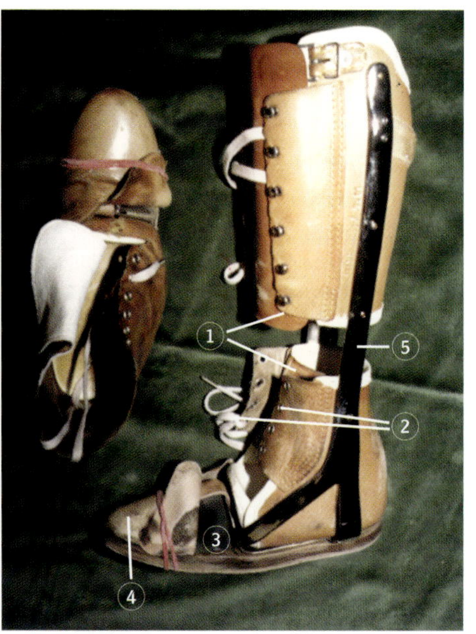

1	Lasche	4	Körperersatzstück
2	Schnürung	5	Metallversteifung
3	Gummigelenk		

Abb. 326:
Vorfußamputation. Der Patient hat auf der linken Seite einen kurzen Amputationsstumpf nach Chopart-Amputation und auf der rechten Seite einen längeren Amputationsstumpf nach Lisfranc-Operation.

des Innenschuhs mit einer guten, dicht anliegenden Fersen- und Achillessehnenbettung auszuarbeiten. Unterbleibt das, wird der Amputationsstumpf zu stark gehebelt, die Spitzfußneigung des Stumpfs nimmt zu und auch der Versuch, die Mittelfußrolle weit nach hinten zu legen, bleibt ohne Wirkung.

Spezielle Innenschuhe gibt es bei Lähmungen, z. B. bei einer schlaffen Peronaeuslähmung. Dies ist bekanntlich mit dem Absinken des Vorfußes vergesellschaftet. Hier kann man mit einem Lähmungsinnenschuh, der zwecks Ruhigstellung des Sprunggelenks eine Schaftverstärkung aus Metall oder Kunststoff hat, gute kosmetische und funktionelle Ergebnisse erreichen. In schwereren Fällen ist zusätzlich längere Schienung am Unterschenkel notwendig.

Schwieriger ist die Versorgung mit einem Innenschuh bei spastischen Lähmungen. In vielen Fällen reagiert dabei der Fuß bei Bodenkontakt mit zunehmender Kraftentfaltung und Beugung, so dass die Versorgung mit einem Innenschuh in 90% kaum möglich ist. Letztlich wird man in solchen Fällen auf eine Spitzfußbettung ausweichen müssen.

Bei Deformitäten des Fußes ist es manchmal von Vorteil, anstatt einer Bettung oder Zurichtung des orthopädischen Schuhs einen Innenschuh zu verwenden. Dieser ist in der Regel leichter und kann wegen der fehlenden Sohle flexibler angepasst und geformt werden. Man kann dabei die Bettung, den Druckschutz oder die Fußersatzstücke dicht an der Haut halten und die eigentliche Dämpfung und mechanischen Reibungselemente zwischen Innenschuh und Außenschuh platzieren. Eine elegante Methode, körperliche Gebrechen zu kaschieren, stellt der Innenschuh bei einseitigem Minderwuchs eines Fußes dar. Er kann, in einem solchen Fall als plastisches Körperergänzungsstück in Leichtbauweise unter dem Strumpf getragen, das Tragen eines normalen Konfektionsschuhs gestatten.

Einlagen

Seitdem die Anfertigung von Maßschuhen für den Durchschnittsbürger aus finanziellen Gründen nicht mehr in Frage kommt, ist der Konfektionsschuh die eigentliche Grundlage zur Entwicklung von Einlagen. Hier hat es im Laufe der Geschichte immer wieder Neuentwicklungen gegeben. Die ersten Korkbettungen sind freilich bereits Mitte des 17. Jahrhunderts beschrieben worden. In der Zwischenzeit ist es durch die Entwicklung neuer Materialien sowie Abdruck- und Herstellungstechniken, aber auch durch bürokratische Wortspielereien zu einer Begriffsverwirrung gekommen. Für die heutige Praxis hat sich die Einteilung in folgende Gruppierungen bewährt:

- Einlegesohlen
- Fußstützen
- orthopädische Einlagen

Einlegesohlen

Einlegesohlen sind mechanische Hilfsmittel, die bei der Selbstbehandlung von Fußbeschwerden eingesetzt werden, keiner Verordnung durch einen Arzt bedürfen, und auch keiner Abgabe durch lizenzierte Berufe wie Bandagisten oder Orthopädie-Schuhtechniker. In der Regel erfüllen Einlegesohlen, die meist die ganze Brandsohle bedecken, keine mechanischen, also orthopädisch wirksamen Aufgaben. Die geläufigen Einlegesohlen erfüllen heute den Zweck der Wärmedämmung, Weichpolsterung, sind z. T. aus einer flexiblen Grundsohle mit weichem Überzug gebaut. Die Überzüge bestehen z. B. aus reiner Wolle, Schaumstoff, porenhaltigem Material. Einlegesohlen, die mit Kohleabsorptionsstoffen getränkt sind, werden zur Resorption von Schweiß und unangenehmen Geruchspartikeln gebaut. Andere wiederum werden mit Essenzen und Duftstoffen getränkt, die durch die Wärmeentwicklung in den Schuh und an die Fußsohle abgegeben werden. Vom Bedarf her sind die mit fußschweißbekämpfender Wirkung am meisten vertreten (Abb. 327).

Neben vorgenannten Gründen erwerben viele Patienten Einlegesohlen zur Polsterung, wenn die Brandsohle ihres Schuhs sehr hart ist oder die Druckverteilung auf der Fußsohle Beschwerden bereitet. Nicht selten werden solche Einlegesohlen dann mit Druckschutzartikeln verklebt und somit verbessert, in anderen Fällen auch zugeschnitten und als passiver Druckschutz verwendet (Abb. 327).

Die weitere Entwicklung der Einlegesohlen wird zunehmend begleitet vom Fortschritt der Technik, wie heizbare Einlagen für Skischuhe oder die in der Wissenschaft verwendeten Sensoreneinlagen beweisen.

Im paramedizinischen Bereich sind mittlerweile eine Reihe von Einlegesohlen beliebt, die z. B. Massagewirkung, z. T. auch Metallnoppen mit statisch-elektrischer Wirkung oder auch magnetisierende Einflüsse haben. Einlegesohlen mit Gel- oder Wasserbettpolsterung sind bereits in Drogerieketten im Angebot.

Im Zeitalter der Kunststoffsohlen werden auch Einlegesohlen eingesetzt, die gleichzeitig als Brandsohlenersatz dienen, weil sie anvulkanisiert zugleich eine Materialersparnis darstellen. Ein Lederüberzug gewährleistet die Hautfreundlichkeit. Ist die Brandsohlenbedeckung nicht verschleißfest, was gelegentlich in Arbeits- und Sportschuhen auffällt, kommt darüber eine Einlegesohle aus Textilfaser in Betracht, bei oft übernässten Schuhen auch ein saugfähiger Filz, der häufig ersetzt werden kann.

Einlegesohlen sind serienmäßig in Massenproduktion hergestellte Artikel ohne speziell auf die individuelle Fußform ausgerichteten Bedürfnisse. Auch wenn sie als Heil- und Hilfsmittel eingesetzt werden, fehlen meist orthopädische Elemente der Unterstützung, Aufrichtung oder Korrektur, des Belastungsausgleichs, der Abrollwirkung oder Beeinflussung der Abwicklungsrichtung. Sie sind folglich von den Fußstützen und orthopädischen Einlagen klar abzugrenzen. Einlegesohlen sind Drogerieartikel aus dem Bereich der Kosmetik und Gesundheitspflege, die ein begrenzte statische Wirkung entfalten. Ihre Funktion für den übrigen Fußkomfort ist jedoch durchaus anzuerkennen.

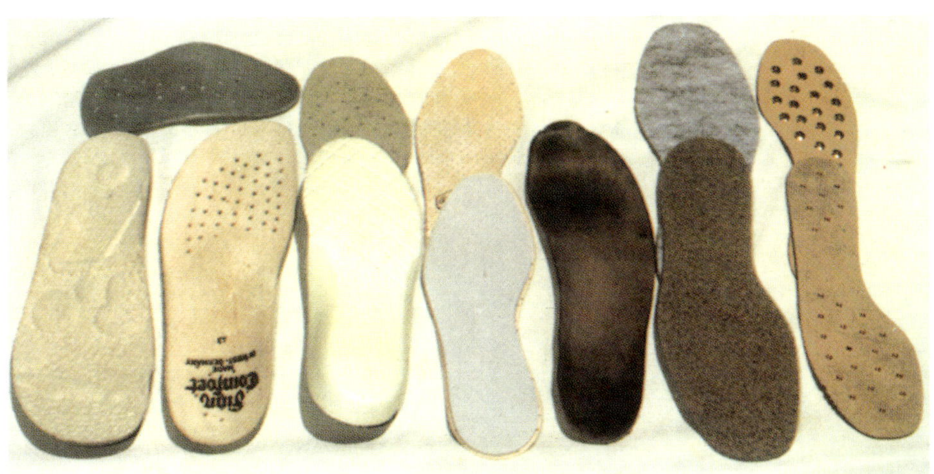

Abb. 327:
Einlegesohlen. Grundmaterial ist Leder, zum Teil mit Kupfernieten oder Gumminoppen, mit Filz als Wärmeschutz, aus Schaumstoff, Gummi und Korkmischungen, zum Teil schon als Reflexzonenmassagesohlen gegossen.

Fußstützen

Von der biomechanischen Erkenntnis ausgehend, dass sich der Fuß des modernen Menschen auf den harten Böden nicht mehr auf seiner ganzen Oberfläche abzustützen vermag, wie das z. B. auf weichem Rasenboden oder im Sand geschehen würde, sondern nur noch punktförmig an verschiedenen Stellen, entwickelte die Industrie die Fußstützen (Abb. 328).

Fußstützen sind ebenfalls Konfektionsware und daher Massenartikel, beinhalten aber bereits einige wesentliche orthopädische Elemente, die den Mittelfuß, das Quergewölbe und das Längsgewölbe stützen. Sie werden von den Herstellern auf der Basis verschiedener Brandsohlenkonstruktionen, Fußtypen und Größen angeboten und als Fußbett, Fußstütze, Schaleneinlage, auch als Sporteinlage verkauft. Durch die Verwendung strapazierfähiger und fußfreundlicher Materialien und auf Grund häufig wissenschaftlich untermauerter und computermodellierter Formgebung sind gute Produkte auf dem Markt.

Mittels fachgerechter Zurichtung durch Bandagisten und Orthopädie-Schuhtechniker werden sie heute von vielen Ärzten den echten orthopädischen Einlagen gleichgestellt und auch von den Krankenkassen erstattet, was nicht immer zu Gunsten der betroffenen Patienten ist. Früher unterschied man noch wahrheits- und definitionsgemäß zwischen einer orthopädischen Einlage und einer Maß-Fußstütze. Heutzutage schwinden unter dem Einfluß der Industrie die wissenschaftlichen Definitionsgrenzen. Qualitativ gute Fußstützen erfüllen z. T. medizinische Anforderungen, wie eine Stützung der Gewölbe und Verteilung der Belastungsflächen an der Fußsohle mit Entlastung überbelasteter Sohlenteile. Sie verbessern den Abrollvorgang, können auch die Abwicklungsrichtung des Fußes beeinflussen, sind platzsparend, meist von geringem Gewicht, preisgünstig und z. T. von langer Lebensdauer. Ihre Zurichtungsmöglichkeiten sind zwar begrenzt, auch das Anpassvermögen. Sie erfüllen nicht die geforderten Kriterien einer orthopädischen Einlage, welche trotz Elastizität ihre Formstabilität behalten muss und durch individuelle Anpassung und Anfertigung ein ärztli-

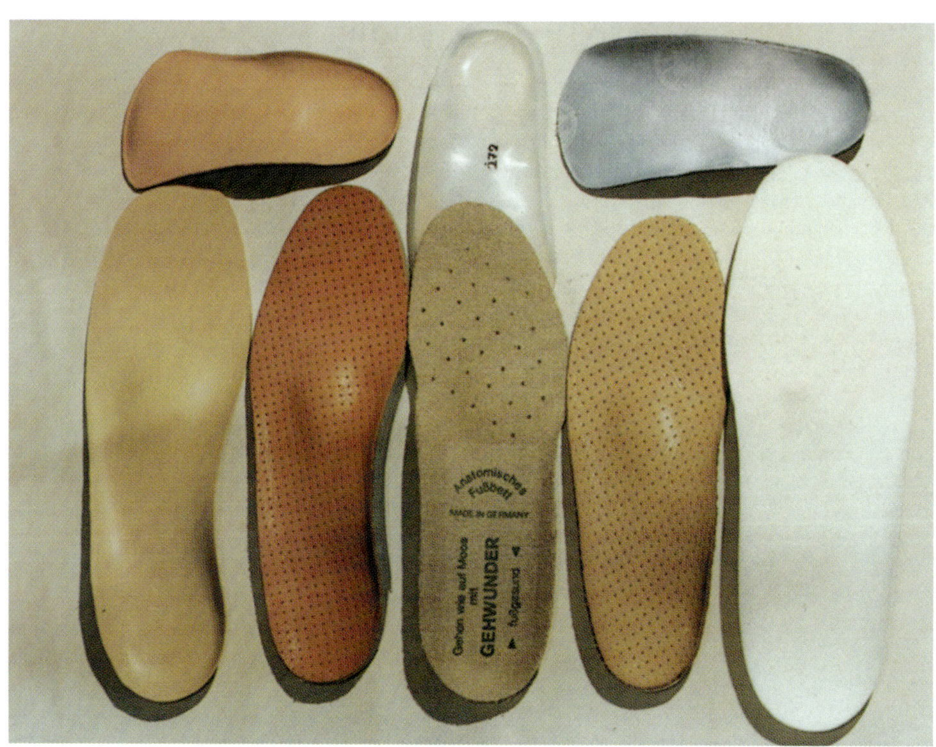

Abb. 328:
Fußstützen. Erst nach fachmännischer Zurichtung sind sie orthopädischen Einlagen gleich zu setzen.

ches Mittel zur Therapie von Fußdeformierungen und anderen Erkrankungen des Fußes darstellt.

Fußstützen sind zwar ebenfalls wie die Einlegesohlen Artikel der Gesundheitspflege, werden jedoch nicht selten ärztlich empfohlen, auch gelegentlich verordnet. Sie erfüllen einen guten Zweck bei leicht ermüdbaren, schwachen Füßen, die vor Überlastung geschützt werden müssen und gewährleisten im Konfektionsschuh ein erheblich bequemeres Gehen. Es gibt genügend Patienten, die Fußbeschwerden auf Grund leichter Fehlformen haben und mit Fußstützen durchaus zufriedenstellend versorgt sind. Es ist auch nicht einzusehen, dass Fachleute eine ausreichende Fußbettung im Konfektionsschuh fordern, Gesundheitsschuhe empfehlen und Fußstützen ablehnen. Somit erscheint es nicht abwegig, Kinderfüße, deren Fußform als grenzwertig erscheint, sicherheitshalber mit Fußstützen zu behandeln, da letztere ja keinen wesentlichen Schaden anrichten können, wenn man eine falsch indizierte und rezeptierte orthopädische Einlage zum Vergleich heranzieht. Das Hauptproblem der Fußstütze bleibt nach wie vor die Auswahl des passenden Modells und der Größe, da sie ja nicht per Gipsmodell, Trittspur, Schaumabdruck, Schablone oder gar digitaler Vermessung angepasst wird. Man beschränkt sich bei den meisten Herstellern auf drei Fußweiten und ordnet die übrige Form dem Durchschnitt der üblichen Schuhgrößen zu.

Die Materialien der Fußstützen sind heutzutage weitgehend identisch mit denen der orthopädischen Einlagen. Die herkömmlichen Produkte bestehen aus einem Gemisch von gemahlenem Kork, das in feinerer oder gröberer Körnung mit Latex vermischt ist und dadurch ausreichend elastisch und haltbar wird. Andere wiederum sind aus Gummi gefertigt, der vorgegossen oder vorgeformt ist, z. T. auch noch eine Zurichtung und Verstärkung mit anderen Werkstoffen erfährt. Vor der Schaumstoff-Ära war es üblich, Fußstützen aus gewalktem Leder herzustellen und diese mit Metallstreifen, sogenannten Metallfedern, zu verstärken. Als Verstärkung werden auch Kunststoffteile eingesetzt, Holz, auch Drahtgeflechte. Weitverbreitet sind Fußstützen aus Schaumgummi oder speziellen Schaumstoffen (z. B. Polyäthylen). Fast alle diese Produkte werden mit einem Überzug angeboten, z. T. aus Leder, aus textilen Materialien, z. T. aus körperfreundlichen Kunststoffen gefertigt.

Orthopädische Einlagen

Orthopädische Einlagen werden grundsätzlich nicht als Konfektionsware abgegeben oder verkauft, sondern vom Arzt, speziell vom Facharzt für Orthopädie, verordnet und vom Orthopädie-Schuhtechniker oder dem Bandagisten angefertigt. Die Herstellung erfolgt über ein Modell, ein Messblatt oder einer Schablone, auch mittels eines Gipsabdrucks. Neuerdings sind Maschien auf dem Markt, die durch elektronische 3-D-Abtastung der Fußsohle eine weitgehend anatomisch angepasste Einlage produzieren.

Es ist selbstverständlich, dass zur Anfertigung von orthopädischen Einlagen spezielle Kenntnisse erforderlich sind und die Einlage selbst Bedingungen erfüllen muss, die von einer Einlegesohle und einer Fußstütze nicht annähernd erreicht werden können.

Schon allein die Anforderung an das Material ist beträchtlich. Seine Eigenform muss konstant bleiben, eine Verformung (auch bei Elastizität) ist nicht zulässig, wobei die Stützfunktion primär durch die Einlage und nicht durch den Schuh übernommen wird.

Von einer orthopädischen Einlage ist zu fordern, dass z. B. Fußdeformierungen nicht nur korrigiert, sondern auch gehalten werden und voroperierte Füsse durch orthopädische Einlagen vor Rezidiven (Rückfällen) geschützt werden. Ein weiteres Kennzeichen für orthopädische Einlagen ist, dass man orthopädische Elemente, Stützkeile, Pelotten usw. passgenau anbringen kann, eine Zurichtung des Einlagenkörpers möglich ist und keinen Stabilitätsverlust bringt.

Orthopädische Einlagen sind in jedem Fall individuell auf den Einzelfall auszurichten und anzupassen. Mittels einer solchen Einlage ist nicht nur eine orthostatische Stützung, sondern auch Aufrichtung, gegebenenfalls die Korrektur einer Fehlstellung erreichbar.

Im wesentlichen besteht eine orthopädische Einlage aus einem Einlagenkörper, der nach dem Brandsohlenschema bearbeitet werden soll, einem Bezug oder Deckleder, einem Gleitschutz auf der Unterseite, einer Randleiste, einer Gelenksprengung, einem Längsgewölbe (sowohl außen als auch innen) und dem Metatarsalbuckel. Je nach Schuh oder Konstruktionsschema kommt dazu noch ein Torsionskeil. Weitere orthopädische Elemente, außer dem Material, gehören nicht mehr zur Grundausstattung einer Einlage.

Materialien

Wesentliche Grundlage des Baus, der Haltbarkeit, der Stabilität und Elastizität sowie Rückstellfähigkeit einer Einlage ist das Material.

Bei den Materialien unterscheidet man starre und biegsame bzw. elastische. Starre Einlagen werden benötigt, wenn der Fuß in einer bestimmten Form oder Stellung gehalten werden muss; bei Übergewichtigen, bei Patienten, die viel stehen und in Fällen, bei denen das Fußgewölbe eine Ruhigstellung benötigt. Mit starren Einlagen sind am Fuß gezielte Korrektur- und Haltekräfte einzusetzen, obwohl sie den physiologischen Abrollvorgang behindern. Zudem stellen starre Einlagen erhebliche Ansprüche an die Qualität der Schuhe, da sie scheuern, verschiedene Schuhpartien überbeanspruchen und beschädigen können. Leider hängt die Verordnung des Einlagenmaterials heutzutage mehr von der Handelsspanne, vom Arbeitsaufwand bei der Fertigung, also mehr von den Erfordernissen und Bequemlichkeiten der Erzeuger ab, als vom tatsächlichen Bedarf der Patienten. So werden immer noch starre Einlagen für Füsse verordnet, die noch weich sind und bei denen die Erhaltung der Gelenkfunktion, des Muskelspiels und der Kapselelastizität im Vordergrund stehen sollte. Hinzu kommt, dass starre Einlagen nur bis hinter die Mittelfußköpfchen gearbeitet werden können, und beim Abrollen die Hauptbelastung auf die Zehengrundgelenke trifft. Gerade dieser Effekt ist aber beim schmerzhaften Spreizfuß nicht erwünscht. Als Ausgleich dafür werden dann in starre Einlagen überhöhte Metatarsalbuckel eingearbeitet, die wiederum das Tragen der Einlage zur Qual werden lassen. Daran ändern auch Versuche nichts, mit Polster- und Lederdecken Linderung zu erreichen. Nicht zu vergessen allerdings, dass auch starre Einlagen, seien sie nun aus Stahl, Aluminium oder Kunststoff, noch eine gewisse Elastizität haben.

Biegsame Einlagen sind mehr oder weniger in alle Achsenrichtungen zu bewegen. Trotzdem müssen sie den Anforderungen einer orthopädischen Einlage genügen; sie dürfen nicht nachgeben oder sich wesentlich verformen. Die wesentlichen, elementaren therapeutischen Ziele sollen gewährleistet sein. Viele der heute auf dem Markt befindlichen Einlagen erfüllen diese Kriterien nicht, obwohl sie als „orthopädische Einlagen" angeboten werden. Kritisch betrachtet sind diese Einlagen Fußstützen. Nachdem sie jedoch als Konfektionsrohlinge in Standardgrößen geliefert werden, richtet sie der Bandagist oder Orthopädie-Schuhtechniker fachgerecht nach Maß oder Abdruck zu, was einer individuellen Herstellung und Anpassung gleichkommt. Biegsame Einlagen sind z. T. aus Naturstoffen wie Kork, Leder, Holz, aber auch aus Kunststoffen wie Plexidur und synthetischen und geschäumten Material. Eine formstabile, aber biegsame Einlage ist zwar ebenso wie eine starre Einlage ein Element der passiven Therapie, gestattet aber noch eine weitgehende Mitbewegung sämtlicher anatomischer Teile des Fußes. Sofern man weniger korrigierende, sondern stützende Absichten mit einer Einlage hat, ist dafür biegsames Material biomechanisch auf jeden Fall besser.

Neben der Formbeständigkeit, Biegsamkeit und Elastizität gelten bei der Verwendung von Einlagen noch andere Kriterien: So stellt sich die Frage, ob der Patient ein Naturprodukt haben will, eine Schweißabsorption erforderlich ist, die Einlagen pflegeleicht sein müssen, ob sie robust, überall passend sein sollen oder ob man auch noch psychologische, auch homöopathisch wirksame Heilkräfte von ihnen erwartet.

Die Einlagenindustrie offeriert heute eine große Auswahl von Einlagenmaterialien, die es gestatten sollten, für jeden Fall wenigstens annäherungsweise eine geeignete Einlage zu finden.

Metalle

Duraluminium

Orthopädische Einlagen aus Duraluminium sind weitverbreitet. Das Aluminiumblech ist leicht, kann gut geschnitten und geformt werden und ist ausreichend starr, so dass man es gut zur Korrektur von Fehlformen einsetzen kann. Die Elastizität von Duraluminium ist nicht sehr groß, aber das Anbringen von Keilen, Nieten und Federn erlaubt vielfältigen Einsatz. In der Regel werden Duraluminium-Einlagen mit Leder überzogen. Bewährt haben sie sich zur Therapie des kindlichen Klumpfußes im Dreipunkteverfahren (Abb. 329). Oft sieht man jedoch, dass die Einlagen den Schuh beschädigen und dort verschrie-

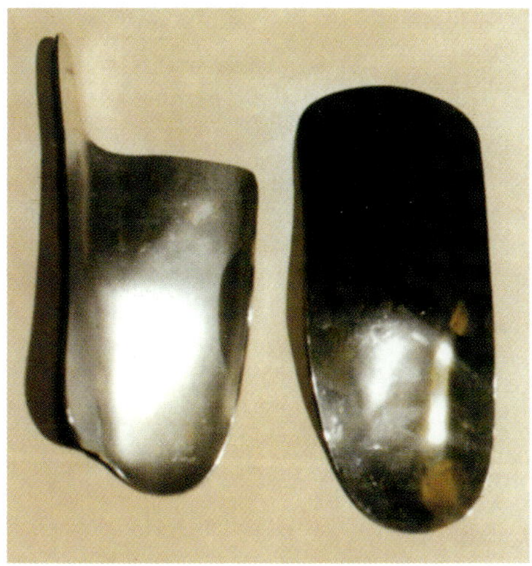

Abb. 329:
Metalleinlagen. Links eine Klumpfußeinlage mit Dreipunkteabstützung, rechts eine V2A-Stahleinlage, als Knickfußeinlage gearbeitet.

ben werden, wo sie nicht geeignet sind, nämlich beim durchgetretenen Quergewölbe. Auch ein noch so überhöhter Metatarsalbuckel wird beim Abrollen nicht vermeiden, dass die Mittelfußköpfchen unter Belastung Bodenkontakt haben, was die Spreizfußbeschwerden wenig mildert. Der Grund für die häufige Verordnung solcher Einlagen liegt wohl darin, dass der Einlagenrohling, von der Industrie in vielen Varianten, Größen, Breiten und Brandsohlenschemata geliefert, leicht geformt bzw. auf einem Amboss getrieben werden kann. Man darf allerdings bei der Verordnung von starren Einlagen nie vergessen, dass dabei das Fußlängsgewölbe in einem bestimmten Verformungszustand ruhiggestellt wird, was biomechanisch bei einem noch nicht kontrakten Fuß äußerst umstritten, unserer Meinung nach nachteilig ist. Von Vorteil ist, dass bei Aluminium-Einlagen schon vorgefertigte Fersenaußenlappen angeboten werden, die bei einer Knickfußeinlage das Abrutschen der Ferse nach außen verhindern, wenn das Innengewölbe stark überhöht werden muss. Barfußkontakt mit dem Metall ist heutzutage obsolet. Moderne Polster- und Überzugsmaterialien werden aufgeklebt oder als Überzug verwendet. Damit sind die unangenehmen „Martereigenschaften" des Metalls neutralisiert. Obwohl relativ hart, ist es erstaunlich, dass Generationen von Einlagenträgern Duraluminium-Einlagen mit Erfolg toleriert haben.

V2A-Stahl

Dieser Stahl ist relativ elastisch, dünn und sehr haltbar. Man braucht daraus gefertigte Einlagen nicht mit irgendwelchen Decken versehen. Sie sind leicht zu reinigen und daher für Schweißfußträger oder Patienten geeignet, die sehr auf Fußhygiene achten müssen. Bevorzugt werden Stahleinlagen bei übergewichtigen Patienten, bei Berufstätigen, die in der Regel stehen, also bei denen die Abrollbewegung eine untergeordnete Rolle spielt. Da der V2A-Stahl als Material unverwüstlich ist, eignen sich solche Einlagen besonders für Schuhe von Schwerarbeitern (Abb. 329). Problematisch ist aber die Schaffung einer Basis für gute Passform, denn die Bearbeitung von V2A-Stahl ist nicht leicht und stellt hohe Anforderungen an das Können des orthopädischen Handwerkers.

Legierungen

Solche Einlagen bestehen aus Kupfer, manchmal auch aus Kupferlegierungen (Bronze). Gemessen an der Verordnungshäufigkeit spielen diese Einlagen, die schweißbeständig, aber weich sind, keine Rolle mehr. Die Rohmaterialien (Duranableche) müssen relativ dick geschnitten werden. So tragen sie in den Schuhen sehr auf.

Kunststoffe

Starre Einlagen aus Kunststoff sind weitverbreitet: Ihr Vorteil ist, dass sie ausreichend elastisch, hygienisch und sehr leicht zu verarbeiten sind. Die wichtigsten Typen von starren Kunststoffeinlagen sind bekannt unter den Namen Acrylharz (z. B. Plexidur), Noval, Supralen. Auch gibt es solche Einlagen aus Nylon. Des weiteren kommen neuerdings dünne Einlagen aus Kunstharz (z. B. Star-Flex) auf den Markt. Verwendet werden auch Niederdruck-Polyäthylene (z. B. Berkedur), die leicht, hautverträglich und hygienisch sind und außerdem, wie die meisten Kunststoffeinlagen, beständig gegen Schweiß, Wasser und die meisten Chemikalien. Zudem nehmen Kunststoffeinlagen meist keinen Geruch an, können warm geformt, gestanzt, gesägt und verklebt werden (Abb. 330).

Starre Kunststoffeinlagen haben trotz einer mehr oder weniger großen Elastizität den Nachteil, dass sie die Abrollfähigkeit und die Eigendynamik des Fußes behindern. Insbesondere beim durchschnittlichen Spreizfuß sind sie oft

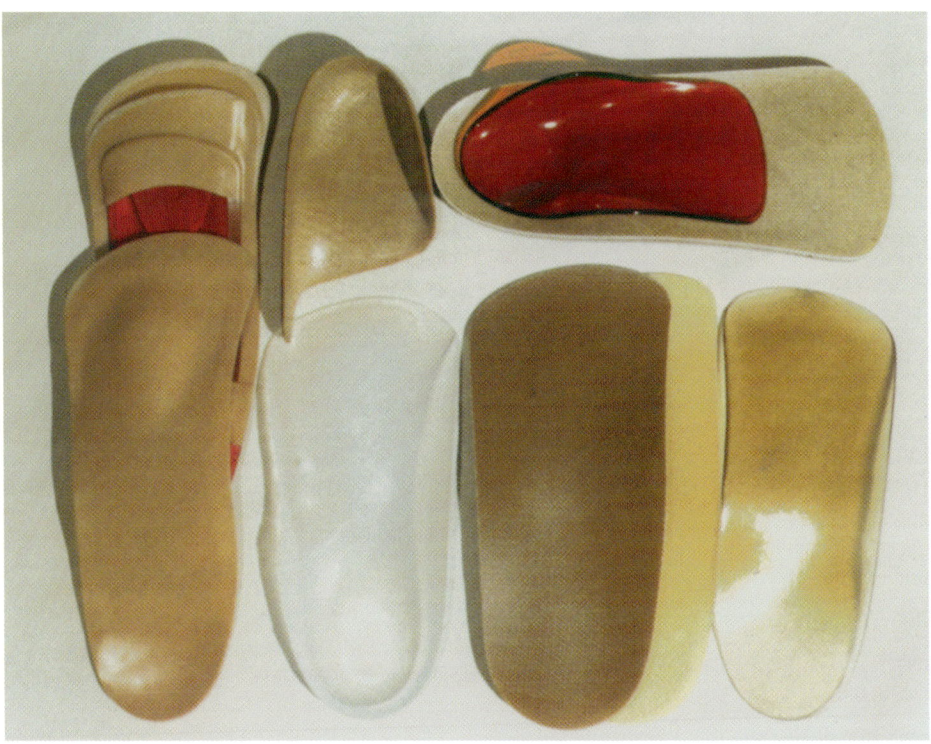

Abb. 330:
Kunststoffeinlagen. Ganz links eine Bauer-Reichel-Einlage. In der oberen Reihe eine Kindereinlage aus Acryl-Gießharz, rechts daneben eine Kindereinlage aus rotem Plexidur, die auf einer PVC-Hartschaum-Einlage liegt. In der unteren Reihe von rechts eine Kunstharzeinlage (Stratos), daneben verschiedene Hartkunststoffe, wie Supralen. Links davon imponiert eine transparente, weiche Kunststoffeinlage.

falsch am Platz. Da sie entweder halblang, manchmal auch dreiviertellang gefertigt sind, verlagert sich in der Stemmphase das ganze Gewicht auf den vorderen Teil des Fußes. Eine Unterstützung und Weichbettung der Mittelfußköpfchen ist meist auch nicht mit dem Versuch, vorne Lederdecken anzuheften, erreichbar. Gerade Kinderfüsse werden durch solche Einlagen an ihrer Entwicklung behindert, da eine starre Einlage immer eine Redressionskraft ausübt. Bei Kindern sind starre Kunststoffeinlagen nur gerechtfertigt, wenn es sich um schwere Deformitäten, z. B. um einen ausgeprägten Knickfuß oder die rebellische Form eines Klumpfußes handelt. Hier steht oft die therapeutische Absicht im Vordergrund, mindestens die erreichte Form zu erhalten.

Die Haltbarkeit von Kunststoffeinlagen ist gegenüber dem Metall geringer. Mechanische und chemische Schäden treten eher auf, auch die Belastung ist begrenzt. Schwere Patienten sollten daher mit Stahleinlagen versorgt werden. Andere starre Materialien spielen derzeit keine wesentliche Rolle, insbesondere nicht mehr Holz, Sperrholz und Zelluloid-Stahldraht-Kombinationen. Letztlich ist bei der Einlagenherstellung auch die Kostenfrage wichtig, so dass sich die Industrie auf die gängigen und preiswerten Rohstoffe eingestellt hat.

Biegsame Einlagen

Biegsame Einlagen bestehen z. T. aus Naturstoffen, z. T. aus Kombinationen von starren Kernen und weichen Ergänzungen, einschließlich Polstermaterialien. Biegsame Einlagen werden überall dort benötigt, wo der Fuß noch ausreichende Beweglichkeit erkennen lässt und vorwiegend eine Unterstützung der Gewölbe, der Gelenke und der Muskeln notwendig ist. Sie erfüllen weitestgehend ihren Zweck beim Belastungsausgleich auf der Sohlenfläche, verhindern nicht den gesamten Abrollvorgang, obwohl sie die Abwicklungsrichtung des Fußes beeinflussen können. Obwohl sie individuell nach Abdruck oder anderen exakten Methoden angepasst werden, entsprechen sie durch ihre Verformbarkeit nicht voll den Kriterien, wie sie für eine einwandfreie orthopädische Einlage Voraussetzung sind. Auch ist ihre Haltbarkeit gegenüber den starren Einlagenmaterialien begrenzt, die Platzersparnis unterschiedlich.

Die meisten der biegsamen Einlagen sind nicht geeignet zur Korrektur von Fußdeformitäten, zur Konservierung von erreichten Operationsergebnissen bei Fußdeformierungen oder zur Korrektur und Aufrichtung bereits ausgeprägter Fehlformen.

Leder

Leder ist eines der ältesten Einlagenmaterialien, obwohl es für sich allein (auch in gewalktem Zustand), insbesondere unter Nässeeinwirkung und starken Belastungen, seine Form verliert. Deswegen wird es gerne mit Kork, Holz, Metallfedern oder anderen Versteifungen kombiniert. Trotzdem ist erstaunlich, welche Formbeständigkeit verschiedene Ledereinlagen erreichen. Leder ist für empfindliche Füsse als natürliches Material am besten geeignet, wird heutzutage jedoch für Einlagendecken oder Überzüge bevorzugt.

Kork

Kork, ein Naturstoff, ist als Einlagenmaterial mit am weitesten verbreitet. Kork ist leicht, flexibel, lässt sich gut schleifen, trägt jedoch z. T. auf. Um die Vorzüge des Korks als Werkstoff zu verbessern, werden eine Vielzahl von Kombinationen angewandt (Abb. 331).

Von den mannigfaltigen Variationen seien hier nur wenige genannt:

Die Kork-Leder-Technik! Die Lederdecke wird mit Kork unterfüttert, z. T. auch mit Federn verstärkt. Auch Kombinationen von Kork-Gummi sind auf dem Markt, ebenso Kork-Latex-Verbindungen (Elastra). Elastisch, gut stützend und gut federnd sind Kombinationen von Leder und Kork, die auf der Unterseite verklebte Holzverstärkungen (Federn) aufweisen (Perpedes – Berkemann). Diese Einlagen sind sehr leicht, werden mit Gummikeilen nachkorrigiert, was z. T.

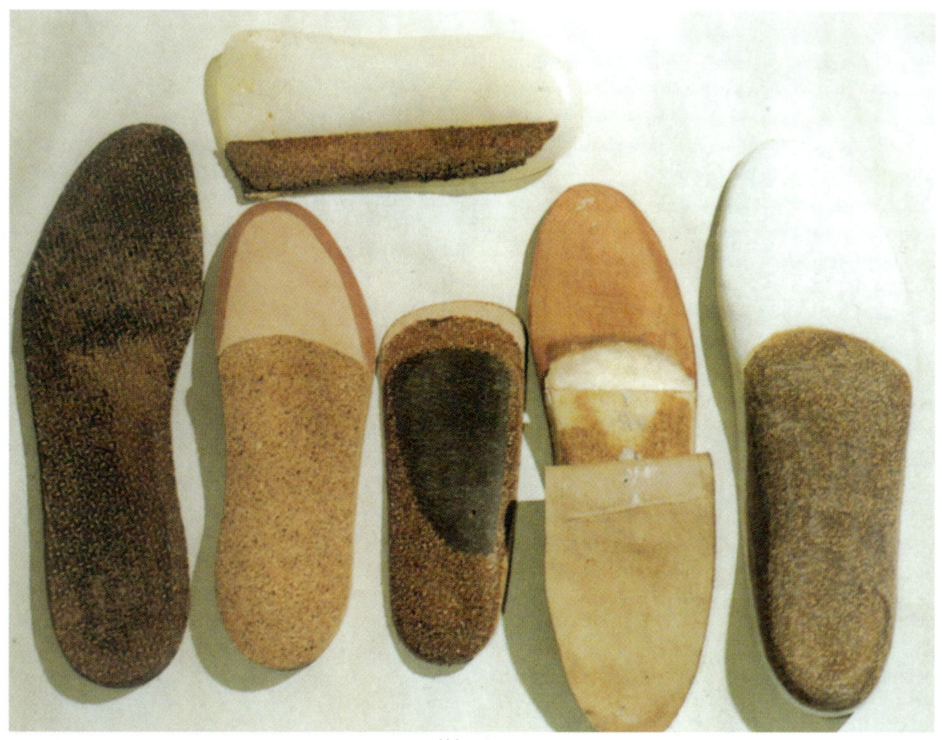

Abb. 331:
Kombinationseinlagen mit Kork.

Schwierigkeiten bereitet. Kork als Grundmaterial ist noch mit einer Reihe anderer Materialien kombinierbar. Einzelheiten dazu sind aus den Katalogen der einschlägigen Hersteller zu erfahren.

Gummi

Gummieinlagen erreichen mit am wenigsten die therapeutischen Ziele einer orthopädischen Einlage; sie sind in der Regel zu weich, müssen mühsam abgeschliffen werden, ihre Formbeständigkeit ist ohne Kombination mit anderen Werkstoffen mangelhaft. Als Naturstoff ist Gummi aber nicht unbeliebt, seine Dämpfungseigenschaften sind nicht schlecht. Deswegen kommt dieses Material eher als Korrekturmittel zum Einsatz und ist als Rohstoff für Fußstützen geeignet. Einige Hersteller kombinieren Gummi mit anderen Materialien, damit über den Aufbau mehrerer, verschieden elastischer und biegsamer Schichten eine funktionsgerechte Einheit zustande kommt (Abb. 332).

Weichpolstereinlagen

Diese Einlagen aus verschiedenen Kunststoffen sind meist langsohlig, werden bei empfindlichen Füssen verordnet, immer mehr auch als Sporteinlagen verwendet. Ob sie als echte orthopädische Einlagen bezeichnet werden können, ist sehr umstritten. Als regelrechte Korrektureinlagen sind sie größtenteils nicht geeignet, können jedoch bei Überlastungsbeschwerden, bei Fußübeln wie Warzen, Schwielen, Spornen, Durchblutungsstörungen, Neuropathien usw. gute Dienste leisten. Die z. T. hohe Elastizität bzw. Rückstellfähigkeit der verwendeten Schaumstoffe oder schaumstoffähnlichen Faserfilze erweitert die Palette ihrer Einsatzmöglichkeiten (Abb. 332).

Weichpolstereinlagen bestehen z. T. aus schaumstoffähnlichen Materialien. Die derzeit bekanntesten Produkte sind Tepefoam, Pryx, PPT, Plastazote, AMS 2000, Polyurethan, Neopren, HB-Schaum oder Lunasoft sind, um nur einige zu nennen.

Als Stützkern für den Einlagenkörper wird dabei oft eine Kork-Latex-Verbindung bevorzugt; auch Verstärkungsmaterialien wie RX-Thermit, Acrylharze (mit Polyamid und Glasseiden verstärkt) und Polypropylen finden Eingang. Neben den herkömmlichen Schaumstoffen werden Polyäthylen-Netze wie Pryx und Tepefom bevor-

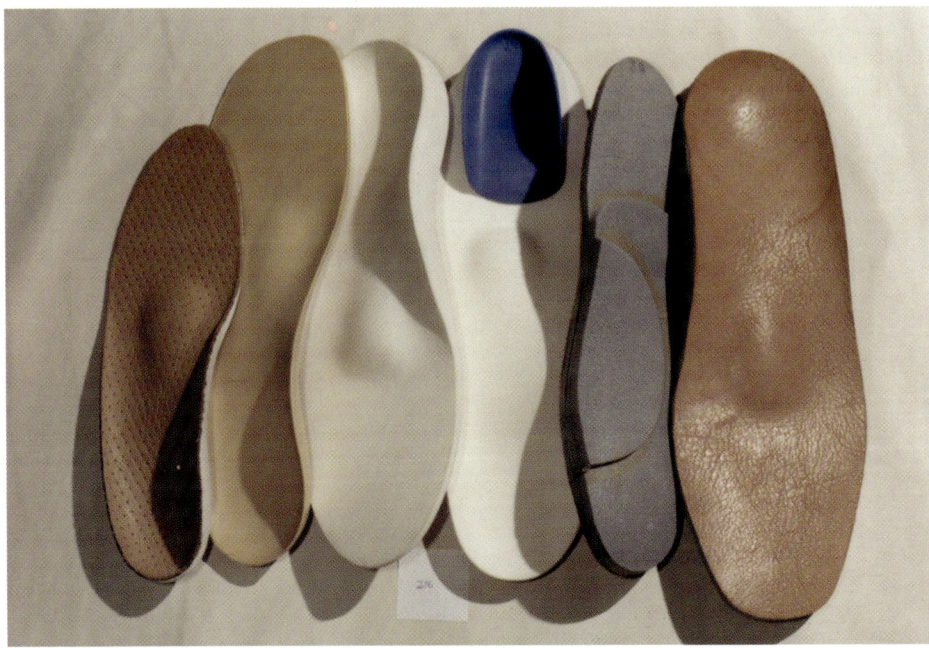

Abb. 332:
Weichpolstereinlagen. Die Materialien bestehen aus Gummi, Hartschaum, Pryx, PPT und anderen Kunststoffmischungen. Die abgebildeten Rohlinge müssen zugerichtet werden.

zugt, da jene zähelastisch, formbeständig, flexibel, leicht und hautverträglich sind. In der Regel sind sie thermoplastisch verformbar und somit günstig für schalenförmige Passformen in Sportschuhen.

Die Weichpolstereinlagen sind meist in mehreren Schichten gefertigt, wobei für die oberste Polsterschicht wiederum Tepefom, Zellvulkolan, Ova-Speed und gerne auch PPT verwendet werden. Letzteres Material ist ein offenzelliger atmungsaktiver Schaumstoff aus einer Mischung von Kautschuk, Silikon und Äthylen. Diese Weichpolsterstoffe haben eine große Rückstellfähigkeit, sind dauerelastisch, schaumig-weich, alterungsbeständig, leicht und angenehm zu tragen. Ihre Elastizität wird nach einer Industrienorm mit Shore-Härten festgelegt.

Um diese Kunststoffe gut an die Fußsohlenhaut anzupassen, werden auch Bezüge aus Sämischleder, Kunstleder, Kunstoffgewebe, Vellon sowie Frottee (elastisches engmaschiges Baumwoll-PA-Mischgewebe) verwendet.

Diese Einlagen haben ihre Hauptaufgabe in der Dämpfung, Stützung, Führung und Entlastung des Fußes, wie sie gerade in Sportschuhen oder beim Riskofuß erforderlich ist. Höherwertige Therapieziele wie die Gewölbestabilisierung sind oft damit nicht zu erreichen, was die Anfertigung spezieller Einlagentypen erfordert. Doch ist die Polsterung bei Patienten wie Diabetikern äußerst wichtig. Die Ausbildung von Schwielen kann erheblich reduziert werden. CAVANAK et al haben festgestellt, dass die Hornhautbildung den Druck um 30% erhöhen kann und damit die Gefahr von Ulkusbildung verstärkt.

Einlagen-Anpassung

Die herkömmlichen Methoden, Einlagen anzumessen, zu modellieren und anzupassen, sind der Gipsabdruck, der plastische Sohlenabdruck, das Maßblatt, die Probiereinlage, seltener die Herstellung über den Holzleisten. Neurdings gesellen sich elektronische Anpassmethoden dazu.

Gipsabdruck

Das wohl aufwändigste Verfahren ist die Herstellung von Einlagen mit Gipsmodell bzw. der Gipsabdruck. Dabei wird vom Arzt oder vom Orthopädie-Schuhtechniker zunächst ein Gipsabdruck am Fuß vorgenommen und davon wieder ein Positiv-Modell angefertigt, auf das die entsprechende orthopädische Einlage zugearbeitet wird. Dieses aufwändige Verfahren ist jedoch umsonst, wenn bei der Erstellung des ersten Gipsabdrucks nicht auf ausreichende Korrektur der Fehlstellung, auf Druck- und Fehlbelastungsstellen geachtet wird oder sich der ganze Abdruck noch verformen kann, weil der Gips nicht genügend gehärtet ist. Bei dem enormen Aufwand an Zeit und Kosten sollte es selbstverständlich sein, dass der Patient vor endgültiger Fertigstellung der Einlage zur Probe-Anpassung kommt. Dies ist um so wichtiger, als dass in den meisten Fällen die Einlage aus Industrie-Rohlingen gearbeitet wird, und dabei manche spezielle Fußform und Breite unberücksichtigt bleibt.

Durch die vorgegebenen Industrie-Rohlinge ist mehr denn je das Können des Orthopädie-Schuhtechnikers gefragt, der die speziellen Erfordernisse des Fußes auf die Einlage überträgt. Dies gilt auch für die elktronischen-digitalen Mess- und Abtastverfahren. Unter dem Druck der Kosten, auch der Zeit und der Praktikabilität der Einlagenversorgung, erfährt deswegen die alte Methode des plastischen Sohlenabdrucks eine Renaissance. Dabei tritt der Patient mit dem Fuß in eine weiche Ton- oder Plastilinmasse, neuerdings in einen verformbaren Schaumstoff, wobei dann in die Mulde des Fußabdrucks das Positiv-Modell, in der Regel aus Gips, weniger oft aus Kunststoff oder anderen Materialien, eingegossen werden kann. In leichten Fällen reicht diese Methode vollkommen aus. Bei Fußdeformitäten oder erforderlichen Stellungskorrekturen ist dieses Abdruckverfahren unbedingt durch die Modelltechnik mit Gips oder Kunststoff zu ersetzen.

Maßblattverfahren

Häufig reicht die Verwendung des Maßblattverfahrens aus. Dabei wird der Fuß auf ein Blatt Papier gestellt und der Umriss mit einem Bleistift skizziert. Eine spezifizierende Methode ist dabei, den Fuß unter Belastung auf eine Art Stempelkissen zu stellen (Trittspurapparat), was bei der Einlagenherstellung noch die Beurteilung der unterschiedlichen Anpressdrucke und Kräfte auf den Boden erlaubt.

Probiereinlage

Die Probiereinlage gibt es bereits seit den 20er Jahren. Teilweise wurde sie thermoplastisch verformbar gestaltet, um sie am Fuß anpassen zu können. Danach hat man die eigentliche Einlage hergestellt. Die Methode erwies sich jedoch als nicht praktikabel, da mit verformbaren Materialien die erforderlichen Anpressdrücke und Korrekturen nicht zu erreichen waren. Weitere Modifikationen, wie die Aluminiumprobiereinlagen nach REINHARDT sind zwar von der Ausstattung her aufwändig, bringen aber gute Ergebnisse, da die Form der Einlage, Größe, Weite und erforderlichen Korrekturmomente direkt am Fuß gemessen werden können.

Die Methode der direkten Anpassung wird auch heute noch vertreten. Dabei wird der Einlagenrohling so lange an die Fußsohle gehalten, bis er, wenigstens optisch und vom Gefühl her, passt. Diese Methode ist umstritten, in der Hand eines erfahrenen Fachmanns jedoch durchaus vertretbar. Dasselbe gilt für Anpassverfahren, bei denen verformbare Kunststoffeinlagen auf die Fußsohle aufgebracht werden und dort aushärten. Eine Neuentwicklung unter Verwendung der Sandwich-Methode erfüllt im Trittspurverfahren durchaus die Kriterien, wie sie für eine Weichbettung ohne Korrektur, z. B. für den Diabetiker, gefordert werden.

Digitale Methode der Einlagenherstellung

Im Rahmen des technischen Fortschritts hat auch die digitale Anpassung Einzug in die Orthopädie gehalten. Zug um Zug folgt dieser auch der Schritt der digitalen Anfertigung. So ist heutzutage die dreidimensionale Vermessung der Fußform und Größe serienreif. Die Abtastgeräte arbeiten als digitale Scanner oder zum Teil noch mechanisch, aber die Sohlenform kann digital gespeichert und auf dem Bildschirm verändert bzw. korrigiert werden. Anschließend wird das Ergebnis auf eine digital gesteuerte Fräsmaschine übertragen, die ein passgenaues Abbild der Fußsohle aus einem Einlagenrohling fräst. Die Korrekurmaßnahme ist dabei schon berücksichtigt. Die Einlage wird dann noch, je nach Notwendigkeit, gepolstert und überzogen, auch auf die Passgenauigkeit in den Schuh zugeschnitten.

Aber auch diese Methode bedarf einiger Übung und Erfahrung. Während früher der Schuhtechniker oder Bandagist beim Gipsabdruck so lange einen Korrekturdruck mit der Hand ausübte, bis der Gips am handkorrigierten Fußgewölbe ausgehärtet war, werden die Korrekturen nun am Bildschirm digital berechnet

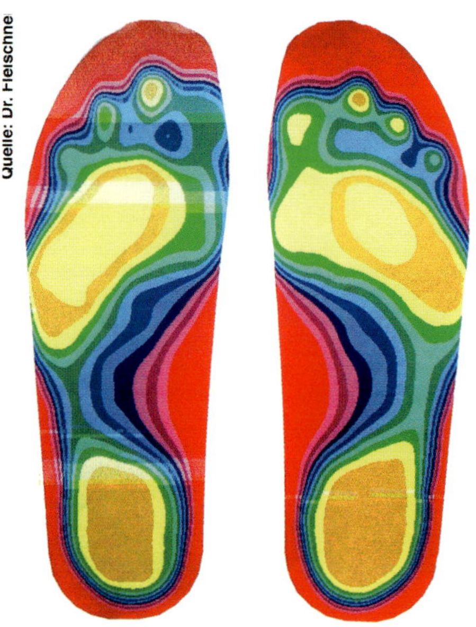

Abb. 333:
Die Ergebnisse der 3-D-Abtastung werden auf dem Bildschirm dargestellt. Die Höhenlinien sind farbig unterschiedlich differenziert. Die therapeutische Einlagenkorrektur erfolgt am Bildschirm. Das Ergebnis wird maßstabsgetreu auf die Fräsmaschine übertragen.

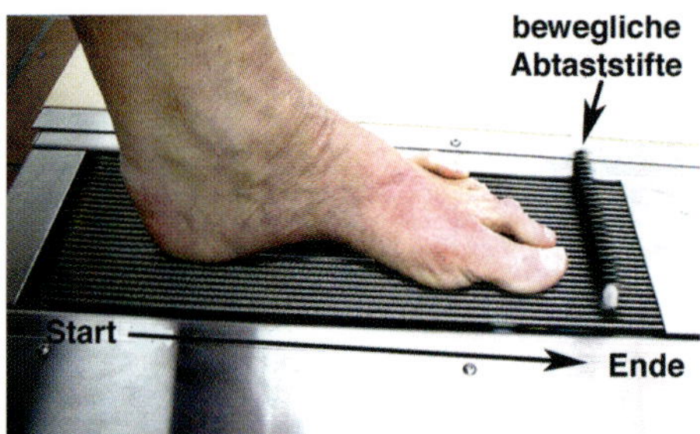

Abb. 334:
Abtastmaschine zur 3-D-Vermessung der Fußsohle. Der Fuß steht auf einer Plattform aus Drahtseilen zwischen denen ein Abtastkamm mit beweglichen Stiften unter der Fuß-Sohle entlang fährt. Die gemessenen Werte werden digital erfasst.

und durchgeführt. Am Computerbildschirm werden nun Pelotten, Gewölbestützen, Randerhöhungen, Fersenumfassungen etc. hinzugefügt. Ausmaß, Höhe und Position muss allerdings der Orthopädie-Techniker hinzufügen.

Alternative Systeme benutzen andere Abtastmethoden. Er wurden Scanner entwickelt, die optisch vermessen oder mit neuer Lasertechnik abtasten etc.

Auch wenn diese Systeme ausgereift sind,

bleibt immer noch das Problem des biomechanischen Belastungs- und Verformungsablaufes beim Stehen und Gehen. Bei der Oberflächengestaltung der Einlage ist auch die Elastizität und Rückstellfähigkeit des Materials (Shore-Härte) wichtig. Sie ist bei der statischen und rein anatomischen Vermessung nicht zu erfassen. Eine Ergänzung mit der Pedographie, bei der mit elektronischen Sensoren die Druckverteilungen an der Sohle beim Gehen gemessen werden, ist deswegen sinnvoll (siehe Kapitel Biomechanik). Damit ist leicht festzustellen, wo bei der neuen Einlage noch Belastungsspitzen vorliegen und ob die Druckverteilung noch verbessert werden kann.

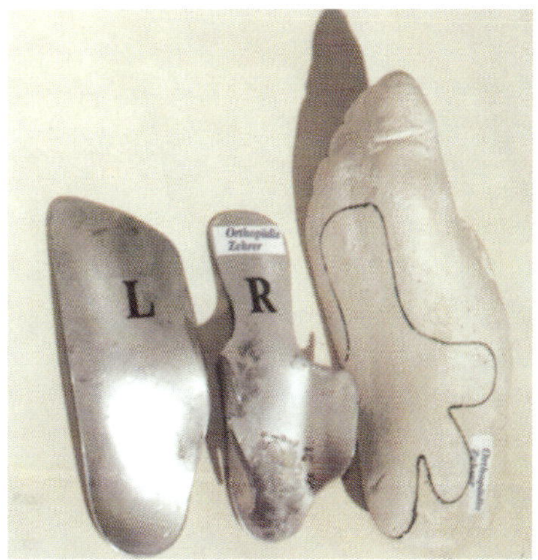

Abb. 335:
Detorsionseinlagen. Die linke Einlage ist eine Hohmann-Detorsionseinlage mit vorgezogenem Außenrand, die rechte Einlage eine Winkelheber-Flügel-Einlage nach Volkmann.

Einlagetypen

Gerade bei den orthopädischen Einlagen ist nicht nur das Material wichtig, sondern auch die Zuordnung zu den verschiedenen Fußformen, Schuhgrößen, Brandsohlenschemata und Fußbreiten. Daneben gibt es eine Vielzahl von Sonderformen, deren Grundaufbau, Zurichtung oder Änderung zur Entwicklung spezieller Einlagentypen führte, die im wesentlichen auch die unterschiedlichen medizinischen Lehrmeinungen repräsentieren.

Detorsionseinlage

Ausgehend von der anatomischen Erkenntnis, dass der Rückfuß (in Supination) gegenüber dem Vorfuß (in Pronation) in einer entgegengesetzten Drehstellung steht, entwickelten Wissenschaftler die Theorie von Torsion (Supinationsstellung) und Detorsion (Pronationsstellung) des Fußes. Damit bedeutet eine zunehmende Detorsion eine Knickfußstellung des Fußes. Man entwickelte folglich die Detorsionseinlage, die einer Knickfußbildung entgegenwirkt. Grundmodelle der Detorsionseinlagen sind die nach HOHMANN, bei denen das Längsgewölbe genügend gestützt wird, der Ballen jedoch, zwecks besserer Ab-wicklung beim Gehen, frei bleibt. Um zu vermeiden, dass der Fuß insgesamt nach außen abrutscht, wird die Einlage unter das V. Mittelfußköpfchen vorgezogen, wirkt also dort wieder pronierend, während sie im Rückfußbereich supinierende Kräfte gestattet. (Abb. 335).

Eine andere Detorsionseinlage wurde durch VOLKMANN entwickelt, der den Knickfuß mit einer starren, mit Außen- und Innenlappen versehenen Einlage anging (Abb. 335). Schon allein beim Anblick dieser Einlagen muss einem klar werden, dass neuere biomechanische Gesichtspunkte dabei grob vernachlässigt werden. Die Erfahrung hat gezeigt, dass solche Einlagen zu Druckstellen, Muskelatrophien und zu Schmerzen führen, das Schuhwerk stark beanspruchen und somit über kurz oder lang vom Patienten abgelehnt werden.

Man bevorzugt heutzutage Kork-Leder-Einlagen, die, mit einem Kunststoff- oder Metallfederkern verstärkt und mit einer Walklederfassung versehen, in den meisten Fällen dieselbe Wirkung erzielen. Die grundsätzliche Überlegung bei der Verordnung von orthopädischen Einlagen bleibt immer: Soll eine Korrektur, Stützung oder Entlastung durchgeführt werden? Starre Einlagen, sei es aus Kunststoff oder Metall, sind nur noch zur Korrektur oder Redression gerechtfertigt.

Klumpfußeinlage

Eines der größten orthopädischen Probleme bei der Therapie des Fußes stellt der Klumpfuß dar. Seine wichtigsten Komponenten, der Spitzfuß, die Anspreiz- und Supinationsstellung sowie die Verkürzung der Kapsel-Band-Strukturen auf der Innenseite werden oft operativ angegangen, müssen aber anschließend durch geeignetes Schuhwerk oder eine Einlage versorgt werden.

Diesen therapeutischen Versuch, das Operationsergebnis zu halten, gegebenenfalls noch zu verbessern, nennt man Redression und Korrektur. Dabei hat sich das Dreipunkteprinzip in der Versorgung mit orthopädischen Einlagen am meisten bewährt. In der Regel wird eine starre Einlage verwendet, die innen am Vor- und Rückfuß einen Anpressdruck erzeugt, der in einem Außenbacken Widerhalt findet. Das Fußinnengewölbe ist dabei flach gehalten, das Außengewölbe zur Anhebung des Würfelbeines leicht erhöht (Abb. 336). Dieses klassische Dreipunkteprinzip kommt bei den meisten Klumpfußeinlagen zum Tragen.

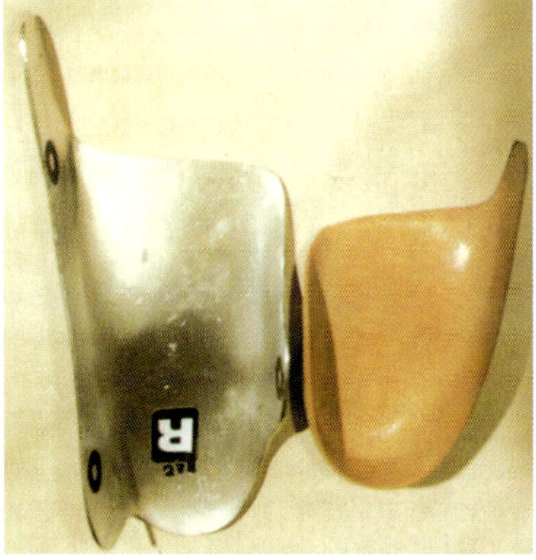

Abb. 336:
Klumpfußeinlagen nach dem Dreipunkteprinzip.

In leichteren Fällen können die üblichen starren Einlagen mit ihren hochgezogenen stabilen Seitenbacken durch flexible Einlagen ersetzt werden. Voraussetzung, insbesondere bei Kindern, ist jedoch, dass eine genügend hohe Fersenumfassung besteht, die an der Außenseite bis hinter das V. Mittelfußköpfchen vorgezogen wird und eine Pronationsleiste hat. Ergänzend dazu ist auch der Innenrand, jedoch nicht das Innengewölbe hochzuziehen und bis an das Großzehengrundgelenk heranzuführen. Zu beachten ist jedoch, dass gerade bei der Klumpfußbehandlung von Kindern nicht immer dem Wunsch der Eltern nach einem Kompromiss entsprochen wird, da kindliche Klumpfüße nicht selten „rebellisch" sind und trotz operativer Eingriffe bei zu sorgloser Behandlung wieder zur Verschlimmerung führen.

Hohlfußeinlage

Da man beim Hohlfuß zwischen Ballenhohlfuß und Hackenhohlfuß unterscheidet, ergeben sich grundsätzliche Unterschiede in der möglichen Einlagenversorgung. In der Literatur findet man immer wieder die Aufspreizeinlage, die als Korrektureinlage wirken soll, aber in der Praxis allerdings keine Rolle mehr spielt (Abb. 337). Dabei

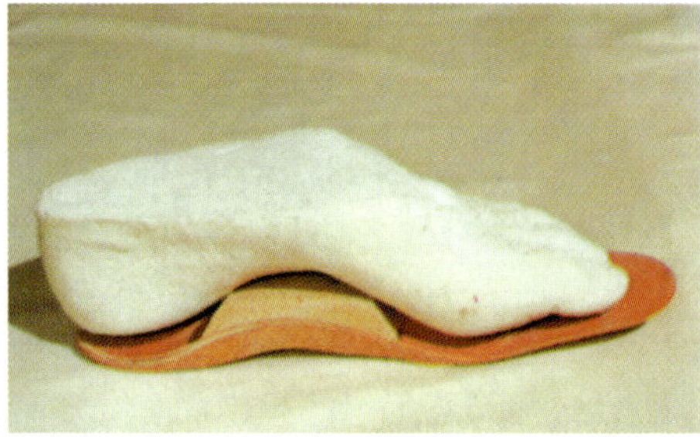

Abb. 337:
Hohlfußeinlage. Noch nicht zugerichteter und gepolsteter Einlagenrohling nach dem Prinzip der stufenförmigen Brückenbettung.

versucht man, mit einer stufenförmigen Brückenbettung eine Abflachung des Längsgewölbes zu bewirken. In der Praxis hat sich jedoch herausgestellt, dass diese Maßnahme zu vermehrter Druckwirkung am I. Mittelfußknochen führt, sofern ein Ballenhohlfuß vorliegt. Besser ist die Weichbettung des Fußlängsgewölbes und mittelharte Bettung der Ferse sowie der Mittelfußköpfchen. Gelegentlich sind eine Tieferbettung des Großzehengrundgelenks sowie eine Schuhzurichtung mit einer Ballenrolle erforderlich.

Beim Hackenhohlfuß reicht oft eine Einlagenversorgung mit Fersenpolsterung nicht aus, sondern es muss eine Erhöhung des Rückfußes mittels Stufenbettung und Absatzerhöhung erfolgen. Schmerzhafte Verhärtungen der Plantaraponeurose müssen mit Rinnenpolstern unterlegt werden (Abb. 338).

Spreizfußeinlage

Eine allseits befriedigende orthopädische Spreizfußeinlage muss die medizinischen Anforderungen bezüglich Stützung, Korrektur und Abrollvermögens erfüllen. Sie soll daher dem Auseinanderweichen der Mittelfußköpfchen entgegenwirken, das Quer- und Längsgewölbe stützen, ausreichend Fersenhalt bieten, ohne die Torsionsverhältnisse des Fußes zu beeinflussen. Dazu sind genügend Stabilität des Längsinnengewölbes erforderlich und ein leicht hochgezoge-

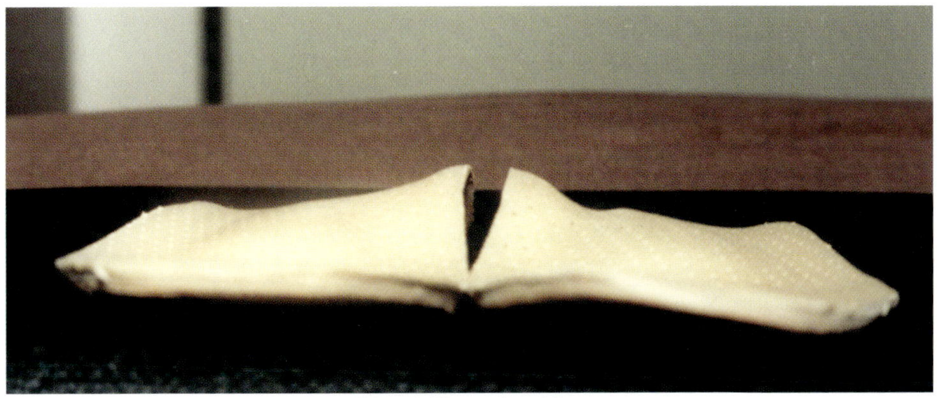

Abb. 338: Rinnenpolstereinlage

ner, äußerer und innerer Rand, die für ausreichenden Halt des I. und V. Mittelfußknochens sorgen. Viele Einlagen sind, den Erfordernissen modischer Schuhe angepasst, zu schmal und zu kurz. Die Mittelfußpelotte oder der Metatarsalbuckel, der knapp hinter den Mittelfußköpfchen angebracht wird, verhindert ein Tiefersinken der mittleren Mittelfußknochen und gewährleistet den Fortbestand eines vorderen Quergewölbes. Dieses wiederum garantiert, dass der Vorfuß in Höhe der Mittelfußköpfchen nicht breiter wird. Heiß umstritten immer wieder, wie hoch der Metatarsalbuckel sein soll. Wer sich aber den anatomischen Bau einer Fußsohle ansieht, wird feststellen, dass ein hoher Metatarsalbuckel zwar eine Stützung des Quergewölbes vorgibt, aber auch einen enormen Druck auf die Gebilde der Fußsohle, wie Muskeln, Blutgefäße und Nerven, ausübt. Nicht umsonst klagen viele Patienten mit einem zu hohen Metatarsalbuckel über Schmerzen und lassen die Einlagen im Schrank liegen. Gerade beim Spreizfuß, bei dem die kurzen Fußmuskeln, insbesondere auch der schräge und quere Kopf des Großzehenanspreizers eine wichtige biomechanische Rolle spielen, führt ein zu hoher Metatarsalbuckel zur Atrophie oder chronischen Druckschädigung der Muskulatur. Überhöhte Metatarsalbuckel schädigen auch die Sehnen der Fußspulmuskeln und somit deren Zusammenspiel mit den Sehnen des langen Zehenbeugers und legen außerdem deren Wirkung auf die Dorsalaponeurose der Zehen II bis V lahm. Auch ihre Funktion als Beuger im Grundgelenk und Hilfsstrecker für das Mittel- und Endglied wird behindert. Überhöhte Metatarsalbuckel findet man häufig bei kurzen und starren Einlagen als Ergebnis einer zu theoretischen Überlegung, das Quergewölbe hinter dem Metatarsalköpfchen ausreichend hochzuspreizen (Abb. 340), wenn man die Köpfchen selbst nicht stützen kann. Unserer Meinung nach ist es besser, eine lange, ausreichend flexible Einlage zu verordnen, bei der man den Metatarsalbuckel flacher gestalten kann. Dies hat den Vorteil, dass der Übergang von der Innengewölbehöhe sanfter ist und der Metatarsalbuckel nach vorne flach verbreitert werden kann. Somit ist es möglich, auch die Mittelfußköpfchen mit einer sanften Anhebung zu stützen und die Druckverteilung beim Abrollen zu verbessern. Kurze starre Einlagen sind beim Spreizfuß am Ende der Stemmphase wirkungslos, da die mittleren Mittelfußköpfchen über die Einlage hinausragen und starkem Druck ausgesetzt sind. Deswegen sollte man sich bei der Verordnung von kurzen starren Einlagen überlegen, ob man nicht einer Torsionseinlage den Vorzug geben sollte; sie würde das biomechanische Verhalten des Vorfußes ändern.

Der große Fehler, der bei der Einlagenversorgung immer wieder gemacht wird, ist, nicht exakt zu überlegen, ob man einen Spreizfuß korrigieren und stützen will, oder ob man nur eine Druckentlastung und Schmerzlinderung im Auge hat. Es ist eine Selbstverständlichkeit, dass Spreizfüße, die noch locker, aufdehnbar, also formbar sind, eine Korrektur- und Stützeinlage erhalten, während kontrakte, also eingesteifte, z. T. verformte Füsse einer Einlage bedürfen, die mehr das Ziel der Weichpolsterung und Druckverteilung verfolgt (Abb. 340).

Das Innengewölbe liegt in der Regel mit seinem höchsten Punkt sehr weit hinten. Beim Spreizfuß ist es daher notwendig, diesen höchs-

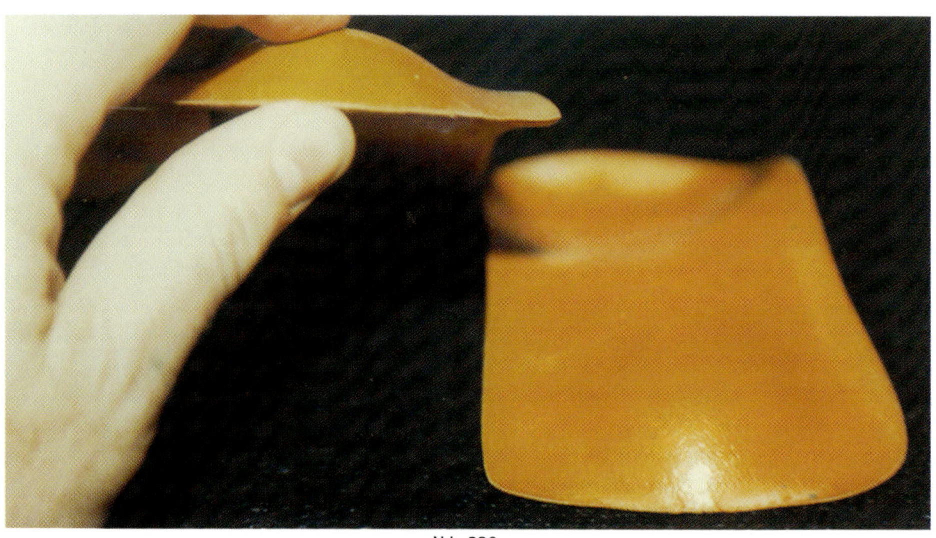

Abb. 339:
Überhöhter Metatarsalbuckel.

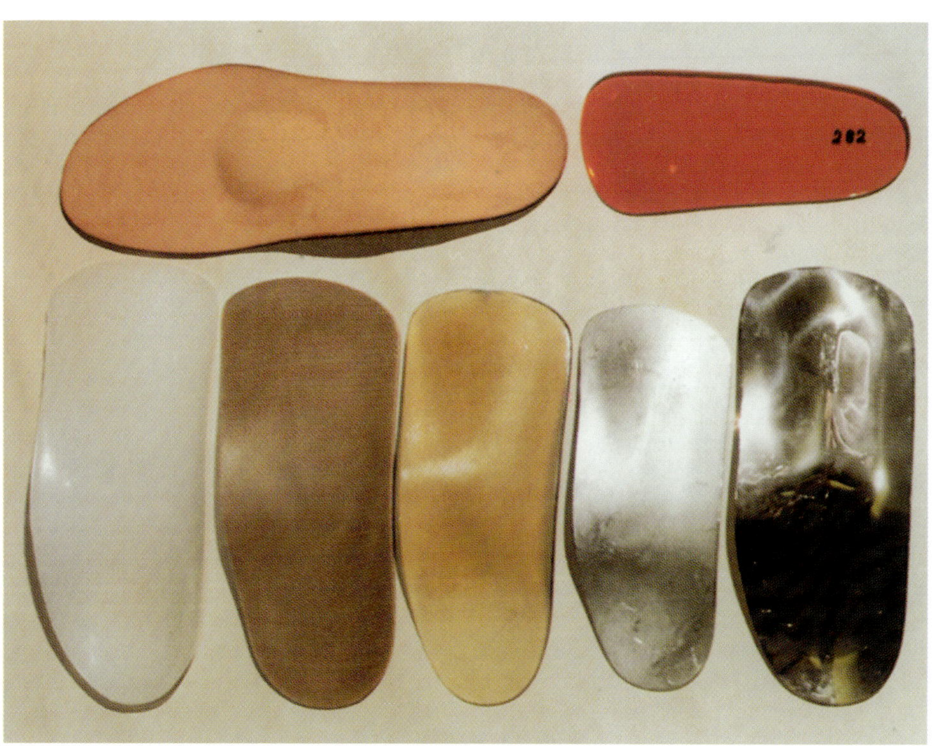

Abb. 340:
Spreizfußeinlagen. Verschiedene Einlagen aus weichem und hartem Kunststoff, Dur-Aluminium sowie V2A-Stahl und Kork-Leder. Rechts oben ein ungeformter Rohling.

ten Punkt, die Kulmination, nach vorne zu verlagern und dem I. Mittelfußköpfchen einen Flankenschutz von der Innenseite her zu geben. Dies ist um so wichtiger bei Patienten, die bei der physiologischen Gehabwicklung eine Schlussrotation und Drehung nach innen durchführen. Speziell bei diesen Patienten haben sich Detorsionseinlagen nicht bewährt. Im Zweifelsfalle ist es daher notwendig, die von uns bevorzugte langsohlige Kork-Leder-Einlage zu verordnen, auf der bei längerem Tragen die kritischen Belastungspunkte von Problemfüßen sichtbar werden. Das trifft nicht nur für den Bau des Längsgewölbes zu, sondern insbesondere auch für die Lage der Mittelfußköpfchen. Auch mit Systemen der elektronischen Druckverteilungssystemen ist in solchen Fällen keine hundertprozentige Vorausberechnung einer Einlagenzurichtung möglich, da zu den beiden Kontaktsystemen Fuß und Einlage auch noch der Schuh gerechnet werden muss. Die Nachmessung lokaler Druckgrößen mit diesen Systemen ist aber auf jeden Fall gerechtfertigt. Nur so sind Feinkorrekturen bei Risikofüssen durchführbar.

Zu Recht wird immer wieder gefordert, dass zur fußgerechten Einlage auch ein einlagengerechter Schuh gehört. Man erlebt immer wieder, dass die Einlage im Schuh kippt, rutscht oder auch zugeschnitten wird, weil das Brandsohlenschema des Schuhs nicht zu dem der Einlagen passt. So gibt es Patienten, die langsohlige Einlagen vorne abschneiden und nicht bedenken, dass beim Abrollvorgang die Zehen nach vorne rutschen und dabei eine Distanzreserve dringend erforderlich ist. Ist die Einlage vorne zu kurz, kommt es zu den bekannten Scheuerstellen durch den Einlagenrand an den Zehenkuppen.

Knickfußeinlage

Bevor man zu einer Knickfußeinlage rät und sie auch verordnet, muss man präzise unterscheiden zwischen einem Knickfuß, der noch aktiv und passiv ausreichend beweglich und korrigierbar ist und dem kontrakten Knick-Plattfuß, dem eigentlichen Plattfuß.

Bei Patienten, die noch in der Lage sind, eine aktive Hebung des Innenrands mit Verstärkung des Längsinnengewölbes durchzuführen und auch bei solchen, die im Zehenstand keine wesentliche X-(Valgus-)Stellung aufweisen, sollte man einen Korrekturversuch mit der Einlage durchführen. Auch bei Patienten, bei denen das Innen- und Quergewölbe noch passiv ohne wesentliche Schmerzen aufdehnbar sind, wäre ein solcher Versuch gerechtfertigt. Das bedeutet, mit Hilfe einer orthopädischen Einlage die Senkung des Längsinnengewölbes sowie die Fehlstellung der Ferse zu korrigieren. Bei Kindern ist dies auf jeden Fall gerechtfertigt.

Bei Erwachsenen mit eingesteiften (kontrakten) Plattfüssen, wird man sich mehr oder weniger nur auf eine entlastende Bettung der Fußsohle beschränken und versuchen, mit entsprechender Abstützung eine weitere Deformierung des Fußes zu verhindern.

Der klassische Typ einer Knickfußeinlage besteht aus einem gut anmodellierten Innengewölbe, das den Fersenbeinbalkon und somit auch das Sprungbein unterstützt und aus einer ausreichenden Fersenumfassung mit einem Fersenkeil besteht oder als Schale gearbeitet sein kann (Abb. 341). Der Keil hat aber dort seine Grenzen, wo die Unterbauung zum Abrutschen der Ferse führt. Dann ist das Anbringen einer Außenlasche weit günstiger.

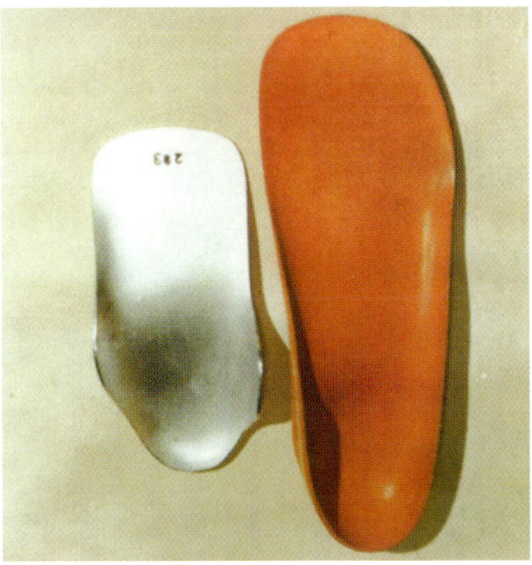

Abb. 341:
Knickfußeinlagen. Hochgezogene Ränder und Seitenlaschen sorgen für genügenden Halt.

In Abänderung des Unterstützungsprinzips hat HOHMANN für den Knick-Senkfuß das Detorsionsprinzip eingeführt, das den Ballen unter dem Großzehenstrahl frei lässt und dafür den Kleinzehenstrahl mehr unterstützt. Um den dadurch erzeugten Pronationskräften entgegenzuwirken, wird am hinteren Innengewölbe ein Supinationskeil angebracht. Die Wirkung dieser starren Einlage ist heutzutage sehr umstritten, ebenso wie die starre Winkelheber-Flügel-Einlage nach VOLKMANN, über deren Praktikabilität die meisten Patienten insofern entscheiden, als sie diese im Schrank liegen lassen. Getragen werden sie meist nur von Kindern, gezwungenermaßen sozusagen.

Glücklicherweise nur noch aus historischen Gründen zu nennen ist das Marterinstrument für Kinder, die Übungseinlage nach SPITZY. Bei dieser wurde durch eine kleine Kugel oder kugelartige Vorwölbung unter dem Innengewölbe ein Reiz, besser gesagt ein Schmerz ausgelöst, der den Träger dieser Einlage zu aktiver Entlastung des Fußgewölbes zwingen sollte. (Abb. 342).

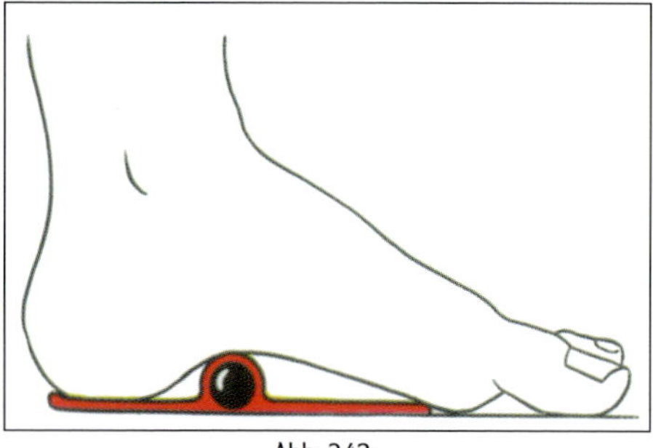

Abb. 342:
Einlage nach Spitzy.

Nicht weniger peinsam ist für kindliche Knickfüße der Knochenmuskelrichter nach A. LEISTEN sen. (Abb. 343), der durch eine innen angebrachte Lasche einen Druckreiz auf das Kahnbein ausübt. Die theoretisch gedachte Abwehr- oder Schmerzreaktion ist die Gewölbeaufrichtung.

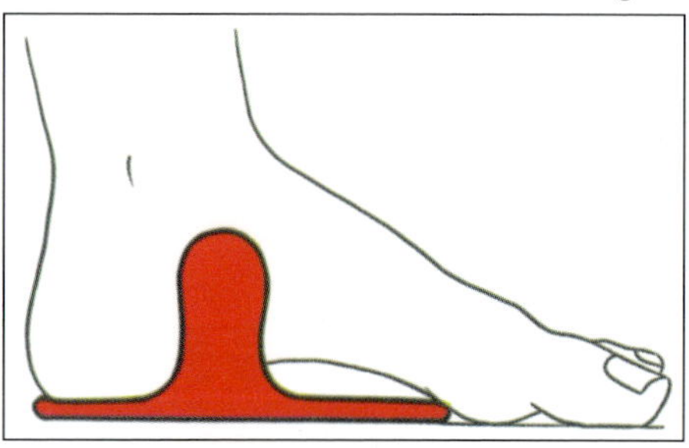

Abb. 343:
Knochenmuskelrichter nach Leisten sen.

Neuerdings wurde in Anlehnung an dieses Prinzip noch die M + E-Modular-Einlage entwickelt (Abb. 344), bei der anstatt einer harten Kugel ein Kegel aus Silikon-Kautschuk installiert wird, was den Schmerzreiz sicher dämpft. Inwieweit eine solche Einlage von halbwegs geistig entwickelten und sensiblen Kindern toleriert wird – die Zukunft wird darüber Aufschluss geben. Unserer Meinung nach wäre es weit besser, Biofeedback-Systeme zu entwickeln, in deren Zusammenhang empfindliche Sensoren an der Fußsohle falsche Belastungssituationen melden und dem Träger durch akustische oder nervenstimulierende Signale an ein einzuhaltendes sorgfältiges Gangbild erinnern. Mit dem System der FA Novel ist bereits ein Anfang gemacht.

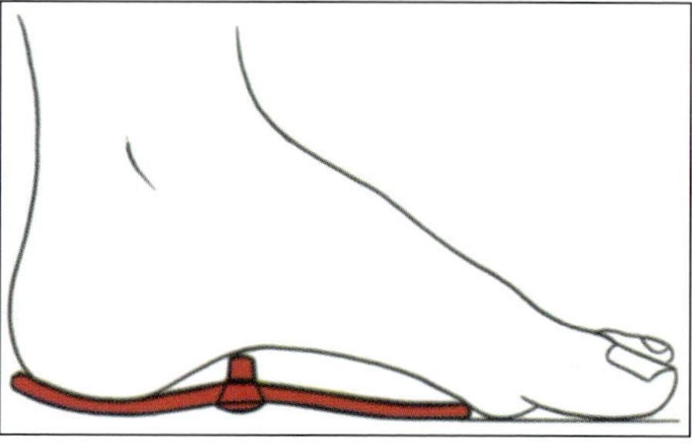

Abb. 344:
M + E-Modular-Einlage.

Modellvarianten

Neben den Standardformen und Grundmaterialien orthopädischer Einlagen, wie sie handelsüblich sind, werden eine Reihe anderer „Spezialitäten“ hergestellt. Dazu gehören die Vibrionfedern, Stahleinlagen spezieller Zurichtung, die bei manchen Patienten gute Zwecke erfüllen, aber nicht immer von Fachleuten angepasst werden. Grundprinzip ist dabei eine Dreipunktefederung, basierend auf einem dünnen, elastischen Metallblatt. Für die Vibrionfedern gilt bezüglich der Biomechanik und Anwendung dasselbe, wie für alle anderen starren und halbstarren Materialien. (Abb. 345).

Das gleiche gilt für Torsiolen. Das waren gangsteuernde, vom Prinzip der Fußstützung abweichende, funktionell wirkende Einlagen mit einer weichen nachbiegbaren Metallfeder (Abb. 346). Sie sind nicht mehr im Gebrauch, obwohl uns von guten Erfolgen berichtet wurde. Von vielen weiteren Varianten sei noch die Amerikafeder genannt, eine fußstützende Einlage, die aus einer Kernlederdecke besteht. Deren Gewölbepartie wird rückwärts durch eine Niete zusammengehalten und durch eine vernickelte Stahlfeder verstärkt. Ähnlich sind die mit Metallfedern verstärkten Lederdecken (Abb. 347). Mo-

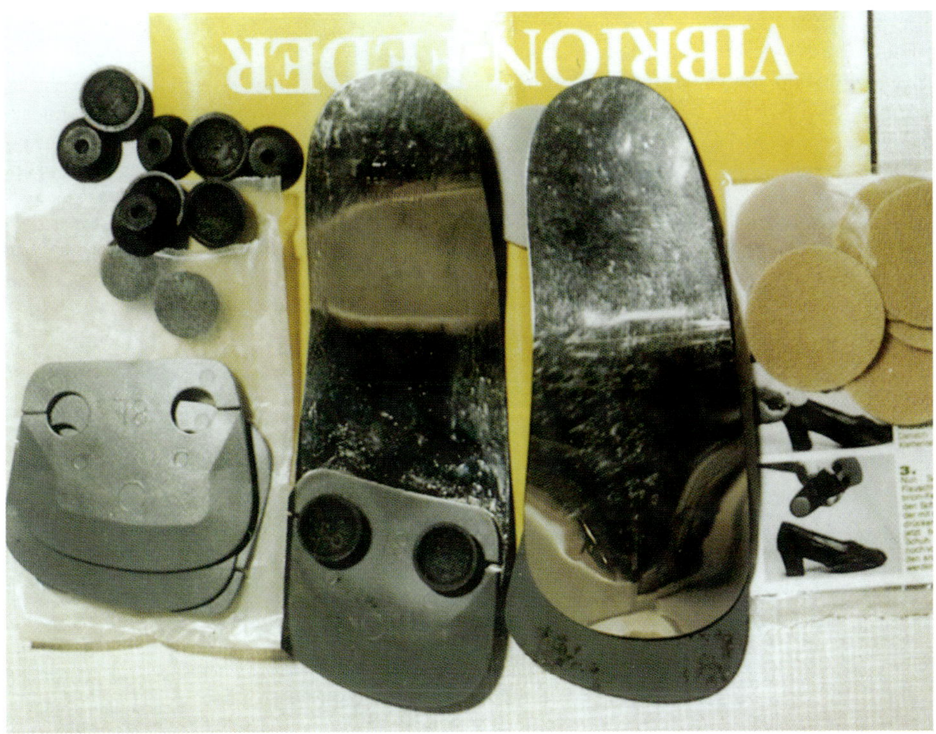

Abb. 345:
Kaufeinlage. Vibrionfeder mit Ersatzteilen.

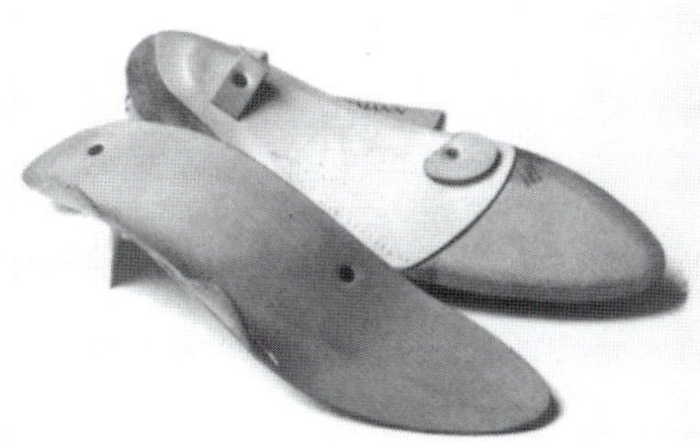

Abb. 346: Torsiolen.

derne Fertigungsanlagen, die flexible, formstabile und rückstellfähige Kunststoffe produzieren, haben diese metallfederverstärkten Modelle aus dem Markt gedrängt.

Bedingt durch zunehmenden Freizeitsport und die damit verbundenen Überlastungsschäden sind Sporteinlagen entwickelt worden. Sie dienen hauptsächlich dazu, Überlastungsbeschwerden zu vermeiden. Wegen ihrer Elastizität und Materialeigenschaften sind sie gut geeignet, den Druck auf den Boden zu verteilen, Überdehnungen von Gelenken und Bändern zu

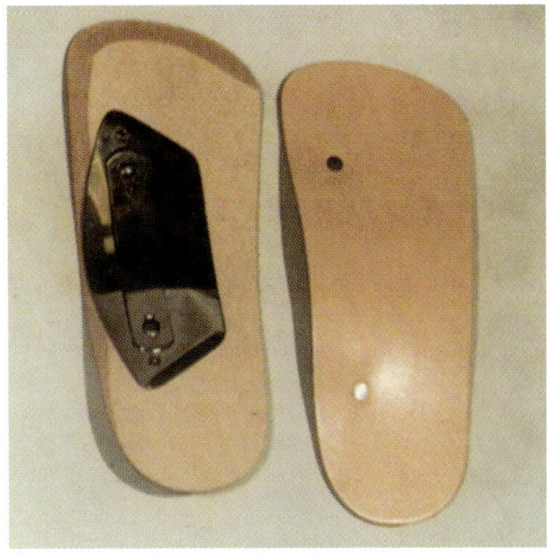

Abb. 347:
Lederdecke mit Metallfeder.

vermeiden und, ergänzt durch den Sportschuh, besseren Bodenkontakt und gute Dämpfung zu sichern. Präzise genommen sind Sporteinlagen nur Fußstützen und erfüllen in überwiegendem Maße nicht die Kriterien einer orthopädischen Einlage. Dazu sind die meisten viel zu flexibel und nachgiebig. Trotzdem ist es von Vorteil, dass in den meisten Sportschuhen bereits eine anatomisch geformte Fußbettung eingebaut ist.

Einlagenzurichtungen

Grundsätzlich sollte bei einer orthopädischen Einlage die erforderliche Zurichtung schon bei der Fertigung berücksichtigt werden. Es ist also sinnvoll, bei einer Außen- oder Innenranderhöhung, einer Absatzerhöhung schon den Einlagenrohling so zu bearbeiten, z. B. zuzuschleifen, dass die gewünschten Therapieeffekte entstehen. Ein Großteil der in Frage kommenden Zurichtungen wurde schon im Kapitel, das sich mit den orthopädischen Schuhen befasst, besprochen und bedarf an dieser Stelle keiner Erläuterung mehr. Häufig müssen jedoch zusätzliche Pelotten angebracht oder die vorhandenen geändert werden. Von den verschiedenen Möglichkeiten seien die Detorsions- und Torsionskeile genannt, auch Griffleisten, Fersenlaschen, anzubringende Peronaeusfedern und Lochstanzen, die man überpolstert und mit rückstellfähigem Polstermaterial zusätzlich ausfüllt (Abb. 348): Neue Materialformen und Werkstoffe gestatten den Einsatz bei zusätzlichen Indikationen, so z. B. die Grateinlage, deren Verwendung beim leichten Hallux valgus, vor allem aber nach Hallux-Operationen sinnvoll ist (Abb. 349). Individuelle Fußformen verlangen spezielle Zurichtungen und Polsterungen (z. B, bei Teilamputationen). Dank moderner Abdrucktechnik ist es heutzutage möglich, eine Teilprothetik bereits an der Einlage auszuführen. Bei älteren Menschen benötigt man variable Zurichtungen, meist mit vermehrter Polsterung versehen. Ergänzend dazu ist nicht selten eine Schuhzurichtung notwendig.

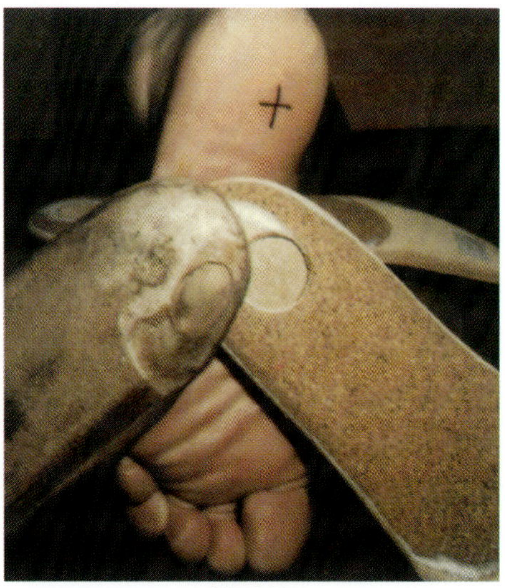

Abb. 348:
Locheinlage bei Fersenbeinsporn. Falsche (links) und richtige (rechts) Lage der entlastenden Lochaussparung.

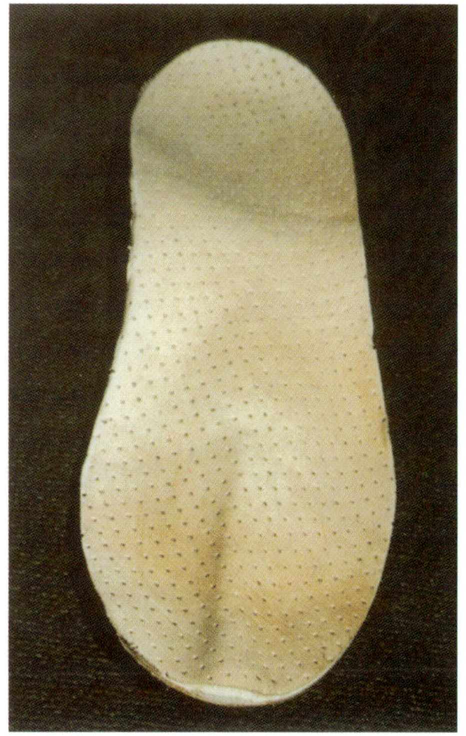

Abb. 349: Grateinlage.

Misserfolge bei der Einlagentherapie

Häufig klagen Patienten, die mit Einlagen versorgt sind, über mangelnden Therapieerfolg. Es gibt Patienten, die ansehnliche Arsenale von verschiedenen Einlagen im Schrank haben und trotzdem nicht damit zurechtkommen. Geht man der Sache näher auf den Grund, entdeckt man oft ganz einfache Ursachen für diese therapeutischen Fehlschläge.

Falsche Indikation

Vor der Verordnung von Einlagen ist zu prüfen, ob sie überhaupt indiziert, d. h. notwendig sind. Schon bei Kindern kommt es in nicht wenigen Fällen zum Streit zwischen Orthopäden und Kinderärzten. Die Ursache ist, dass im Kleinkindalter die Fußsohle noch mit ausgiebigem Stützfett versorgt ist (Bochatscher Fettpfropf), was optisch den Eindruck eines Plattfußes vortäuscht. Besorgte Eltern drängen dann immer wieder auf eine Einlagenversorgung, für die generell keine Notwendigkeit (Indikation) besteht. Auch das kindliche X-Bein, das eine physiologische Verlaufsform der Achsenentwicklung darstellt, verleitet leicht zu unnötiger Einlagenversorgung (siehe Kapitel IV).

Es ist erwiesen, dass eine Einlagenversorgung zur Verbesserung der gesamten Biomechanik der unteren Extremitäten führen kann, was auch seine Auswirkung auf die Wirbelsäule hat. So ist es durchaus erklärbar, dass manche Patienten nach Einlagenversorgung keine Kreuzschmerzen mehr haben. Dies wiederum führt dazu, dass bei Kreuzschmerzen vorsorglich Einlagen verschrieben werden, obwohl bei einer Skoliose mit Beckenschiefstand eine Absatzerhöhung oft günstiger, bei einer Hyperlordose (Hohlkreuz) hingegen die Vermeidung von hohen Absätzen besser ist. Auch ist sinnlos, bei einem Bandscheibenvorfall mit Nervenlähmung Einlagen zu verschreiben und auf eine wesentliche Besserung zu hoffen.

Nicht selten stößt man auf Patienten, die sich bereitwillig für ihre Fußbeschwerden Einlagen verschreiben lassen, aber nicht im geringsten bereit sind, diese dann auch zu tragen. Oft handelt es sich nur um vorübergehende Beschwerden, z. B. eine Druck- oder Scheuerstelle durch den Schuh, oder eine Verletzung, die in wenigen Tagen ausheilt, was natürlich die Verordnung einer Einlage keinesfalls rechtfertigt. Gelegentlich kann man auch einen Hamstereffekt beobachten, wobei die Patienten soviel wie möglich an den Segnungen unseres Gesundheitswesens teilhaben wollen und sich Einlagen auf Vorrat zu Lasten der Versichertengemeinschaft zulegen.

Nachdem es viele Ursachen für Fußschmerzen gibt, erlebt man hin und wieder, dass bei schweren Durchblutungsstörungen und dementsprechenden Schmerzen Einlagen verordnet werden, die naturgemäß keinen wesentlichen Erfolg haben. Die Behandlung der Grundkrankheit ist hier vorrangig, eine Einlagenversorgung, wenn überhaupt, dann nur in Form von Weichbettung gerechtfertigt.

Fußbeschwerden erfordern eine einwandfreie Hygiene und fachmännisch praktizierte Fußpflege. Man kennt aus dem Praxisalltag des Fußtherapeuten jene Fälle, wo Patienten glauben, Fußpflege, Druckschutzmaßnahmen oder Hornhautpflege usw. aus Bequemlichkeitsgründen durch eine Einlage ersetzen zu können.

Nicht zuletzt muss darauf hingewiesen werden, dass orthopädische Einlagen immer ein weitgehend passives Instrument sind. Bei schwachen Füssen, untrainierter Muskulatur, Kapselverhärtungen und auch nach Kräfteverlust nach Verletzungen (z. B. einer Unterschenkelfraktur) stehen aktive Gymnastik, Training und Bewegung an erster Stelle der Therapie und diese wichtigen Maßnahmen sollten nicht einfach durch eine Einlage ersetzt werden.

Ungeeigneter Schuh

Ein großes Problem bei der Einlagenversorgung ist das Schuhwerk. Überwiegend die weiblichen Patienten klagen darüber, dass sie durch die Verordnung von orthopädischen Einlagen bei der Auswahl ihrer Schuhe stark eingeschränkt seien. Sicher ist das ein modisches Problem, doch muss sich der Patient entscheiden, ob seine Fußbeschwerden oder mehr modische Gesichtspunkte im Vordergrund stehen. Kompromisse, was die Schönheit betrifft, führen manchmal zur Verordnung falscher Materialien, aber auch dazu, dass Einlagen überhaupt nicht oder zu wenig getragen werden. Es reicht eben nicht aus, bei einem Knickfuß Einlagen nur zum Spazierengehen zu tragen; sie sind auch zu Hause in den Haus-schuhen erforderlich.

Es versteht sich von selbst, dass ein Schuh mit überhohen Absätzen kaum geeignet ist für eine kurze Einlage. Sie rutscht nach vorne. Zudem ist die Belastung auf die Mittelfußköpfchen nicht vermindert. Eine hohe Absatzsprengung bzw. Gewölbesprengung des Schuhs löst bei flach gearbeiteten starren Einlagen ein Wackeln aus, was zu der Bezeichnung Schaukeleinlage führt.

Betrachtet man die Schuhe von Patienten, die über mangelnde Passform ihrer Einlagen klagen, sieht man nicht selten Scheuerstellen und Beschädigungen des Schuhs durch die nicht passende Einlage. Daher ist es immer ratsam, sich beim Anprobieren der Einlagen auch die dafür vorgesehenen Schuhe zeigen zu lassen.

Bei manchen Schuhen sind Längs- und Quergewölbe bereits eingebaut; so gibt es eine Menge von Sportschuhen, die ein weiches, überhöhtes Innengewölbe haben. Die wenigsten Einlagen passen in solchen Fällen richtig, die meisten kippen nach außen ab. Es muss dann auf jeden Fall die eingebaute oder eingeklebte Einlegesohle oder Fußstütze vor der Verwendung der orthopädischen Einlage herausgenommen werden. Genauso wichtig ist den Patienten darauf hinzuweisen, dass man zunächst die Fertigstellung der orthopädischen Einlage abwarten und erst mit dieser zum Schuhkauf gehen sollte. Nicht wenige Patienten benötigen eine halbe Nummer größere Schuhe, wenn orthopädische Einlagen verordnet sind.

Man klärt alle Patienten auf, dass orthopädische Einlagen am Anfang durch Dehnung und Belastung einen Gewöhnungsschmerz verursachen können. Sie sollten daher am Anfang nur stundenweise getragen werden. Die Einlaufzeit kann bis zu vier Wochen betragen und erst wenn dann noch erhebliche Beschwerden bestehen, muss die Einlage bezüglich der Indikation, der Passform, des Materials und ihrer Herstellungsqualität überprüft werden. Dazu muss der Patient auf jeden Fall auch seine Schuhe vorlegen, in der die Einlagen getragen werden. Verschiedene Schuhformen sind für Einlagen vollkommen ungeeignet. Dazu gehören hohe Stöckelschuhe, Pantoffeln, auch Sandalen. Die Schuhindustrie bietet spezielle Einlagenschuhe an, wobei der Schnürschuh mit mindestens Halbschaft bevorzugt wird. Einige Hersteller produzieren jedoch auch für Einlagenträger offene Schuhe mit einer Einfassung, die das Tragen bzw. Einlegen oder Einkleben orthopädischer Einlagen gestattet. Dabei ist der Brandsohlenzuschnitt ausschlaggebend. Spitz zulaufende Schuhe eignen sich logischerweise nicht für Einlagen.

Wer eine Einlage mit Fersenumfassung zur besseren Führung eines Knickfußes benötigt, braucht dann auch die entsprechend breite Sohle, damit die Einlage auch ihre volle Wirkung entfalten kann. Schmale Absätze vermindern die Trittsicherheit am Boden und heben die Wirkung einer Einlage mit Fersenumfassung auf. Genauso verhält es sich mit weichem Sohlenmaterial, bei dem die Wirkung einer Außenranderhöhung an der Einlage völlig verpufft. Umgekehrt ist günstig, wenn z. B. bei einem Fersenbeinsporn eine gepolsterte Einlage mit Ringentlastung durch einen weichen, auch zugerichteten Absatz ergänzt wird.

Eine Einlage ohne den richtigen Schuh ist daher sinnlos!

Fehler bezüglich Material und Verarbeitung

So sehr auch über die Notwendigkeit einer Einlagenversorgung Differenzen entstehen können, um so weniger gibt es Streit darüber, welche Einlage vom Material und von der Verarbeitung her Fehler aufweist. Daher ist unbedingt erforderlich, dass der Patient seine Einlagen vorlegt, wenn er mit ihnen nicht zurechtkommt. Dabei entdeckt man die mannigfaltigsten Fehlerquellen:

Falsches Material

Wer bei einem übergewichtigen Patienten eine weiche Einlage verordnet, braucht sich nicht wundern, wenn der Effekt gleich null ist (Abb. 350). Es muss selbstverständlich sein, dass ein Knickfuß ausreichende Unterstützung im Längsinnengewölbe bekommt. Sie darf vom Material her nicht nachgeben. Kompromisse sind hierbei nicht angebracht und ihr Geld nicht wert. Das gleiche gilt für Sporteinlagen, die aus so weichem Material bestehen, dass sie in kürzester Zeit wieder aufgearbeitet sind (Abb. 351). Aber auch zu hartes Material ist manchmal fehl am Platz. Das gilt vor allem bei empfindlichen Fußsohlen und Verschwielungen unter dem kontrakten Quergewölbe (Abb. 352), aber auch für Füsse von Patienten mit Durchblutungsstörungen, Nervenentzündungen oder Stoffwechselerkrankungen wie Diabetes, mit der Gefahr einer Geschwürbildung. Solche Patienten brauchen in der Regel gepolsterte Einlagen. Gerade bei mehrschichtig verklebten Einlagen lösen sich immer wieder die einzelnen Teile, insbesondere bei starker Strapazierung, Nässe- und Kälteeinwirkung. Unterschiedliche Materialien, die miteinander verklebt werden, führen dann zur Veränderung der Form und zum Funktionsverlust (Abb. 353). Wenig sinnvoll ist es auch, breite, verformbare Einlagen in einen schmalen Schuh zu zwängen,

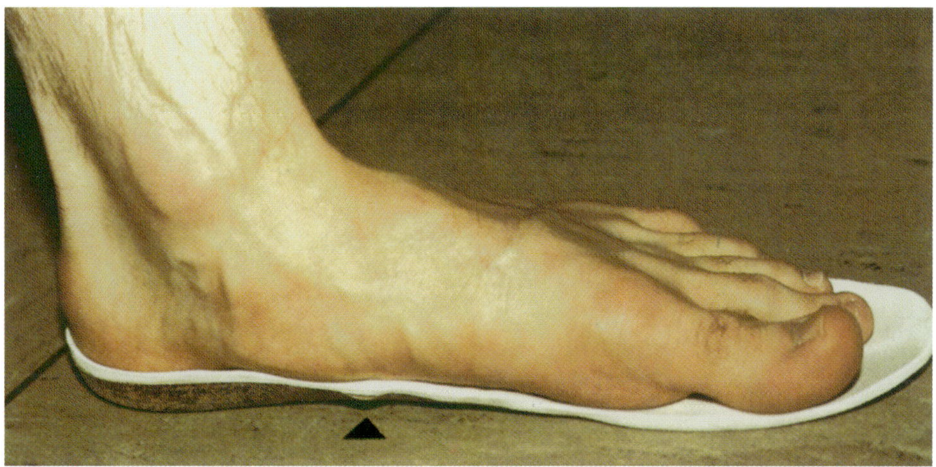

Abb. 350:
Instabile „Sporteinlage". Diese zu weiche Einlage gibt dem Knickfuß keinen Halt. Die Einlage knickt unter dem Längsgewölbe.

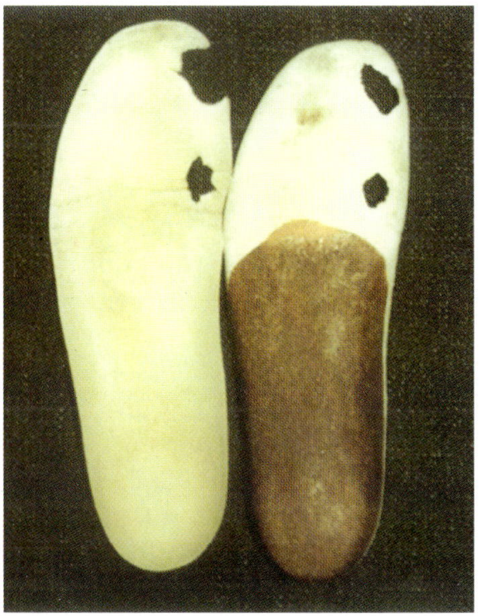

Abb. 351:
Zerschlissene „Sporteinlage". Nicht strapazierfähiges Material und falsche Druckverteilung.

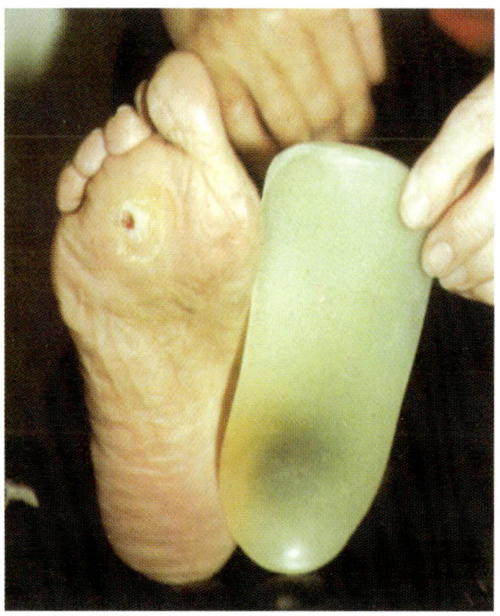

Abb. 352:
Clavus mit Bluterguss. Einlage mit zu hoher Vorfußpelotte ohne Druckentlastung und Polsterung. Die Patientin wurde bereits mehrmals mit Einlagen versorgt.

da die Einlage dann in der Mitte abknicken kann (Abb. 354).

Mangelnde Passform

Obwohl die meisten Einlagen an Hand eines Abdrucks angepasst werden, ist mangelnde Passform eine der größten Fehlerquellen. Schon bei Kindern sieht man die abenteuerlichsten Missverhältnisse zwischen Fuß- und Einlagengröße. Zu kleine Einlagen aus starrem Material werden dadurch zu Marterwerkzeugen. Ihre scharfen Kanten führen zu schmerzhaften Entzündungen an der Fußsohle. Kinder können sich nicht wehren und sind bedauerlicherweise therapeutischer Willkür ausgeliefert (Abb. 355). Aber auch bei Erwachsenen ist die zu schmale Einlage ein häufiger Schmerzgrund. Weil die Patienten darauf bedacht sind, die Einlagen so schmal wie mög-

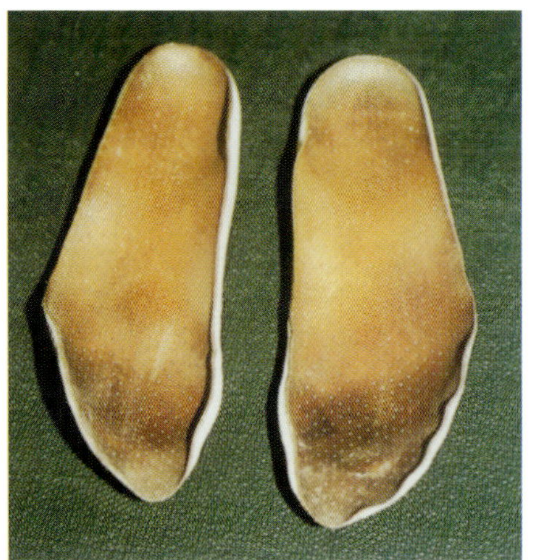

Abb. 353:
Formverlust durch Nässe

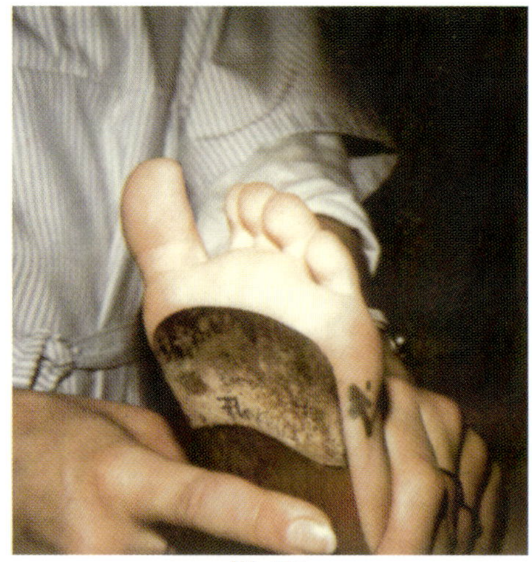

Abb. 355:
Kleinzehenbursitis durch eine zu schmale Einlage. Der Pfeil kennzeichnet die Stelle, an der der hochgezogene Vorderrand der zu kurzen und schmalen Einlage zu chronischem Druckreiz und zu Schmerzen geführt hat.

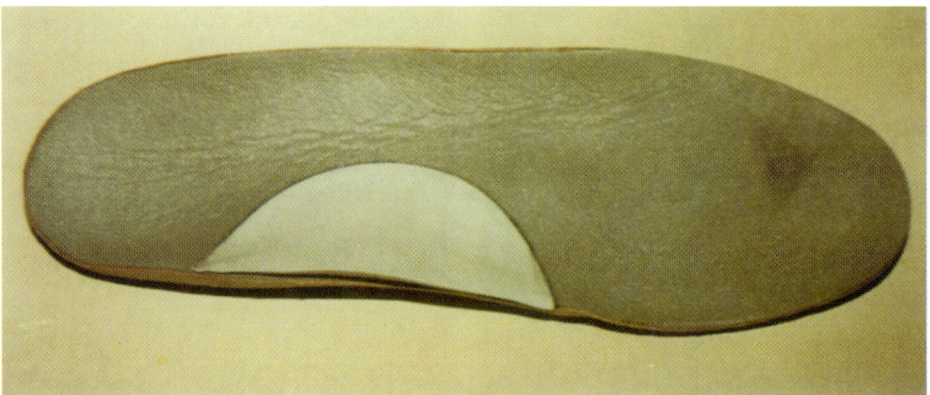

Abb. 354:
Weichschaumeinlage. Eine „zugerichtete" Einlage, bei der es im Schuh zu einer Längsknickbildung kam. Die Faltenbildung ist auf dem Bild gut erkennbar.

lich zu erhalten, damit sie in den Schuhen nicht auftragen, lässt sich mancher Orthopädie-Schuhtechniker auf einen faulen Kompromiss ein. Die Folgen sind dann Scheuerstellen, Blasen, aber auch ausgedehnte Entzündungen durch Druck, die bis ins Unterhautgewebe reichen können (Abb. 356).

Immer wieder sieht man erhebliche Missverhältnisse bezüglich der Sohlenfläche und der Einlagengröße (Abb. 357). Dabei zeigt sich nicht selten, dass das Umsetzen des Gipsabdrucks in eine Einlagenform Schwierigkeiten bereiten kann. Wer sich nicht zutraut, einen Gipsabdruck richtig zu modellieren, den Fuß in einer tolerablen Korrekturform zu halten und dann den Abdruck ohne Deformation abzunehmen, sollte lieber einen Schaumabdruck nehmen, da in diesem Zusammenhang das Missverhältnis besser auffällt (Abb. 357).

Wer dagegen mit Probiereinlagen arbeitet, muss die einschlägigen Systeme kennen und auch die therapeutischen Anfordernisse an eine Einlage. Leider werden auch heutzutage immer noch Patienten mit Fußschmerzen zu sogenann-

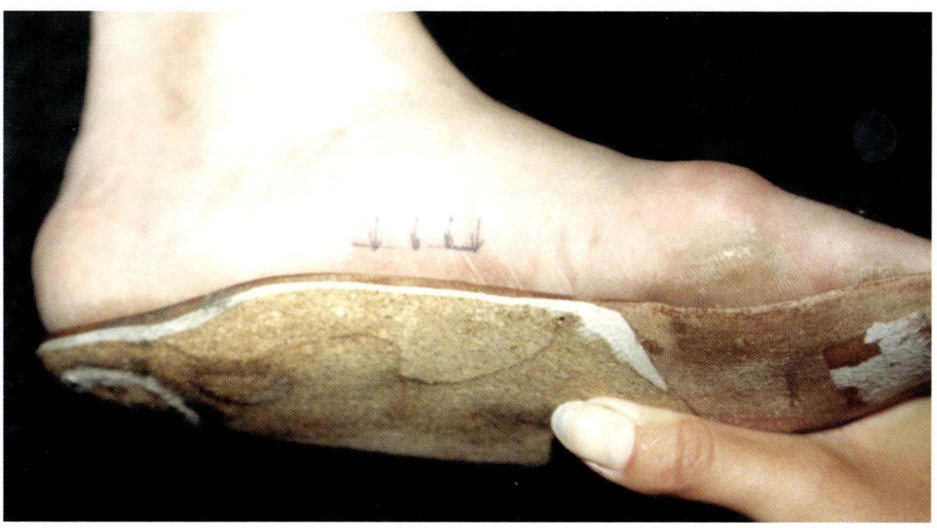

Abb. 356:
Scheuerstelle einer zu schmalen Einlage.

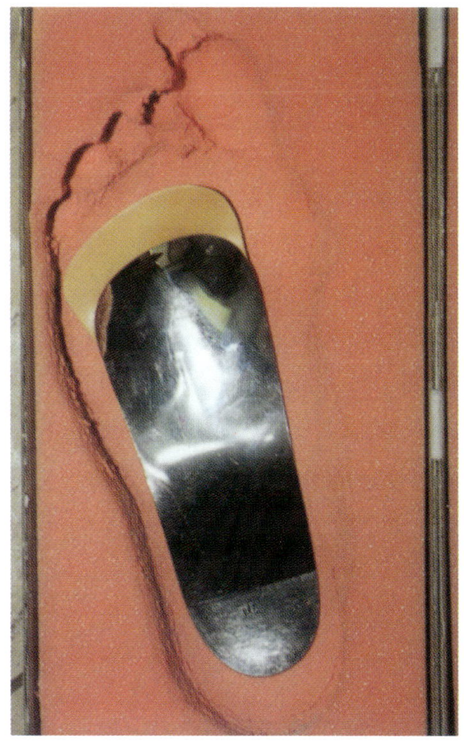

Abb. 357:
Stahleinlage, die nach Gipsabdruck gefertigt wurde. Man sieht deutlich das Missverhältnis zwischen Fußsohle und Einlagengröße.

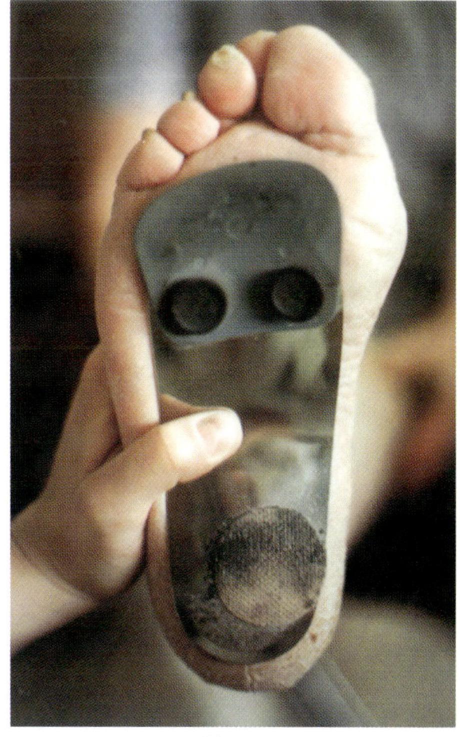

Abb. 358:
Kaufeinlage. Diese Einlage wurde in einer Drogerie angepasst. Sie ist viel zu schmal, zu kurz. Die Fersenrhagade, die Schwielen sowie die Metatarsalgie und der dorsale Fußhöcker bereiten weiterhin Beschwerden.

ten „Spezialisten" gelockt, die dann Einlagen verkaufen, die weder passen noch helfen (Abb. 358).

Seltener ist der Fall, dass Einlagen zu groß verordnet werden. Man findet diese Fehlerquellen gelegentlich bei Kindern, wo aus Wachstumsgründen eine Zugabe erfolgt. Was aber für den Schuh erforderlich ist, nämlich eine Wachstumsvorgabe, ist für eine Einlage entschieden abzulehnen. Wenn ein kindlicher Fuß Einlagen benötigt, dann müssen jene exakt sitzen und, falls erforderlich, eben oft genug erneuert werden. Zu große, auch zu weite Einlagen geben keinen Halt und führen lediglich zur Instabilität von Bändern und Gelenken, da der Fuß hin und her rutscht (Abb. 359).

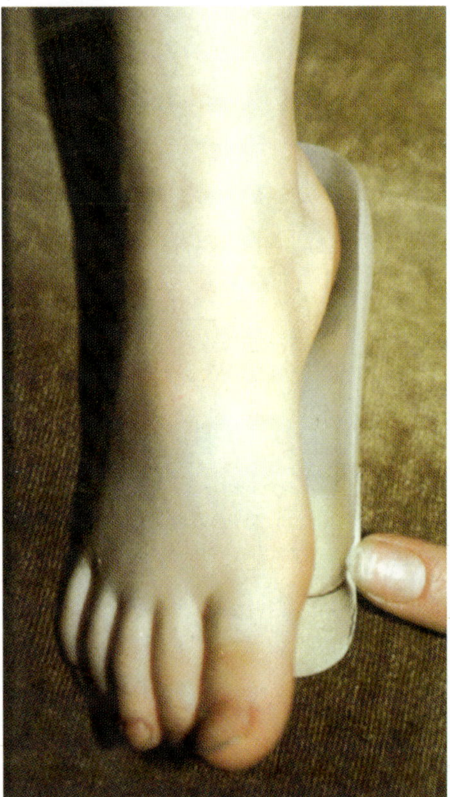

Abb. 359:
Zu große Schaleneinlage ohne ausreichende Modellierung im Längsgewölbe. Der wünschenswerte Fersenhalt ist wegen der zu großen Umfassung nicht gegeben.

Seitenverwechslung

Auch dem Erfahrensten wird es gelegentlich passieren, bei der Zurichtung einer Einlage (z. B. einer Polsterung, Lochstanze oder Pelottenänderung) die Seite zu verwechseln. Nicht selten liegt der Fehler schon in der ärztlichen Verordnung mit ungenauer oder fehlender Seitenangabe. Der beklagenswerte Patient, der vergebens auf einen Therapieerfolg durch die Einlage hofft, stellt sich dann hoffentlich wieder vor, so dass bei einer Plantaren Faszitis dann auch die richtige Seite gepolstert wird (Abb. 360). Die häufigsten Seitenverwechslungen sieht man bei der Absatzerhöhung zum Ausgleich einer Beinverkürzung, die manchmal diagnostische Schwierigkeiten bereitet.

Falsche Diagnose

Neben falsch verordneten und so auch durchgeführten Absatzerhöhungen, deren Indikation auf Grund einer falschen Diagnose oder Seitenbezeichnung gestellt wurde, erlebt man hin und wieder auch am Fuß Fehldeutungen einer Schmerzsymptomatik. So ist nicht jeder Fersenschmerz durch einen Calcaneussporn hervorgerufen, sondern kann als Ursache auch einen Morbus Bechterew oder ein Tarsaltunnel-Syndrom haben. Somit ist leicht erklärbar, warum gelegentlich eine Polsterung der Ferse mit Lochaussparung kerne Schmerzlinderung bringt (Abb. 361).

Mangelnde Gewölbemodellierung

Die industrielle Fertigung von Einlagenrohlingen hat es mit sich gebracht, dass zwar Länge und Breite der Einlage weitestgehend der gängigen Fußform angepasst sind, nicht jedoch in jedem Falle die einzelnen Gewölbeteile. So bleibt es nicht aus, dass bei einem zu flachen Innengewölbe die Stützfunktion der Einlage nicht zum Tragen kommt, was z. B. bei einem Fußwurzelschmerz infolge einer Bandüberdehnung zu keiner Besserung führt (Abb. 362). Gelegentlich haben einlagenversorgte Patienten weiterhin Probleme, weil die Kulmination des Innengewölbes, d. h. der höchste Punkt der Einlage, zu weit hinten liegt und der Mittel- und Vorfuß trotz Einlagenversorgung und Fersenumfassung bei Belastung nach innen knickt und der I. Mittelfußstrahl auf die Innenseite abweicht (Abb. 363). In solchen Fällen ist es erforderlich, die Kulmination mit einem Keil unter dem I. Mittelfußknochen nach vorne zu ziehen.

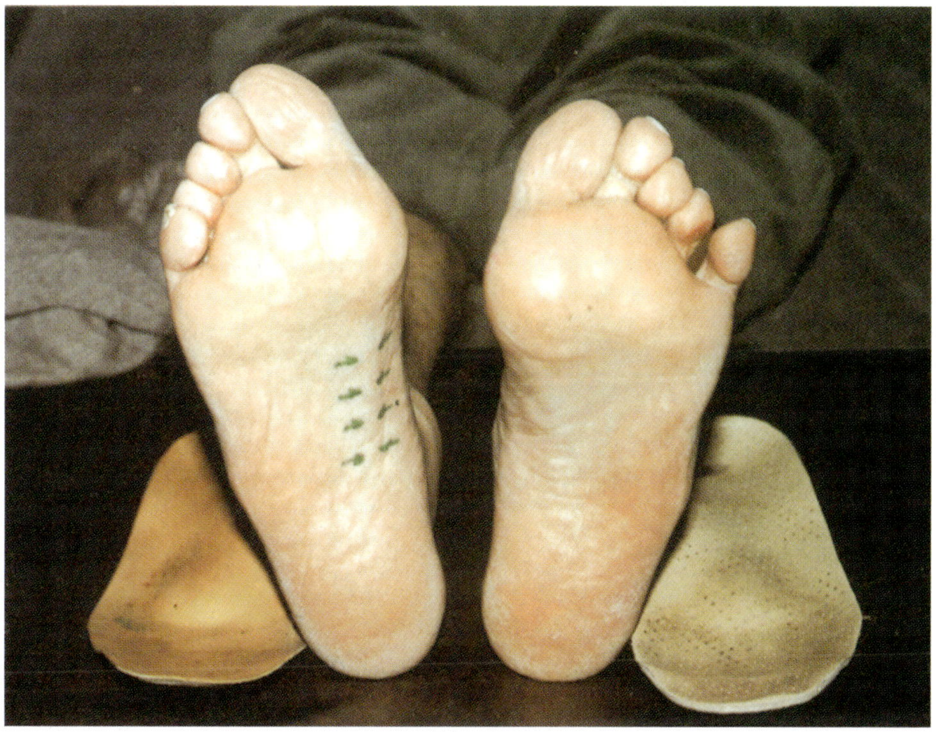

Abb. 360:
Seitenverkehrt aufgebrachtes Polster bei einem beginnenden Morbus Ledderhose. Der Patient hat außerdem eine Sprunggelenksteilsteife rechts, einen Zustand nach Unterschenkelfraktur links und eine Spitzfußstellung von 5°. Das Bild zeigt die bereits fünfte erfolglose Einlagenversorgung bei der schmerzhaften Erkrankung der Plantaraponeurose.

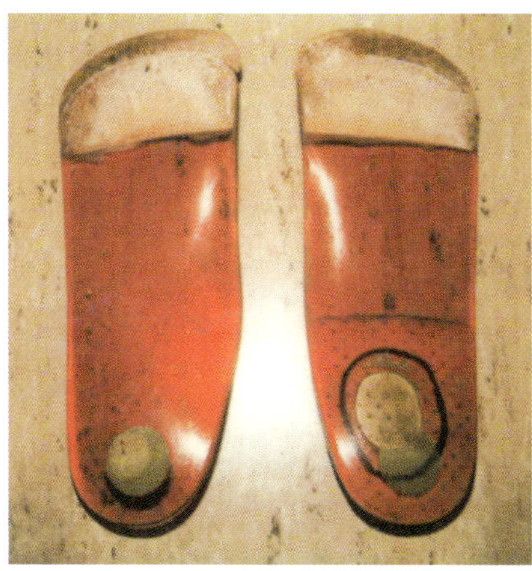

Abb. 361:
Lochpolstereinlage als falsche Therapie bei einem Canalis-malleolus-Syndrom. Die Erkrankung unterhalb des Innenknöchels führte zu fortgeleiteten Schmerzen am Fersenbein. Die Versorgung mit einer Lochpolstereinlage hatte deswegen keinen Erfolg.

Ein großes Problem bei der Einlagenzurichtung ist das exakte Anbringen des Quergewölbes, bzw. der Mittelfußpelotte. Vertritt man die Theorie der retrokapitalen Abstützung, d. h. der Abstützung hinter den Mittelfußköpfchen, ist man geneigt, die Mittelfußpelotte, bzw. den Metatarsalbuckel zu erhöhen. Gerade bei kurzen Einlagen aus starrem Material wird man dazu leicht verführt. Die Folge sind oft Riesenbuckel, mit denen jeder Schritt Schmerzen bereitet und die letztlich zu einer Atrophie der kurzen Fußmuskeln führen (Abb. 364). Wer sich einmal eine Fußsohle an einem anatomischen Präparat genau angesehen hat weiß, dass überhöhte Metatarsalbuckel starken Druck auf Sehnen, Bänder, Muskeln und Nerven ausüben, wobei die Muskulatur atrophieren kann. Ein zusätzlicher, ungünstiger Nebeneffekt ist, dass ein überhöhter Metatarsalbuckel einen zu starken Druck auf die Sehnen der kurzen Zehenbeuger ausübt, was zu einer Krallenzehenbildung durch Zug am Mittelglied zu führen vermag. Bei einem Spreizfuß soll

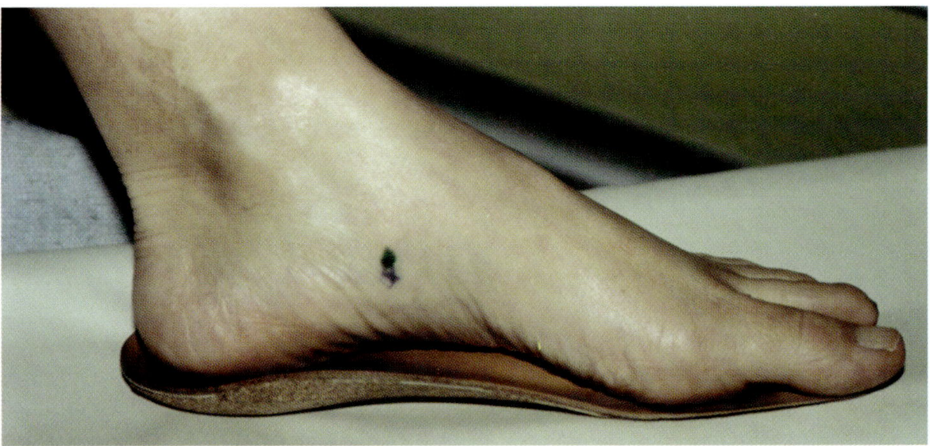

Abb. 362:
Insertionstendopathie am Kahnbein trotz Einlagenversorgung. Die Kulmination des Innengewölbes ist zu weit hinten, das Längsgewölbe insgesamt zu flach.

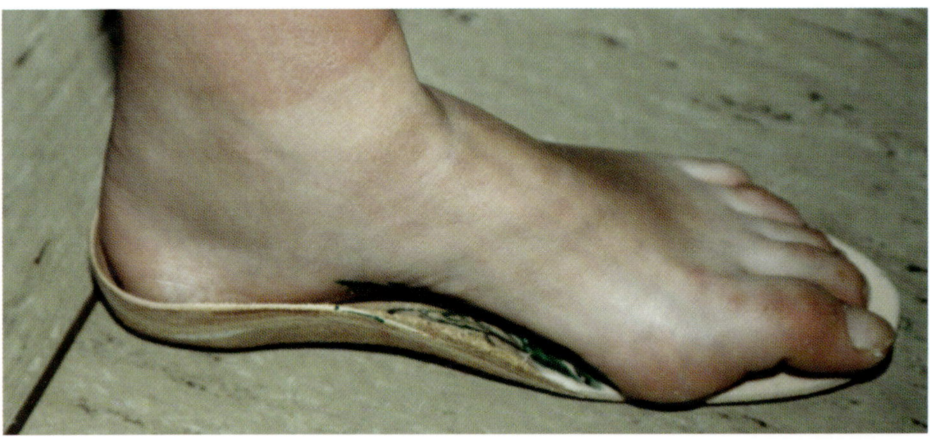

Abb. 363:
Ballenhohlfuß mit Clavus und Warzen an der Fußsohle. Die Einlage ist an der Ballenbreite zu schmal, das Längsgewölbe zu niedrig, die Kulmination zu weit hinten.

man sich daher nicht scheuen, eine lange Einlage zu verordnen, bei der man noch am Rohling die einzelnen Gewölbestrukturen festlegen kann. Dabei sind flache, weiche Übergänge bis unter die Mittelfußköpfchen zu bevorzugen und die Köpfchen zu Unterpolstern (Abb. 365). Es darf dabei auch nicht vergessen werden, dass sowohl das Längsgewölbe als auch das Quergewölbe geeignete Mittel zur Druckentlastung der gesamten Fußsohle sind, weshalb eine richtige Gewölbemodellierung, besonders bei einer Schwiele oder einem Geschwür unter der Fußsohle, wichtig ist (Abb. 366).

Mangelhafte Zurichtungen

Neben der Ergänzung mittels Keilen, Gewölben, Pelotten und Polsterüberzügen sind spezielle Zurichtungen mit Polstern, Lochstanzen, Ringpelotten, Fächerpelotten und Rinnenpolstern üblich. Eine der häufigsten Fehlerquellen ist das Anbringen eines Entlastungspolsters und eines Stanzlochs für den Fersenbeinsporn. In der Regel sitzt der Schmerz in der Mitte, obwohl der Mensch zwei Fersenbeinhöcker hat und der überwiegende Teil der Sporne am inneren größeren sitzt. Das führt nicht selten zu einer Schmerzausstrahlung an die Innenseite der Ferse und verleitet zum Anbringen des Entlastungs-

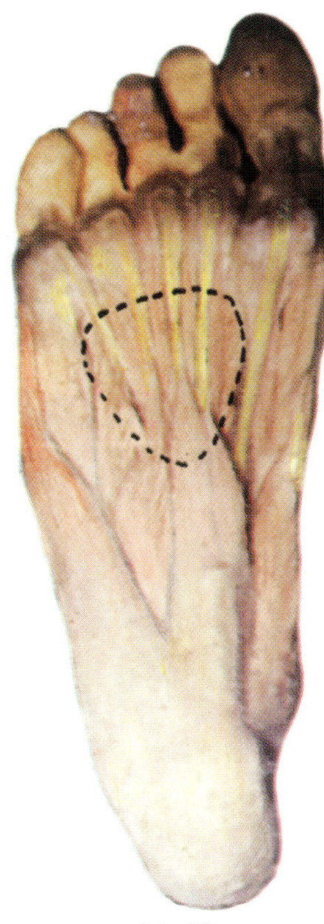

Abb. 364:
Die gestrichelt eingezeichnete Lage der meisten Metatarsalbuckel an der Fußsohle des anatomischen Situs zeigt die örtlichen Verhältnisse. Bei Überhöhung des Metatarsalbuckels kommt es zu schädlichem Druck auf Muskeln und Sehnen der Fußsohle.

lochs sowie des Polsters an der falschen Stelle (Abb. 348). Erfolglos sind zu kleine Löcher und ungenügende Polsterung, die bei Belastung perforiert (Abb. 367). Dabei sollte nicht vergessen werden, dass sich die Beschwerden eines Fersenbeinsporns auch durch eine Fersenbank (Erhöhung des Längsgewölbes) verbessern lassen. Nachdem nicht selten zusätzlich noch eine plantare reaktive Faszitis auftritt, ist eine weiche, elastische, mit einem Binnenpolster versehene Einlage erheblich besser als starre Kunststoff- oder Metalleinlagen (Abb. 368). Bei sämtlichen Zurichtungen, soweit sie Unterpolsterungen und Lochstanzen betreffen, ist darauf zu achten, dass Druckstellen nicht direkt an den Lochrändern zu liegen kommen. Das gilt nicht nur für Fersenbeinsporne, sondern auch für schmerzhafte

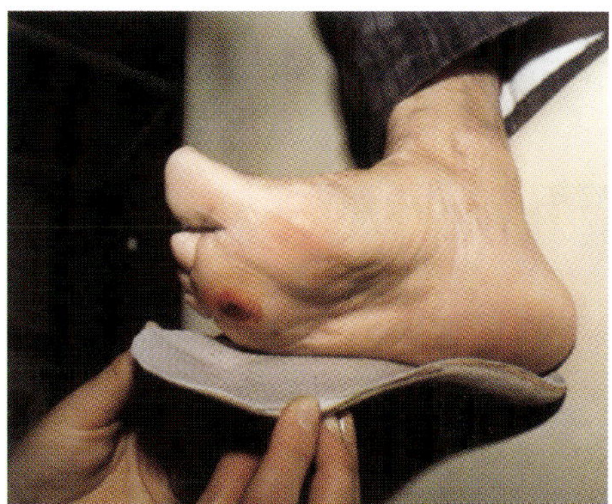

Abb. 366:
Geschwür unter dem III. Mittelfußköpfchen. Mangelnde Modellierung und Druckverteilung der Einlage.

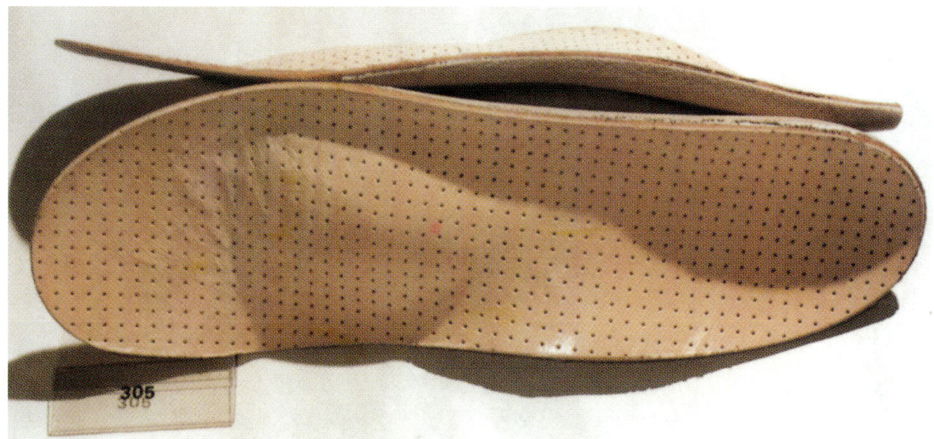

Abb. 365:
Gepolsterte Einlage mit flach vorgezogenem Metatarsalbuckel. Man beachte die Unterpolsterung der Mittelfußköpfchen, die Fersenumfassung und die Modellierung des inneren und äußeren Längsgewölbes.

Metatarsalgien und Druckstellen unter den Metatarsalkäpfchen (Abb. 369). Bei problematischen Fällen, insbesondere bei solchen, wo schon mehrere Versuche einer Einlagentherapie fehlgeschlagen haben, sollte man auf lange gepolsterte Einlagen übergehen, weil man bei diesen Gebrauchszeichen leicht erkennt und so Fehlbelastungen am ehesten deuten kann (Abb. 370).

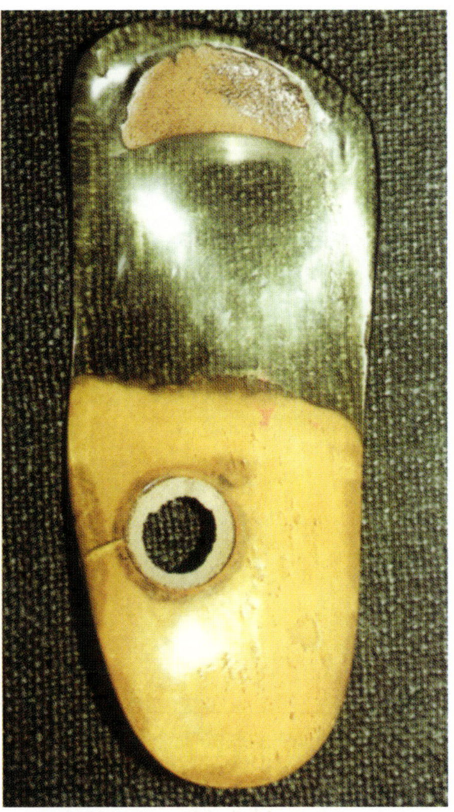

Abb. 367:
Harte Kunststoffeinlage bei Fersenbeinsporn. Die entlastende Aussparung befindet sich zu weit vorne, das Polstermaterial ist zerschlissen, der innere Rand gebrochen.

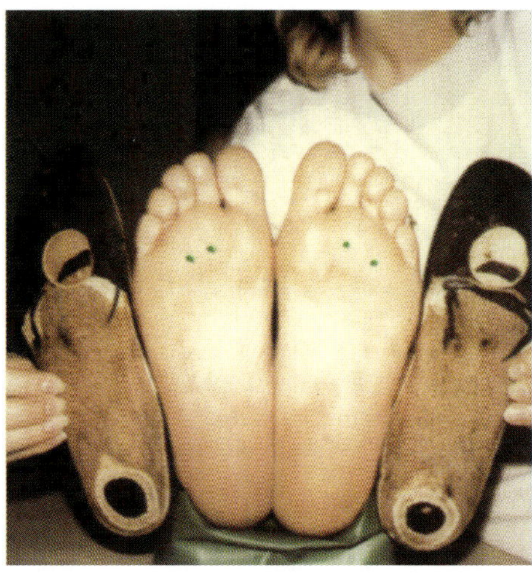

Abb. 369:
Locheinlage mit Vorfußpolster bei Metatarsalgie ohne Therapieerfolg. Die Patientin wurde deshalb vorher schon mit einem Gehgips behandelt. Unterpolsterung, Längs- und Quergewölbe sind nicht ausreichend, Lage der entlastenden Aussparung nicht korrekt.

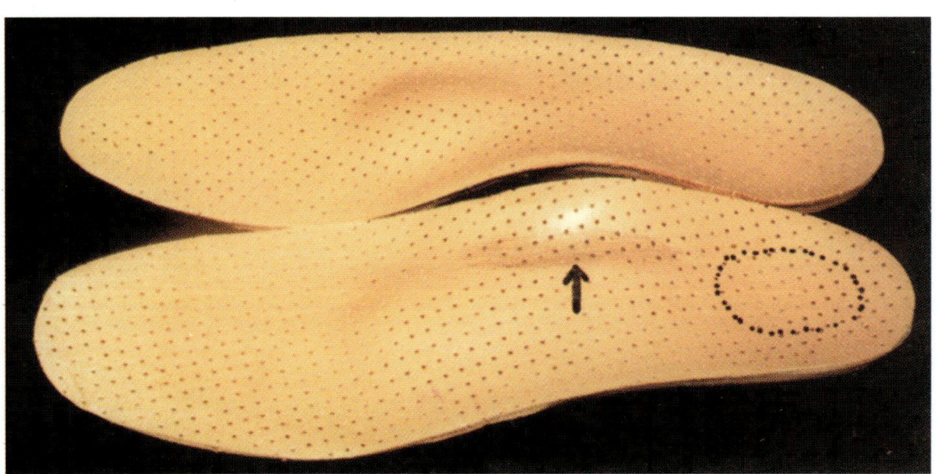

Abb. 368:
Rinnenpolstereinlage bei plantarer Faszitis. Der Pfeil kennzeichnet die gepolsterte Rinne einer Kork-Leder-Einlage.

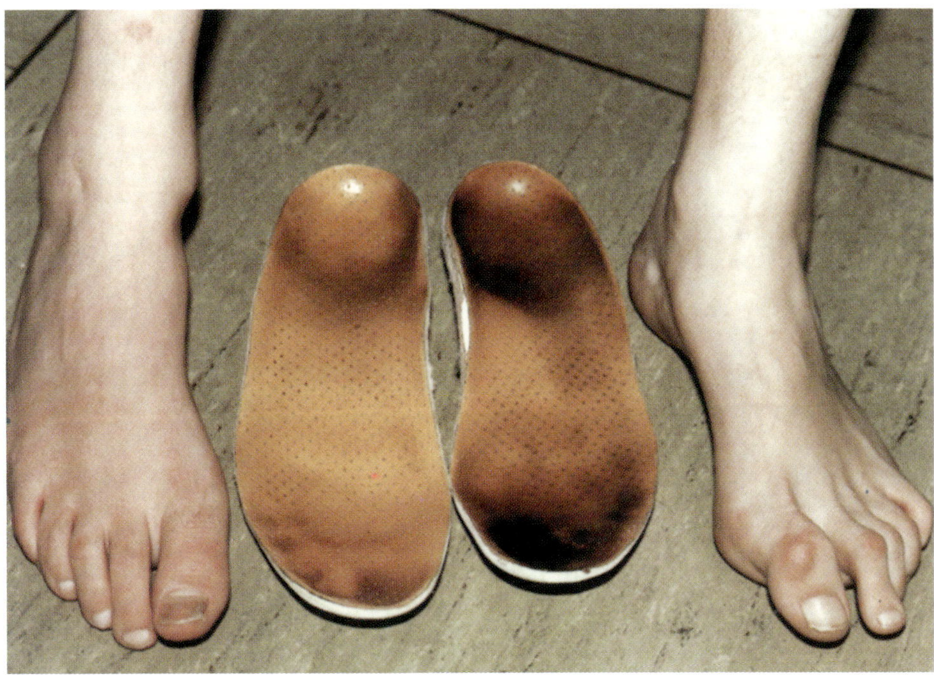

Abb. 370:
Unterschiedliche Gebrauchs- und Belastungszeichen an Einlagen.

Mehrfache Zurichtungen

Obwohl es sinnvoll ist, eine Einlage zu ändern und immer wieder nach den Bedürfnissen des Falls zuzurichten, können technische Änderungen den Grundaufbau und das Grundkonzept der Einlage völlig verändern. Es ist keine Lösung, eine kurze, hartelastische Kunststoffeinlage mit weichem Material zu verbinden. Der dadurch entstehende Kompromiss entspräche weder dem Grundkonzept einer Kork-Leder-Einlage, noch dem einer Kunststoffeinlage (Abb. 371). Auch geänderte Einlagen sollten immer wieder unser Interesse wecken, da schlechte Zurichtungen ihren Zweck verfehlen. So kann eine nachträglich aufgebrachte Außenranderhöhung zu einer Wackeleinlage werden, wenn der Übergang nicht stimmen sollte, was letztlich zum Bruch der Einlage führen würde (Abb. 372 und Abb. 367).

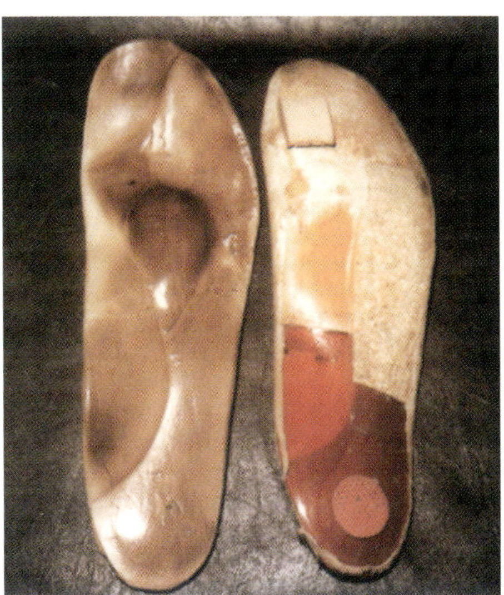

Abb. 371:
Mehrfach abgeänderte Einlagen.

Technische Ausführungsfehler

Hervorstehende Nieten, Nähte, scharfe Kleberänder und Sollbruchstellen bei einer Außenranderhöhung sind zwar selten, rauben jedoch hin und wieder dem Patienten die Freude an seiner Einlage (Abb. 373). Beispiele ließen sich hierzu fast endlos aufzählen, doch genügt es oft, sich eine Einlage genau anzusehen, wenn der Patient mit ihr nicht zufrieden ist.

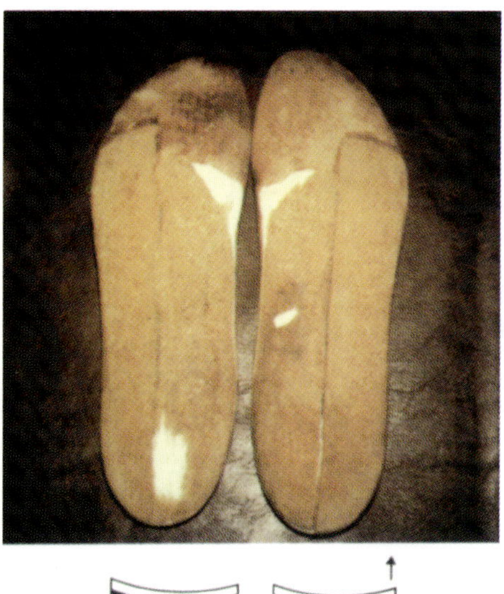

Abb. 372:
Stufenbildung nach Außenranderhöhung führt zu mangelnder Stabilität. Die Einlage des linken Fußes wippt im Schuh.

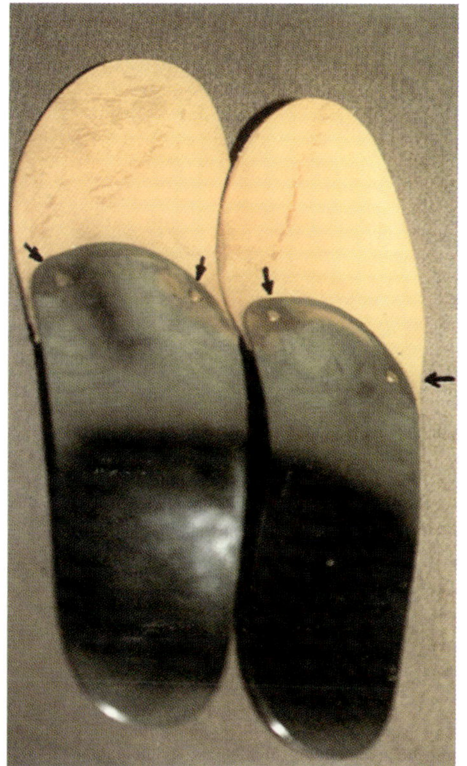

Abb. 373:
Schmerzeinlage. Hervorstehende Nieten führen zu starken Schmerzen und Geschwüren an den Fußsohlen.

XVII Hilfsmittel, Verbände und podologische Materialien

Unter einem Verband versteht man die Bedeckung einer Wunde, auch eines erkrankten Körperteils. Darüber hinaus dienen Verbände zum Ruhigstellen verletzter Körperteile, als Auflage, als Polster, Korrekturmittel – je nach Material und Anwendungsform. Verbände werden nach bestimmten Grundsätzen angelegt, die man Verbandlehre nennt. Zur diesbezüglichen Wissensvertiefung gibt es spezielle Schriften und Bücher. Trotzdem erscheint es uns notwendig, die wichtigsten Kriterien von Verbänden nachstehend anzusprechen:

Für Wundverbände hat sich in jüngster Zeit auch die Trikotschlauchbinde eingebürgert, deren Festigkeit jedoch begrenzt ist. In der Sportmedizin setzt sich immer mehr der hart elastische Pflasterstreifen, das Tape durch. Bei der Behandlung von Fußbeschwerden nehmen die vielen Druckschutzverbände, die z. T. als Fertigware zur Verfügung stehen, breiten Raum ein. Nachfolgend seien die wichtigsten Materialien aufgezählt, die im orthopädischen Bereich eine Rolle spielen und in der Praxis des Fußtherapeuten in Frage kommen.

Materialien

Man spricht von Verbandstoffen, wenn Materialien auf eine Wunde gelegt werden, wie Mull, Watte, Zellstoff usw. Als Not- und Schutzverbände dient Spezielles wie Verbandpäckchen, die sterile Wundauflagen enthalten und angewickelt werden können. Wird ein keimfreies Verbandpolster unter Druck auf eine blutende oder geschlossene Wunde gepresst, auch z. B. bei einer Bandverletzung, spricht man von einem Druckverband. Der einfachste Verband ist das Heftpflaster, eine kleine sterile Wundauflage, die mit einem Pflaster fest verbunden ist.

Andere spezielle Verbandmaterialien sind elastische Mullbinden, elastische Dauer-Gummibinden, elastische Klebebinden und die meistverbreitete elastische Binde, die Idealbinde. Des weiteren kommen Zinkleimverbände, Steifgaze-Verbände zur Teilruhigstellung und Gips- und Kunststoffverbände zur völligen Ruhigstellung zum Einsatz.

Gipsverband

Ein Gipsverband dient der Ruhigstellung von verletzten Gliedern, der Stellungskorrektur, aber auch als Streckverband ist er dienlich. Zudem ist er einer der ältesten ruhigstellenden Verbände. Man nimmt an, dass bereits die Ägypter den Gipsverband zu handhaben wussten. Die breite und praktische Anwendung von Gips wurde jedoch erst ab 1852 durch den Holländer MATHYSEN eingeführt, der die Gipsbinde entwickelte und somit die Möglichkeit schuf, den Gipsverband wie einen normalen Verband anzuwickeln, was seinen therapeutischen Einsatz erheblich erweiterte. Gips ist nichts anderes als Kalk, der gebrannt und nach seiner Pulverisierung in Mullbinden eingearbeitet wird. Legt man eine solche Gipsbinde ins Wasser, wird jenes vom Gips aufgenommen, chemisch eingelagert, was dann zur Aushärtung führt. In der Zwischenzeit wurde die Gipsherstellung immer mehr verfeinert. Heutzutage werden die Gipsbinden mit verschiedenen Zusatzstoffen behandelt, was ihre Aushärtung und den Stabilisierungsgrad verbessert (Abb. 374).

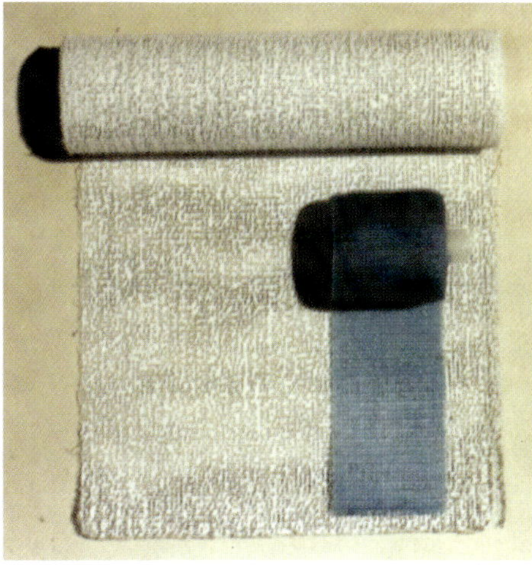

Abb. 374:
Gipsbinde und Kunststoffbinde. Beide Binden werden durch Eintauchen ins Wasser aktiviert und härten dann aus. Ein Verband mit der blauen Kunststoffbinde kann sofort belastet werden.

Kunststoffverband

Um die Nachteile (lange Aushärtungszeit, Wasserempfindlichkeit, mangelnde Luftdurchlässigkeit usw.) des Gipsverbands zu vermeiden, wurden Kunststoffverbände entwickelt: Fiberglasverbände, die lichtempfindlich sind und nach dem Anwickeln mit Ultraviolett ausgehärtet werden sowie Kunststoffverbände, die nach dem Anfeuchten ebenso schnell hart werden wie ein Gipsverband, aber erheblich dünner und leichter sind (Abb. 374).

Eine weitere Variante der Kunststoffverbände ist der Polyurethan-Verband, der eine Art Kunststoffschaum darstellt und nach Einfüllen in trikotschlauchähnliche Formen angeformt und angepasst wird. Mit einem Reißverschluss versehen, können diese Verbände sogar abgenommen werden. Da die meisten dieser Kunststoffverbände im angelsächsischen Ausland entwickelt wurden, heißen sie nicht Gips sondern „Cast". Ein Nachteil ist, dass das Material weit mehr als normaler Gips kostet, was aber durch wiederholten Gebrauch bei einer Schale egalisiert werden kann. Nicht unerwähnt bleiben darf in diesem Zusammenhang der thermoplastische Kunststoff, der in Platten geliefert wird und, vom Orthopädie-Schuhtechniker zugeschnitten, unter Hitze verarbeitet werden kann.

Solche ruhigstellenden Verbände werden hauptsächlich zur Frakturheilung eingesetzt, bei Bandverletzungen, Gelenkreizungen, auch bei Sehnenscheidenentzündungen am Fußrücken, z. T. aber auch zur Stellungskorrektur bei Fehlstellungen (z. B. Klumpfuß).

Binden

Die geläufigste Binde, die am Fuß verwendet wird, ist die Idealbinde. Sie ist in der Regel weiß, elastisch und deswegen an jedem Gelenk verwendbar: Verschiedene Breiten und Längen gestatten eine beträchtliche Verwendungsvielfalt (Abb. 375).

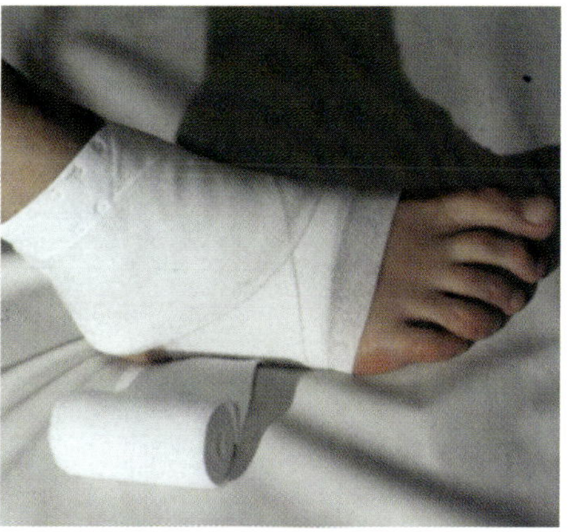

Abb. 375:
Idealbinde als abschwellender Verband mit Salbenträger.

Eine weitere wichtige Binde ist die Dauerbinde, eine Gummibinde. Hauptanwendungsgebiet sind Kompressionsverbände bei Krampfadern oder chronischen Stauungen der Lymphwege. Die Dauerbinde wird querelastisch, auch längselastisch angeboten, aber auch im Längszug unterscheidet man eine starke Dehnbarkeit (langzugig) sowie eine weniger elastische Ausführung (kurzzugig) (Abb. 376).

Beim Fußtherapeuten sind elastische Haftbinden beliebt; es gibt sie in zwei Ausführungen. So sind die elastischen Klebebinden auf einer Seite mit einer Klebeschicht versehen, die an der Haut und in den Bindentouren mit sich selbst stark verhaftet und dadurch einen stabilen Verband gewährleistet. Nicht jeder Patient verträgt so ei-

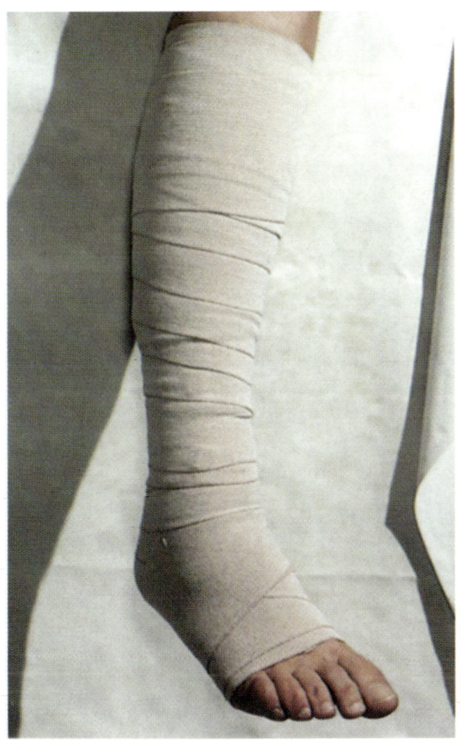

Abb. 376:
Dauerbinde bei Krampfadern.

ne Binde; ihr Entfernen ist oft sehr schmerzhaft, insbesondere wenn Haare auf der Haut vorhanden sind.

Eine weitere, nicht so aggressive, aber desgleichen sehr stabilisierende Adhäsivbinde ist die Haftbinde, die in sich, aber nicht an der Haut klebt (Abb. 377). Im Handel sind diese Bandagen z. B. als Kobanbinde, Greppmayr-Binde, als Medirip oder als Peha-Haft bzw. Idealast bekannt.

Eine der gängigsten und verbreitetsten Binden ist die einfache Mullbinde. Sie wird meist bei Verletzungen und nach Operationen eingesetzt, heutzutage schon als elastische Mullbinde weiterentwickelt. Zugeschnitten und sterilisiert, kommt dieses Material auch als Mullkompresse (Wundauflage) und Tupfer (operative Eingriffe) zur Verwendung (Abb. 378).

Polsterbinden verwendet man in der Regel unter dem Gipsverband und dem Cast, aber auch bei der Anfertigung von Schienen und beim Anlegen von Kompressionsbandagen, um empfindliche Partien (Sehnenlager, Nerven oder Wunden) zu schützen. Polsterbinden sind aus weichem Material, Watte, Kunststoff, manchmal auch aus Baumwolle und Schaumgummi, sogar aus Papier (Abb. 379).

Anzumerken bleibt, dass auch die Trikotschlauchbinde, die die Haut vor dem aggressiven Gips und dem direkten Kontakt mit einem Zinkleimverband schützt, als Polster wirkt. Bei allen Trikotbinden ist erforderlich, bestimmte Partien am Fuß, z. B. den Fußrücken, die Knöchel, den Achillessehnenansatz und auch die Metatarsalköpfchen durch zusätzliche Polster und Druckschutzmaterialien zu schützen. Bei Missachtung dieser Grundsätze kann es zu ausgeprägten Druckgeschwüren kommen (Abb. 380).

Tapes und Pflaster

Tapes sind nichtelastische Pflasterstreifen, die der Stabilisierung und Teilruhigstellung von Gelenken, Bändern und Muskeln dienen (Abb. 381). Man kann sie mit der Hand abreißen und schichtweise verlegen; im Handel sind sie in verschiedenen Breiten und Längen erhältlich. Mit dem Aufkommen des Freizeitsports und der Früh- und Teilmobilisierung nach Verletzungen haben sie die früheren Pflasterbinden, Zinkleimverbände und Steifgazeverbände weitgehend abgelöst. Der Vorteil der Tapes ist, dass sie in jedem Schuh getragen werden können, was z. B. bei Zinkleim und Steifgaze nicht der Fall ist.

Für großflächigen Pflasterbedarf gibt es spezielle Klebevliese mit luftdurchlässigem Gitternetz, das hautfreundlich und sehr elastisch ist. Pflasterstreifen sind aus der Mode gekommen, werden nur noch zur Fixierung von Bindenenden oder zur Kleinwundversorgung verwendet. Elastische Pflaster (z. T. wasserdicht) und verschiedene Varianten mit erhöhter Hautverträglichkeit sind jedoch in der Fußpflege nicht wegzudenken, da gerade die Zehen und die Fußsohle bei Anlegen von Druckschutzvorrichtungen eine „Bepflasterung" herausfordern. Die Vielfalt der Pflasterfabrikate überfordert den hier vorgegebenen Rahmen. Erwähnenswert, dass von allen Pflastern der Wundschnellverband in Form des Hansaplast (oder ähnliche Fabrikate) immer noch am meisten verbreitet ist.

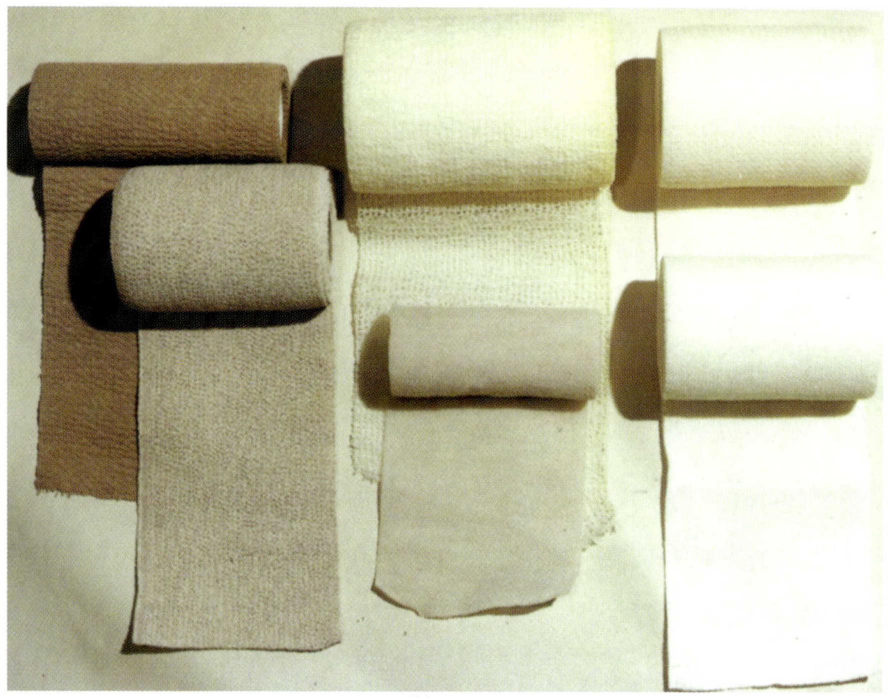

Abb. 377:
Adhäsivbinden. Medirip-Binde, Greppmayr-Binde, Peha-Haftbinde, Gazofix-Binde, Unihaft-Binde, Idealast-Binde.

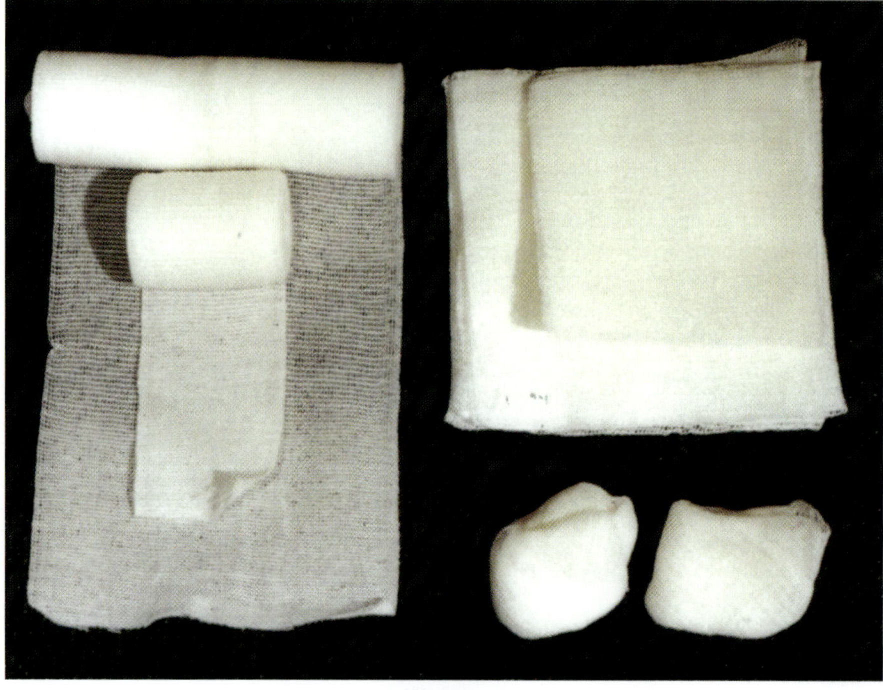

Abb. 378:
Mullbinden, Mullkompressen und Mulltupfer.

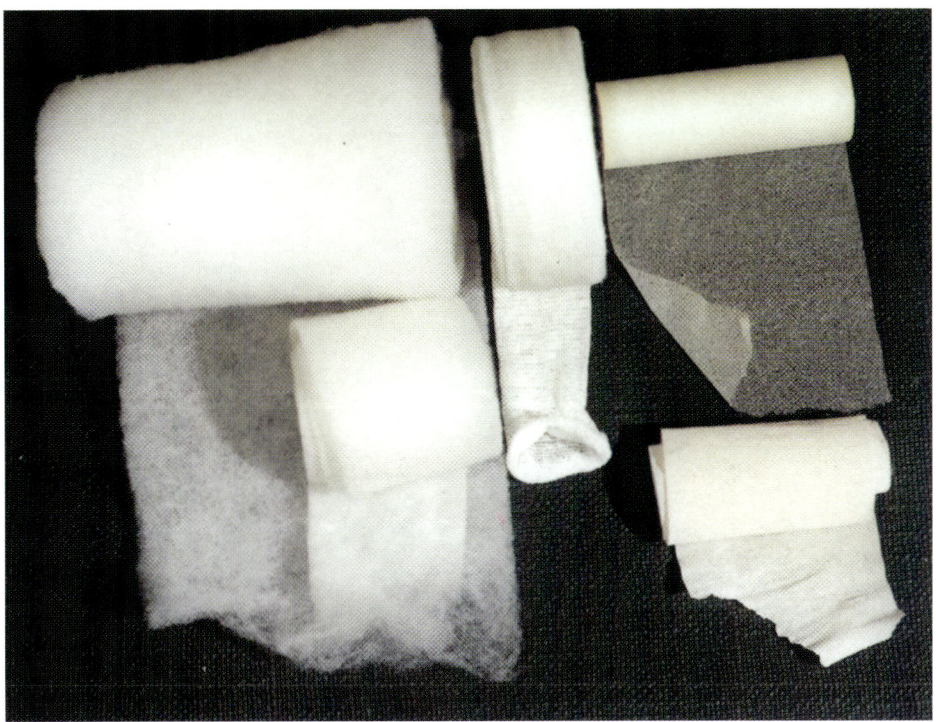

Abb. 379:
Verschiedene Polsterbinden aus Synthetik-Watte, Trikotschlauch, dünnem Schaumgummi und Papier.

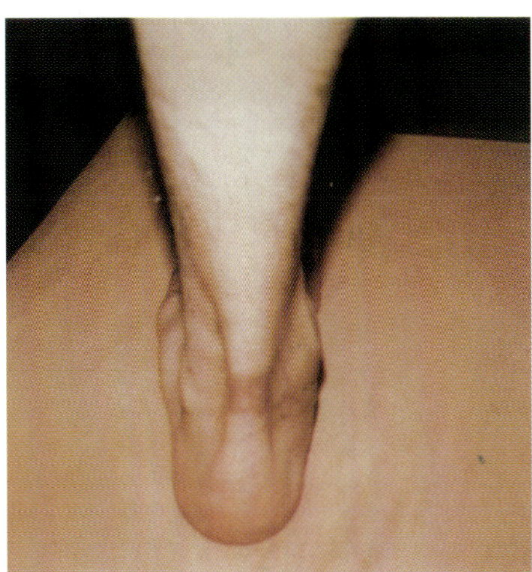

Abb. 380:
Druckstelle an der Achillessehne.

Zinkleim- und Steifgazeverband

Der Zinkleimverband hat immer noch seine Berechtigung, wenn es um eine Teilruhigstellung am Fuß geht: bei Bänderdehnungen, Gelenkreizungen, Schwellungen wie venösen Stauungen usw. Er ist schnell angelegt, sollte jedoch am ersten Tag wenig belastet werden. Auch der Zinkleimverband benötigt einige Zeit zum Austrocknen und zur Stabilisierung. Läuft der Patient zu früh mit ihm herum, wirft er Falten, scheuert und rutscht. Bei empfindlichen Patienten kommt es nicht selten zu Allergien, was durch Unterziehen eines Trikotschlauchs verhindert werden kann. Günstiger ist, den Zinkleim direkt auf die Haut zu wickeln, weil damit seine Wirkung besser ist. Man kann ihn in Bindenform, aber auch in einzelnen, zurechtgeschnittenen Streifen anlegen, wobei letztere Methode eine bessere Modellierung und Passform ergibt. Das lästige Abfärben mit weißen Farbmustern auf dem Fußboden kann man beim frisch angelegten Zinkleim durch Umwickeln mit Papierbinden verhindern (Abb. 382).

Steifgazeverband: Dieses Verbandmaterial, das durch Eintauchen in Wasser klebefähig wird, ist am Fuß weniger geeignet, wird vor allem noch an der Hand eingesetzt oder zur Verstärkung von

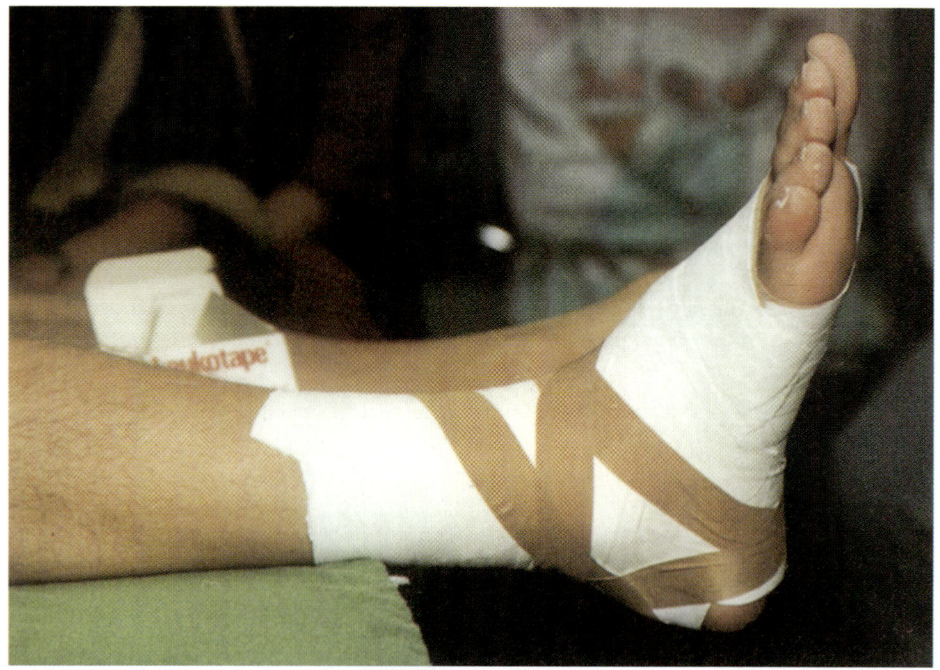

Abb. 381: Tape-Verband am Fuß.

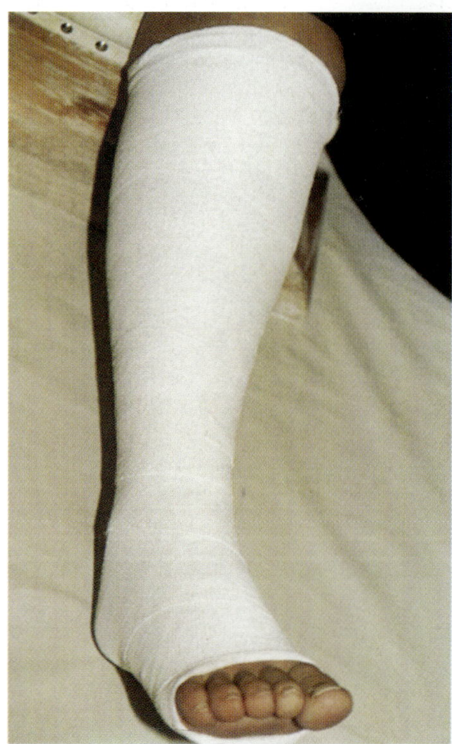

Abb. 382:
Zirkulärer Zinkleimverband.

elastischen Binden, Mullbinden und anderen Fixierungen an bestimmter Stelle. Er riecht nach Stärke und führt nach dem Trocknen und Aushärten zu elastischer Steife, deren Belastbarkeit jedoch herabgesetzt ist. Der Steifgazeverband wird daher am Fuß selten zur Stabilisierung von Großzehenfrakturen bevorzugt, dafür jedoch an den oberen Extremitäten, z. B. an der Hand und zur Stabilisierung eines Desault-Verbands an der Schulter angelegt.

Spezielle Verbände am Fuß

Im medizinischen Alltag hat sich die Verwendung von bestimmten Verbänden bei Verletzungen und Erkrankungen am Fuß bewährt. Dazu gehören nicht nur Zinkleimverband und Steifgazeverband, die beide als Stützverbände, auch als Kompressionsverbände bei Venenerkrankungen und Stauungen angewendet werden. In der täglichen Praxis kommt man aber mit wenigen speziellen Verbänden aus:

Spreizfußverband

Dieser Verband wird angelegt, wenn typische Spreizfußbeschwerden unter den Metatarsalköpfchen auftreten. Der Spreizfußverband soll unter dem vorderen Quergewölbe unterstützend wirken, die Mittelfußköpfchen entlasten und den Mittel- und Vorfuß teilweise ruhigstellen. Das eingelegte Gewölbepolster hat die Aufgabe, die Mittelfußköpfchen in einen Gewölbebogen zu drängen, was die unter Druck stehenden Bänder, Schleimbeutel, Nerven und Gefäße entlastet (Abb. 383). Gleichzeitig soll der Spreizfußverband die Schwellung wegdrücken. Diese Anforderungen an den Verband zeigen schon auf, dass die geläufig verwendeten Spreizfußbandagen nur in leichten Fällen wirken können. Der Spreizfußverband soll nicht mit einer dehnbaren elastischen Binde angelegt werden, sondern mit straff-elastischem, haftendem Material, das nicht verrutscht.

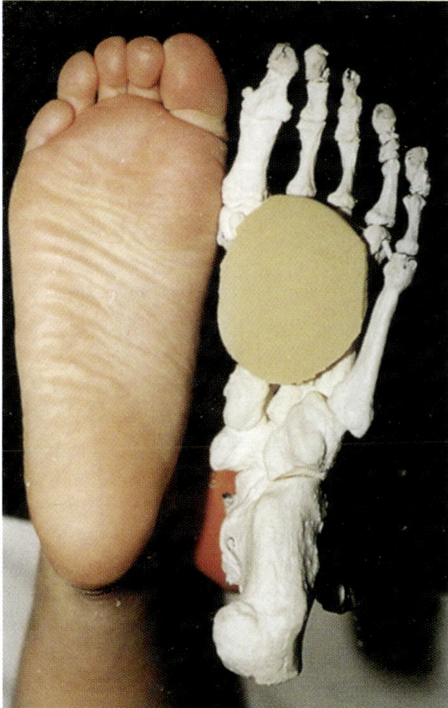

Abb. 383:
Spreizfußverband. Das zwischen die Bindetouren gewickelte Gewölbepolster soll das Quergewölbe unter den Mittelfußknochen unterstützen.

Beim Anlegen des Verbands sind Richtlinien zu beachten: Er darf zunächst nicht zu weit nach vorne gewickelt werden, um nicht die Zehen einzuschnüren. Die angebrachte Pelotte aus weichem Material kann durchaus nach vorne herausragen, wird aber nicht direkt auf die Fußsohlenhaut, sondern zwischen die einzelnen Bindentouren gelegt. Die Pelotte soll zurechtgeschnitten werden und sich am Formrelief der IV. Mittelfußköpfchen orientieren. Der Verband wird gut in das Längsgewölbe hineingewickelt, die Ferse kann frei bleiben. Damit der Verband nicht zu dick wird, empfiehlt sich, je nach Bedarf, nicht die ganze Binde zu verwenden, sondern diese abzuschneiden, sobald ausreichende Stabilität erreicht ist. Die Bindenenden verklebt man, da Verbandklammern im Schuh nicht selten drücken und scheuern.

Knickfußverband

Dieser Verband wird angebracht, wenn durch Einsinken des Längsgewölbes Schmerzen in den Fußwurzelgelenken, manchmal auch im Sprunggelenk auftreten. Unserer Erfahrung nach hilft er besonders bei Schmerzen im Gelenk zwischen Kahnbein und Sprungbein, wo oft eine Arthrose auftritt, aber auch bei Schmerzen in den Gelenken zwischen Kahnbein und Keilbeinen einerseits und den Mittelfußknochen und Keilbeinen andererseits. Auch bei Entzündungen, die durch Überlastung im Bereich eines dorsalen Fußhöckers entstehen, ist der Knickfußverband günstig, weil er das Längsgewölbe ruhigstellt. So entlastet er nicht nur Bänder und Gelenke, sondern auch Muskelansätze wie die des hinteren Schienbeinmuskels am Kahnbein.

Der Knickfußverband kann sowohl als stützender als auch als Salben- und Kompressionsverband angelegt werden. Es reicht in der Regel, ihn von den Mittelfußköpfchen bis an die vordere Schienbeinkante und die Fersenbeinhöcker zu wickeln, sofern man das Längsgewölbe mit einem Gelenkkeil aus weichem Material unterstützt (Abb. 384). Sind Schmerzen im Sprunggelenk vorhanden, soll man auch jenes in den Verband mit einbeziehen. Die Ferse selbst kann frei bleiben, da sonst der Verband im Schuh scheuert und sich lockert, von der Möglichkeit der Blasenbildung abgesehen. Auch beim Knickfußverband bevorzugt man ein Material, das haftet und nicht verrutscht.

Sprunggelenkstützverband

Bei Überlastungen des oberen und unteren Sprunggelenks, auch bei Bänderüberdehnungen und leichten Distorsionen, wird ein Stützverband am Sprunggelenk angelegt. Wichtig ist, dass er sowohl das innere als auch das äußere

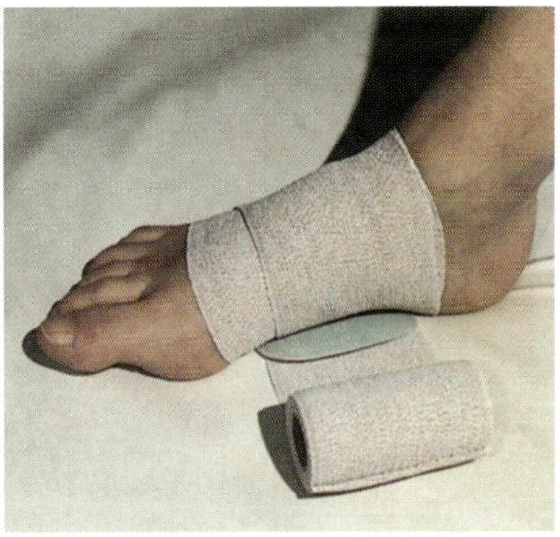

Abb. 384:
Knickfußverband. Greppmayr-Binde mit Schaumgummikeil zur Unterstützung des Innengewölbes.

Seitenband stützt, was bedeutet, dass er unbedingt mit mehrmaligen Bindetouren um den Innen- und Außenknöchel zu führen ist. Eigentlich ist es der Verband mit den klassischen Achtertouren, wie er in jeder Verbandlehre vorgestellt wird. Als abschwellender Verband gedacht, verwendet man darunter eine Salbenauflage, wobei als Bindenmaterial eine Idealbinde ausreichend ist (Abb. 385). Wird der Verband mehr zur Stützung des Gelenks gebraucht, verwendet man haftelastisches Material, eine Klebebinde oder gar einen Tape-Verband.

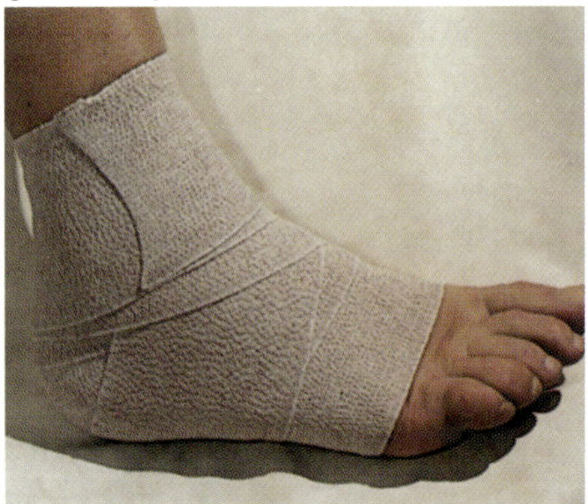

Abb. 385:
Stützverband. Adhäsivbinde (Greppmayr-Binde) am Sprunggelenk mit Betonung der stabilisierenden Bindetouren unterhalb des Außenknöchels zur Stützung des Außenbandes.

Kompressionsverband

Ein Kompressionsverband ist notwendig, wenn am Fuß eine Schwellung besteht. In den meisten Fällen handelt es sich dabei um Gewebewasseransammlungen durch Erkrankungen der Venen, der Lymphe, auch nach Verletzungen oder Operationen. Bei chronischen Störungen, z. B. einer Varikosis mit Unterschenkelgeschwür, muss ein Kompressionsverband angelegt werden, der von den Zehen bis mindestens unter das Kniegelenk reicht. Man verwendet dazu eine elastische Dauerbinde (Abb. 376). Auf gleichmäßige Kompression, die nach oben hin leicht abnimmt, ist zu achten. Unregelmäßige Bindetouren, die einen Schnürring entstehen lassen, begünstigen eher noch einen Stau. Nicht zuletzt deshalb wird von manchen Therapeuten ein Gummistrumpf bevorzugt, bei dem die Kompressionsabstufung eingearbeitet ist. Beim Kompressionsverband empfiehlt sich, die Ferse mit einzuwickeln, damit kein sogenanntes Fensterödem entsteht, eine hervorgepresste Gewebewasseransammlung also an jener Stelle, wo die Haut ohne Kompression der Bandage bleibt.

Stabilisierender Pflasterverband (Tape)

Man verwendet neuerdings für diese Verbände nur noch Tapes, die von der Industrie eigens dafür hergestellt werden. Am Fuß sind meist sportmedizinische Gründe für das Anlegen dieses Verbands ausschlaggebend. Im Bereich der Fußpflege aber geht es hauptsächlich um die Ruhigstellung und Schonung von Zehen (z. B. nach Brüchen der Großzehe), Gelenkentzündungen oder Reizungen der Sesambeine (Abb. 386). Es mag sein, dass man die Technik des Anlegens nicht immer einwandfrei beherrscht, doch soll man einige Grundsätze beachten

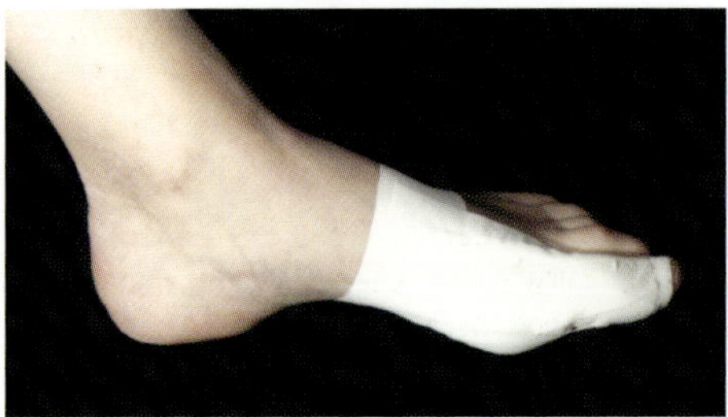

Abb. 386:
Tape-Verband an der Großzehe.

Das Tape soll gut an der Haut haften und das Gelenk seitlich ausreichend stabilisieren. Dazu sind nicht nur Längsstreifen notwendig, sondern auch schräg angreifende, sich überkreuzende

Pflasterzüge. Zirkuläre Zügel sind gefährlich, da sie zu Störungen in der Blutzirkulation führen können. Am Ende der jeweiligen Pflasterstreifen ist es günstig, einen queren Abschlussstreifen zu legen, der als sogenannter „Anker" dient. Nicht zuletzt muss man auch darauf achten, dass der Patient nicht allergisch gegen Pflastermaterialien ist. In solchen Fällen werden andere Verbände angelegt, z. B. eine elastische Mullbinde, die mit Pflasterstreifen fixiert wird, ein Zinkleimverband, eine Steifgazebinde oder es wird gar ein Gipsschuh angefertigt.

Der HOHMANNsche Achterverband ist ebenfalls ein stabilisierender Klebeverband, der bevorzugt zur Ruhigstellung bei Brüchen der Zehen II bis V angelegt wird. Er reicht im großen und ganzen aus, gestattet auch bequem die Behandlung mit Eisumschlägen sowie das Aufbringen von abschwellendem Gel (Abb. 387).

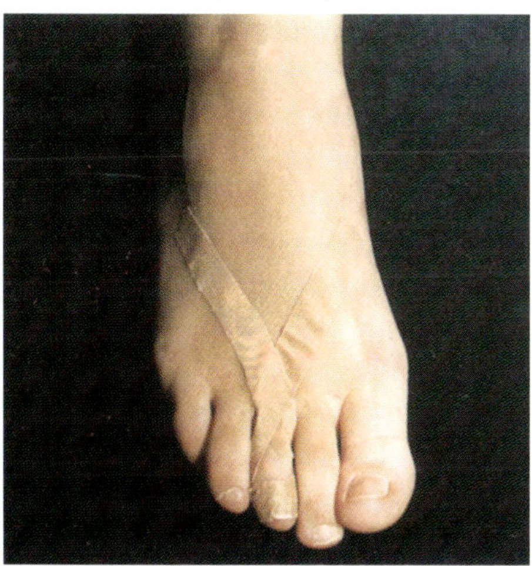

Abb. 387:
Hohmannscher Achterverband bei Zehenbruch. Die Achtertour wird nicht nur am Fußrücken, sondern auch auf der Fußsohle angelegt.

Die Liste spezieller Verbände ließe sich noch erheblich erweitern. Die wichtigsten Verbände wurden jedoch im Rahmen dieser Ausführungen vorgestellt; andere Modifikationen sind der jeweiligen Fachliteratur zu entnehmen.

Fertigprodukte

Auf Grund der beachtlichen Vielfalt angebotener Produkte, die auf dem Sektor der Bandagen, Verbandmaterialien und anderen orthopädischen Hilfsmitteln auf dem Markt sind, kann an dieser Stelle keine spezielle Auswahl getroffen werden; sie bleibt einer eigenständigen Produktinformation vorbehalten. Der Übersicht halber ist jedoch auszuführen: Fertigprodukte im Vorfußbereich betreffen Spreizfußbandagen, Zehenrichter und Zehenkorrekturbandagen, auch Lähmungs- und Redressionsbinden.

Auch Mittelfuß- und Fußwurzelbandagen werden angeboten, ebenso Knöchelsocken aus verschiedenen Materialien, z. T. mit Verstärkungsstreifen, z. T. mit Polstern für Innen- und Außenknöchel, Ferse und Achillessehne. Allen diesen Produkten ist gemeinsam, dass sie in Maßkonfektion gearbeitet sind und im individuellen Gebrauch dadurch letztlich an exakter Passform leiden. Das Fachhandwerk wäre jedoch durchaus in der Lage, Veränderungen durchzuführen und gegebenenfalls die Passform zu verbessern.

Stützstrümpfe sind ebenfalls Fertigware und nach Konfektionsgrößen fabriziert; sie erfüllen ihre Zwecke bei leichter Stauungsneigung, haben jedoch von der Kompression her keinen wesentlichen Effekt.

Gummistrümpfe und auch Gummistrumpfhosen sind notwendig, wenn ausgeprägte Stauungen, Lymphödeme und Krampfadernleiden bestehen, auch Zustände nach Thrombosen; sie sind in verschiedenen Konfektionsgrößen auf dem Markt, müssen angemessen werden und können teilweise auf die jeweilige Extremitätenform zugeschnitten werden. Dabei muss man wissen, dass es je nach Hersteller verschiedene Kompressionsstufen gibt, die der Arzt bei der Verordnung angeben sollte.

Podologische Verbände

Verbände im Fachgebiet Podologie werden nach den üblichen Grundsätzen der medizinischen Verbandlehre angelegt. Sie umfassen natürlich auch alle Materialien und Verbandarten, wie diese in der allgemein medizinischen Therapie z. B. Hohmannscher Achterverband angewendet werden.

Darüber hinaus kommen naturgemäß bestimmte Spezialverbände zu Anwendung, die man wegen der häufigen Indikation am Fuß bevorzugt anbringt.

Podologische Verbände umfassen auch Fertigprodukte, die in Fachgeschäften oder in der Podologenpraxis frei verkauft werden dürfen. Dazu gehören alle gängigen Verbandstoffe und Banda-

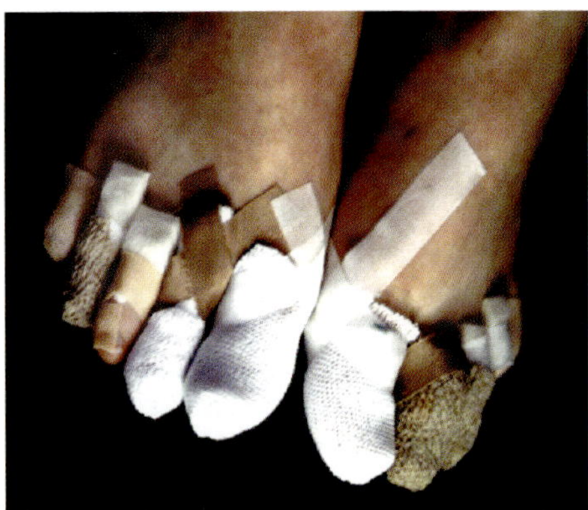

Abb. 388:
Verschiedene Zehenverbände. Die möglichen Variationen sind zahlreich.

gen. Sie gelten nicht als Hilfsmittel im Sinne des SGB.

Die Abgabe von erstattungsfähigen Hilfsmitteln nach dem SGB, die als Fertigprodukte auf den Markt kommen, ist den lizensierten Sanitätshäusern und Hilfsmittelherstellern wie z. B. Schuhtechnikern oder Bandagisten vorbehalten.

Die Indikationen für podologische Verbände umfassen:

Wundverband

- Pflaster
- Kompressen
- Mullbinden
- Fixierbinden
- Haftbinden oder Haftklebefixierungen

Entlastung

- Spreizfußbandagen
- Mittelfuß- und Fußwurzelbandagen
- Taping
- Zehenrichter
- Mittelfußpelotten
- Cerclagen

Druckschutz

Individuelle Druckschutzverbände sind immer wieder vonnöten, können aber durch Fertigprodukte ersetzt werden. Es gibt dicke Kataloge von mehr oder weniger geeigneten Artikeln, wobei die einzelnen Produkte manchmal noch ein Zuschneiden, eine Auspolsterung oder zusätzlich einen größeren Verband zur Versteifung, zum Schutz oder zur Befestigung benötigen.

- Mullbinden
- Pflaster
- Druckschutzpflaster
- Paddings (Klebepolster)
- Schlauchbandagen
- Druckschutzschläuche
- Zehenteiler
- Zehenspreizer
- Zehenhauben
- Hammerzehenpolster
- Hühneraugenpolster
- Metatarsalpolster
- Ballenschutzpolster
- Ballenkissen
- Vorfußpolster

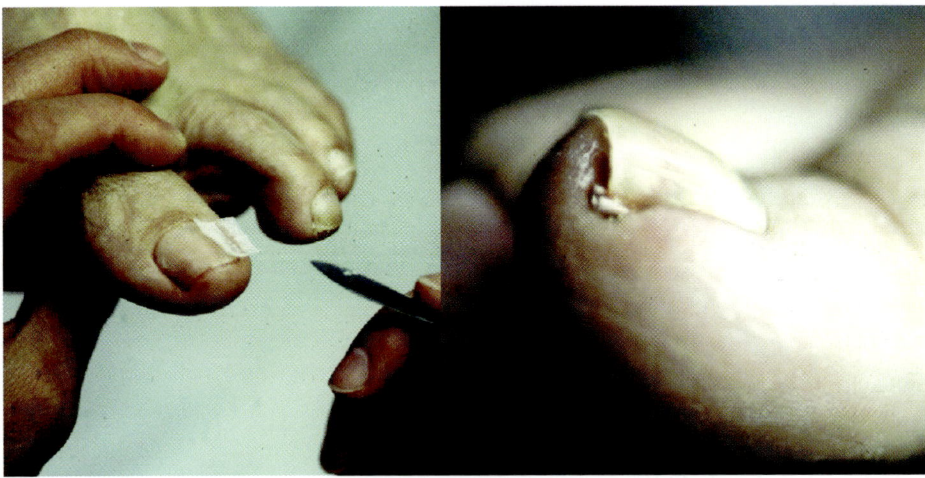

Abb. 389:
Falztamponade und Sulkusprotektor.

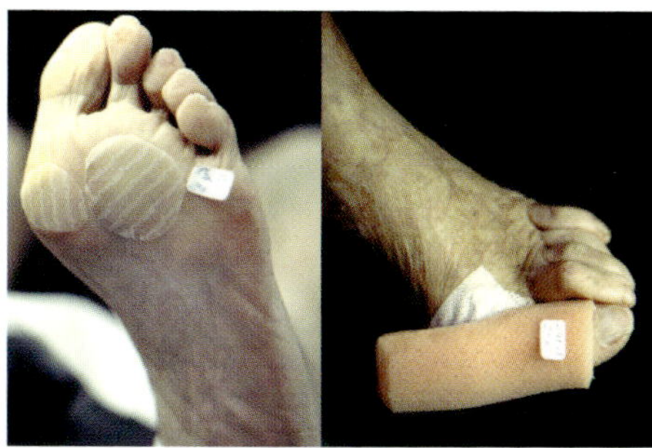

Abb. 390:
Klebepolster und Schlauchverband.

- Hühneraugendruckschutzpflaster
- Fersen- oder Spornkissen
- Falzschienen
- Falzprotektoren
- Manuelle Falztamponaden

Reibeschutz

- Pflaster
- Binden
- Bandagen
- Mullbinden
- Zehenteiler
- Zehenspreizer
- Zehenhauben
- Ballenschutzpolster
- Ballenbettungspolster
- Polsterringe
- Reibeschutzpflaster
- Reibeschutzschläuche

Ruhigstellung

- Binden
- Bandagen
- Taping
- Schienen
- Zinkleim
- Steifgaze

Stellungskorrektur

- Zehenrichter
- Hallux–Valgus-Nachtschiene
- Hallux –Korrekturbandagen
- Cerclagen

Obige Verbände können mit geeigneten Material weitgehend selbst hergestellt oder zugerichtet werden. Beispiel ist der Ballenring, der nach proximal geöffnet werden sollte, indem man ein Stück herausschneidet. Das verhindert ein lokales Fensterödem. Grundsätzlich ist bei Anwendung von Fertigprodukten immer zu überlegen, wie weit die genaue Form und Größe stimmt und wie man das Produkt durch Zurichtung in der Paßform und in der Funktion noch verbessern kann.

Häufig sind sogenannte Paddings an der Fußsohle, die Clavi, Warzen oder andere schmerzhafte Effloreszenzen entlasten sollen. Preiswert ist dabei die Verwendung von Filz, der zugeschnitten wird, mit einem offenen Teil bei Rundentlastung, um ein Fensterödem zu vermeiden. Man darf jedoch nicht den Fehler machen, kantige und steife Polsterränder stehen zu lassen. Sie sind auf jeden Fall abzuschrägen, da sie sonst Randnekrosen auslösen können. Wichtig ist auch, dass die Objekte gut fixiert werden, da es zu Falten, Fehlbelastungen und Reibestellen kommt, wenn die Positionsstabilität nicht gewährleistet ist.

An gefährdeten Stellen sind Industrieprodukte mit besonderer Vorsicht anzuwenden. Eine individuelle Zurichtung und Fixierung verwandelt auch Fertigverbände in nützliche Polster und Entlastungen.

Besonders aus der Sportmedizin kommen verschiedene Tapingformen. Beim Diabetiker sind diese nicht kritiklos anzuwenden. Straffe Stützverbände um das Sprunggelenk vermindern die sowieso schon verminderte Durchblutung und führen distal, meist im Zehenbereich zu einem Stau.

Orthosen

Orthosen sind Hilfsmittel, die direkt am Fuß angebracht werden und mehrere Funktionen haben. Sie sind zumeist aus weichem Kunststoff und werden nach Abdruck angepasst oder während der Aushärtung anmodelliert. Ihre Herstellung ist die Domäne des podologischen Spezialisten.

Für Orthosen gelten festgelegte Kriterien in punkto Material und Formstandards. Die Indikationsbreite und Vielfalt ist für Orthosen sehr weit gestreut.

Zehenorthosen aus Silikon

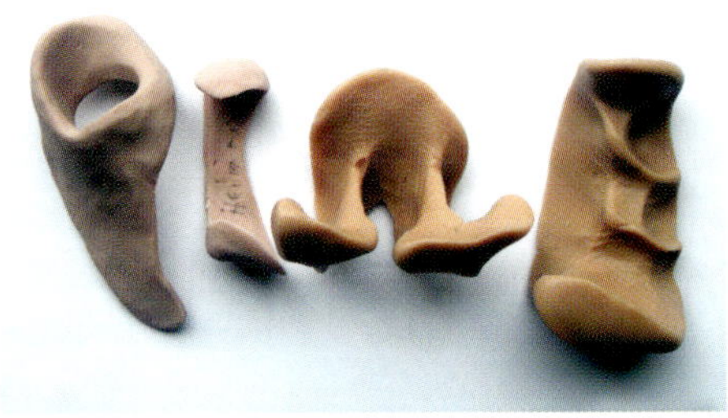

Abb. 391:
Einfache Interdigitalorthosen.

Orthosearten

Grundsätzlich werden Orthosen nach ihrer Anwendung bzw. ihrer Indikation bezeichnet.

- Druckschutzorthose,
- Korrekturorthose
- Platzhalterorthose

Indikationen der Orthoplastik

Druckschutzorthosen werden verwendet als,

- Zwischenzehenkeil
- Zehengreifer
- Hallux-Valgus-Schale
- Entlastungskeil bei Hühneraugen, Exostosen

Korrekturorthosen oder Korrekturzügel wirken wie zum Beispiel als:

- Hammerzehen-Korrektur
- Reiterzehen-Korrektur

Bei Patienten im hohen Alter, Risikopatienten oder Diabetikern, für die eine operative Korrektur nicht mehr in Frage kommt, sind solche Korrekturorthosen wichtig. Sie verändern nicht nur die Belastung sondern auch die Biomechanik. Als Kontraindikation gelten allerdings Platzmangel, Allergien oder der Eigendruck der Orthose. Das Material Silicon eignet sich auch hervorragend dafür, verschiedene Shore-Härten und Orthosensysteme zu kombinieren, z. B. einen Entlastungsring unter dem Großzehenballen mit einer Strumpforthose am Großzeh.
Ersatzorthosen werden angefertigt als:

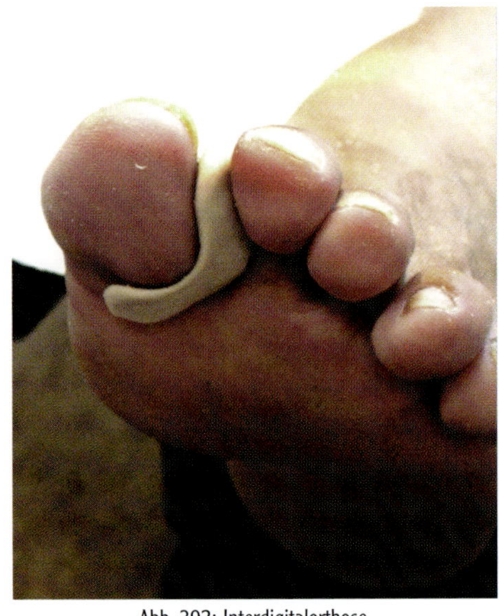

Abb. 392: Interdigitalorthose.

- Platzhalter nach Amputation einer Zehe
- Ergänzung bei Teilamputation

Materialien und Shore-Härten

Der Begriff der Shore-Härten ist heutzutage aus der Podologie nicht mehr wegzudenken. Es ist das Maß, mit dem die Polsterfähigkeit und die Elastizitität von Werkstoffen festgelegt wird, mit dem Zahnärzte, Orthopädietechniker und Bandagisten arbeiten.

Bei der Materialauswahl der Orthose aus Silikon ist wichtig, dass die Angaben zur Elastizität bzw. Härte nach Shore (Härtegrad) standardisiert sind. Dies ist eine ISO-Norm (International Organisation for Standardization = ISO).

Die Prüfung der Shore-Härte von Shore 10 bis Shore 90 erfolgt mit einem Prüfgerät, ähnlich einem Manometer, welches misst, wie weit ein Messstift in das Prüfmedium eindringt. Ein anderes Prüfverfahren verwendet eine Kugel mit einem Durchmesser für 2,5 mm oder 5,0 mm und misst mit einem Gerät nach DIN 53456 die Kugeldruckhärte weicher Probekörper von Shore 10 bis Shore 40.

Man unterscheidet bei Gummi und Kunststoffen Shore A und Shore D. Erstere wird in der Zahntechnik und der Podologie verwendet und nach ISO-Norm, aber in der BRD nach DIN 53505 festgelegt. Für Entlastungs- bzw. Polster-

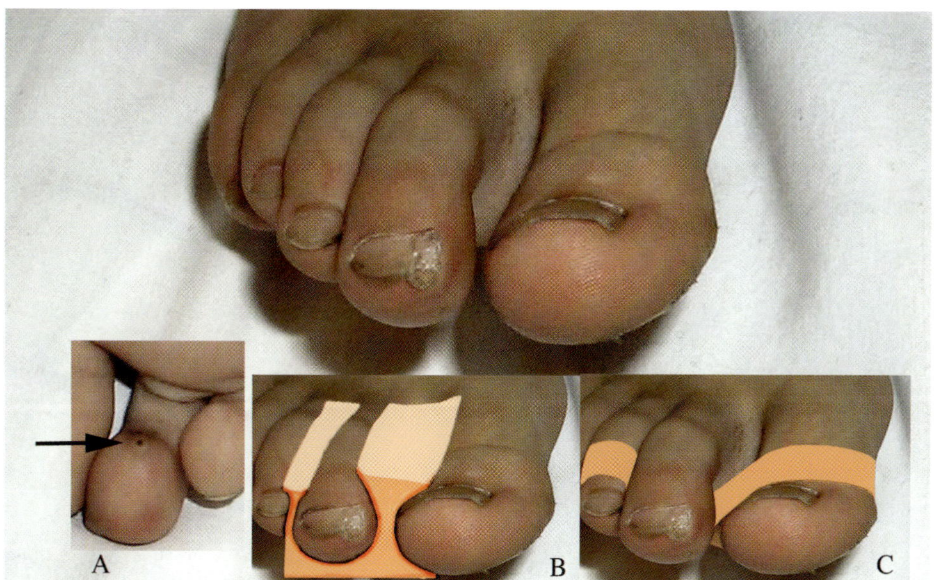

Abb. 393:
Korrekturorthose und Cerklage als alternative Möglichkeiten bei kartilaginärer Exostose am Endglied der zweiten Zehe. Zustand nach mehrfacher Voroperation bei einer Engliedexostose. Erneutes Rezidiv. Die beiden Orthosen sind Interimslösungen. Scharfe Ränder und Kanten sind zu vermeiden.

Orthosen wird Shore-A 20 verwendet. Diese Härte ist für Korrekturmaßnahmen zu weich, weswegen Shore-A 30 zu bevorzugen ist. Shore-A 30 ist auch erheblich besser zu bearbeiten. Das zeigt sich insbesonders bei Zurichtungen wie Schleifen und Polieren. Überzüge von Orthosen können auch mit Shore 10-15 gefertigt werden.

Das verarbeitete Material besteht meist aus zwei Komponenten, die gut durchmischt werden müssen. Lufteinschlüsse oder inhomogene Stellen sind zu vermeiden. Es gibt Knetmaterial (K) und Aushärtungsmaterial (A).

Wichtigstes Kriterium sind die Shore-Härten. Es gibt die Shore-A Härte 10, 20 oder 30, bis 70. Letztere bedeutet, dass der Widerstand relativ groß, das heißt, die Orthese relativ unelastisch ist. An gefährdeten Stellen kann man eine Zusatzpolsterung aufbringen, zum Beispiel bei Diabetikern mit Sitran-E (Shore-Härte 10).

Orthosen werden korrekturfähig ausgeformt und positionsstabil angebracht. Probleme entstehen oft erst bei Belastung und im Bewegungsablauf. Oft ist das Volumen bzw. die Raumverdrängung nicht zu groß und die Orthose ist nicht mit dem richtigen Trägermaterial hergestellt (Schlauchverband, Haftverband). Natürlich sollte eine Orthose schuh- und strumpfgerecht sein.

Der Einsatz von Orthosen ist bei uns noch relativ selten. Das liegt zum Teil am Preis des Materials und der aufwändigen Bearbeitung und

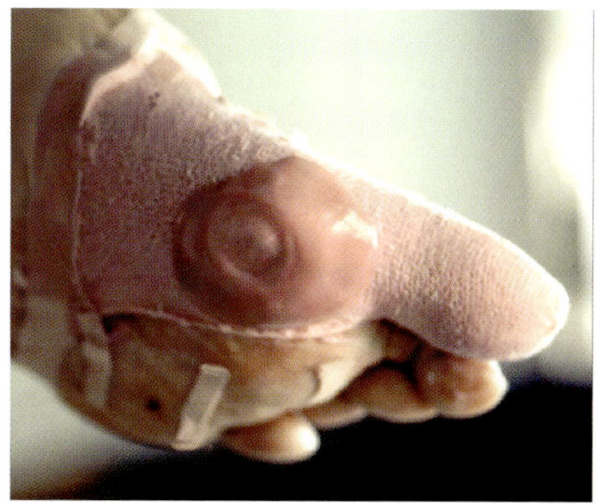

Abb. 394:
Kombinierte Entlastungsorthose.

zum andern daran, dass die Zahl jener, die Orthosen beherrschen, noch nicht sehr groß ist. Hier ist jedoch eine positive Entwicklung erkennbar.

Spangen

Spangen stellen eine wesentliche Hilfe bei der nichtoperativen Methode der Behandlung des eingewachsenen oder eingerollten Nagels dar.

Die Spangenbehandlung (Onychonyxie) zielt darauf, durch die physikalische Wirkung der Spange auf die seitlichen Nagelränder das Einrollen oder Einwachsen des Nagels zu verhindern.

In der Regel sind die vom Podologen selbst hergestellten Spangen aus steifelastischen Stahldraht. Dazu muss die Spange passgenau aufgebracht werden, was meist nur durch Anfertigung auf einem vorher hergestellten Modell möglich ist. Gewöhnlich wird die Wirkkraft der Spange vom Therapeuten eingestellt. Bei der Ross-Fraser-Metallspange nennt man das Aktivieren. Die Industrie stellt bereits eine Reihe unterschiedlicher Produkte her, wobei die erfassten Erfolge eher kommerzielle als medizinische Statistken sind. Die programmierbare Einstellung beziehungsweise genaue Bestimmung der notwendigen Hebel,- Zug.- oder Federkraft ist bisher allerdings noch nicht befriedigend gelöst. Durch das Nagelwachstum bedingt, muss die Spannkraft der Spange nach einiger Zeit kontrolliert und nachgestellt werden. Dies erfordert oft das Anlegen einer neuen Spange und unterscheidet somit die einzelnen Produkte in ihrer Wirtschaftlichkeit.

Eine erhebliche Anzahl von Fertigprodukten aus Stahldraht, Metallbändern, Kunststoff oder anderen Materialen ist bereits zusätzlich auf dem Markt. Die Kosten werden bei bestimmten Indikationen von den Kassen erstattet.

Wirkungsprinzip der Spange

Die Nagelspangen teilen wir von der Systematik her entweder nach dem Material oder nach dem physikalischen Wirkungsprinzip ein. Die neutralste Einteilung ist die nach dem Wirkprinzip:

- Hebel,
- Feder,
- Schienung.

Hebelprinzip

Hebelkräfte können bei bei Spangen nur wirken, wenn sie einen Angriffspunkt am Rand des Nagels haben und einen Gegenhalt auf der Scheitelhöhe (bei der Omegaspange) oder der anderen Seite des Nagels. Wird die Spange an weiteren Stellen des Nagels fixiert oder geklebt, verteilt sich die Hebelkraft nach den physikalischen Gesetzen auf einen größere Fläche und die Kraftwirkung am Nagelrand verringert sich. Die Ross-Fraser-(Omega)-Spange hat den Vorteil, dass der Gegenhalt mit dem Omega auf der Scheitelhöhe des Nagels ansetzt und die Wirkungskraft des Hebels nach der Aktivierung (Vorspannung) nur am Nagelrand zu Wirkung kommt.

Federprinzip

Dieses Prinzip wirkt durch die Druck- oder Zugspannung der Spange über die gesamte Wölbung des Nagels. Beim Federprinzip entstehen nicht nur Druckkräfte sondern vorwiegend Zugkräfte, die physikalisch als negative Druckkräfte definiert sind. Die punktuell erreichbaren Angriffskräfte am therapeutischen Nagelrand sind wiederum ein Resultat der Größe der Fläche, mit der die unter Spannung stehende Spange als Metallstreifen aufliegt, angeklebt oder eingehängt ist. Die Wirkkraft am Nagelrand ist also geringer, je mehr Fixierpunkte die Spange auf deren Nageloberfläche hat. Da sie dann nicht nach dem Hebelprinzip arbeitet resultiert am Nagelrand eine Wirkungsabschwächung.

Schienungsprinzip

Hier wird die Spange, entweder aus Kunsstoff oder aus Metall, mit und ohne Spannung weitgehend mit der Nageloberfläche verklebt. Durch das Nagelwachstum verliert sich die Spannung. Der Nagel wird aber während des Nachwachsens geschient und das seitliche Einrollen dadurch verhindert.

Materialien

Die Einteilung nach Materialien ist wie folgt:

Metall:

Ross-Fraser-(Omega)-Spange
Drahtspange, seitlich am Nagelrand eingehängt, mit einem Omega auf dem Scheitelpunkt, womit das Nachspannen und die Wiederverwendung der Spange möglich ist, Herstellung manuell nach Abdruck, sehr zeitaufwändig, erfordert Übung, Hebelprinzip.

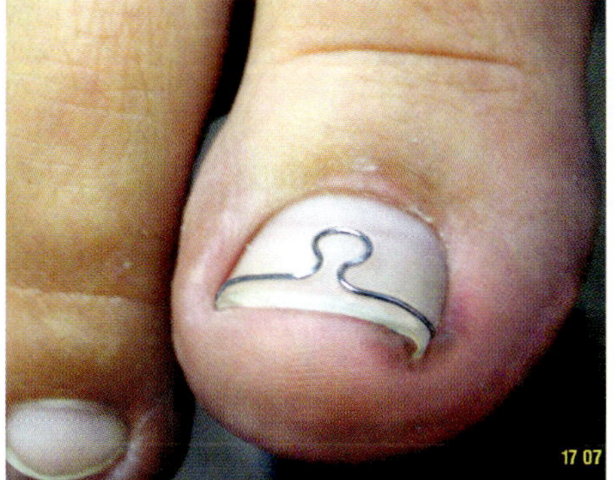

Abb. 395: Ross-Fraser-Omega-Spange.

Federspange nach Stani Gorkiewitz
Einfache Flachdrahtspange, seitlich am Nagelrand eingehängt, auch klebbar, die teilweise vorgefertigt, manuell zugerichtet werden muss, Wiederverwendbarkeit eingeschränkt, Zeitaufwand relativ gering, Federprinzip, wenn fest verklebt Schienungsprinzip.

Kombispange nach Osthold (3-T)
Drahtspange aus zwei Teilen, die miteinander verdreht werden, seitlich am Nagelrand eingehängt, industriell vorgefertigt, manuell zugerichtet, Nachkorrektur schwierig, Zeitaufwand relativ gering, Wiederverwendbarkeit kaum möglich, Federprinzip.

Goldstadtspange
Metallstreifenspange, am Nagelrand einseitig/beidseitig eingehängt oder aufgeklebt, industriell vorgefertigt, manuell zugerichtet, Nachkorrektur schwierig, Zeitaufwand relativ gering, Wiederverwendbarkeit eingeschränkt, Federprinzip/Schienungsprinzip.

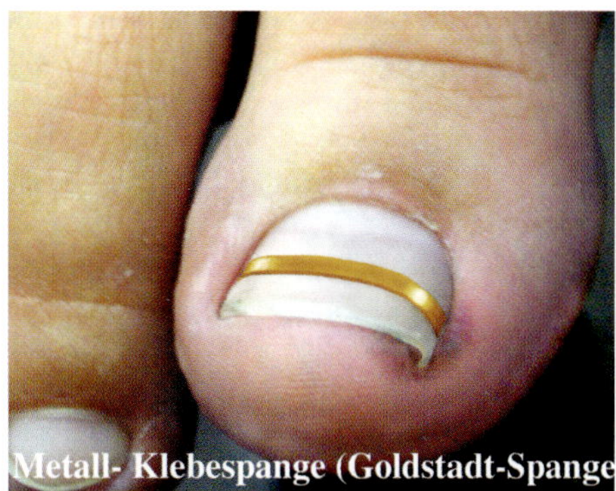

Abb. 396: Goldstadtspange.

OnyClipspange
Metall-Kunstoffspange, Klebespange, industriell vorgefertigt, Nachkorrektur schwierig, Zeitaufwand relativ gering, Wiederverwendbarkeit eingeschränkt, Schienungsprinzip.

Kunststoff

Erkodent-Kunsstoffspange
Haken-Klebespange, mit Gummizug, industriell vorgefertigt, Zeitaufwand relativ gering, Nachkorrektur schwierig, Zeitaufwand relativ gering, Wiederverwendbarkeit eingeschränkt, Feder-(Zug)prinzip.

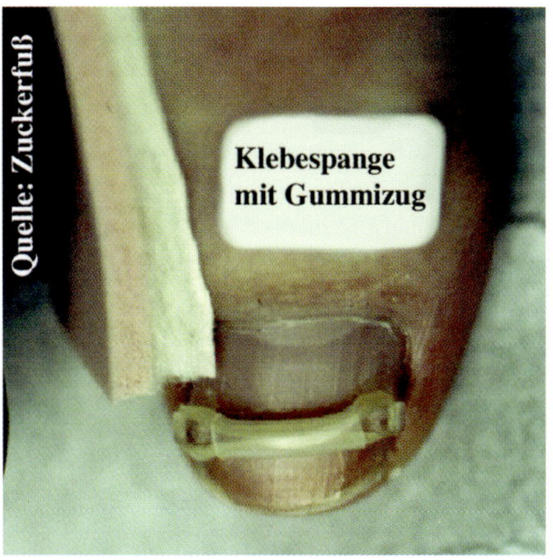

Abb. 398: Erki-Spange.

BS-Stolze-Spange
Klebespange aus Kunststoff, industriell vorgefertigt, Nachkorrektur schwierig, Zeitaufwand relativ gering, Wiederverwendbarkeit eingeschränkt, Schienungsprinzip.

Eine Einteilung nach der Wirtschaftlichkeit wäre ebenfalls zu vertreten. Allerdings ist hier nicht nur der Materialpreis zu berücksichtigen sondern auch die Dauer der Herstellung und des Anpassens. So ist die Herstellung der Ross-Fraser-Spange sehr zeitaufwändig, aber das Material, der Stahldraht, relativ billig. Letzendlich wäre hierbei zu berücksichtigen, wie oft eine Spange total erneuert oder nur gewechselt werden muss. Das Nachwachsen des Nagels erfordert hier immer wieder Korrekturen und „Nachspannen". Spangen mit Endschlaufen oder Haken müssen podologisch zugerichtet werden. Entscheidend für die Indikation ist der lokale Befund, Nekrose oder Infektionsgefahr und sollte auch das Prinzip sein (Hebel,- Feder- oder Schienungsprinzip). Eine Spange, die nach dem Hebelprinzip wirkt, verspricht den größten Erfolg. Voraussetzung dafür ist allerdings, dass die Fixierung nur an den Enden erfolgt und nicht die komplette Spange angeklebt ist. Klebespangen wirken meist nur durch Schienung des auswachsenden Nagels. Doch auch hier können wirksame Kräfte auf die Nagelränder abgeleitet werden.

Indikationen und Kontraindikationen von Spangen

Bei Patienten mit schweren peripheren Durchblutungsstörungen oder z. B. beim Diabetiker im fortgeschrittenen Zustand und bereits ausgeprägter Mikroangiopathie und/oder Neuropathie sind Metallspangen, die im Falz eingehängt werden, nicht mehr anzuwenden. Druckstellen werden vom Patienten möglicherweise nicht bemerkt. Das Metall als Fremdkörper macht Irritationen und Druckstellen, die leicht in ein Ulkus entarten können.

Daher sind in Problemfällen aufgeklebte Spangen aus Metall oder Kunststoff angezeigt.

Beim Patienten ohne Hinweis auf mögliche Wundheilungsstörungen sind Metallspangen wie zum Beispiel die OMEGA-(Ross-Fraser)-Spange erfahrungsgemäß am wirksamsten. Der Schotte Ross-Fraser war führend in der Entwicklung der Spangenmethode. Er brachte diese Technik in der europäischen Podologie zur Serienreife und es gilt noch heute, dass die von ihm entwickelte Spange die „Mutter" aller Spangen ist. Allerdings muss man wissen, dass sich der Amerikaner Edward W. Stedman schon bereits 1873 das Spangenverfahren in den USA hat patentieren lassen. Die Ross-Fraser-Spange ist relativ preiswert vom Material her, bedarf jedoch großer Erfahrung und praktisches Können, auch medizinisches Wissen, um die Indikation abzuwägen. Wer diese Spange beherrscht, besitzt das biomechanische und technische Verständnis, auch mit den anderen Spangen die Onychonyxie fachgerecht auszuführen.

Seitdem erkannt wurde, welche gute Alternative die Spangenbehandlung zur operataven Beseitigung des eingewachsenen Nagel ist, wird an der Verbesserung des Materials und der Systeme gearbeitet. Zum Druckzeitpunkt dieses Buches gab es in Deutschland leider nur wenig verwertbare statistische Untersuchungen. Die Beschreibung von erfolgreichen Einzelfällen lässt aber auf eine interessante Entwicklung hoffen.

Literaturverzeichnis

sowie Angaben über ergänzende und weiterführende Nachschlagewerke:

Berkson, D.: The Foot Book
Harper perennial, New York, 1998.

Brand-Miller, J./Wolever, Th./Colagiuri, S./ Foster-Powell, K.: The Glucose Revolution
Marlow and Company, New York, 1999.

Fleischner, G.: Ermüdungszonen bei Soldaten der Bundeswehr an den unteren Extremitäten unter besonderer Berücksichtigung der Kalkaneusermüdungszone.
Wehrmedizinische Monatsschrift 1981; 163-172 (Heft 6).

Fleischner, G.: Ein Fuß dekompensiert.
Fachzeitschrift „der fuss"
Verlag Neuer Merkur München, Ausg. 1/1988.

Fleischner, G.: Spezielle Anatomie des Beines für den medizinischen Fußpfleger.
Verlag Neuer Merkur, München, 1987.

Fleischner, G.: Podologische Dermatologie.
Verlag Neuer Merkur München, 1998.

Fleischner, G.: Der Zuckerfuß. Hörerscript
German Podiatric Schliersee, 2003.

Fleischner, G.: Behandlungsfehler und Fehlerquellen in der Podologie, Hörersript
German Podiatric Schliersee 2002.

Goldcher, A.: Podologie.
Masson, Paris 1996.

Tackmann/Richter/Stöhr: Kompressionssyndrom peripherer Nerven
Springer-Verlag Berlin, 1989.

Sedlarik K. M./Lippert H: Wundheilung und Wundauflagen
Wissenschaftliche Verlagsgesellschaft mbH, Stuttgart 1996.

Rohmann//Kugelken/Liebig/Schirmer: Neuroorthopädie
Springer-Verlag Berlin, Heidelberg, New York, Tokio, 1983.

Loeffler/Matzen/Knöfler: Orthopädische Operationen
VEB-Verlag „Volk und Gesundheit" Berlin, 1971.

Wallraff: Leitfaden der Histologie des Menschen
Verlag Urban & Schwarzenberg München, Berlin, 6. Auflage.

Balkin: The Fluid Silicone Prothesis. Clinics in Podiatric
Saunders Company Philadelphia, London, Toronto, Mexico-City, 1984.

Baskwill, Kanat: Surgical Considerations in Hallux Abducto Valgus wich Rheumatoid und Arthritis
The Journal of Foot surgery, Volume 26, Nr. 5, 1987.

Morse/Numbert/Basch/Ledermann: Avulsion Fracture by the Extensor Digitorum Brevis Muscle
„Journal of the American podiatric medical association“. Volume 79/Nr. 10/1989.

Debrunner: Biomechanik des Fußes
Enke-Verlag Stuttgart, 1985.

Münzenberg: Der orthopädische Schuh
edition medizin Weinheim, Deerfield-Beach, Florida, Basel, 1983.

Birkenstock: Buch der Fußgesundheit
Bad Honnef, 4. Auflage.

Berkemann: Eine Orientierung über moderne Hilfsmittel im Dienste der Fußgesundheit
Panorama-Verlag Hamburg, unbezeichnete Auflage.

Murri: Der Fuß
Medizinisch-Literarische Verlagsgesellschaft Uelzen, Band 3,1981.

Grünewald: Scriptum: Vorschläge für ein Wörterbuch der medizinischen Fußbehandlung
Selbstverlag, Braunschweig, 1985.

Smekens Jean F: Vademecum de Podologie
Editions Frison-Roche.Paris, 1995.

Rieth, Schoflerer: Die Mykosen. Entstehung, Erkennung und Behandlung von Pilzerkrankungen
Ichthyol-Gesellschaft Hamburg, 3. Auflage.

Hauck: Mykosen der Haut und Schleimhäute. Erreger, klinisches Bild, Diagnostik, Therapie
Sandoz AG Nürnberg, Praxisreihe Sandoz.

Male: Medizinische Mykologie für die Praxis
Georg-Thieme-Verlag Stuttgart, New York, 1981.

Beaven, Brooks: Der Nagel in der klinischen Diagnostik. Ein Farbatlas
Schattauer-Verlag Stuttgart, New York, 1985.

Deigentesch, Bender: Der Fuß in der Orthopädie
Schattauer-Verlag Stuttgart, New York, 1987.

Dahmen: Krankheiten und Verletzungen des Bewegungsapparates
Geigy, Druckhaus Schwensen, Eckernförde,1986.

Zaun: Krankhafte Veränderungen des Nagels
perimed-Verlag Erlangen, 2. Auflage.

Mörl: Gefäßkrankheiten in der Praxisedition medizin Weinheim, Deerfield-Beach, Basel, 1983.

Eltze/Müller: Die Verordnung der orthopädischen Schuhzurichtung (Broschüre)
Druckerei Storck, Bruchsal.

Eckle: Theorie und Praxis der medizinischen Fußpflege
Verlag Elmar Baehr Waiblingen, 2. Auflage.

Ferdini: 10-Jahresergebnisse der Silastik-Endoprothese nach Swanson am Großzehengrundgelenk
„Orthopädische Praxis", 7/1984.

Kubik: Vergleichende Anatomie und Entwicklungsgeschichte des Fußes
„Orthopädische Praxis", 7/ 1982.

Witt/Rettig/Schlege/Hackenbroch/Hupfauer: Orthopädie in Praxis und Klinik
Georg-Thieme-Verlag Stuttgart, New York, 2. Auflage.

Ochsner: Knochentumor des Fußes
Enke-Verlag Stuttgart, 1984.

Glück: Die moderne Fußpflege
Maurersche Buchdruckerei Geislingen,1950.

Waegeli: Theoretischer Fachkurs für Pedicure.
Scriptum,1. Auflage.

Tolt-Hochstetter: Anatomischer Atlas.
Verlag Urban & Schwarzenberg Wien, Innsbruck, 24. Auflage.

Stichwortverzeichnis

N

O

P

W

X

Y

Z